Mit dem vorliegenden Band, der Beiträge zur Phytotherapie enthält, beginnen wir mit einer Schriftenreihe »Erweiterte Schulmedizin«.

So manche aus der Tradition der Medizin überkommene Behandlungsmethode ist zwar bekannt und wird diskutiert, wurde aber bisher nicht näher geprüft. Sie aber ungeprüft abzulehnen oder schweigend zu übergehen, hilft niemandem weiter.

Die Phytopharmaka sind dafür ein anschauliches Beispiel:

Forschungen der letzten Jahre haben gezeigt, daß pflanzliche Substanzen und Substanzengemische pharmakologisch evaluierbare Wirkungen aufweisen. Eine große Anzahl weiterer Wirkstoffe ist noch genau zu untersuchen, ihre nähere Erforschung ist sicher nicht wertlos: Bei einer Reihe von Befindlichkeitsstörungen zum Beispiel oder leichten Beschwerden mag ihre Anwendung im Sinne des primum nil nocere Behandlungen mit nebenwirkungsreichen Substanzen überlegen sein.

Die Schriftenreihe soll zügig erweitert werden. So wird eins der nächsten Themen die nichtmedikamentöse Therapie von Schmerzen behandeln.

Die Schriftenreihe werden wir übersichtlich anlegen, zum Beispiel im 2. Band die Sachverzeichnisse für die Bände 1 und 2, im 3. Band für die Bände 1–3 veröffentlichen. Überholte Begriffsinhalte werden als Stichworte jeweils eliminiert, so daß die gesamte Schriftenreihe im zuletzt erschienenen Sachverzeichnis zu erkennen ist.

Wir wünschen uns eine wohlwollende Aufnahme des Grundgedankens und seiner Ausführung. Anregungen, vor allem auch Kritik, sind sehr willkommen!

R. Saller, Frankfurt am Main

H. Feiereis, Lübeck

Erweiterte Schulmedizin

Anwendung in Diagnostik und Therapie
Herausgegeben von REINHARD SALLER und HUBERT FEIEREIS

Band 1:
Beiträge zur Phytotherapie

Herausgegeben
von
REINHARD SALLER und HUBERT FEIEREIS

Hans Marseille Verlag GmbH München

Priv.-Doz. Dr. REINHARD SALLER
Leerbachstraße 71
6000 Frankfurt am Main 1

Prof. Dr. HUBERT FEIEREIS
Medizinische Universität
Ratzeburger Allee 160
2400 Lübeck 1

© 1993 by Hans Marseille Verlag GmbH, München 22
Druck (auf chlorfrei gebleichtem Papier) und Bindung: Ebner Ulm

Inhaltsübersicht

Vorwort 11

**Einleitung:
Phytotherapie und
therapeutisch orientierte
Forschung** 13

Phytotherapie: Begriffe und
Definitionen 14

Phytotherapeutische Zubereitungen 16

Vergleichbarkeit von Phytotherapeutika 18

Pflanzenname als phytotherapeutisches Charakteristikum 18

Phytotherapie als »natürliche«
Therapie 19

Anwendungsbereiche von Phytotherapeutika 20

Phytotherapie als fakultative oder
regelhafte Therapie 22

Phytotherapie und Patientenerwartung 22

Phytotherapie und Tradition 23

Phytotherapie und Kombinationspräparate 23

Derzeitige klinische Forschung
in der Phytotherapie 25

Standardisierung von Phytotherapeutika 26

Prüfung der Wirksamkeit von
Vielstoffgemischen 26

Phytotherapeutika als »milde«
Pharmaka 27

Pharmakokinetik und Phytotherapeutika 28

Dosierung von Phytotherapeutika 28

Klinische Forschung in der
Phytotherapie 29

Unerwünschte Wirkungen
von Phytotherapeutika 30

Arzneimittelscreening und
Phytotherapie 31

Weitere Anwendungsund Forschungsbereiche
von Phytotherapeutika 31

Kapitel 1:
Definitionen und Probleme der Phytotherapie

Natur und Chemie und die moderne Medizin ... 37

Phytotherapie – ein Definitionsversuch ... 39

Phytotherapie in der Naturheilkunde ... 40

Phytopharmaka: Nutzen ohne Risiko – oder Risiko ohne Nutzen? ... 42

Substanzen mit gentoxischer, kanzerogener und teratogener Potenz in Pflanzen und pflanzlichen Arzneimitteln ... 59

Toxikologische Bedeutung von Pyrrolizidinalkaloiden ... 68

Nebenwirkungen von Naturheilmitteln ... 77

Kapitel 2:
Phytotherapeutika bei ausgewählten Indikationen

Säuglings- und Kindertees – Pharmakologie und Anwendung ... 81

Phytopharmaka mit psychotroper Wirkung ... 93

Nichthormonale Therapie klimakterischer Beschwerden (Phytotherapeutika und Arzneipflanzen) ... 99

Emmenagoga ... 106

Prophylaxe von Gallenblasensteinen durch Phytotherapeutika und Ernährungsgewohnheiten ... 108

Phytotherapeutika und Schilddrüse ... 109

Immunstimulation ... 111

Pflanzliche Immunstimulation ... 120

Immunstimulanzien bei rezidivierenden Vulvovaginalkandidosen ... 121

Pflanzliche Immunstimulation im Kindesalter? ... 122

Klinische Pharmakologie und therapeutische Anwendung von Cineol (Eukalyptusöl) und Menthol als Bestandteile ätherischer Öle ... 126

Anwendung von Cineol ... 137

Einreibemittel mit ätherischen Ölen bei Erkältungskrankheiten ... 138

Gerbstoffhaltige Lokaltherapeutika ... 141

Phytosterole in der Dermatotherapie ... 142

Phytosterole bei Neurodermitis ... 144

Ödemprotektive Wirkung von Phytotherapeutika (chronisch venöse Insuffizienz, Lymphödem) ... 145

Blutreinigungstees ... 146

Rheumatees ... 147

Blütenpollen zur »Abwehr« gegen Infekte? ... 149

Ayurvedische Medizin ... 149

Anwendung von Arzneipflanzen durch Tiere ... 151

Kapitel 3:
Ausgewählte Arzneidrogen, pflanzliche Arzneimittel und phytotherapeutische Fertigarzneimittel

Adonisröschen
Adonis vernalis (Frühlings-Adonisröschen) ... 155

Artischocke
Artischockenblätterextrakt (Hekbilin A) ... 157

Baldrian
Valeriana officinalis (Echter Baldrian) ... 159
Baldrianhaltige Arzneimittel ... 164

Berberitze
Berberis vulgaris (Berberitze) als Bestandteil von Phytotherapeutika ... 165

Bilsenkraut
Kelosoft Narbencreme (Bilsenkraut-Ölhaltig) ... 166

Brennessel
Brennesselextrakt (Urtica plus)
bei benigner Prostatahyperplasie 167

Efeu
Zur Wirksamkeit eines Efeublätter-
präparates (Prospan)
mit anschließendem Leserbrief 169

Eichenrinde
Eichenrindenbäder zur Behandlung
nässender Ekzeme? 171

Eukalyptus
Eucalyptus globulus (Eukalyptusblätter, Eukalyptusöl) 172

Gelbwurz, javanische
Curcuma xanthorrhiza bei
dyspeptischen Beschwerden 176

Ginkgo
Ginkgo biloba Extrakte 177

Ginseng
Ginseng – Wundermittel oder
Phytopharmakon? 182

Hamamelis
Hametum Creme (Hamamelis
virginiana) 184

Herbstzeitlose
Colchicin und Colchicum autumnale
(Herbstzeitlose) 184
Behandlung der Gicht mit
Colchicin-haltigen Präparaten 188
Colchicin-Langzeittherapie
bei familiärem Mittelmeerfieber 189
Colchicin bei familiärem
Mittelmeerfieber 190
Therapie der Leberzirrhose 191

Holunder, schwarzer
Sambucus nigra Linné
(Schwarzer Holunder) 192
Hat Holundersaft (Sambucus nigra)
eine antipyretische Wirkung? 198

Ingwer
Ingwer (Zingiber officinale) 199
Anwendung von Ingwerpräparaten 204

Johanniskraut
Johanniskraut (Hypericum
perforatum) 206
Johanniskraut zur Phasen-
prophylaxe von Depressionen? 212

Johanniskraut in der Behandlung
von AIDS 213

Kamille
Chamomilla recutita L.
(Echte Kamille) 215
Kamillosan-Creme (äthanolischer
Kamillenblütenextrakt) 224

Keuschlamm
Vitex agnus-castus (Keuschlamm) 224

Knoblauch
Praktische und klinische
Bedeutung von Trockenextrakten
aus Knoblauch 226
Knoblauchpulver-Dragees (Carisano) 229

Lindenblüten
Winterlinde (Tilia platyphyllos
Scopoli, Tilia parvifolia Ehrhart)
Sommerlinde (Tilia cordata Miller,
Tilia grandifolia Ehrhart) 230

Maiglöckchen
Convallaria majalis (Maiglöckchen) 237

Mariendistel
Leberschutzpräparate (Silymarin,
Silibinin, Flavonoide) 240
Silymarin bzw. Silibenin aus
Mariendistel (Legalon) 241

Meerzwiebel
Urginea (Scilla) maritima
(Meerzwiebel) 244

Myrte
Gelomyrtol forte – ein pflanzliches
Sekretolytikum 246

Nachtkerze
Nachtkerzenöl
bei Neurodermitis 248
Nachtkerzenöl
bei Neurodermitis 249
Nachtkerzenöl (Epogam)
bei Neurodermitis 251
Zur Therapie der atopischen
Dermatitis mit Nachtkerzenöl
bzw. γ-Linolensäure
(z. B. Epogam) 251
γ-Linolensäure (z. B. Epogam)
bei atopischer Dermatitis 253
Behandlung des prämenstruellen
Syndroms (u. a. Nachtkerzenöl) 254

Nachtschatten, bittersüßer
Cefabene-Tropfen (Solanum Dulcamarae) 256

Oleander
Nerium oleander (Oleander) 257

Passionsblume
Passiflora incarnata (Passionsblume) 259

Pfefferminze
Pfefferminzöl als Darmtherapeutikum 261

Rauschpfeffer
Kava-Extrakte (z. B. Laitan 100) 263

Ringelblume
Ringelblumenblüten (Calendulablüten) 264

Roßkastanie
Die orale Gabe von Roßkastaniensamenextrakt (Venostasin) bei der chronisch-venösen Insuffizienz. Wirksamkeitsbelege stichhaltig und nachvollziehbar? 266

Sadebaum
Juniperus sabina (Sadebaum) 275

Sägepalme
Sägepalmen-Früchte-Extrakt (Sabal serrulatum; Remigeron) 275
Sägepalmen-Frucht enthaltende Phytotherapeutika (Sabal serrulatum) bei benigner Prostatahyperplasie 276
Praktische und klinische Bedeutung eines Extraktes aus Sabal serrulatum (Sägepalme): Talso/Talso Uno 278

Salbei
Salvia officinalis (Salbei) 280

Sonnenhut
Pflanzliche Immunstimulation (Echinacea purpurea) 283
Knochenmarksschädigung durch Echinaceapräparate? 285
Ermsech (Kombinationspräparat mit Echinacea purpurea) 286

Thymian
Thymian bei Erkrankungen des oberen Respirationstraktes 287

Traubensilberkerze
Cimicifuga racemosa (Traubensilberkerze) 288

Weißdorn
Crataegus (Weißdorn) 290

Wermut
Artemisia absinthium (Absinth) 298

Zwiebel
Zwiebelölmazerat (z. B. Alligerol) 299

Kapitel 4:
Ausgewählte toxikologische Fragen bei Pflanzen und Phytotherapeutika

Merkblatt für Eltern: Pflanzen, eine Gefahr für Kinder? 303
Giftige Pflanzen im Zimmer 305
Immer mehr Pflanzen in der Wohnung – immer mehr Allergien? mit anschließenden Stellungnahmen 314
Giftpflanzen als Weihnachtsschmuck 317
Aspiration von ätherischen Ölen (Inhalationen, Lokaltherapien) 323
Unfallgefahren bei häuslichen Dampfinhalationen im Kindesalter 324
Dermatitis bullosa pratensis. Photosensibilisierende, furanokumarinhaltige Pflanzen 326
Proscillaridinintoxikation mit Miroton Dragees bei 2 Kleinkindern (phytotherapeutisches Kombinationspräparat) 328
Schwere Glykosidvergiftung nach Ingestion des Venenmittels Ditaven 332
Erdbeerallergie 333
Lorbeerallergie. Ursache, Wirkung und Folgen der äußerlichen Anwendung eines sogenannten Naturheilmittels 334
BGA ordnet Einschränkungen bei Arzneimitteln an, die Pyrrolizidinalkaloide enthalten 335

**Kapitel 5:
Ausgewählte Pflanzen
und Ernährung**

»Ölkur« (Olivenöl) bei Gallensteinen	339
Karottensaft im Säuglingsalter – Risiko einer Hypervitaminose A?	341
Pflanzen, Vitamin K und orale Antikoagulation	342
Risiko von Benzoesäureestern in Pflanzen und Industrieprodukten	343
Mineralien- und Fluoridzufuhr durch Hirse und andere Getreide	344
Kalziumzufuhr durch pflanzliche Nahrungsmittel	346
Pflanzliche Nahrungsmittel bei Kindern und Jugendlichen mit Neurodermitis	349
Verträglichkeit von Aromastoffen (natürlich, naturidentisch, künstlich)	349
Futterstoffbestandteile in der Kuhmilch (Silage-Geschmack, Gerüche aus Pflanzen)	350
Steinobst, Flüssigkeitsaufnahme und Bauchschmerzen	352

**Kapitel 6:
Probleme bei der Bewertung
klinischer Studien**

Wie beurteilt man die Qualität einer Therapiestudie? Das Beispiel Esberitox 1. Leitfaden	355
Wie beurteilt man die Qualität einer Therapiestudie? Das Beispiel Esberitox 2. Beurteilung von 12 Studien	369
Wirksamkeit von Eleukokk bewiesen? Unkenntnis der Normalverteilung	381

Autorenverzeichnis 383

Sachverzeichnis 389

Vorwort

Aufgrund einer wachsenden Zahl der Patienten, die ihren Arzt um Medikamente auf pflanzlicher Basis bitten, erhielt die Schriftleitung in den letzten beiden Jahren vermehrt Anfragen aus Arztkreisen zu Problemen im Zusammenhang mit der Verordnung von Phytotherapeutika (Beurteilung von Arzneipflanzen, Kurzbewertungen von Phytotherapeutika, Einzelfragen zu Behandlungssituationen, Unsicherheiten in der Risikobeurteilung).

Zahlreiche Kollegen wiesen darauf hin, daß trotz des großen ärztlichen Informationsbedürfnisses in den Bereichen »Verschreibung« und »Selbstmedikation« in Lehrbüchern, Therapiehandbüchern, aber auch in Nachschlagewerken der Pharmakologie, kaum auf Phytotherapeutika eingegangen wird.

Bei aller durchaus oft verständlichen kontroversen Einschätzung von Wirksamkeit und unerwünschten Wirkungen würde man, nach Ansicht der Kollegen, durch »Verschweigen« phytotherapeutischer Behandlungsangebote der möglichen Problematik in keiner Weise gerecht.

Die ersten Antworten und Beurteilungen erschienen bereits in den »praxen« der letzten Jahre. Mittlerweile liegen aber so viele Beiträge vor, daß eine Veröffentlichung innerhalb eines angemessenen Zeitrahmens in den laufenden Ausgaben der Zeitschriften nicht mehr möglich war.

Schriftleitung und Verlag haben sich daher entschlossen, diese Beiträge in einem eigenen Sonderband zur Phytotherapie zusammenzufassen, um dadurch eine rasche Veröffentlichung zu ermöglichen.

Gemeinsam mit einem Teil der bislang bereits erschienenen Artikel zu Phytotherapeutika und Arzneipflanzen und einer ausführlichen Einleitung zu dieser umfangreichen Therapierichtung ist mit den vorliegenden Beiträgen ein repräsentativer und praktisch ausgerichteter Überblick über derzeit wichtige Bereiche der Phytotherapie entstanden. Eine Reihe von Bewertungen von Arzneipflanzen sind speziell für diesen Band verfaßt worden.

Über die therapeutischen Aspekte der Anwendung von Pflanzen hinaus wurden einige toxikologisch orientierte Beiträge aufgenommen, desgleichen Antworten zu häufigen Fragen, die sich im Umgang mit Giftpflanzen sowie vermeintlichen Giftpflanzen stellen.

Auf vielfachen Wunsch sind am Ende dieses Buches exemplarische Beiträge zu Kriterien der Beurteilung klinischer Studien zusammengefaßt worden, die keineswegs nur für Phytotherapeutika gelten.

R. Saller, Frankfurt am Main

H. Feiereis, Lübeck

EINLEITUNG

Phytotherapie und therapeutisch orientierte Forschung

R. SALLER

Die Wahl von Therapiesystemen und einzelnen Therapien ist viel häufiger als man gemeinhin annimmt eine paradigmatische Entscheidung, d. h. eine Richtungs- und Orientierungsentscheidung, bei der offensichtlich Verfügbarkeit und/oder Berücksichtigung klinisch kontrolliert erhobener Daten oft nur eine allenfalls untergeordnete Rolle spielen. Wären Therapieentscheidungen »nur« die konsequente Anwendung aussagekräftiger und qualitativ wie quantitativ hinreichender Studien, sähe wohl in nahezu allen Bereichen der modernen Medizin die »Therapieszene« völlig anders aus.

In der Phytotherapie treffen deutlicher als in anderen Gebieten der Medizin die verschiedensten Therapierichtungen, Medizinkonzepte und Nosologien zusammen: Nahezu jede Krankheit wurde im Laufe der Medizin- und Therapiegeschichte, unabhängig von ihrer zeit- und kulturgebundenen Diagnostik und Bezeichnung, zumindest versuchsweise, phytotherapeutisch behandelt. Anteile von Fachmedizin, Volksmedizin, Laienmedizin und Selbstbehandlung sind in ihren Konzepten und Methoden identifizierbar.

Die im Verlauf der Medizingeschichte wiederholte zeitweilige Ausgrenzung aus dem Spektrum der jeweils dominierenden medizinischen Richtungen hat die Phytotherapie immer wieder temporär von einer Reihe sich neu entwickelnder und später herrschender medizinischer und wissenschaftlicher Trends und Theoriebildungen abgekoppelt.

Dies hat die Phytotherapie immer wieder als antiquierte oder unangemessene Behandlung erscheinen lassen (siehe z. B. akademische und dogmatische Medizin des Mittelalters und der beginnenden Neuzeit ohne bedeutsame Phytotherapie versus traditionelle Medizin und »Volksmedizin« mit Phytotherapie; zunehmende Dominanz und zeitweilige Ausschließlichkeit der chemotherapeutischen und synthetischen Ära ab der 2. Hälfte des vorigen Jahrhunderts).

Eine wissenschaftlich klinische Beschäftigung wurde dementsprechend, z. B. auch in der jüngsten Zeit, konsequenterweise wegen einer fast pauschalen Ablehnung durch den Hauptstrom der modernen westlichen Medizin als unnötig erachtet. Der Einsatz von Forschungskapazitäten hätte sogar nach Ansicht nicht weniger moderner Wissenschaftler zu einem Verzicht auf dringend notwendige wissenschaftliche Ressourcen in als wesentlich wichtiger angesehenen Bereichen der Medizin bedeuten können.

Die Ausgrenzung der Phytotherapie in modernen Medizinrichtungen während der letzten Jahrzehnte hat teilweise auch zu einer Ablehnung moderner klinischer Forschung und deren Voraussetzungen, Methoden und Kriterien durch »Phytotherapeuten« geführt. Für manche Patienten, aber auch Ärzte, kann daher die Anwendung von Phytotherapie auch eine demonstrative Ablehnung bzw. Infragestellung moderner, meist als hochspezialiert und technisiert empfundener medizinischer Methoden bedeuten.

Phytotherapie: Begriffe und Definitionen

Die Phytotherapie (Anwendung von Pflanzen, Pflanzenteilen oder Extrakten, z. T. auch allgemeiner gefaßt als Anwendung von Mehrstoffgemischen pflanzlichen Ursprungs) mit ihren vielfältigen Darreichungsformen und Anwendungsbereichen ist eine der ältesten und nach wie vor weltweit am weitesten verbreiteten Therapieformen. In der modernen Medizin der Industrieländer unterscheidet sich ihre Anwendung in quantitativer und qualitativer Hinsicht ganz beträchtlich, u. a. regional und kulturell bedingt. Derzeit scheint die Bedeutung der Phytotherapie in der öffentlichen Diskussion sowie in ärztlichen Verordnungen und der Selbstmedikation erheblich zuzunehmen.

In den folgenden Ausführungen sind mit dem Begriff »Phytotherapeutikum« (im weiteren synonym mit »Phytopharmakum«) nicht die zahlreichen Monosubstanzen gemeint, die aus Pflanzen isoliert und »traditionell« oder auch erst in jüngster Zeit als Arzneimittel eingesetzt werden (z. B. Digitoxin, Digoxin, Chinidin, Chinin, Coffein, Cocain, Morphin, Codein, Atropin, Reserpin, Ephedrin, Ciclosporin).

Nach dem Arzneimittelgesetz (3, Abs. 2, AMG 1976) werden als pflanzliche Arzneimittel Pflanzen und Pflanzenteile in bearbeitetem (galenische Zubereitungen) und unbearbeitetem Zustand definiert, die dazu bestimmt sind, Krankheiten, Leiden, Körperschäden oder krankhafte Beschwerden zu heilen, zu lindern, zu verhüten oder zu erkennen.

Eine große Rolle für die Phytotherapie spielt dabei der Drogenbegriff im pharmazeutischen Sprachgebrauch (pflanzliche Drogen als Rohprodukt mit einer Vielzahl von extrahierbaren Bestandteilen): Drogen als getrocknete bzw. aufbereitete Pflanzen und Pflanzenteile, die zur Herstellung von Arzneizubereitungen verwendet werden. Viele Phytotherapeutika sind Drogenzubereitungen mit angereichertem Wirkstoffgehalt. Zu den verschiedenen Drogenzubereitungen gehören u. a. Extrakte (z. B. Fluidextrakt, Spissumextrakt, Trockenextrakt), Tinkturen, Mazerate, Perkolate, Preßsäfte, Infuse, Dekokte und Destillate.

Unter den Drogeninhaltsstoffen versteht man die Summe aller für eine Droge charakteristischen Bestandteile, sowohl diejenigen, die als therapeutisch wirksam angesehen werden (Wirkstoffe,

Effektoren) sowie auch diejenigen, die therapeutisch als nicht (spezifisch) wirksam angesehen werden (z. B. Begleitstoffe oder Ballaststoffe wie z. B. Zellulose, Stärke, Fette, Wachse) und inerte Verbindungen. Die Drogeninhaltsstoffe können dementsprechend Träger der Wirkungen, Modifikatoren oder inerte Bestandteile sein.

Zunehmend wird für eine Reihe solcher Begleitstoffe der Ausdruck Coeffektoren gebraucht. Zu ihnen gehören auch z. B. Flavone, Saponine, Schleimstoffe, Spurenelemente und Elektrolyte. Sie sollen Löslichkeit und Verfügbarkeit der als »spezifisch« wirksam angesehenen Inhaltsstoffe beeinflussen können, desgleichen erwünschte und unerwünschte Wirkungen sowie therapeutische Wirksamkeit.

Ein Beispiel möge dies verdeutlichen: eine Tasse Kaffee mit definiertem Coffeingehalt wirkt offensichtlich anders als die dem Coffeingehalt entsprechende Menge reinen Coffeins.

Vergleichbare phytotherapeutisch wichtige Fragen sind z. B.: Welche Unterschiede bestehen bei gleichem Atropingehalt zwischen reinen Atropinpräparaten und dem Extractum belladonnae? Wie unterscheiden sich bei gleichem Gehalt an Reserpin reine Reserpinpräparate und der Extractum aus Rauwolfia serpentina?

Allerdings ist diese, zumindest theoretische Trennung in Wirkstoffe und Begleitstoffe keineswegs unumstritten. Auch die Begleitstoffe können durchaus zu Wirkungen, Wirkungsspektrum und Wirksamkeit beitragen. Zudem ist für viele Pflanzen keinesfalls abschließend geklärt, welche Inhaltsstoffe bzw. welches Ensemble von Inhaltsstoffen für die postulierten oder auch nachvollziehbar dokumentierten Wirkungen wesentlich verantwortlich sind.

Möglicherweise ist für das Wirkungsspektrum einer phytotherapeutischen Zubereitung und damit auch für die Wirksamkeit, die ein behandelter Patient erfährt, der gesamte Pflanzenteil oder Extrakt verantwortlich und nicht nur einzelne Inhaltsstoffe oder Stoffreaktionen, auch wenn üblicherweise wesentliche Wirkungen eines Phytotherapeutikums Einzelsubstanzen oder bestimmten Fraktionen zugesprochen werden.

Auch in pharmakokinetischer Hinsicht ist es vorstellbar (und im Einzelfall auch untersucht), daß Begleitstoffe mit den als wirksam angesehenen Inhaltsstoffen Bindungen eingehen und zu bedeutsamen Wechselwirkungen führen können (Begleitstoffe z. B. als mögliche und »natürliche« Lösungsmittel, Konservierungsmittel, Stabilisatoren, Antioxidanzien). Durch solche Interaktionen können Verfügbarkeit (z. B. Freisetzung) und Bioverfügbarkeit der einzelnen Bestandteile erheblich verändert und auch Pharmakodynamik sowie Toxizität entscheidend beeinflußt werden.

Durch die Zubereitung können aus einer Pflanze bzw. einem Pflanzenteil qualitativ und quantitativ unterschiedliche (auch in ihren erwünschten und/oder unerwünschten Wirkungen) Phytotherapeutika entstehen, z. B. Extrakte mit hydrophilen bzw. lipophilen Lösungsmitteln (polare bzw. unpolare Extraktionsmedien; Extraktion als Selektion von Inhaltsstoffen, evtl. mit nachfolgender Verdünnung bzw. Anreicherung bestimmter »Wirkstoffe« oder Wirkstoffgruppen, eingestellte oder standardisierte Extrakte). Durch das Herstellungsverfahren ist festgelegt, welche Inhaltsstoffe der jeweiligen Arzneidroge in dem Endprodukt (Phytotherapeutikum) enthalten sind und damit therapeutisch zur Verfügung stehen.

Obwohl z. B. Extrakte und Tinkturen komplex zusammengesetzt sind (Vielstoffgemische), sollten sie für viele wissenschaftliche und therapeutische Fragestellungen als »ein Bestandteil« und damit auch als »ein Wirkstoff« eines Phytotherapeutikums angesehen werden.

Phytotherapeutische Zubereitungen

In Abb. 1 sind Arzneiformen schematisch zusammengefaßt, die sich aus einer Frischpflanze bzw. Arzneidroge herstellen lassen.

Die Frischpflanzen werden »unverändert« außer in Pflanzensäften arzneilich derzeit relativ selten verwendet.

Unbearbeitete Arzneidrogen werden verschiedentlich in Dragee- bzw. Kapselform angeboten. Dabei besteht allerdings das Problem, in diesen Arzneiformen ausreichende Mengen der Droge unterzubringen. Die Hauptanwendungsform unveränderter Arzneidrogen sind Kräutertees (vegetabilische Tees, Schnittdrogen). Bei den Teepräparaten werden Tees aus Einzeldrogen und Teemischungen (Species) unterschieden. Sie sind die angemessen zerkleinerten oder die unzerkleinerten Arzneidrogen. Aus ihnen werden Decocta (Abkochungen), Infuse (Aufgüsse) und Macerata (Kaltwasserauszüge) hergestellt. Filterbeuteltees sind Feinschnitte.

Von diesen Teepräparaten müssen die Instanttees unterschieden werden. Hierbei sind in der Regel Trockenextrakte auf Trägersubstanzen (z. B. Milchzucker, Maltosedextrine) aufgezogen. Füllmittel können je nach Qualität der Produkte 50–92% betragen (Drogenextraktanteil zwischen 8–50%). Bei granulierten Instanttees wird meist Rohrzucker (Saccharose) als Trägersubstanz verwendet (bis zu 97% Zuckeranteil).

Tinkturen (Tincturae) sind Drogenauszüge. Sie werden in der Regel mit (unterschiedlich konzentriertem) Äthanol (aber auch anderen Extraktionsmitteln, z. B. Äthyläther) hergestellt. Dabei werden meist 1 Teil Droge mit 5 bzw. 10 Teilen Extraktionsmittel extrahiert (z. T. auch andere Drogen-Extraktionsmittel-Verhältnisse). Ebenfalls als Tinkturen dürfen Lösungen von Trockenextrakten mit (unterschiedlich konzentriertem) Äthanol bezeichnet werden.

Fluidextrakte (Extracta fluida) werden ebenfalls mit Äthanol, aber auch mit Mischungen aus Äthanol und Wasser hergestellt. Dabei werden mit 1 Teil Droge maximal 2 Teile Fluidextrakt gewonnen. Fluidextrakte können daher z. T. als höher konzentrierte Tinkturen angesehen werden.

Drogengesamtextrakte werden auch als Nativextraktate bezeichnet, die dann weiterverarbeitet werden können.

Trockenextrakte (Extracta sicca) sind Extrakte, die durch »Einengen« flüssiger Extrakte gewonnen werden (Einengen bis zur Trocknung, d. h. bis zu einer Restfeuchtigkeit von 2%). Trockenextrakte sind damit aufkonzentrierte Arzneidrogenextrakte. Sie lassen sich durch Zusatz von indifferenten Hilfsstoffen (z. B. Milchzucker, Dextrin) auf einen bestimmten (z. B. im DAB vorgeschriebenen) Wirkstoffgehalt einstellen (eingestellte Trockenextrakte). Je nach gewählten Extraktions- und Trocknungsverfahren entstehen Produkte unterschiedlicher Qualität und gegebenenfalls auch Zusammensetzung.

Trockenextrakte sind noch nicht das fertige pflanzliche bzw. phytotherapeutische Arzneimittel. Sie stellen sozusagen den »Arzneistoff« dar, aus dem die verschiedenen Fertigarzneimittel konfektioniert werden (z. B. Tabletten, Dragees, Kapseln).

Extrakte können weiterverarbeitet werden zu gereinigten Extrakten und Spezialextrakten. Bei der Bearbeitung können Stoffe, die nicht an der Wirksamkeit beteiligt sind bzw. als unwirksam angesehen werden, herausgefiltert werden. Dadurch erfolgt eine Anreicherung bestimmter Stoff-Fraktionen, in der Regel der für die erwünschte Wirksamkeit als verantwortlich angesehenen bzw. belegten Inhaltsstoffe bzw. Fraktionen.

Meist geschieht eine Mindestanreicherung im Verhältnis 40:1, d. h. aus

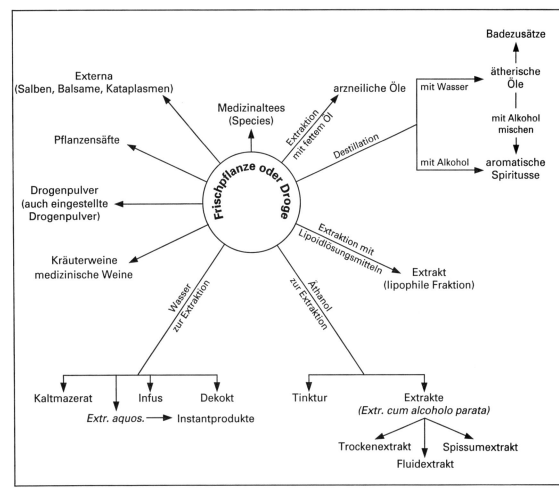

Abb. 1
Pharmazeutische Bearbeitungsmöglichkeiten von Frischpflanzen bzw. Arzneidrogen (nach 68)

z. B. 2 g Arzneidroge (einer üblicher Einzeldosis von Teepräparaten) erhält man 50 mg Spezialextrakt. Solche Mengen lassen sich leicht in moderne Arzneiformen aufnehmen. Durch spezielle Extraktionsverfahren lassen sich z. T. auch toxische Inhaltsstoffe der Arzneidroge entfernen oder zumindest reduzieren. Durch Extraktionsverfahren und die Herstellung von Spezialextrakten läßt sich damit im Vergleich zur Arzneipflanze bzw. Arzneidroge die Nutzen-Risiko-Relation durchaus erheblich verändern.

Unter formalen Gesichtspunkten läßt sich in diesem Zusammenhang die Herstellung vieler moderner Phytotherapeutika folgendermaßen charakterisieren: **Rohstoff** (Arzneidroge) – **Arzneistoff** (Extrakt) – **Arzneimittel** (Extrakt in den entsprechenden Darreichungsformen).

Vergleichbarkeit von Phytotherapeutika

Zur vergleichenden Bewertung von Phytotherapeutika liegen derzeit nur wenige Daten vor. Die Untersuchung der Qualität von Fertigarzneimitteln aus Naturstoffen (Phytotherapeutika) ist wesentlich komplexer als bei modernen Monopräparaten. Nur eine angemessene Qualität garantiert eine reproduzierbare Sicherstellung von Wirksamkeit und Unbedenklichkeit.

Im Zusammenhang mit verschiedenen Reformvorschlägen zur Strukturierung des Arzneimittelmarktes spielt auch die Frage der Austauschbarkeit analog zusammengesetzter Phytotherapeutika eine große Rolle. Hierzu ist neben ausreichenden Daten über die Wirksamkeit der Nachweis therapeutischer Gleichwertigkeit der zu vergleichenden Produkte notwendig. Zur Herstellung müssen exakt klassifizierte Pflanzen verwendet werden, geographische Herkunft, Anbaubedingungen, Pflanzengewinnung und Bearbeitung müßten, nicht zuletzt wegen der potentiell großen Variabilität der Arzneipflanzen und z. B. umwelttoxikologischen Belastungen, ebenfalls bekannt sein.

Je nach verwendetem Pflanzenteil (z. B. Blätter, Blüten, Wurzel), Bearbeitung (z. B. Bedingungen der Trocknung), Lagerung und Herstellung (z. B. Zerkleinerungsgrad) können aus identischen Pflanzen bereits unterschiedliche Arzneidrogen entstehen. Auch ein gleichartiges Bearbeitungs- und Herstellungsverfahren garantiert ohne Berücksichtigung des Ausgangsmaterials noch keine reproduzierbare und übertragbare Qualität. Aus der Extraktbezeichnung allein läßt sich daher ein phytotherapeutisches Fertigarzneimittel noch nicht a priori vollständig charakterisieren.

Möglicherweise trägt eine nicht angemessene Berücksichtigung dieser Qualitätsfaktoren zu der teilweise sehr kontroversen Einschätzung mancher Phytotherapeutika bei (Vergleich der Ergebnisse klinischer Studien nur unter dem Gesichtspunkt des »gleichen« Pflanzen- oder Extraktnamens bei pharmazeutisch eigentlich nicht unbedingt vergleichbaren Präparaten). Hinweise für eine zumindest problematische Vergleichbarkeit (stoffliche Identität der Extrakte) liegen für die Diskussion um die Wirksamkeit und Dosierung von Ginkgo biloba-Zubereitungen vor.

Vor diesem Hintergrund ist es verständlich, daß die Ergebnisse aus klinischen Studien und Prüfungen, streng genommen, zunächst nur für die jeweils geprüften Präparate gelten. »Phytogenerika«, die derzeit zunehmend angeboten werden, sind häufig nicht als »identisch« mit anderen Fertigpräparaten anzusehen. Für eine unkomplizierte und berechtigte Austauschbarkeit müßten entsprechende pharmazeutische Vergleichsuntersuchungen vorliegen, unter therapeutischen Gesichtspunkten nicht selten auch vergleichende klinische Untersuchungen.

Pflanzenname als phytotherapeutisches Charakteristikum

Verschiedene Extrakte aus ein und derselben Pflanze sind z. B. bereits phytochemisch oft nicht mehr vergleichbar (unterschiedliche Extraktionsverfahren, trockene Extrakte, Flüssigextrakte). Eine Deklaration und Anwendung von Phytotherapeutika ausschließlich entsprechend dem Namen der Pflanze, aus der sie stammen, ist daher, entgegen einer bei Ärzten, Patienten, aber auch in vielen »Pflanzenbüchern« anzutreffenden Meinung, therapeutisch oft nicht hinreichend.

Die Betrachtung von Phytotherapeutika ausschließlich unter dem Namen der jeweiligen Pflanze kann jedoch für die »symbolischen« Wirkungen von Phytotherapeutika durchaus relevant sein (psychophysiologische Wirkungen und Wechselwirkungen; siehe Psychoneuroendokrinologie, Psychoneuroimmunologie). Der Symbolgehalt einer Therapie, der zumindest bei einzelnen Patienten durchaus auch den therapeutischen »Gebrauchswert« entscheidend (mit)bestimmen kann, wird allerdings insgesamt in der Medizin als bedeutsamer Forschungsgegenstand noch weitgehend unterschätzt.

Phytotherapie als »natürliche« Therapie

Der Begriff Phytotherapie kann verschiedene paradigmatische, wissenschaftliche und praxisbezogene Ansätze umfassen, die z. T. komplementär, z. T. konträr erscheinen.

Phytotherapie ist neben ihrer Anwendung in verschiedenen Bereichen der modernen Medizin (z. B. als Bestandteil einer üblichen Pharmakotherapie) traditionell eine wesentliche Behandlungsform in der »Naturheilkunde« (Phytotherapie als die Arzneimitteltherapie der Naturheilkunde). Die Bezeichnung Naturheilkunde wird derzeit ganz oder zumindest teilweise synonym mit anderen Begriffen verwendet, u. a. Naturheilweisen, Komplementärmedizin, ganzheitliche Medizin, unorthodoxe Medizin, unkonventionelle Medizin, nicht-konventionelle Medizin.

Mit dem Präfix »Phyto« bzw. dem Begriff »pflanzlich« wird z. B. von Anwendern häufig die Assoziation von »natürlich« verbunden. Phytotherapeutika (aber auch Monosubstanzen aus Pflanzen) werden im Vergleich zu halbsynthetischen und synthetischen Verbindungen oft als »natürlicher« angesehen, da die Produkte unmittelbar aus der »Natur« stammen.

Zudem wird als Vorteil in pharmakotherapeutischer, aber auch toxikologischer Hinsicht eine oft bessere Verträglichkeit angenommen, da der menschliche Organismus im Laufe der Evolution sich an Pflanzen und ihre Inhaltsstoffe habe »gewöhnen« können. Damit im Zusammenhang stehen Assoziationen von besonderer Qualität, Reinheit, Unschädlichkeit, Unbedenklichkeit, Vertrautheit, Vertrauen und gegebenenfalls auch ein Gefühl von »therapeutischer Geborgenheit«.

Nicht selten impliziert die Charakterisierung als »natürlich« auch die Vorstellung, daß Phytotherapeutika als vorgegebene Vielstoffgemische im Gegensatz zu Monosubstanzen ein umfangreicheres Wirkungsspektrum besäßen, das der Krankheit als multifaktoriellem Prozeß und dem Patienten als komplexem Individuum angemessener sei als z. B. eine Monosubstanz oder »einfache« Kombinationen. Mitunter wird postuliert, daß die Begleitstoffe mögliche unerwünschte Wirkungen der mutmaßlichen Wirkstoffe abmildere oder gar verhindere.

Solche Annahmen führen auch dazu, daß Phytotherapeutika nicht selten gerade in Lebensperioden mit einem besonderen Bedürfnis für schonende und risikoarme Therapien bevorzugt angewendet werden (z. B. Schwangerschaft, Stillperiode, Kindesalter, hohes Alter, geschwächte Patienten, gegebenenfalls Langzeitbehandlungen, Rekonvaleszenz, Prävention und Prophylaxe). Über diese Aspekte von »Natürlichkeit« liegen bislang keine hinreichend aussagekräftigen Studien vor.

Allerdings ist »natürlich« weder ein allgemein anerkannter therapeutischer Begriff noch operational definiert. Nicht selten gewinnt man den Eindruck, »natürlich« sei am ehesten das, was Patient und/oder Arzt jeweils als natürlich empfinden.

In der medizinischen »Natur«-Diskussion wird kaum berücksichtigt, daß Natur kein statischer Begriff ist. Natur ist immer auch ein historisch ausgearbeiteter und gestalteter Lebensraum, d. h., sie ist »Erzeugnis und Leistung«. Jede Generation scheint die »aktuelle Natur« z. T. als mangelhaft zu empfinden und bezieht sich daher auch in der Medizin in vielen Aspekten auf eine partiell »vergangene« (verklärte) Natur, derzeit nicht selten »Natur« entsprechend den Vorstellungen des 19. Jahrhunderts.

In der pharmazeutischen Werbung und in »Informationsaussendungen« (keineswegs nur im Bereich der Phytotherapie) wird die Bezeichnung »natürlich« assoziativ und sinnlich besetzt und fast flächendeckend als Verkaufsargument verwendet, *nicht selten auch als Ersatz für Daten und Argumente.*

Anwendungsbereiche von Phytotherapeutika

Entsprechend den individuellen medizinischen Sichtweisen von Patienten und Ärzten werden Phytotherapie und Phytotherapeutika mit unterschiedlichen Zielen angewendet:

1. *Phytotherapeutika als symptom- und krankheitsorientierte Behandlung, in vieler Hinsicht vergleichbar anderen Pharmakotherapien.*

Unter diesen symptom- und krankheitsorientierten Gesichtspunkten werden Phytotherapeutika (derzeit offensichtlich zunehmend) in den verschiedenen medizinischen Fachgebieten (z. B. Allgemeinmedizin, Innere Medizin, Gynäkologie, Urologie, Dermatologie, Pädiatrie) und bei der Selbstbehandlung eingesetzt.

2. *Phytotherapeutika als dezidiert personen- bzw. patienten-zentrierte Behandlung, z. B. zur Anregung und Stärkung der »Fähigkeit« von Patienten, sich mit (potentiellen) Krankheitsursachen bzw. Krankheiten und Gesundheitsstörungen angemessener und wirksamer als ohne Behandlung auseinandersetzen zu können.*

Bei dieser Form der Anwendung spielt die Überlegung eine wesentliche Rolle, warum bei vergleichbarer Exposition und potentieller Einwirkung von Krankheitserregern und Noxen der eine exponierte Mensch krank wird und der andere, ebenfalls exponierte Mensch, gesund bleibt. In einer solchen Form der Medizin wird nicht nur untersucht, durch welche Symptome und Krankheitszeichen sich Patienten und gesunde Individuen unterscheiden, sondern welche Faktoren dazu beigetragen haben könnten, warum der Gesunde gesund geblieben ist. Diese Gesichtspunkte schließen von vornherein primär- und sekundärpräventive Vorstellungen ein.

In diesem Zusammenhang werden Phytotherapeutika u. a. als »Gesundheitsmittel« eingesetzt (z. T. als »Vorbeugemittel« und, allerdings begrifflich nicht ganz korrekt, als »Roboranzien«) und nicht (erst) zur Behandlung einer Krankheit.

Z. T. wird auch der Begriff des »Umstimmungsmittels« gebraucht. Solche »Umstimmungsmittel« sollen z. B. die Bereitschaft des Organismus herabsetzen, auf äußere Reize, aber auch auf Emotionen und psychische Einflüsse (unangemessen) zu reagieren (z. B. Änderungen von Herzfrequenz, Blutdruck, Muskeltonus, Schlafbereitschaft). Manche Pflanzen und Phytotherapeutika werden z. T. generell als »Umstimmungsmittel« bezeichnet, anderen werden solche Eigenschaften vor allem im niedrigen Dosisbereich zugesprochen.

Eine solche Therapie kann sich eher an dem Leistungsvermögen, der Ausgangslage (»Terrain«) bzw. der Konstitution des individuellen Patienten als an der Schwere der Erkrankung bzw. des Symptoms orientieren.

Der individuelle Gesamtzustand bzw. das »Reaktionsvermögen« und die »Ausgangslage« des Patienten (z. B. Konstitution), evtl. situativ modifiziert, können unter solchen Gesichtspunkten durchaus mehr als Diagnose und/oder Symptomatologie das therapeutische Handeln bestimmen, z. B. Indikationsstellung zur Behandlung, Arzneimittelauswahl, Dosierung, Behandlungsdauer, Behandlungsziele. In der Forschung müßte dieser Ansatz andere bzw. zusätzliche Beurteilungskriterien zur Folge haben als bei der »rein« krankheits-orientierten Anwendung von Phytotherapeutika.

Aus solchen Überlegungen könnte sich ergeben, daß ein Patient ganz unterschiedlich phytotherapeutisch behandelt werden kann, je nachdem in welchem medizinischen Kontext und mit welchem Ziel die Behandlung durchgeführt wird (**symptom-orientiert, personen-orientiert**). Allerdings sind die in diesem Zusammenhang vielfach gebrauchten Begriffe (Konstitution, Ausgangslage, Terrain, Beeinflussung der allgemeinen Bedingungen für Gesundheit und Krankheit usw.) derzeit nicht hinreichend operational definiert. Klinische Untersuchungen zu diesem Problemkreis fehlen bislang.

Eine individuelle und phantasievolle Phytotherapie kann im zeitlichen Verlauf der Behandlung das **Paradigma ihrer Anwendung** (d. h. die Zielrichtung) **ändern**. Beispielsweise wird ein Patient zunächst symptom- und/oder krankheitsorientiert behandelt. Schon während dieser Behandlung, gegebenenfalls auch erst nach ihrem Abschluß, wird eine phytotherapeutische, ebenfalls symptom- und/oder krankheitsorientierte Prophylaxe begonnen (Reduzierung eines definierten Erkrankungsrisikos). In unterschiedlichem zeitlichem Zusammenhang kann dann eine patienten-zentrierte Behandlung/Prävention (»Gesundheitsmittel«) angeschlossen werden.

So könnten z. B. Extrakte aus Echinacea purpurea (u. a. als unspezifische Immunstimulanzien charakterisiert) bei Patienten mit einer Erkältungskrankheit anfangs zur symptomatischen Behandlung eingesetzt werden. Bereits während der symptomatischen Behandlung, vor allem aber nach Abklingen der Krankheitssymptome kann, u. U. sogar bei scheinbar gleichbleibender Weiterbehandlung, der prophylaktische/präventive Aspekt in der Behandlungsintention in den Vordergrund treten.

Während eine solche Prävention meist auf die Zeiten besonderer Exposition bzw. epidemiologische Risikosituationen (z. B. bestimmte Herbst- und Wintermonate) beschränkt bleibt, kann aus der krankheitsbezogenen Anwendung eine auf den Patienten zentrierte Anwendung hervorgehen (z. B. Beeinflussung der »Konstitution« des Patienten als Behandlungsziel). Diese Therapieform kann sich neben dem Wechsel der Behandlungsintention in ihrem zeitlichen und technischen Ablauf wesentlich unterscheiden.

Allerdings liegen zu solchen umfassenden und verschiedene Therapierichtungen einschließenden Behandlungsansätzen bislang keine hinreichenden klinischen Untersuchungen vor.

Solche Intentionen scheinen sich derzeit bei einer zunehmenden Anzahl von Patienten, aber auch einer Reihe von Ärzten für die Anwendung von Phytotherapeutika herauszukristallisieren. Verständlicherweise ist die dezidierte Therapiewahl durch die Patienten im ambulanten Bereich wesentlich stärker ausgeprägt, da für die Patienten u. a. über die Möglichkeit der Arztwahl bzw. eines (fakultativen) Arztwechsels eine Wahl von bestimmten Behandlungsformen gegeben ist.

Diese sehr allgemeine Betrachtung von bestimmten Phytotherapeutika als »Gesundheitsmittel« kann bei **unreflektierter** Begriffsverwendung durchaus dazu führen, Phytotherapeutika als »**Allheilmittel**« (Panaceen) mißzuverstehen. In manchen, vor allem volksmedizinischen Traditionen wurde aus der vermuteten oder beobachteten Wirksamkeit in bestimmten Situationen oder bei bestimmten Patienten grob verallgemeinernd geschlossen, das Mittel müsse, wenn es einmal geholfen habe, auch bei anderen, häufig nicht vergleichbaren Patienten und Krankheiten nützlich sein. Aus solchen Verallgemeinerungen könnten sich so manche, oft auch heute noch tradierten langen Indikationslisten ergeben haben.

Bei der Arzneimittelauswahl für Symptome und Krankheiten bzw. Indikationssuche für Pflanzen wurden heute spekulativ erscheinende Methoden verwendet, u. a.

die »Signatur« der Pflanzen. In dieser Signaturenlehre (signatura plantarum) wurde angenommen, die Natur habe die Pflanzen (aber auch andere Gegenstände) für die spezifischen Heilbehandlungen gekennzeichnet (signiert), z. B. durch Farben, Formen, Wachstumsformen, Standort usw. Ein genaues und einfühlsames sowie assoziatives Betrachten lasse die intendierten Anwendungsmöglichkeiten erkennen. Auch dies könnte zur Vielzahl von Indikationen beigetragen haben.

Andererseits liegen eine Reihe von Hinweisen vor, daß der Gebrauch von Signaturhinweisen durchaus im Einzelfall eine Merkhilfe für die Weitergabe medizinischer Erfahrung gewesen sein könnte, zumal manche medizinische Richtungen ausschließlich oder in wesentlichen Punkten auf mündlichen Traditionen beruhten.

Phytotherapie als fakultative oder regelhafte Therapie

Die Mehrzahl von Patienten und Ärzten sieht in der Phytotherapie fast regelhaft Behandlungsangebote für ausgewählte Krankheiten und Symptome. Sofern diese Indikationen nicht »therapeutische Lücken« betreffen, konkurrieren hier verschiedene Behandlungsmöglichkeiten (z. B. moderne Pharmakotherapie, Phytotherapie). Für abwägende Entscheidungen in solchen Therapiesituationen sind im wesentlichen vergleichende Untersuchungen notwendig, die eine Auswahl nach Nutzen und Risiko der verschiedenen Behandlungsalternativen ermöglichen.

Eine Minderheit von Patienten, aber auch Ärzten versucht, sofern immer es »möglich« erscheint, eine ausschließliche phytotherapeutische Behandlung durchzuführen (Versuch einer paradigmatischen Behandlungswahl). Wegen einer solchen primären oder sogar ausschließlichen phytotherapeutischen Präferenz könnte es erforderlich sein, manche Phytotherapeutika auch dann noch weiter wissenschaftlich zu untersuchen, wenn sich deren Wirksamkeit anderen Therapieformen als unterlegen erwiesen hat.

Phytotherapie und Patientenerwartung

Die meisten Patienten erwarten, wenn sie ärztliche Hilfe suchen, von den konsultierten Ärzten – in der Regel von beiden Seiten unausgesprochen – neben klinischer Kompetenz bzw. weit darüber hinaus, eine Antwort bzw. einen plausiblen Erklärungsversuch für die individuell wesentlichen F r a g e n :

Warum ich?
Warum jetzt?
Warum diese Krankheit?
Was kann ich tun?

Vielfach wird von Patienten Phytotherapie als wesentlicher Bestandteil einer medizinischen Richtung verstanden, die im Kontext der Krankheitsdeutung, aber auch in der Behandlungswahl (z. B. Arzneimittelwahl) auf diese individuell entscheidenden Gesichtspunkte eingeht.

Die verschiedenen von Arzt und/oder Patient intendierten Behandlungsziele erfordern in der Therapieforschung unterschiedliche Untersuchungsmethoden, Beurteilungskriterien und Studienpläne. Klinische Forschung in einem symptomorientierten wissenschaftlichen und/oder therapeutischen Ansatz erfaßt nicht Wirksamkeit, Nutzen und/oder Risiko im Rahmen anderer Anwendungsziele (z. B. »Gesundheitsförderung«, Primär- Sekundärprävention). Unwirksamkeit in derartigen Studien bedeutet daher nicht generelle Unwirksamkeit. Umgekehrt läßt sich aus nachgewiesener Wirksamkeit in einem bestimmten Therapiekonzept natürlich nicht Wirksamkeit in anderen Therapieansätzen beweisen.

In die Formulierung und Einschätzung von Beurteilungskriterien gehen auch die individuellen Krankheits- und Genesungsvorstellungen ein. Entsprechend der Heterogenität der individuellen, aber auch der kulturellen und gesellschaftlichen medizinischen Paradigmen werden Bedeutung von Krankheit, Genesung und Gesundheit, aber auch Definition und Einschätzung von therapeutischer Wirksamkeit vielfältig und z. T. auch kontrovers diskutiert.

Phytotherapie und Tradition

Für eine Reihe früher üblicher nosologischer, diagnostischer und therapeutischer Bezeichnungen (z. B. aus den über Jahrhunderte dominierenden Richtungen der Humoralmedizin) existieren keine unmittelbaren modernen Äquivalente. Unreflektierte »Übersetzungsversuche« tradierter Bezeichnungen ohne weitere Klärung können unangemessen und irreführend sein (z. B. Therapiebegründungen nur aufgrund »j a h r h u n d e r t e - l a n g e r E r f a h r u n g«).

Medizinhistorisch bedingt, hat die Phytotherapie Behandlungsziele bewahrt, die über Jahrzehnte und teilweise länger in anderen Teilen der Medizin vernachlässigt wurden (z. B. ganzheitliche Ansätze, Vorbeugung, »milde« Wirkungen, »naturgemäße« Eingriffe, Selbstkompetenz der Behandlung). Solche Ansätze sind derzeit bei Patienten, aber auch einer Reihe von Ärzten hochaktuell.

Nicht zuletzt die oft (noch) wissenschaftlich und therapeutisch mißachteten, aber für den betroffenen Patienten durchaus wesentlichen Fragen nach der Beeinflussung seines Befindens und seiner Befindlichkeit könnten durch eine Auseinandersetzung mit entsprechenden Zielsetzungen phytotherapeutischer Fragestellungen in der modernen Therapie eine realitätsgerechte Bedeutung gewinnen.

Offensichtlich scheint eine Reihe von Patienten mit der Verordnung eines »pflanzlichen« Arzneimittels die Vorstellung zu verbinden, der Arzt gehe nicht nur auf ihre Krankheit, sondern auch auf ihr Befinden und damit ihre Person ein.

Trotz der offenkundigen Problematik mit der historischen Rezeption sollte die »moderne« Phytotherapie tradierte Ü b e r - l i e f e r u n g e n und t r a n s k u l t u r e l l e E m p i r i e aufgreifen. Sie muß sich aber mit diesen Anregungen und Erfahrungen den Konzepten und wissenschaftlichen wie klinischen Methoden der modernen Medizin vergleichen. Durch ein ausschließliches oder unreflektiertes Aufgreifen von Traditionen könnte die Phytotherapie, zumindest partiell, zur sterilen »Archäologie« erstarren. Die »Zwitterstellung« zwischen verschiedenen Medizinrichtungen kann durchaus zu einer wechselseitigen Anregung in Forschung und Therapie führen.

Allerdings ist beim Rückgriff auf Traditionen auch zu berücksichtigen, daß im Einzelfall, trotz scheinbar präziser Pflanzen- und Zubereitungsbezeichnungen, in der Vergangenheit andere Pflanzen gemeint gewesen sein könnten als in den heutigen Klassifikationen. Eine jahrhundertelange medizinische Verwendung von Pflanzen als einzige Erfahrungsquelle beweist weder eine Wirksamkeit in der modernen Medizin noch läßt sie ein evtl. Risiko hinreichend abschätzen.

Phytotherapie und Kombinationspräparate

In der traditionellen, aber z. T. auch in der modernen Phytotherapie wurde eine Vielzahl von kombinierten Behandlungen (z. B. Teegemische) und Kombinationspräparaten verwendet. In den meisten Handelspräparaten wurde mittlerweile die Anzahl der Kombinationspartner reduziert. Nach wie vor werden aber zahlreiche (oft bereits mehrfach z. B. im Rahmen der Nachzulassung modifizierte) phytotherapeutische Kombinationspräparate angeboten. Die Diskussion über die erlaubte Höchstzahl der »Inhaltsstoffe« (Pflanzen bzw. Pflanzenzubereitungen) scheint derzeit noch nicht abgeschlossen.

Eine Reihe phytotherapeutischer Behandlungsvorschläge beruht z. T. auf tradierten Empfehlungen und, im modernen Sinn, unkontrollierten, nicht selten schwer nachvollziehbaren und unzureichend dokumentierten Erfahrungsberichten. Die Therapieempfehlungen stammen teilweise aus Medizinperioden, in denen Symptome und Krankheiten nur phänomenologisch und nicht unter Gesichtspunkten moderner Ätiologie und Pathogenese erfaßt und geordnet wurden. Daher können verbal gleiche Begriffe (z. B. für Symptome, Krankheiten, Indikationen) durchaus äußerst unterschiedliche Bedeutungen beinhalten.

Fieber, Husten, Schmerz oder Gelbsucht z. B. galten z. T. noch im 19. Jahrhundert als eigenständige nosologische Einheiten mit spezifischen Behandlungen für diese »Krankheiten«. Dementsprechend konnte ein Patient mit einem Bündel solcher »Krankheiten« eine Vielzahl spezifischer Arzneimittel »benötigen«. Dies ist offensichtlich einer der Gründe für die Anwendung phytotherapeutischer Vielfachkombinationen.

Auf diesem Ansatz beruht zu einem nicht unbedeutenden Teil die Fülle der auch derzeit noch verschriebenen und frei verkäuflich erhältlichen phytotherapeutischen Kombinationspräparate.

Heute hingegen sind Begriffe wie Fieber, Schmerz oder Gelbsucht als Symptome unterschiedlichster Erkrankungen erkannt. Die moderne Therapie bietet als wesentlichen Behandlungsansatz gezielte Beeinflussungen von »plausiblen« oder auch geklärten Ursachen und pathologischen Abläufen und mehr oder minder spezifischen Krankheitsbildern, d. h., ein und dasselbe Symptom kann je nach Zuordnung zu einer bestimmten Krankheit durchaus sehr unterschiedlich behandelt werden.

Andererseits kann, entsprechend den modernen ätiologischen und pathogenetischen Einordnungen, ein ganzes Bündel von Symptomen mit einem einzigen Arzneimittel bzw. einer einzelnen Therapie ausreichend behandelt werden. Demgegenüber wurde früher ein nach heutiger Erkenntnis potentiell durch unterschiedliche Krankheiten hervorrufbares Symptom häufig uniform zu behandeln versucht.

Die Symptome bei Patienten mit einem Reizdarmsyndrom (non-ulcer-peptic disease, NUC) wie Völlegefühl, Appetitlosigkeit, Aufstoßen, Sodbrennen, Übelkeit, Erbrechen, Magendrücken und verschiedene Schmerzen werden in der modernen Medizin pathogenetisch zusammengefaßt und dementsprechend mit einer einzigen Substanz (Monopräparat) behandelt, z. B. einem Prokinetikum wie Metoclopramid.

In einer primär phänomenologischen Wertung jedoch werden die einzelnen Symptome nicht unter einer einheitlichen ätiologischen Vorstellung geordnet und zusammengefaßt, sondern einzeln behandelt, d. h., für ein Ensemble von Symptomen wird ein Ensemble von »symptomspezifischen« Pflanzenextrakten verwendet (z. B. aus Iberis amara, Angelicae radix, Cardui mariani fructus, Carvi fructus, Chelidonii herba, Liquiritiae radix, Matricariae flos, Melissae folium, Menthae piperitae folium).

Trotz der pathophysiologisch überholt erscheinenden Präparatezusammensetzung erwies sich z. B. ein solches phytotherapeutisches Kombinationspräparat in einigen kontrollierten Studien bei ausgewählten Symptomen des Reizdarmsyndroms gegenüber Plazebo, aber auch im Vergleich zu ausreichend dosiertem Metoclopramid als wirksam.

Allerdings läßt sich aus solchen Studien nicht folgern, daß alle Extrakte oder Inhaltsstoffe für die dokumentierte Wirksamkeit notwendig sind. Möglicherweise ließe sich das Behandlungsziel auch mit einer geringeren Anzahl von Arzneidrogen oder mit dem quantitativ überwiegenden Extrakt aus Iberis amara allein erreichen. Allerdings ist diese Überlegung klinisch nicht untersucht.

Zur Entwicklung und Verwendung komplexer phytotherapeutischer Kombinationen trug vermutlich in der Vergangenheit auch eine mehr oder minder stark ausgeprägte Unsicherheit bei, welche der zur Verfügung stehenden Drogen die jeweils spezifische und richtige sei. Mit der in Kombinationen vorhandenen simultanen Häufung von Behandlungsmöglichkeiten hoffte man, in der Vielzahl der Kombinationspartner würde(n) der (die) wirksame(n) Inhaltsstoff(e) schon eingeschlossen sein. Zum Teil wurde dem menschlichen Organismus die Fähigkeit zugesprochen, aus der Fülle des Angebots das jeweils Richtige auszuwählen. Eine solche Tradition scheint auch heute noch in manchen Kombinationen und therapeutischen Vorstellungen erkennbar.

Im Zusammenhang mit dem modernen Angebot phytotherapeutischer Kombinationspräparate werden als Begründungen für Auswahl und Anzahl der Kombinationspartner Begriffe wie »Synergismus« oder »additive Wirkungen« in die Diskussion eingeführt. Bislang liegen jedoch keine unter kontrollierten klinischen Untersuchungsbedingungen erhobenen Daten vor, die eine im Sinne der modernen klinischen Pharmakologie synergistische oder additive Wirksamkeit belegen würden.

Derzeitige klinische Forschung in der Phytotherapie

Klinisch und therapeutisch orientierte und dem modernen Standard entsprechende Forschung ist trotz der weitverbreiteten Anwendung von Phytotherapeutika derzeit insgesamt eher noch selten.

Große Teile der Forschung liegen zur Zeit in den Bereichen von Pharmakognosie, Phytochemie, Pharmazie und experimenteller Pharmakologie, d. h. Grundlagenwissenschaften der Anwendung von Pflanzen und Phytotherapeutika. Dabei geht es neben der Analytik von Pflanzen und deren Inhaltsstoffen eher um Nachweis und experimentelle Charakterisierung der Wirkungen von Pflanzen, Pflanzenteilen, Extrakten, pflanzlichen Zubereitungen, Stoffgemischen und vor allem isolierten Einzelstoffen. Aus experimentellen Untersuchungen kann aber keinesfalls zwanglos auf therapeutische Wirksamkeit, Nutzen oder Risiko geschlossen werden.

Ein Beispiel für solche potentiell kontroverse Situationen in der Beforschung von Phytotherapeutika sind Diskussion und Bewertung verschiedener Gingko biloba-Extrakte. Bestimmte Extrakte werden nach umfangreichen und sorgfältigen experimentellen in vitro- und in vivo-Untersuchungen zu den stärksten Hemmstoffen des Plättchen-aktivierenden-Faktors (PAF) gerechnet. Dieser Faktor scheint nach derzeitigen Vorstellungen eine möglicherweise entscheidende Rolle in der Pathogenese zahlreicher Erkrankungen zu spielen (z. B. Atherosklerose, Asthma bronchiale). Aus solchen experimentellen Daten wurde eine Reihe von Anwendungsgebieten abgeleitet.

Andererseits wird die therapeutische Wirksamkeit von Gingko biloba-Präparaten trotz klinischer Hinweise auf Wirksamkeit in verschiedenen Behandlungssituationen und einer Reihe (unterschiedlich bewerteter) klinischer Studien leidenschaftlich kontrovers diskutiert.

Zu den teilweise sehr heftigen Kontroversen trägt sicher auch die Einschätzung der Bedeutung von Studienkriterien bei. Oft wird noch immer eine Hierarchie von »objektiven« und »subjektiven« Parametern hervorgehoben (z. B. »harte« bzw. »weiche« Daten).

Demgegenüber nimmt in der modernen Therapieforschung – nicht nur in der klinischen Schmerzforschung, für die bislang die umfangreichsten Angaben vorliegen – die Bedeutung sorgfältig und reproduzierbar erhobener »subjektiver« Beurteilungskriterien (z. B. Selbsteinschätzungen durch die »betroffenen« Patienten) eminent zu. Das Spektrum der Diskussionen ist zumindest zum Teil durch solche (scheinbar?) antithetische Begriffspaare »Befund und Befindlichkeit« oder »Krankheit und Kranksein« umrissen.

Bei einer Reihe von Krankheitsbildern und Behandlungssituationen – z. B. chronische Herzinsuffizienz, chronische Polyarthritis, antihypertensive Therapie – weisen vergleichende Untersuchungen oder meta-analytische Beurteilungen darauf hin, daß etwa Selbsteinschätzungen des Therapieerfolges durch den Patienten (»weiche Daten«) z. T. wesentlich aussagekräftiger zur Kontrolle des Therapieerfolges oder auch zur Verlaufskontrolle sein können als eine Reihe »objektiver« (»harter«) biochemischer, radiologischer, orthopädischer oder anderweitig apparativ erhobener Parameter.

In einer kürzlich veröffentlichten »Metaanalyse« anhand von 130 plazebokontrollierten Studien über die Wirksamkeit von nichtsteroidalen Antirheumatika wird wohl begründet vorgeschlagen, in künftigen Studien zur Verlaufskontrolle therapeutischer Wirksamkeit nur die Globaleinschätzung durch die Patienten, die Selbsteinschätzung des Schmerzes und die Morgensteifigkeit unter kontrollierten Bedingungen zu registrieren.

Analysiert wurden in dieser wertenden Übersicht z. B. auch Ritchie-Index, Anzahl der betroffenen Gelenke, zusätzliche Medikamenteneinnahme, Anzahl der geschwollenen Gelenke, Griffstärke, Umfang der Fingergelenke oder BSG. Natürlich sind solche Befunde zur Diagnosestellung und Einschätzung des Schweregrades weiterhin wichtig. Dies gilt auch für die sorgfältige Registrierung tatsächlicher oder möglicher unerwünschter Wirkungen.

Standardisierung von Phytotherapeutika

»Standardisierung« auf einen bestimmten Stoff, meist ein Stoffgemisch (z. B. Aescin bei Roßkastaniensamenextrakten, oligomere Procyanidine bzw. Gesamtflavonoide bei Weißdornpräparaten), ist ein pharmazeutischer Begriff und der Versuch der Etablierung eines pharmazeutischen Qualitätsstandards.

Standardisierung auf bestimmte Stoffe oder Stoffgemische bedeutet nicht zwangsläufig, daß diese Substanzen bzw. Substanzgemische die entscheidenden Wirkstoffe eines Phytopharmakons sind. Dementsprechend läßt sich z.B aus Untersuchungen mit einer definierten Menge der zur Standardisierung benutzten Substanzen nicht zwangsläufig auf das Ausmaß der Wirksamkeit von komplex zusammengesetzten Phytotherapeutika schließen, die die gleiche Menge des Standards enthalten.

Auch bei gleichem Gehalt an »Standard« können u.U. die anderen, möglicherweise (ebenfalls) therapeutisch wichtigen Bestandteile qualitativ und vor allem quantitativ unterschiedlich sein.

Prüfung der Wirksamkeit von Vielstoffgemischen

Für die Abschätzung der therapeutischen Wirksamkeit eines Phytotherapeutikums in einer definierten Anwendungssituation muß das jeweils therapeutisch angewendete Präparat, z. B. die Zubereitung einer Gesamtpflanze oder ein Pflanzenextrakt, als »ein Arzneimittel« oder »ein therapeutisches Prinzip« untersucht werden.

Für solche Untersuchungen können z. B. durchaus etablierte Methoden der klinischen Pharmakologie herangezogen werden, z. B. Erfassung von Dosis-Wirkungs-Beziehungen. Dieser Ansatz der Untersuchung der Gesamtdroge ermöglicht es, die Wirksamkeit und den Nutzen eines Phytotherapeutikums zu prüfen, obwohl häufig (noch) nicht geklärt ist, welche Inhaltsstoffe, bzw., ob das gesamte Ensemble von Inhaltsstoffen dafür verantwortlich sind.

So ließ sich z. B. für Dampfinhalationen mit Kamillenkonzentrat in heißem Wasser (Kombination von physikalischer Therapie und Phytotherapie) eine eindeutige Abhängigkeit der symptomlindernden Wirksamkeit bei Patienten mit Erkältungskrankheit von der Dosis des eingesetzten Kamillenkonzentrates zeigen. Die Linderung umfaßte dabei ein relativ großes Spektrum von Symptomen.

Mit der Verfügbarkeit von Dosis-Wirkungs-Kurven der Phytotherapeutika für die jeweiligen (definierten) Behandlungssituationen ließen sich angemessen alle entsprechend (d. h. ebenfalls dosisabhängig) untersuchten, für eine bestimmte therapeutische Situation zur Verfügung stehenden Behandlungen qualitativ und quantitativ miteinander vergleichen.

Allerdings sind auch zahlreiche andere Pharmaka bezüglich der dosisabhängigen Wirksamkeit nur unvollständig untersucht. Nicht selten werden praxisgerechte ausreichende Dosierungsvorschläge (therapeutische Dosisfindung) auch bei neuentwickelten Arzneimitteln erst nach der Markteinführung »entdeckt« (siehe z. B. wiederholte Dosisreduktionen in den Therapieempfehlungen in den ersten Jahren nach Markteinführung).

Untersuchungen nur jeweils einer Dosierung sind für einen Vergleich der therapeutischen Möglichkeiten verschiedener Behandlungen unzureichend, nicht selten auch irreführend, auch wenn sie immer wieder für Behandlungsvergleiche herangezogen werden. Die Aussagekraft solcher »eindosiger« Studien ist auf die jeweilig untersuchte Dosierung beschränkt. Die für solche »eindosigen« Untersuchungen ausgewählten Dosierungen sind durchaus nicht immer ein sinnvoller oder gar der optimale Dosisbereich eines oder aller Vergleichspartner.

Es ist erstaunlich häufig zu beobachten, daß bei vergleichenden Studien in jeweils nur einem Dosisbereich eine der geprüften Therapieformen trotz des verfügbaren Wissens unterdosiert (d. h. suboptimal) eingesetzt wird, während die anderen Prüfbehandlungen wissensgerecht optimal dosiert werden. Das (intendierte?) Studienergebnis ist dann bei Kenntnis des Untersuchungsplans in der Regel bereits vor Studienabschluß voraussagbar.

Phytotherapeutika als »milde« Pharmaka

Nur mit Dosis-Wirkungs-Studien ließe sich die Behauptung angemessen prüfen, Phytotherapeutika seien a priori »milde« Arzneimittel (»Mite-Pharmaka«). Diese Bezeichnung impliziert in einem weit verbreiteten Verständnis, Phytotherapeutika besäßen nur eine geringe Wirksamkeit, eigneten sich lediglich für milde Erkrankungen und verursachten nur selten und dann in einem geringen Ausmaß unerwünschte Wirkungen.

Oft entspricht die in Studien untersuchte Anwendung von Phytotherapie der weit verbreiteten »Klassifizierung« von Phytotherapeutika als »milde« Arzneimittel, d. h., durch die Wahl von Indikation und Anwendung wird diese Einschätzung als »mild« bestätigt. Diese auf dem Gebiet der Phytotherapie bislang oft dominierende Forschung (z. T. »nur« zulassungsorientierte Studien) könnte hinsichtlich des Stellenwerts von Phytotherapeutika eine »selbsterfüllende Prophezeiung« sein.

Häufig werden Indikationen für Phytotherapeutika in einer Reihe sog. therapeutischer Lücken gesehen, d. h. bei Krankheiten, Symptomen oder »Befindlichkeitsstörungen«, die von anderen medizinischen Richtungen bzw. dem Hauptstrom der modernen Therapien als nicht behandelnswert erachtet oder verkannt wurden bzw. für die keine anderen Therapien zur Verfügung stehen. Offensichtlich hat diese Situation zur Einschätzung von Phytotherapeutika als »milde« Arzneimittel und zur Erstellung eines, meist dieser Ansicht entsprechenden Indikationskataloges beigetragen.

Möglicherweise besitzen viele Phytotherapeutika tatsächlich lediglich eine relativ geringe maximal erzielbare Wirksamkeit (niedriges Plateau von Dosis-Wirkungs-Kurven). Es könnten jedoch auch recht langsam ansteigende (d. h. flache) Dosis-Wirkungs-Kurven vorliegen. Klinisch faßbare Änderungen der Wirksamkeit würden dann erst durch größere Dosisänderungen als bei vielen anderen Pharmaka mit rasch ansteigenden (d. h. steilen) Dosis-Wirkungs-Kurven eintreten.

Durch das (derzeit weitgehende) Fehlen solcher Untersuchungen könnte die potentielle Wirksamkeit zumindest einiger Phytotherapeutika unterschätzt sein. Allerdings liegen für die gesamte Arzneimitteltherapie noch erstaunlich wenig hinreichende klinische Dosis-Wirkungs-Untersuchungen vor.

Auch innerhalb der Phytotherapie selbst wird gelegentlich zwischen »mite-« und »forte-«Therapeutika unterschieden. Eine klinisch-pharmakologisch überzeugende Begründung für eine solche Differenzierung wurde bislang jedoch nicht veröffentlicht.

Pharmakokinetik und Phytotherapeutika

Therapeutisch aussagekräftige pharmakokinetische Untersuchungen im Bereich der Phytotherapie sind außerordentlich schwierig, da die Wirkstoffe vielfach nicht eindeutig bekannt sind und die »Wirkprinzipien« vermutlich häufig Vielstoffgemische und nicht Monosubstanzen oder einfache Kombinationen sein dürften.

Auch der pharmakokinetische Bezug auf die Standardisierungssubstanzen (z. B. oligomere Procyanidine für Weißdorn, β-Aescin für Roßkastaniensamenextrakt, Hypericin für Johanniskraut) bringt oft keine hinreichende Lösung, da die Standardisierungssubstanzen nicht unbedingt nach Wirksamkeitsgesichtspunkten ausgewählt sind und ein Zusammenhang mit den erwünschten bzw. unerwünschten therapeutischen Wirkungen häufig nicht geklärt ist.

Eine Ausnahme stellt z. B. Pfefferminzöl dar. Hier sind Standardisierungsubstanz (Menthol bzw. seine Isomere) und wahrscheinlicher Hauptwirkstoff gleich.

Vermutlich muß bei vielen Phytotherapeutika indirekt über den qualifizierten Nachweis der Wirksamkeit, möglichst auch deren Dosisabhängigkeit, auf stattgefundene Resorption und vorhandene Bioverfügbarkeit geschlossen werden.

Ähnlich stellen sich die Probleme mit weiteren Parametern der Pharmakokinetik (z. B. Verteilung und Ausscheidung), wenngleich die physikochemischen Eigenschaften von Inhaltsstoffen und vermuteten bzw. dokumentierten Wirkstoffen gewisse Abschätzungen zulassen.

Wesentlich unmittelbarer drängend als die unmittelbar therapeutischen Aspekte der Pharmakokinetik phytotherapeutischer Arzneimittel sind Kenntnisse über Aufnahme, Verteilung und Metabolismus für toxische und vor allem erwiesen oder potentiell mutagene und karzinogene Substanzen. Hierzu liegen nur wenige Daten vor. Analogieschlüsse und Mutmaßungen mit allen Unzulänglichkeiten und evtl. Fehlschlüssen sind hier oft noch vorherrschend.

Dosierung von Phytotherapeutika

Traditionell wurden und werden Arzneidrogen als Infuse oder auch Tinkturen zubereitet. Bei der Dosierung mit diesen Arzneiformen können sich u. a. bereits aufgrund des unterschiedlichen Ausgangsmaterials (z. B. Abhängigkeit der qualitativen und quantitativen Zusammensetzung von Rasse, Klima, Bodenbeschaffenheit, Standort, Erntezeit) durchaus bedeutsame Unsicherheitsfaktoren ergeben.

Die Entwicklung moderner Arzneiformen sollte u. a. eine zuverlässigere Dosierung ermöglichen. Trotz solcher Fortschritte ist insgesamt das Dosierungsproblem für viele phytotherapeutische Präparate (wie auch für zahlreiche andere z. T. weit verbreitet eingesetzte Pharmaka) noch nicht hinreichend geklärt. Viele empfohlenen Dosierungen für Phytotherapeutika scheinen eher im unteren Wirksamkeitsbereich zu liegen.

Auf das derzeit nicht hinreichend gelöste Dosierungsproblem weist z. B. auch eine Reihe von klinischen Studien zur Herz-Kreislauf-Wirksamkeit von Weißdornpräparaten hin: Ein Teil der klinischen Untersuchungen zur Wirksamkeit wurde mit Dosierungen durchgeführt, die, bezogen auf die Standardisierung, das 1,5–18fache der Mindesttagesdosis betragen (Mindesttagesdosis 5 mg oligomere Procyanidine berechnet als Epicatechin bzw. 10 mg Gesamtflavonoide berechnet als Hyperosid). In diesen Studien wurden, unter Berücksichtigung evtl. methodischer Mängel, auch möglicherweise vergleichbare klinische Wirkungen der unterschiedlichen Dosierungen beschrieben. Trotz der möglichen Ungereimtheiten gehören Weißdornpräparate zu den derzeit am besten untersuchten Phytopharmaka.

Für zahlreiche Arzneimittel (keineswegs nur im Bereich der Phytotherapie) findet die eigentlich selbstverständliche und therapeutisch notwendige Dosisfindung erst nach der Markteinführung statt.

Klinische Forschung in der Phytotherapie

In der öffentlichen wie auch fachinternen Diskussion in der Phytotherapie wird häufig der Nachweis von Wirkungen mit dem Beweis von therapeutischer Wirksamkeit verwechselt (z. B. Verwendung von »Surrogat-Parametern« wie in vitro-Befunde oder Laborwerte anstelle klinisch unmittelbar bedeutsamer Wirkungen und vor allem indikationsbezogener Wirksamkeit).

Diese Tendenz, experimentell gefundene Effekte mit stichhaltigen Therapiebegründungen zu verwechseln, wird offensichtlich durch die »apologetische Situation« der Phytotherapie verstärkt. Einerseits wird Phytotherapeutika vielfach jegliche Wirksamkeit abgesprochen und jede Anwendung von Phytotherapeutika als Behandlung mit reinen bzw. unreinen Plazebos oder Pseudoplazebos eingeschätzt. Andererseits werden von den Befürwortern marginale Forschungsergebnisse überbewertet, da sie sich unter ständigem wissenschaftlichen aber auch öffentlichen Rechtfertigungszwang sehen.

In der Phytotherapie werden in der Regel die Gesamtpflanze, Pflanzenbestandteile oder Extrakte angewendet, die eine Vielzahl unterschiedlicher Inhaltsstoffe enthalten. Die einzelnen Inhaltsstoffe besitzen bereits in der Pflanze selbst vielfältige Bindungs- und Freisetzungsmöglichkeiten. Darüber hinaus bestehen dann beim Patienten weitere zahlreiche (bis unübersehbar viele) Möglichkeiten pharmakokinetischer und pharmakodynamischer Interaktionen. Auch aus der noch so sorgfältigen und umfangreichen Untersuchung der Wirkungen von Einzelsubstanzen läßt sich daher nicht zwanglos die mutmaßliche Wirksamkeit des verwendeten komplexen Phytopharmakons abschätzen, extrapolieren oder gar voraussagen.

Mit angemessenen klinisch-pharmakologischen Methoden lassen sich aber trotz dieser Schwierigkeiten tradierte Phytotherapien durchaus hinsichtlich ihres Nutzens für die moderne Therapie studieren (angesichts der Vielzahl phytotherapeutischer Präparate zumindest exemplarisch).

So liegen z. B. aus der letzten Zeit klinisch kontrollierte Studien zur Herz-Kreislauf-Wirksamkeit und pharmakologischen

Charakterisierung von Weißdornpräparaten zur symptomatischen Wirksamkeit von Pfefferminzöl bei Patienten mit Colon irritabile oder zur prophylaktischen Wirksamkeit verschiedener Phytotherapeutika bei Patienten mit Migräne vor.

Erst eine nachvollziehbare und unter kontrollierten Bedingungen erhobene Beschreibung der Wirksamkeit ermöglicht eine sinnvolle Nutzen-Risiko-Abschätzung verschiedener alternativ zur Verfügung stehender Therapien. Kontrollierte klinische Forschung ist eine wesentliche Voraussetzung für eine angemessene therapeutische Einbeziehung der (möglicherweise zu wenig berücksichtigten?) phytotherapeutischen Behandlungsvorschläge.

Die klinische Beforschung von Phytotherapeutika als umfassendere »Gesundheitsmittel« z. B. zur Beeinflussung der »Widerstandskraft« von Patienten oder zur Erhöhung der körperlichen Leistungsfähigkeit steht offensichtlich erst ganz am Beginn. Hinreichende Daten sind derzeit noch nicht vorhanden. Neben klinisch relevanten Interventionsstudien (z. B. zur Akutbehandlung) sind auch in diesem Bereich vor allem klinische Langzeituntersuchungen dringend erforderlich. Vergleichbare »präventive« und/oder therapeutische Ansätze finden zunehmend in der modernen Medizin auch außerhalb der »naturheilkundlichen« Phytotherapie Beachtung.

Auch die immer wieder diskutierte Frage, ob Phytotherapeutika als Vielstoffgemische möglicherweise ein qualitativ umfangreicheres Wirkungsspektrum aufweisen als Monosubstanzen mit vergleichbaren Indikationsangaben, müßte kontrolliert (ebenfalls zumindest exemplarisch) mit angemessenen Methoden untersucht werden.

Für die wissenschaftliche Bewertung von Phytotherapeutika anhand der zahlreichen Abhandlungen, Kompendien und Pflanzenbüchern, aber auch der Monographien der Kommission E beim Bundesgesundheitsamt ist derzeit zu beachten, daß qualitativ außerordentlich unterschiedliches »Erfahrungsmaterial« aufbereitet wird. Viele Aussagen (nicht selten auch zur Dosierung) können verständlicherweise derzeit nicht als Daten aus »guter klinischer Praxis« (»good clinical practice«), dem kürzlich verbindlich eingeführten modernen Standard klinischer Forschung angesehen werden.

Unerwünschte Wirkungen von Phytotherapeutika

Phytotherapeutika werden häufig als Arzneimittel mit einer geringen Quote unerwünschter Wirkungen und einer großen therapeutischen Breite angesehen. Tatsächlich legen zahlreiche bisherige Erfahrungsberichte eine solche Annahme nahe.

Allerdings ist die Literatur zu unerwünschten Wirkungen weitgehend von Kasuistiken geprägt, die keine Aussage über die tasächliche Inzidenz und Prävalenz zulassen. Die pauschalen Angaben über eine geringe Anzahl oder überhaupt das Fehlen unerwünschter Wirkungen auch in den bisherigen Studien und umfangreicheren Anwendungsbeobachtungen sind nur bedingt aussagekräftig, da z. B. vor allem in der älteren Literatur offensichtlich nicht die notwendigen Standards des drug monitoring verwendet wurden. Zudem wurden Studien und Anwendungsbeobchtungen oft nur mit geringen Patientenzahlen durchgeführt.

Ein Teil der Aussagen über Allergisierungen durch verschiedene Arzneipflanzen scheinen das entsprechende Risiko bzw. fehlende Risiko zuverlässiger als bei anderen unerwünschten Wirkungen abschätzen zu lassen. Inwieweit jedoch die Angaben über Allergisierungen durch die Arzneipflanzen selbst sich auf die Phytotherapeutika übertragen lassen, ist derzeit noch nicht hinreichend geklärt (z. B. Unterschiede zwischen Pflanze und

Extrakten, unterschiedliche Expositionsarten: Hautkontakt versus enterale Einnahme).

Die Diskussion über das Auftreten venookklusiver Erkrankungen durch bestimmte Pyrrolizidinalkaloide (z. B. aus Symphytumarten) weist auf die Problematik der Aussagekraft von reinem »Erfahrungswissen« hin.

Im deutschsprachigen Raum der Phytotherapie wird oft noch »abwehrend« diskutiert. Demgegenüber liegt etwa aus dem angelsächsischen Bereich mittlerweile eine relativ große Anzahl wohl dokumentierter Einzelbeschreibungen vor.

Unerwünschte Wirkungen im Zusammenhang mit der Verwendung der Arzneidrogen selbst lassen sich nicht unbesehen auf die Therapie mit den jeweiligen Extrakten übertragen, da z. B. durch die Extraktion eine Selektion von Inhaltsstoffen erfolgt.

Ein Teil von unerwünschten Wirkungen wurde bei Einnahme selbst gesammelter Pflanzen berichtet. Diese Situation kann sich neben der Möglichkeit von Verwechslungen und unsachgemäßer Zubereitung erheblich von einer modernen standardisierten Phytotherapie unterscheiden.

Die Inhaltsstoffe von angebauten Arzneipflanzen sowie von Wildpflanzen können jahreszeitlich, aufgrund genetischer, geographischer, klimatischer und geologischer Gegebenheiten aber auch der Erntezeitpunkte quantitativ und auch qualitativ erheblich und damit u.U. therapeutisch toxikologisch relevant variieren. Im Gegensatz zur modernen Phytotherapie fehlt in dieser Situation des Selbstsammelns jegliche Qualitätskontrolle.

Unerwünschte Wirkungen können auch durch Rückstände von Herbiziden, Pestiziden, Insektiziden, Düngemitteln und Schwermetallen verursacht werden.

Zur Frage von Wechselwirkungen der Phytotherapeutika untereinander wie auch von Phytotherapeutika mit anderen Arzneimitteln liegen bislang nur wenige Angaben vor. Solange keine systematischen Untersuchungen bzw. umfangreiche Anwendungsbeobachtungen verfügbar sind, kann die tatsächliche Inzidenz nicht hinreichend abgeschätzt werden.

Arzneimittelscreening und Phytotherapie

Ein weiterer Forschungsweg der Phytotherapie ist das Screening von einheimischen sowie in anderen Kulturen angewendeten Pflanzen bzw. ihrer Zubereitungen. Daraus haben sich, durchaus mit vielversprechenden Ansätzen, eigene Forschungsgebiete wie Ethnobotanik, Ethnopharmakologie und Zweige der Ethnomedizin entwickelt.

Derzeit zielt dieses Screening international allerdings meist auf Bedürfnisse und ausgewählte Krankheiten in entwickelten Ländern ab, z. B. Arzneimittel zur Behandlung bösartiger Tumoren oder von AIDS zu finden. Viele unterentwickelte Länder können zudem die anfallenden Kosten für ein ihren Bedürfnissen angemessenes Screening nicht tragen (z. B. Malariamittel, Medikamente für andere häufige parasitäre Erkrankungen in der 3. Welt).

Weitere Anwendungs- und Forschungsbereiche von Phytotherapeutika

In einer neuen Forschungsrichtung, der Zusammenarbeit von Ernährungslehre und medizinisch-pharmakologischer Therapeutik, werden ansatzweise Wirkungen und Wirksamkeit von Nahrungspflanzen bzw. Arzneipflanzen im Rahmen von Ernährung, Ernährungsmodifikationen, Prävention und möglicherweise auch Therapie untersucht (z. B. Nahrungs- bzw. Arzneipflanzen mit östrogener Wirksamkeit und evtl. präventiver, vielleicht auch therapeutischer Wirksamkeit bei postmenopausaler Osteoporose).

Es ist ein auch therapeutisch interessanter Ansatz, individuell oder auch im Rahmen von Ernährungsprogrammen bzw. Diätetik phytotherapeutische Möglichkeiten »zwanglos« aber bewußt in die Ernährung einzubauen (z. B. auch phytotherapeutisch orientierte Auswahl von Nahrungsmitteln, Gewürzen oder Getränken). Bewußte Ernährung und ihre Anpassung an individuelle Bedürfnisse (auch unter Einbeziehung »phytotherapeutischer Gesichtspunkte« von Nahrungsmitteln) ist medizinisch sinnvoll, wenngleich ihre Bedeutung meist noch unterschätzt wird.

Literatur

1. ACKERKNECHT, E.: Kurze Geschichte der Therapie. Enke, Stuttgart 1970.
2. ASCHNER, B.: Technik der Konstitutionstherapie. 6. unveränderte Aufl. Haug, Heidelberg 1984.
3. BAADER, G. u. U. SCHULTZ (Hrsg.): Medizin und Nationalsozialismus. Band 1. 3. Aufl., Frankfurt 1987.
4. BECKMANN, D. u. B. BECKMANN: Alraun, Beifuß und andere Hexenkräuter. Alltagswissen vergangener Zeiten. Campus, Frankfurt-New York 1990.
5. BIRD, C.: Medicines from the rainforest. New Scient. 34–39 (17. 8. 1991).
6. BOAS, M.: Die Renaissance der Naturwissenschaften (1450–1630). Greno, Nördlingen 1988.
7. BRAQUET, P. u. Mitarb.: Perspectives in platelet-activating factor research. Pharmacol. Rev. **39**, 97–145 (1987).
8. BRANDT, W.: Spasmolytische Wirkung von ätherischen Ölen. Z. Phytother. **9**, 33–39 (1988).
9. BRAY, D. H. u. Mitarb.: Plants as sources of antimalarial drugs. Part 7. Activity of some species of meliaceae plants and their constituent limonoids. Phytotherapy Research **4**, 29–35 (1989).
10. CARLSSON, C.: Herbs and hepatitis. Lancet **1990/II**, 1068.
11. CHANG, H. M. u. P. P. H. BUT (Hrsg.): Pharmacology and applications of chinese materia medica. Vol. 1. World Scientific Publishing Singapore-Philadelphia 1986.
12. CHANG, H. M. u. P. P. H. BUT (Hrsg.): Pharmacology and applications of chinese materia medica. Vol. 2. World Scientific Publishing, Singapore-Philadelphia 1987.
13. De SMET, P. A. G. M. u. Mitarb.: Adverse effects of herbal drugs. Vol. 1. Springer, Berlin-Heidelberg-New York 1992.
14. DUKE, J. A.: CRC handbook of medicinal herbs. CRC Press, Boca Raton 1986.
15. DUKES, M. N. G.: Meyler's Side effects of drugs.(Kapitel über: Drugs used in non-orthodox medicine). 11. Aufl. Elsevier, Amsterdam-New York-Oxford 1988.
16. Editorial: Herbal medicines–safe and effective? Drug. Ther. Bull. **24**, 97–100 (1986).
17. Editorial: Hole for the mint. Lancet **1988/I**, 1144–1145.
18. FEIEREIS, H. u. R. SALLER (Hrsg.): Plazebo-Therapie. In: FEIEREIS, H. u. R. SALLER (Hrsg.): 3 heiße Eisen. S. 117–228. Marseille, München 1992.
19. FINTELMANN, V.: Zukunftsaspekte der Phytotherapie. In: REUTER, H. D., R. DEININGER u. V. SCHULZ (Hrsg.): Phytotherapie. Grundlagen – Klinik – Praxis, S. 15–21. Hippokrates, Stuttgart 1988.
20. GESSNER, O. u. G. ORZECHOWSKI: Gift- und Arzneipflanzen von Mitteleuropa. 3. Aufl. Winter Universitätsverlag, Heidelberg 1974.
21. GOTZSCHE, P. C.: Sensitivity of effect variables in rheumatoid arthritis: A meta-analysis of 130 placebo controlled MSAID trials. J. Clin. Epidemiol. **43**, 1313–1318 (1990).
22. GYSLING, E.: Alternative Heilmethoden und Placebo. pharma-kritik **14**, 25–29 (1992).
23. HÄNSEL, R.: Phytopharmaka. Grundlagen und Praxis. 2. Aufl. Springer, Berlin-Heidelberg-New York 1991.
24. HARTMANN, F.: Selbstverantwortetes Gesundsein. In: ILLICH, I. u. Mitarb. (Hrsg): Was macht den Menschen krank? S. 9–30. Birkhäuser, Basel-Boston-Berlin 1991.
25. HAUSCHILD, D.: Pharmakologie und Grundlagen der Toxikologie. 4. Aufl. Thieme, Leipzig 1973.
26. HAUSEN, B.: Allergiepflanzen–Pflanzenallergene. Handbuch und Atlas der allergie-induzierenden Wild- und Kulturpflanzen. ecomed, Landsberg-München 1988.
27. HELLENBRECHT D. u. Mitarb.: : Randomized placebo-controlled study with crataegus on exercise tests and challenge by catcholamines in healthy subjects. Eur. J. Pharmacol. **183**, 525–526 (1990).
28. HEPTINSTALL, S.: Feverfew – an ancient remedy for modern times? J. Royal. Soc. Med. **81**, 373–374 (1988).
29. HUXTABLE, R. J.: The harmful potential of herbal and other plant products. Drug Safety **5** (Suppl. 1), 126–136 (1990).

30. IHRING, M. u. H. Blume: Zur Beuerteilung von Phytopharmaka aus pharmazeutischer Sicht. Pharm. Ztg. **137,** 9–19 (1992).
31. IMMICH, H.: Paradigma Epidemiologie. Selbstverlag, St. Peter-Ording 1991.
32. KOELBING, H. M.: Lehren aus der Therapiegeschichte – der therapeutische Optimismus und seine Tücken. internist. prax. **29,** 141–149 (1992).
33. KROEGEL, C.: The potential pathophysiological role of platelet-activating factor in human diseases. Klin. Wschr. **66,** 373–378 (1988).
34. LEWIN, L.: Gifte und Vergiftungen. Lehrbuch der Toxikologie. 6. Aufl. Haug, Heidelberg 1992.
35. LEWIS, W. H. u. M. P. F. ELVIN-LEWIS: Medical botany. Plants affecting man's health. Wiley, New York-London-Sydney-Toronto 1977.
36. MADAUS, G.: Lehrbuch der biologischen Heilmittel. Nachdruck der Ausgabe Leipzig 1938. Olms, Hildesheim-New York 1979.
37. MANN, R. D.: Modern drug use. An enquiry on historical principles. MTP Press, Lancaster-Boston-The Hague-Dordrecht 1984.
38. MARSH, J.: From »powerful plants« to powerful medicines. Lancet 1990/I, 1150–1151.
39. MEIER, B.: Pflanzliche versus synthetische Arzneimittel. Z. Phytother. **10,** 182–189 (1989).
40. MORTON, J. F.: Major medicinal plants. Botany, culture and uses. CC Thomas Publisher, Springfield-Illinois 1977.
41. MURPHY, J. J., S. HEPTINSTALL u. J. R. A. MITCHELL: Randomised double-blind placebo-controlled trial feverfew in migraine prevention. Lancet **1988/II,** 189–192.
42. NAHRSTEDT, A.: Phytopharmaka: Zubereitungsformen und Inhaltsstoffe. Z. Phytother. **10,** 83–86 (1989.
43. OTT, A.: Haut und Pflanzen. Allergien, phototoxische Reaktionen und andere Schadwirkungen. Fischer, Stuttgart-Jena-New York 1991.
44. PAYER, L.: Andere Länder, andere Leiden. Campus, Frankfurt-New York 1989.
45. PELT, J. M.: Pflanzenmedizin. Econ, Düsseldorf 1983.
46. PHILLIPSON, J. D. u. L. A. ANDERSON: Ethnopharmacology and western medicine. J. Ethnopharmacol. **25,** 61–72 (1989).
47. RECIO, M. C., J. L. RIOS u. A. VILLAR: A review of some antimicrobial compounds isolated from medicinal plants reported in the literature 1978–1988. Phytotherapy Research **4,** 117–125 (1989).
48. REUTER, H. D., R. DEININGER u. V. SCHULZ (Hrsg.): Phytotherapie. Grundlagen – Klinik – Praxis. Hippokrates, Stuttgart 1988.
49. REYNOLDS, J. E. F. (Hrsg.): Martindale: The Extrapharmacopoeia. 29. Aufl. The Pharmaceutical Press, London 1989.
50. ROSSLENBROICH, B. u. R. SALLER: Phytotherapie im Überblick. In: BÜHRING, M. u. F. KEMPER (Hrsg.): Naturheilverfahren und Unkonventionelle Medizinische Richtungen. Kap. 08.01, S. 1–36. Springer, Berlin-Heidelberg- New York 1992.
51. ROTHSCHUH, K. E.: Konzepte der Medizin in Vergangenheit und Gegenwart. Hippokrates, Stuttgart 1978.
52. ROTHSTEIN, W. G.: The botanical movements and orthodoxic medicine. In: GREVITZ, H. G. (Hrsg.): Other healers. Unorthodoxic medicine in america. S. 29–51. The John Hopkins University Press, Baltimore-London 1988.
53. SALLER, R.: Compliance und Arzneimitteltherapie – eine klare Sache. internist. prax. **32,** 373–375 (1992).
54. SALLER, R. u. Mitarb: Behandlung unkomplizierter Erkältungskrankheit mit Kamillenkonzentrat. Dosisabhängige Symptomlinderung durch phytotherapeutische Dampfinhalation. therapeutikon **4,** 680–691 (1990).
55. SALLER, R. u. Mitarb.: Dose-dependency of symptomatic relief of complaints by chamomile steam inhalation in patients with common cold. Eur. J. Pharmacol. **183,** 728–729 (1990).
56. SALLER, R. u. D. HELLENBRECHT (Hrsg.): Schmerzen. Therapie in Praxis und Klinik. Marseille, München 1991.
57. SCARRY, E.: Der Körper im Schmerz. Fischer, Frankfurt 1992.
58. SCHELENZ, H.: Geschichte der Pharmazie. Unveränderter reprographischer Nachdruck der Ausgabe Berlin 1904. Olms Verlagsbuchhandlung, Hildesheim 1965.
59. SCHILCHER, H.: Ginkgo biloba L. Untersuchungen zur Qualität, Wirkung, Wirksamkeit und Unbedenklichkeit. Z. Phytother. **9,** 119–127 (1988).
60. SCHILCHER, H.: Phytotherapie in der Kinderheilkunde. Wissenschaftl. Verlagsges., Stuttgart 1991.
61. SCHIMMER, O.: Substanzen mit gentoxischer, cancerogener, teratogener Potenz in Pflanzen und pflanzlichen Arzneimitteln. tägl. prax. **33,** 609–619 (1992).
62. SCHNEIDER, G.: Arzneidrogen. Wissenschaftsverlag, Mannheim-Wien-Zürich 1990.
63. SCHÖNHÖFER, P. S. u. Mitarb.: Sind Extrakte aus den Blättern des Gingkobaumes bei peripheren Durchblutungs- und Hirnleistungsstörungen im Alter wirksam? internist. prax. **29,** 585–601 (1989).
64. SCHÖPF, H.: Zauberkräuter. Akademische Druck- und Verlagsanstalt, Graz 1986.

65. SCHWABE, U. u. D. PAFFRATH: Arzneiverordungsreport 92. Fischer, Stuttgart 1992.
66. SENGUPTA, C., P. GROB u. H. STÜSSI: Medikamente aus Heilpflanzen. Unionsverlag, Zürich 1991.
67. SLICHENMYER, W. J. u. D. D. von HOFF: New natural products in cancer chemotherapy. J. Clin. Pharmacol. **30**, 770–788 (1990).
68. STEINEGGER, E. u. R. HÄNSEL: Lehrbuch der Pharmakognosie und Phytotherapie. 4. Aufl. Springer, Berlin-Heidelberg-New York 1988.
69. SYBRECHT, G. W. u. D. UKENA: Die Funktion des plättchenaktivierenden Faktors beim Asthma. Dt. med. Wschr. **113**, 1651–1656 (1988).
70. TEUSCHNER, E. u. U. LINDEQUIST: Biogene Gifte. Fischer, Stuttgart-New York 1987.
71. TYLER, V. E., L. R. BRADY u. J. E. ROBBERS: Pharmacognosy. 9. Aufl. Lea & Febiger, Philadelphia 1988.
72. WEISS, R. F.: Lehrbuch der Phytotherapie. 7. Aufl. Hippokrates, Stuttgart 1991.
73. WHITE, D. A. u. Mitarb.: A pharmacokinetic comparison of two delayed-release peppermint oil preparations, Colpermin and Mintec, for treatment of the irritable bowel syndrome. Int. J. Pharm. **40**, 151–155 (1987).
74. WICHTL, M. (Hrsg.): Teedrogen. 2. Aufl. Wissenschaftl. Verlagsges., Stuttgart 1989.
75. WILCOX, G. u. Mitarb.: Oestrogenic effects of plant food in postmenopausal women. Br. med. J. **301**, 905–906 (1990).
76. WREN, R. C.: Potter's new encyclopaedia of botanical drugs and preparations. Daniel Company, Saffron Walden 1988.
77. WRIGHT, C. W. u. J. D. PHILLIPSON: Natural products and the development of selective antiprotozoal drugs. Phytotherapy Research **4**, 127–139 (1990).

R. SALLER, Frankfurt am Main

KAPITEL 1

Definitionen und Probleme der Phytotherapie

Natur und Chemie und die moderne Medizin

U. A. Meyer

> »Schweinen-Koth ist gut fürs schweissen/
> für die Schwindsucht eine Maus/
> Gänse-Quärgel für das Reissen/
> Ziegen-Lorbeern treiben aus/
> der also kurieren kann/
> bleibt wohl ein geborgner Mann«

(Der entlarvte Marktschreier, 1694, anonymer Arzt)

Ein tibetanisches Kräutermittel aus über 20 »rohbelassenen« Heilkräutern, auf der lamaistischen Heilkunde beruhend und nach der Rezeptsammlung des Arztes Vladimir Badmajeff (1883–1962) hergestellt, war wirksamer als Plazebo bei Patienten mit Claudicatio intermittens. Dies ist das Ergebnis einer prospektiven, randomisierten Doppelblindstudie, die unter der Leitung von Angiologen am Inselspital Bern durchgeführt wurde (Schräder, R., B. Nachbur u. F. Mahler: Die Wirkung des tibetanischen Kräuterpräparates Padma 28 auf die Claudicatio intermittens. Schweiz. med. Wschr. **115**, 752–756, 1985). Ein erfreuliches Ergebnis, nur bin ich mir über die Konsequenzen nicht ganz im klaren.

Der klinische Pharmakologe, naturwissenschaftliche Forscher, Arzneimittelentwickler, aber auch die Behörden werden der Studie und ihrem Ergebnis eher skeptisch gegenüberstehen. Wir haben ja vorläufig keine Ahnung, welcher Art die Substanzen sind, die eine Wirkung erzeugen. Die von polnischen Forschern aus diesem Kräutermittel extrahierten Stoffe konnten wohl Wirkungen auf die Thrombozytenaggregation oder auf das Immunsystem erklären, der Zusammenhang mit der Besserung der durchblutungsbedingten Gehbehinderung bleibt aber unklar. Von noch größerer Wichtigkeit ist aber, daß hier kein dosierbares Prinzip vorliegt, was Bedingung wäre für weitergehende klinische Studien. Denn wer garantiert, daß dieses Präparat bei jeder neuen Herstellung dieselbe Zusammensetzung hat? Ob es z. B. eine Rolle spielt, ob die verschiedenen Kräuter unter ähnlichen klimatischen Bedingungen gewachsen sind, ob sie im Frühling oder Sommer geerntet wurden? Zudem kann eine kontrollierte Studie an einer kleinen Patientenzahl in einem Spital kein definitives Urteil über den Wert eines Präparates bei einer so schwierig zu untersuchenden Krankheit liefern. Gerade auf dem Gebiet der Durchblutungsstörungen sind immer wieder sehr widersprüchliche Resultate aus verschiedenen klinischen Untersuchungen entstanden. Schlußendlich müßte das Nutzen/Risiko-Verhältnis dieser Therapie mit bereits bekannten, ebenfalls gegenüber Plazebo geprüften Therapien (z. B. Pentoxifyllin, Naftidrofuryl) in ein und derselben Studie verglichen werden; historische Kontrollen oder Vergleiche sind erfahrungsgemäß von kleiner Aussagekraft. Anderseits mag das Ergebnis der erwähnten Studie dazu führen, wirksame und dosierbare Prinzipien in den einzelnen Kräutern zu suchen und daraus neue Arzneimittel zu entwickeln, die auch entsprechend auf Wirksamkeit und Unbedenklichkeit geprüft werden könnten.

Alternativmediziner und Kritiker der modernen Medizin werden die Studie mit dem tibetanischen Kräutermittel als Beweis ansehen, daß ihre Vorstellungen über Ganzheitsmedizin, über Naturkräfte, die auf intuitive Weise gefunden oder erweckt werden, bestätigt sind. Sie werden die Gesamtwirkung der vielen Kräuter auf mystische oder okkulte synergistische Wirkungen zurückführen. Das Unbehagen gegenüber einer unpersönlichen technisierten, überspezialisierten und auf Symptome und Krankheiten konzentrierten Medizin ist zwar verständlich, der Trend »zurück zur Natur« oder »Bio-Boom« führt aber auch zu unsinnigen Vereinfachungen und Behauptungen, mit denen vor allem in Publikationen für Laien das absurde Konzept »Natur = gut, Chemie = schlecht« verbreitet wird. Unter anderem dient dies natürlich dazu, den Verkauf der als Selbstmedikation vertriebenen Naturheilmittel zu fördern. Wir alle kennen den verklärten Blick unserer Patienten, wenn wir ihnen mitteilen, daß wir etwas ganz »Natürliches«, »Biologisches« verschreiben.

Es hat weiß Gott lange gedauert, etwas wissenschaftliches Denken in die Medizin zu bringen. Die Erfolge der chemischpharmazeutischen und der klinischen Forschung der letzten 50 Jahre sind, wie wir alle wissen, eindrucksvoll, und sie haben uns mit vielen wirksamen und nützlichen Arzneimitteln ausgerüstet, mit denen wir viel Leiden verhüten können. Es ist deshalb nicht leicht, gegen diese Erfolge zu argumentieren, auch wenn die Interessenkonflikte auf dem Arzneimittelgebiet mannigfaltig bleiben. Alle von uns verwendeten Arzneimittel sollten deshalb prinzipiell denselben Kriterien in bezug auf Wirksamkeit und Unbedenklichkeit unterstellt sein. Vergessen wir aber nicht, daß es immer wieder empirisch verwendete Naturheilmittel waren, in denen die moderne Wissenschaft medizinisch wertvolle Inhaltsstoffe entdeckte. Ich denke an Atropin, Digitalisglykoside, Opiate, Mutterkornalkaloide, Vinca-Alkaloide, Colchicin und viele andere.

Zwei typische Beispiele aus jüngster Zeit: Im 16. Jahrhundert stieß der deutsche Mediziner RAUWOLF beim Studium von Texten über indische Ayurveda-Medizin auf die Beschreibung einer Pflanze mit beruhigender und dämpfender Wirkung. Aus dieser »Rauwolfia serpentina« konnte dann vor Jahrzehnten von der Pharmaindustrie das Alkaloid Reserpin isoliert und pharmakologisch charakterisiert werden. Es wird heute noch als blutdrucksenkende Substanz und in der Psychiatrie verwendet. Im Knoblauch (Allium sativum) wurden vor kurzem Substanzen (z. B. Methylallyltrisulfid) entdeckt, welche die Aggregation der Blutplättchen hemmen, also einen Vorgang beeinflussen, der beim Entstehen arterieller Thromben eine Rolle spielt. In diesem Sinne mag das tibetanische Kräuterpräparat zu neuen »modernen« Arzneimitteln führen.

Ein Problem mit Naturheilmitteln ist ihre mögliche versteckte Toxizität. Natürlich oder biologisch heißt noch lange nicht »unschädlich«. Die giftigsten Stoffe überhaupt produziert nicht etwa die chemische Industrie, sondern Mutter Natur. Sicher geht es bei den meisten, auf langer Erfahrung beruhenden Kräutermitteln nicht um dramatische akute Toxizitäten, aber auch für das tibetanische Kräuterpräparat müßte bei zunehmender und langzeitiger Anwendung die chronische Toxizität geprüft werden. Eine ausgezeichnete Zusammenstellung der Nebenwirkungen von Pflanzenmitteln, Kräutertees und Arzneimitteln der »nicht-orthodoxen« Medizin findet sich in MEYLERS »Side Effects of Drugs« (10th edition, M. N. G. DUKES, editor, 1984, p. 886-907). Produkte aus Ginseng können neben hormonellen Störungen zu hohem Blutdruck, Hautausschlägen und Erregungszuständen führen; Süßholzsaft (Glycyrrhiza glabra) verursacht einen Pseudohyperaldosteronismus; Todesfälle sind bekannt nach Überdosierung mit Eukalyptus-Öl, um nur einige Beispiele zu nennen. Kriminell sind natürlich die Fälle, wo in angeblich exklusiv aus Pflanzen hergestellten Mitteln, z. B. in den aus Hong Kong importierten Chuifong Toukuwan »Rheuma-Pillen«, je 1 mg Dexamethason und 60 mg Indometacin gefunden wurden. Ich habe selbst eine Patientin mit schweren Magenblutungen bei Hyperkortisonismus nach Einnahme dieser Pillen gesehen.

Wie soll sich der Arzt gegenüber Naturheilmitteln verhalten, die in klinischen Untersuchungen für wirksam befunden, deren Wirkstoffe oder Zusammensetzung aber unbekannt sind? Mir scheint eine informierte Skepsis mit einem Schuß Verständnis die richtige Haltung. In Situationen, für die eindeutig wirksame Arzneimittel mit dosierbaren Wirkstoffen zur Verfügung stehen, ist die Anwendung eines Naturheilmittels nicht vertretbar. Für Krankheiten und gesundheitliche Probleme, die sich durch wissenschaftlich erprobte Therapien nicht oder sehr ungenügend behandeln lassen (Beispiele: chronische Allergien, rheumatische Krankheiten, Demenz, Altersbeschwerden) sowie Bagatellerkrankungen ist eine zwar kritische, im Grunde aber tolerante Haltung gegenüber Naturheilmitteln angebracht. Der Arzt sollte sich bewußt sein, daß Beobachtungen mit Naturheilmitteln oft zu wertvollen modernen Arzneimitteln geführt haben. Bei Mitteln, die objektivierbare Wirkungen gezeigt haben, kann ein therapeutischer Versuch in Betracht gezogen werden. Vor allem mit Heilmitteln, die schon seit langer Zeit meist über viele Generationen in der »Selbstmedikation« frei verwendet wurden, sind mit größter Wahrscheinlichkeit keine schweren Nebenwirkungen zu erwarten.

Das Hauptmotiv für eine Selbstmedikation mit Naturheilmitteln ist das Bedürfnis des Patienten, selbst etwas zur Heilung beizutragen. Falls damit eine wirksame Behandlung nicht verzögert wird, dem Patienten keine falschen Hoffnungen gemacht, er keinen Gefahren ausgesetzt und zudem nicht massiv finanziell belastet wird, sollten wir dieses Bedürfnis des Patienten unterstützen.

Vielleicht sollte man dem eingangs zitierten Spottgedicht eines Arztes gegen fahrende Quacksalber das Gedicht von Sir JOHN HARRINGTON über Vor- und Nachteile des Knoblauchs gegenüberstellen (»The Englishman's Doctor«, 1609):

Garlic then have power to save from death
Bear with it though it maketh unsavory breath,
And scorn not garlic like some that think
It only maketh men wink and drink and stink.

Erschienen in:
Schweiz. med. Wschr. **115**, 750–751 (1985).
Autor und Verlag danken wir für die Nachdruckgenehmigung.

U. A. MEYER, Basel

Phytotherapie – ein Definitionsversuch

Frage

Unter dem Begriff »Phytotherapie« werden offensichtlich verschiedene Therapeutika und Therapierichtungen verstanden. Gibt es klärende Definitionen, z. B. von Fachgesellschaften o. ä.?

Antwort

In der medizinischen Praxis, aber auch in zahlreichen Publikationen werden unter der Bezeichnung »Phytotherapie« unterschiedliche, oft unscharf definierte Arzneimittel und deren Anwendung zusammengefaßt, z. B. pflanzliche Arzneimittel, Arzneimittel aus Pflanzen, Arzneimittel mit Inhaltsstoffen aus Pflanzen, mild wirkende Arzneimittel, mite-Phytotherapeutika usw.

Um eine gewisse Klarheit für die Praxis, aber auch die klinische Forschung zu schaffen, hat das »Kuratorium der Gesellschaft für Phytotherapie e.V.« am 3. 10. 1991 auf dem 3. Phytotherapiekongreß in Travemünde folgende Definition für Phytotherapie und Phytopharmaka verabschiedet:

Definition

Phytotherapie ist die Behandlung und Vorbeugung von Krankheiten bis zu Befindensstörungen durch Pflanzen, Pflanzenteile und deren Zubereitung.

Arzneimittel der Phytotherapie werden Phytopharmaka genannt. Sie repräsentieren als Mehr- und Vielstoffgemische eine wirksame Einheit. Isolierte Wirkstoffe aus Pflanzen oder deren synthetisierte Derivate gelten nicht als Phytopharmaka.

Phytopharmaka müssen die Anforderungen des Arzneimittelgesetzes hinsichtlich Qualität, Wirksamkeit und Unbedenklichkeit erfüllen. Sie haben überwiegend eine große therapeutische Breite, sie sind meist nebenwirkungsärmer als Synthetika, aber nicht grundsätzlich nebenwirkungsfrei.

Phytopharmaka besitzen aufgrund ihrer besonderen Zusammensetzung von Wirk- und Begleitstoffen ein breites therapeutisches und pharmakologisches Wirkprofil. Sie beeinflussen sowohl die Befindens- als auch die Befundsebene. Zu ihnen rechnen gleichermaßen Einzel- wie auch Kombinationspräparate.

Die Phytotherapie ist nicht Alternative, sondern Teil der heutigen naturwissenschaftlich orientierten Medizin. Sie schließt therapeutische Lücken und bietet ergänzende oder adjuvante Möglichkeiten bei der Behandlung und Vorbeugung akuter und chronischer Krankheiten.

R. SALLER und D. HELLENBRECHT,
Frankfurt am Main

Phytotherapie in der Naturheilkunde

Frage

Welche Teile der Naturheilkunde sind wissenschaftlich vertretbar und können in der Kinderpraxis empfohlen werden (natürliche Ernährung, verschiedene Wickel, Honig, Holunder, Zwiebel, Maßnahmen zur Abhärtung)? Vieles aus dem Volksmund ist sicher unwirksam, aber wir erfahren im Studium zu wenig. Wo ist der Mittelweg?

Antwort

Mit Kräften der Natur zu heilen, heißt mit gezielten, meist physikalischen Reizen wie Licht, Luft, Wärme, Kälte, Wasser, Bewegung, schlackenreicher Ernährung krankhafte Zustände zu beseitigen. Von dieser physikalischen Therapie sind durchaus für die Praxis brauchbar:

1. Wadenwickel oder kalte Abwaschungen bei Fieber;
2. Einlauf bei Stuhlverstopfung;
3. Gesichtsdampfbad bei Schnupfen;
4. heißes Tauchbad bei Panaritium;
5. PRIESSNITZSCHE Umschläge bei Angina;
6. feucht-heiße Packungen bei Gelenkkontrakturen, Muskelverspannungen und »rheumatischen« Schmerzen;
7. Freiluftbehandlung bei Erkrankungen der Atemwege;
8. Sauna bei chronischer Bronchitis und bei Kreislaufschwäche;
9. Massage bei Muskelverhärtungen oder die Klopfmassage mit Drainage bei Mukoviszidose.

Was die Kräuterheilkunde betrifft, so haben nur wenige Heilkräuter infolge der geringen Stoffkonzentration im Aufguß pharmakologisch nachweisbare Wirkungen. Aber wer kennt sie nicht, die Tees von Pfefferminze, Zitronenmelisse, Baldrian und Hopfen zur Beruhigung, die Kamille zur Linderung, Linden- und Holunderblüten bei Fieber zum Schwitzen, Fenchel für den Darm, Rhabarber zum Abführen und Heidelbeere zum Stopfen; oder Thymian, Primel und Ysop gegen Husten? Auch soll die Brennessel für alles mögliche gut sein. Wohlriechend und als Duft- oder Schlafkissen verwendbar sind aber bestimmt Lavendel und Rosmarin, Dost und Eberraute. Auch machen Liebstöckelblätter im Badewasser die Haut schön und rein. Bei Wunden äußerlich helfen die Blütenblätter von Ringelblumen und Arnika. Auch soll Knoblauch die Römer schon auf ihren langen Märschen gestärkt haben.

Für echte organische Krankheiten wie Krebs oder Leukämie sind sie aber völlig unbrauchbar, ja, manchmal sogar schädlich (!): Säfte, Tees oder Extrakte aus Pflanzenbestandteilen, sofern sie nicht industriell wirkstoffmäßig isoliert, konzentriert, gereinigt sind und »schulmedizinisch« in Gewebekultur, Tierversuch und in klinischen Prüfungen ihre Wirksamkeit erwiesen haben (wie z. B. die Vinca-Alkaloide oder die neueren Podophyllotoxine). In heutigen wie in vergangenen Zeiten haben die Worte »natürlich, biologisch, dynamisch, aufbauend, abwehrend, stärkend, blutreinigend« eine magische Ausstrahlung auf die Menschen ausgeübt. Dabei werden oft die wahren Lebenselixiere vergessen.

Nach HUFELAND sind Verlängerungsmittel des Lebens:

1. Gute Geburt – gleich nach der Geburt und überhaupt in den ersten Monaten nichts als Muttermilch;
2. tätige und arbeitsame Jugend – »diese bewahret vor allen Ausschweifungen«;
3. glücklicher Ehestand;
4. Schlaf – zwischen 6 und 8 Stunden;
5. körperliche Bewegung;
6. Genuß der freien Luft;
7. Reinlichkeit und tägliche gehörige Behandlung der Haut; Mäßigkeit in Essen und Trinken – Hunger ist oft die beste Arznei; und besonders:
8. das Land- und Gartenleben ist die wahre Quelle der ewigen Jugend, Gesundheit, Glückseligkeit und des langen Lebens.

Außerdem, wie sag' ich's immer den Müttern: »An apple (and a carrot) a day keeps the doctor away.«

Erschienen in:
tägl. prax. **27**, 81–82 (1986)
© 1986, Marseille Verlag, München

F. LAMPERT, Gießen

Phytopharmaka: Nutzen ohne Risiko – oder Risiko ohne Nutzen?

D. Frohne

Die Ausgangspositionen für die Bewertung von Phytopharmaka lassen sich etwa folgendermaßen beschreiben:

Position A

Pflanzliche Arzneimittel müssen die gleichen Kriterien erfüllen wie Arzneimittel allgemein: gesicherter Wirkungsnachweis nach jederzeit wiederholbaren und nachvollziehbaren Kriterien der Pharmakologie und genaue Kenntnis möglicher Risiken.

Dieser Forderung können sie nicht oder nur ganz selten genügen, da sie aus Vielstoffgemischen bestehen – wenn wir Glück haben, mit einem Hauptwirkstoff –, von denen kaum oder gar nicht exakte Meßwerte zu erhalten sind. Wenn überhaupt, dann haben nur aus Pflanzen isolierte Reinsubstanzen, wie z. B. Atropin, Morphin, Reserpin, Digoxin o. a., ihre Berechtigung im Arzneischatz, d. h. also Inhaltsstoffe der sog. »forte-Phytopharmaka«, wenn man diese Bezeichnung akzeptieren will.

Auf eine kürzlich erschienene Stellungnahme zum Thema Naturheilmittel, die im wesentlichen dieser Auffassung entspricht, sei verwiesen (6).

Noch krasser ausgedrückt, und so wird es manchmal durchaus formuliert, heißt die Position A: Alle pflanzlichen Arzneimittel sind mehr oder weniger Plazebos, unerwünschte Wirkungen sind aber trotzdem möglich: Diese Position sieht in der Phytotherapie eher ein Risiko ohne Nutzen.

Position B

Arzneipflanzen, pflanzliche Drogen und daraus hergestellte Phytopharmaka sind Arzneimittel der Erfahrungsheilkunde mit in der Regel breitem Wirkungsspektrum und allmählich einsetzenden Wirkungen, die sich durchaus nachweisen lassen. Ihr Anwendungsbereich sind nicht so sehr akute Erkrankungen, sondern eher leichtere Befindlichkeitsstörungen und chronische Krankheiten, bei denen sie zur Beseitigung von lästigen Symptomen und langfristig zu einer Besserung von Beschwerden führen können. »Wie bei synthetischen Stoffen ist auch mit Phytopharmaka nur in den wenigsten Fällen eine kausale Therapie möglich« (2a).

Im Vergleich zu synthetischen Arzneistoffen ist das Risiko unerwünschter Wirkungen geringer bzw. seltener oder fehlt ganz. Auch hier sei die extreme Position genannt, wie sie allerdings weniger von Medizinern, sondern eher von mehr oder weniger sachkundigen und selbsternannten Naturheilaposteln vertreten wird: »Pflanzen können immer nur heilen, niemals schaden« (Maria Treben).

Nutzen-Risiko-Abschätzung

Da in dieser Übersicht nicht so sehr die Frage der Wirksamkeit als vielmehr das Problem möglicher unerwünschter Wirkungen im Vordergrund stehen soll, können wir es bei dieser Gegenüberstellung belassen. Erwähnt sei lediglich noch, daß die Aufarbeitung des wissenschaftlichen Erkenntnismaterials durch die Kommission E des Bundesgesundheitsamtes bisher bei 97 Pflanzen zu dem Ergebnis geführt hat, daß ein therapeutischer Nutzen (bisher) nicht nachweisbar ist (Stand Oktober 1992 [7]).

Dies kann bedeuten, daß für die beanspruchten Indikationen keine Bestätigungen erkennbar waren; für etwa ein Drittel der genannten Pflanzen ist diese Bewertung aber auch eine Folge der negativen Nutzen-Risiko-Abschätzung: Bei zwar vorhandener Wirksamkeit ist die Gefahr unerwünschter Wirkungen so groß, daß eine Anwendung nicht mehr zu vertreten ist (vgl. dazu auch [64, 72]).

Diese sog. »Negativmonographien« betreffen im übrigen meistens Drogen, die bereits seit längerem obsolet sind, d. h. im heutigen Arzneischatz praktisch keine Bedeutung mehr haben (73, 74).

Ihnen stehen immerhin über 300 Monographien von Pflanzen mit einer positiven Beurteilung gegenüber, die also – wenn auch z. T. mit gewissen Einschränkungen der bisherigen »Indikationslyrik« – ihren Platz im Angebot biogener Arzneimittel behalten werden.

Eine umfassende Risikoabschätzung pflanzlicher Arzneimittel steht in einem Übersichtsreferat aus dem Jahre 1982 (52) zur Verfügung. Die dort besprochene Problematik trifft weitgehend auch heute noch zu. Manche Aspekte sind allerdings neu in die Diskussion geraten. Vor allem darüber soll im folgenden berichtet werden, wobei aber das umfangreiche Gebiet allergischer Reaktionen gegenüber Pflanzen und Pflanzeninhaltsstoffen weitgehend ausgeklammert bleiben soll.

Pflanzen mit stark wirksamen Inhaltsstoffen und entsprechend hohem Risikopotential

1. Pflanzliche Arzneimittel, die wegen ihres hohen Nebenwirkungsrisikos ganz oder weitgehend aus dem modernen Arzneischatz verschwunden sind.

Viele dieser jetzt »obsoleten« Drogen haben sich früher eines hohen Ansehens erfreut. Vor der Entwicklung wirksamer synthetischer Arzneistoffe waren sie für ihren Indikationsbereich oftmals die allein zur Verfügung stehenden Arzneimittel. Deshalb wurde auch ein hohes Nebenwirkungsrisiko – soweit es bekannt war – in Kauf genommen.

Ein gutes Beispiel für diese Gruppe pflanzlicher Arzneimittel sind die Anthelminthika. Betrachten wir nur die für Mitteleuropa relevanten Endoparasiten – Bandwürmer, Spulwürmer, Madenwürmer –, so werden heute zu ihrer Bekämpfung ausschließlich Synthetika mit hoher Wirksamkeit und geringen Nebenwirkungen eingesetzt.

Alle pflanzlichen Drogen, bei denen man immer zwischen der erwünschten toxischen Wirkung auf die Parasiten im Darm und der unerwünschten auf den Wirt infolge der mehr oder weniger möglichen Resorption abzuwägen hatte, sind mit Recht nicht mehr in Gebrauch. Das gilt auch für Zubereitungen, wie man sie noch in den 50er Jahren kannte: Wurmfarnextrakt, Filmaronöl, ascaridol- oder santoninhaltige Zubereitungen. In manchen populärwissenschaftlichen Gesundheitsbrevieren sind derartige Mittel gelegentlich durchaus noch zu finden und werden als »natürliche, rein pflanzliche Mittel« den »bösen«, d. h. chemisch-synthetischen Präparaten gegenübergestellt. Insofern sollten solche pflanzlichen Anthelminthika und ihre Risiken zumindest in der Theorie bekannt sein.

Bei hinreichender Sachkenntnis und Wahrnehmung der gebotenen Sorgfaltspflicht hätte sich z. B. der auch in der Tagespresse beschriebene Fall (44) nicht ereignen dürfen, bei dem die hohe Überdosierung eines thujonhaltigen Wurmmittels zu einer schweren Intoxikation mit bleibenden Schäden geführt hat. Statt 10 Tropfen waren von einem Heilpraktiker 10 g Oleum Tanaceti in einer Mischung mit Oleum Ricini rezeptiert und das Rezept in der Apotheke ohne Bedenken angefertigt worden. Die Dosis letalis für dieses ätherische Öl beträgt 15–30 g (78). Es wird aus dem Blütenköpfchen des Rainfarns *Chrysanthemum (Tanacetum) vulgare* destilliert und kann je nach Varietät bis zu 90% β-Thujon enthalten.

Heilpraktiker und Apotheker waren offensichtlich über die Wirkung, das wirksame Prinzip und über die Höhe des Risikos unerwünschter Nebenwirkungen des Rainfarnöls nicht informiert.

Als ein weiteres Beispiel seien die D r a s t i k a genannt, pflanzliche Arzneimittel, die sich als Abführmittel früher großer Beliebtheit erfreuten. Wegen der starken Reizwirkungen auf die Schleimhäute des Magen-Darm-Trakts werden sie heute nicht mehr verwendet.

Dies gilt für Drogen wie das Crotonöl, die verschiedenen Convolvulaceen-Harze und -Drogen, für Podophyllin oder die Koloquinthenfrüchte. Auch als Komponenten von Fertigarzneimitteln, z. B. Kombi-Laxanzien, Gallenmitteln o. ä., sind die Drastika inzwischen (fast) verschwunden oder werden jetzt eliminiert (z. B. Herausnahme von Extractum Colocynthidis aus dem Präparat *Rheogen* aufgrund einer Negativmonographie der Kommission E [40]).

Das schließt nicht aus, daß manche von ihnen noch für andere Indikationsbereiche eingesetzt werden: z. B. Oleum Crotonis als Bestandteil des sog. »BAUNSCHEIDTSCHEN Öls«, d. h. zum Einreiben auf die durch ein besonderes Verfahren (Skarifikation) verletzte Haut, oder Podophyllin zur äußerlichen Anwendung bei Warzen und besonders bei Feigwarzen.

Bedeutungslos geworden sind auch die Droge S e m e n S t r y c h n i sowie die daraus isolierte Reinsubstanz Strychnin; lediglich in Form homöopathischer Dilutionen ist »Nux vomica« Bestandteil zahlreicher Fertigarzneimittel.

Gleiches gilt auch für R h i z o m a V e r a t r i, den Wurzelstock von *Veratrum album* (Weiße Nieswurz bzw. Weißer Germer), dessen Pseudoalkaloide mit einem C-27-Steroidgerüst blutdrucksenkende und positiv inotrope Wirkungen haben. Versuche, die Substanzen therapeutisch einzusetzen, wurden wegen der geringen therapeutischen Breite abgebrochen. Trotzdem gibt es noch ausländische Präparate, die Alkaloide von *Veratrum viride* enthalten. Auch die lokalen Reizwirkungen der Droge auf die Haut und Schleimhäute sind erheblich, so daß sie gern als Bestandteil von Niespulvern eingesetzt wurde (weiße »Nieswurz«!). Da die Alkaloide transdermal gut resorbiert werden, verwundert es nicht, daß es bei Kindern zu Intoxikationen durch Veratrum-haltige Niespulver gekommen ist (24, 70). Die Verwendung der Droge für diesen Zweck ist daher nicht mehr erlaubt.

Zu Vergiftungen kommt es übrigens auch noch dadurch, daß der Weiße Germer am gleichen Standort wie der Große (Gelbe) Enzian vorkommt. Wegen einer gewissen Ähnlichkeit beider Pflanzen im nichtblühenden Zustand kommt es bei weniger kundigen Wurzelgräbern zu Verwechslungen und dadurch zur Herstellung eines – dann allerdings sehr unbekömmlichen – »Enzian«-schnapses (26, 34).

Obsolet ist auch R h i z o m a G e l s e m i i, der Wurzelstock von *Gelsenium sempervirens* (Loganiaceae) mit teils strychnin-, teils atropinartig wirkenden Indolalkaloiden. Zu einer massiven Intoxikation mit Sehstörungen, Schwindelerscheinungen, Verkrampfungen und Koordinationsstörungen der Zungen- und Schlundmuskulatur kam es vor einiger Zeit, nachdem eine Patientin 2 Tassen eines Tees getrunken hatte, der zu 60% aus dieser Droge bestand. Nach der Rezeptur eines Heilpraktikers sollte die Mischung 60% der Blüten (!) von *Gelsenium sempervirens* enthalten. Ob es sich bei der Herstellung der Teemischung in der Apotheke um eine Verwechslung oder eine leichtfertige Substitution gehandelt hat (die Blütendroge ist nicht handelsüblich), geht aus dem Urteil des OLG Karlsruhe vom 18. Februar 1987, durch das der Klägerin ein Schmerzensgeld von 2000 DM zugebilligt wurde, nicht hervor.

2. Pflanzliche Drogen, von denen wegen geringer therapeutischer Breite und des damit verbundenen Risikos unerwünschter Wirkungen überwiegend nur noch isolierte Reinsubstanzen oder standardisierte Extrakte eingesetzt werden.

Als erstes Beispiel pflanzlicher Arzneimittel dieser Gruppe seien die Drogen mit herzwirksamen Steroidglykosiden genannt. Cardenolide oder Bufadienolide enthaltende Arzneipflanzen haben als unmittelbar zu verwendende Arzneidrogen ihre frühere Bedeutung nahezu gänzlich verloren. Dies gilt für Digitalisblätter ebenso wie für Oleanderblätter, Maiglöckchen- oder Adoniskraut, Strophanthussamen oder die Meerzwiebel. Die Verordnung eines Infusum Digitalis, einer über Jahrzehnte hinweg gebräuchlichen Rezeptur, müßte heute als ärztlicher Kunstfehler angesehen werden. Wenn unerwünschte Wirkungen bei dieser Zubereitung eher selten waren, so dürfte dies wohl auf Unterdosierung infolge ungenügender Extraktion und schnellem Abbau der Digitaloide in wäßriger Lösung beruht haben.

Daß die unkontrollierte Einnahme von Digitalisblättern auch zu schweren Intoxikationen führen kann, ist in den letzten Jahren mehrfach dokumentiert worden (19, 26).

Einige Male handelte es sich dabei um alte Menschen, die sich aufgrund von Verwechslungen Teeaufgüsse aus Fingerhutblättern bereitet hatten. Nach Klinikeinlieferung konnten z. T. hohe Serumdigitoxinwerte ermittelt werden (50–78 ng/ml), wobei allerdings in Betracht gezogen werden muß, daß ältere Patienten oftmals zusätzlich bereits einer Digitaloid-Dauermedikation unterliegen.

Schon WITHERING (1785) hatte sich übrigens intensiv mit der Frage der richtigen Dosierung beschäftigt, nachdem er die Blätter des Roten Fingerhutes *(Digitalis purpurea)* als das wirksame Prinzip im »Wassersuchtstee« eines alten Kräuterweibes erkannt hatte.

Im Vordergrund der Therapie stehen heute neben standardisierten Extrakten isolierte Reinsubstanzen. Eine Standardisierung von Extrakt-Präparaten ist einerseits aufgrund der geringen therapeutischen Breite der Digitaloide unbedingt erforderlich, andererseits sollten dadurch auch unterdosierte Präparate, wie sie lange im Handel anzutreffen waren, vermieden werden. Über die Wirkung von Begleitsubstanzen in derartigen Extrakten, z. B. resorptionsfördernde Saponine (?), bestehen unterschiedliche Auffassungen.

Die aus cardenolid- und bufadienolidhaltigen Pflanzen isolierten Reinsubstanzen und deren therapeutischer Einsatz sind in diesem Zusammenhang nicht zu besprechen. Der Hinweis auf die Tatsache, daß manche dieser Reinsubstanzen noch partialsynthetisch abgewandelt werden, um die pharmakokinetischen Daten zu verbessern, mag hier genügen. Im übrigen wandelt sich auch bei den Reinsubstanzen im Verlaufe der Zeit das Angebot: Peruvosid, das Hauptglykosid des Gelben Oleanders *(Thevetia peruviana)*, als Präparat *Encordin* lange Zeit im Handel, ist inzwischen vom Markt verschwunden.

Auch bei den tropanalkaloidhaltigen Solanaceen sind die Drogen selbst obsolet. Eine Magenpulverrezeptur mit einem Zusatz von eingestelltem Belladonnablattpulver (an Stelle des Extrakts) ist sicherlich die Ausnahme. Stechapfelblätter als Asthmazigaretten sind ebenso verschwunden wie Bilsenkrautblätter und Scopolia- oder Mandragorawurzel. Allerdings ist man auch bei diesen Drogen vor Überraschungen nicht sicher: Bei den Ratschlägen in der Zeitschrift »Für Sie« (55) empfahl ein »Experte« unter dem Stichwort »Naturheilkunde, Erste Hilfe für die Feiertage«: Bei Magenkrämpfen hilft ein Tee aus Melisse, Gänsefingerkraut oder Bilsenkraut (!!!).

Zwar sind auch bei den Solanaceendrogen die isolierten Reinsubstanzen Atropin/Hyoscyamin oder Scopolamin an die Stelle der Arzneidrogen getreten, doch sind hier auch galenische Zubereitungen – Extrakt, Tinktur, bei *Hyoscyamus* auch das fette Öl zur äußerlichen Anwendung – als Bestandteile von Fertigarzneimitteln in großer Zahl noch zu finden.

Als Monopräparat ist ein Preßsaft aus frischen Belladonnablättern im Handel. Auch Extrakte aus *Scopolia carniolica* werden eingesetzt, bieten sie doch die Möglichkeit, ein »Magenmittel« mit der anticholinergen Wirkung des Atropins zu »verbessern«, ohne daß das Präparat rezeptpflichtig wird. Nebenwirkungen durch Atropinüberdosierung sind in der Regel wohl nicht zu erwarten, da in den Kombi-Fertigarzneimitteln der durch die galenischen Zubereitungen eingebrachte Alkaloidanteil nicht sehr hoch ist. Bei einer trotzdem eintretenden Intoxikation steht als bewährtes Antidot Physostigminsalicylat *(Anticholium)* zu Verfügung.

Als weitere Beispiele von Drogen, die im Arzneischatz keine Rolle mehr spielen, deren wirksame Inhaltsstoffe aber von großer Bedeutung sind, seien Opium und Secale cornutum, das Mutterkorn, genannt. Zwar ist O p i u m als Ausgangsmaterial für die Herstellung der Opiumtinktur noch offiziell, doch ist auch diese galenische Zubereitung kaum mehr gebräuchlich. Daß die unkontrollierte Einnahme von Zubereitungen, die Opiumalkaloide enthalten, ein hohes Risiko bedeutet, machten vor einiger Zeit die Berichte über Todesfälle durch Trinken von »O-Tee« deutlich: Um sich in einen Rauschzustand zu versetzen, hatten vornehmlich Jugendliche durch Auskochen von Mohnkapseln, wie sie zu Schmuckzwecken in Ziergestecken verwendet werden, einen O-Tee (O = Opium?) bereitet. Bei einer Einnahme mit tödlichem Ausgang betrug der Gehalt an Morphinbase im Absud von 10 Kapseln 15 mg (43).

Auf Veranlassung des Bundesgesundheitsamtes dürfen daher seit 1984 nur noch »entgiftete« Mohnkapseln im Blumenhandel angeboten werden, d. h. solche, bei denen der Morphingehalt durch einen vorgeschriebenen Oxidationsprozeß vermindert ist.

Als Droge ist auch das M u t t e r k o r n *(Secale cornutum)* heute ohne Bedeutung. Die qualitativ unterschiedliche Wirkung der verschiedenen Mutterkornalkaloide und ihre große Instabilität in der Droge waren bei einer therapeutischen Verwendung des Pulvers hohe Risikofaktoren: Bei frischem Mutterkorn war u. U. mit unerwünschten toxischen Wirkungen zu rechnen, wie wir sie vom Ergotismus convulsivus und E. gangraenosus, dem »ignis sacer« her kennen. Gealterte Droge – laut Vorschrift mußte sie jährlich erneuert werden – war dagegen mehr oder weniger wirkungslos.

Im Gegensatz dazu sind die aus dem Mutterkorn isolierten Lysergsäurederivate mit α-sympatholytischer Wirkung, meist in partialsynthetisch abgewandelter Form, heute wichtige Arzneistoffe; die Zahl entsprechender Fertigarzneimittel ist sehr groß. Aber auch das Mutterkorn macht wieder von sich reden: nämlich als offenbar gar nicht so seltener Bestandteil von Bio-Getreide und Müsli (68). Über unerwünschte Wirkungen bei einem zu hohen Anteil von Mutterkorn in derartigen Produkten ist wiederholt berichtet worden (37).

Auch der B l a u e E i s e n h u t *(Aconitum napellus)* und die H e r b s t z e i t l o s e *(Colchicum autumnale)* sind alte Arzneipflanzen mit starkwirksamen Inhaltsstoffen. Mit Recht werden die früher gebräuchlichen Drogen Tubera Aconiti und Semen Colchici wie auch die Reinsubstanzen Aconitin und Colchicin wegen des hohen Risikos unerwünschter toxischer Wirkungen therapeutisch nicht mehr eingesetzt (74). Lediglich einige wenige Fertigarzneimittel in Form standardisierter

Extrakte bzw. das partialsynthetisch abgewandelte Colchicin spielen im Arzneischatz noch eine bescheidene Rolle.

Während die S c h l a n g e n w u r z e l (von *Rauwolfia serpentina* u. a. Arten) eine wichtige Droge der indischen Medizin ist, haben bei ihrer Übernahme in den westlichen Arzneischatz heute nur noch die isolierten Reinsubstanzen – Reserpin, Ajmalin – eine Bedeutung. Die Wurzeln werden als Arzneidroge nicht verwendet.

3. Pflanzen mit starkwirksamen Inhaltsstoffen, die als Arzneidrogen noch in Gebrauch sind.

Aus dieser Gruppe sei beispielhaft nur eine Droge herausgegriffen, S c h ö l l k r a u t, als DAB-10-Droge offizinell. Schöllkraut erfreut sich in populärwissenschaftlichen Heilkräuterbüchern, insbesondere bei Maria Treben, großer Beliebtheit. Als Papaveraceendroge enthält es Alkaloide vom Benzylisochinolin- oder Benzophenanthridintyp, wie Chelidonin, Chelerythrin, Berberin, Protopin u. a. Von den Inhaltsstoffen sind spasmolytische, analgetische, antimitotische und auch lokal reizende (Chelerythrin) Wirkungen bekannt.

Die Droge findet als »Gallenmittel« Verwendung und ist auch Bestandteil einer Reihe von Phytopharmaka. Über mögliche N e b e n w i r k u n g e n heißt es im Kommentar zum DAB 9:

I n t o x i k a t i o n: Äußerlich erzeugt die Droge starke Reizerscheinungen an Haut und Schleimhaut (Rötung, Entzündung mit Blasenbildung und u. U. nachfolgende Nekrosen). Bei Einnahme hoher Dosen treten Magenschmerzen, Darmkoliken mit blutigen Durchfällen, Harndrang, Hämaturie, begleitet von Schwindel und Benommenheit auf. Bei Kindern kann Tod durch zentrale Lähmung und Kreislaufstillstand eintreten (selten).

T h e r a p i e: Magenspülung mit reichlich Kohle, gegen die Durchfälle und Tenesmen Mucilaginosa und Spasmolytika, gegebenenfalls kreislaufstabilisierende Maßnahmen; bei Krämpfen Gabe von Diazepam; bei Atemlähmung Intubation und künstliche Beatmung.

Diese Angaben über unerwünschte Wirkungen des Schöllkrauts sind weitgehend aus dem »Hager« (30) übernommen, dort aber nicht belegt; sie entstammen offensichtlich sehr alten Publikationen.

Die Frage, wie derartige, übertrieben erscheinende Aussagen zustande gekommen sind – so kann nicht ausgeschlossen werden, daß es chemische Rassen mit unterschiedlicher Wirkung gibt, oder es könnte sich um Versuche mit hoher Dosierung von Frischmaterial gehandelt haben –, läßt sich nicht ohne weiteres beantworten. Es gibt aber durchaus tierexperimentelle Arbeiten, aus denen hervorgeht, daß weder die genannten Symptome noch pathologische Veränderungen der Verdauungsorgane beobachtet werden konnten (60). Auch in eigenen Versuchen war eine hautreizende Wirkung nicht festzustellen; irgendwelche neueren Befunde oder Mitteilungen über gravierende Nebenwirkungen von Schöllkrauttee sind mir nicht bekannt geworden.

So könnte man zwar Einwände haben gegen die Empfehlung von Maria Treben (einer österreichischen Hausfrau, deren Kräuterbuch »Gesundheit aus der Apotheke Gottes« eine Auflage von über 4 Millionen erreicht hat) »eine Tasse frisch gepreßten Saft des Schöllkrauts« zu trinken (vgl. dazu [32]; Voraussetzung ist, daß man so viel frisches Kraut sammelt, um daraus eine Tasse Saft pressen zu können), bei der getrockneten Droge dürften dagegen die Bedenken gegen eine Verwendung gegenstandslos sein. Denn ein Großteil der Alkaloide ist beim Trocknungsprozeß verlorengegangen.

Natürlich gelten diese Überlegungen wie bei allen anderen Drogen mit stark wirksamen Inhaltsstoffen zunächst für den b e s t i m m u n g s g e m ä ß e n G e b r a u c h. Was nach dem DAB-9-Kommentar unter »Einnahme hoher Dosen« zu verstehen ist, bleibt unklar.

Pflanzliche Arzneimittel mit wirksamen Inhaltsstoffen, bei denen nach Überdosierung oder chronischem Gebrauch unerwünschte Wirkungen auftreten können

Drogen dieser Gruppe haben ihren festen Platz im Arzneischatz. Sie werden als Arzneidroge selbst und in verschiedenartigen galenischen Zubereitungen verwendet oder sind Bestandteil von Fertigarzneimitteln. Wenn auch die in der Überschrift gebrauchte Formulierung im Prinzip für alle arzneilich wirksamen Drogen gilt, so seien doch im folgenden einige spezielle Beispiele herausgegriffen.

Süßholzwurzel

Süßholzwurzel *(Liquiritiae radix)* und seine Zubereitungen (Succus Liquiritiae, »Lakritz«) erfreuen sich seit alters her großer Beliebtheit: die Droge aufgrund des süßen Geschmacks oft nur als Corrigens, der eingedickte Saft auch als Expektorans, mancherorts z. B. in Form der guten alten Mixtura solvens wieder eine Renaissance erlebend.

Seit den 50er Jahren wird Succus Liquiritiae auch als Ulkustherapeutikum verwendet, und zwar mit deutlich höherer Dosierung als bei den erstgenannten Indikationen. Schon frühzeitig hat man hierbei Na-Retention im Gewebe, das Auftreten von Ödemen und andere, einer Mineralokortikoidüberdosierung entsprechende Symptome beobachtet, die auf die im Süßholz enthaltene Glycyrrhizinsäure zurückzuführen sind. Auf eine eingehende Darlegung dieses Phänomens soll hier verzichtet werden (vgl. dazu [52]).

Von Interesse ist aber, daß nicht nur beim therapeutischen Einsatz von Succus Liquiritiae und entsprechenden Fertigarzneimitteln mit derartigen unerwünschten Wirkungen gerechnet werden muß, sondern auch beim Verzehr größerer Mengen von Lakritzpastillen, Salmiakpastillen und ähnlichen nicht apothekenpflichtigen, aber auch in der Apotheke verkauften Zubereitungen.

Auf derartige Gefahren wurde kürzlich in der pharmazeutischen Fachpresse hingewiesen (10, 11). Der Autor beobachtete in Übereinstimmung mit einer Studie von EPSTEIN das Auftreten mineralokortikoider Nebenwirkungen nach dem Verzehr von etwa 10 *Konsul-Lakritzscheiben* pro Tag nach einer Woche und wies darauf hin, daß in Lakritzzubereitungen der Süßwarenindustrie beachtliche Gehalte an Glycyrrhizinsäure zu finden sind: bei *Konsul-Lakritzscheiben* z. B. betrug bei diesen Untersuchungen der Gehalt an Glycyrrhizin pro 30 g-Tüte 2,474 g; der verwendete Süßholzextrakt enthielt 11% Glycyrrhizin. Während bei Succus-Liquiritiae-enthaltenden Arzneimitteln *(Ulgastrin* u. a.) im Beipackzettel Warnhinweise insbesondere für Risikopatienten wie Hypertoniker oder digitalisierte Patienten zu finden sind und auf eine Kontrolle des Kaliumspiegels hingewiesen wird, fehlen diese auf hochdosierten Lakritzzubereitungen der Confisérie.

Ginsengwurzel

Ginsengwurzel *(Ginseng radix)* ist eine aus dem ostasiatischen Kulturkreis stammende Droge. Ginsengzubereitungen werden seit langem vor allem in der Bundesrepublik mit ihrem umfangreichen Tonika-Markt angeboten. Bereits 1960 wies ESDORN (22) auf diese Tatsache hin, und in den letzten Jahren ist die Zahl der Präparate sprunghaft angestiegen. Zur Frage der dem Ginseng zugesprochenen (z. B. »adaptogenen«?) Wirkungen und der Problematik der qualitativ unterschiedlichen Ginsengpräparate soll hier nicht Stellung genommen, sondern auf andere Publikationen verwiesen werden (67).

Immer wieder tauchen aber auch Mitteilungen über unerwünschte Wirkungen nach der Einnahme von Ginseng auf (68). SIEGEL, der auch 2 klinische Studien zu dieser Frage veröffentlichte (62, 63), faßte die Gesamtheit der beobachteten Nebenwirkungen unter der Bezeichnung »Ginseng abuse syndrome« zusammen. Sie umfassen das Auftreten einer Mastodynie, erhöhtes Sexualverlangen, östrogenähnliche Effekte bei Frauen nach der Menopause sowie Bluthochdruck, kombiniert mit Schlaflosigkeit, Nervosität, Hauterscheinungen und morgendlicher Diarrhö. Des weiteren wurde bei 2 Patienten von einer möglichen Interaktion zwischen Ginseng und dem MAO-Hemmer Phenelzin berichtet (68).

In einer ausführlichen Stellungnahme übte SONNENBORN (68) insbesondere Kritik an den Arbeiten von SIEGEL und wies darauf hin, daß Berichte über unerwünschte Ginsengwirkungen fast ausschließlich aus dem anglo-amerikanischen und australischen Raum stammen. Hier sind Ginsengzubereitungen keine Arzneimittel, sondern Nahrungsergänzungsmittel (»health foods«). Für sie gibt es keine arzneimittelrechtliche Kontrolle, und es fehlen oftmals Dosisempfehlungen auf der Packung. So besteht einerseits die Gefahr der Überdosierung bei unkontrollierter Einnahme, zum anderen die Möglichkeit der Verfälschung oder der Zumischung undeklarierter Bestandteile zu derartigen Präparaten.

Nach TYLER (77) enthielten von 54 Ginsengprodukten, die 1978/79 untersucht wurden, 60% nur ganz geringe Mengen der Droge, in 25% der Chargen war überhaupt keine Ginsengwurzel enthalten. Dort, wo arzneimittelrechtliche Vorschriften für Ginsengpräparate bestehen, sind nach SONNENBORN (68) bisher keine Berichte über unerwünschte Wirkungen bekannt geworden.

Sicherlich würde es im Hinblick auf die kontroversen Ansichten von Nutzen sein, kontrollierte Studien mit standardisierten Ginsengzubereitungen durchzuführen, nicht nur zur Frage der Wirkung, sondern auch zum Problem möglicher unerwünschter Wirkungen dieser alten ostasiatischen Droge.

Ätherische Öle

Bei den Drogen mit ätherischen Ölen sind in der Regel keine Nebenwirkungen zu erwarten. Ausnahmen betreffen solche Pflanzen, deren ätherisches Öl toxische Stoffe in höherer Konzentration enthält. Drogen, deren Bewertung durch die Kommission E des BGA aufgrund dieser Tatsache zu einer sog. Negativmonographie geführt hat, sind z. B. Boldoblätter, Muskatnüsse und Macis oder Rainfarnblüten. In anderen Fällen wird auf mögliche Nebenwirkungen hingewiesen, so z. B. bei Eukalyptusblättern, Gewürznelken oder Salbeiblättern (Thujon!).

Auch bei den Wacholderbeeren ist man bei der Aufbereitungsmonographie und entsprechend bei der Standardzulassung davon ausgegangen, daß eine aquaretische Wirkung letztlich mit einer Reizung des Nierenepithels verbunden ist. So werden als Anwendungsgebiet nur dyspeptische Beschwerden genannt und bei den unerwünschten Wirkungen darauf hingewiesen, daß bei langdauernder Anwendung oder Überdosierung Nierenschäden auftreten können.

Wenn trotzdem vor einiger Zeit »ein Aquaretikum für den Handverkauf« mit 120 mg Wacholderöl DAB 9 pro Kapsel in den Handel gebracht worden ist, so gehört dies zu den Ungereimtheiten des Arzneimittelmarkts, die es immer noch gibt. Im Gegensatz zu den ätherischen Öldrogen sind die Gefahren bei der Verwendung ätherischer Öle selbst nämlich ungleich größer:

Ätherische Öle sind als Gemische lipophiler Substanzen ganz allgemein Zellreizmittel oder Zellgifte. So wird in den Aufbereitungsmonographien der Kommission E des BGA bei Fichten- oder Kiefernnadelöl, Eukalyptus-, Nelken- oder Terpentinöl darauf hingewiesen, daß an Haut oder Schleimhäuten verstärkte Reizerscheinungen auftreten können. Infolge der Lipophilie erfolgt eine rasche Resorption von der intakten Haut und vor allem von Schleimhäuten (71). Besondere Gefahr besteht, wenn ätherische Öle in größerer Menge eingenommen werden, sei es versehentlich (etwa von Kindern), aus suizidaler Absicht, als Abortivum oder um Rauschzustände hervorzurufen (57, 58).

Bei Kleinkindern und Säuglingen ist nach lokaler Anwendung im Bereich der Nasenöffnungen vor allem bei mentholhaltigen Einreibungen über das Auftreten von Laryngospasmus, Apnoe und anderen Zwischenfällen berichtet worden (20). Offensichtlich handelt es sich aber nicht um eine für Menthol spezifische unerwünschte Wirkung, sondern um ein substanzunspezifisches Reflexphänomen, wie es erstmals 1870 beschrieben wurde, den sog. KRATSCHMER-Reflex (36). Es sollten daher grundsätzlich Manipulationen im Gesichtsbereich und an der Nasenschleimhaut von Säuglingen mit stark riechenden Substanzen unterbleiben, da sie zur Auslösung des KRATSCHMER-Reflexes mit akutem Atemstillstand führen könnten (31).

Wenn ein ätherisches Öl Komponenten mit besonderer Toxizität enthält, steigt das Risiko weiter an. Auf den Fall einer schweren Intoxikation durch Rainfarnöl als Anthelminthikum wurde bereits eingegangen. β-Thujon ist darüber hinaus als Bestandteil des Salbeiöls und des Wermutöls zu beachten.

Gerade das ätherische Öl von *Artemisia absinthium* hat ja seit der Mitte des vorigen Jahrhunderts als Bestandteil des Absinthschnapses eine verhängnisvolle Rolle gespielt (»Absinthismus«). Auf eine neuere Übersicht zu diesem, auch kulturgeschichtlich interessanten Phänomen sei an dieser Stelle verwiesen (3).

Anthranoid-Drogen

Mit unerwünschten Wirkungen ist auch bei den als Laxanzien benutzten Anthranoid-Drogen zu rechnen. Dies gilt sowohl für den akuten Fall der Überdosierung als auch für den chronischen Gebrauch bei habitueller Obstipation. Infolge der starken Reizung der Darmschleimhaut treten bei einer Überdosierung akute Beschwerden – »Bauchgrimmen« o. ä. – auf. Sie werden häufig für Aloe beschrieben, können aber auch bei den Faulbaumrinden, dem Rhabarber oder den Sennesblättern/-früchten auftreten.

Auf den nach chronischem Gebrauch eintretenden Circulus vitiosus (laxierende Wirkung → Elektrolytstoffwechselstörungen, insbesondere Kaliumverlust → Abnahme des Defäkationsreflexes → Verstärkung der Obstipation → Höherdosierung des Präparates) braucht in dieser Übersicht nicht näher eingegangen zu werden.

Nachdem wegen des Verdachts kanzerogener Wirkungen 1987 die Danthron-haltigen Abführmittel vom Markt genommen werden mußten (Danthron = 1,8-Dihydroxyanthrachinon, früher als *Istizin* auf dem Markt [6]), stellt sich im Prinzip auch bei den anderen Anthranoiden das Problem. So konnte unter Einsatz verschiedener Kurzzeittests ein Nachweis mutagener/karzinogener Eigenschaften einiger Anthraglykosid-Aglyka mit OH-Gruppen in 1- oder 3-Stellung oder einer CH_2OH-Gruppe, z. B. Aloe-Emodin geführt werden (79). Dafür, daß die bekannten Anthraglykosid-Drogen bei chronischem Gebrauch Kolon- oder Rektumkarzinome hervorrufen könnten, gibt es bisher kein gesichertes toxikologisches Erkenntnismaterial (64).

Abschließend betrachtet erscheint mir folgendes wichtig:

1. Anthranoid-haltige Abführmittel sollten wegen der verschiedenartigen Risiken keinesfalls als nichtapothekenpflichtige

Arzneimittel im Supermarkt erhältlich sein; dieser Forderung hat der Gesetzgeber inzwischen mit Wirkung vom 15. 11. 1990 entsprochen.

2. Entgegen der massiven Werbung verschiedener Firmen für diese »rein pflanzlichen« und »daher unschädlichen« Abführmittel muß auf die Gefahren bei chronischer Anwendung hingewiesen werden.

3. Patienten müssen auch auf das Vorhandensein von Anthranoid-Drogen in versteckter Form hingewiesen werden: In diversen Tonika, »Magenstärkungsmitteln«, Leber-Galle-Präparaten, »Blutreinigungstees« oder auch in der bekannten Schwedenkräutermischung (29) sind sie zu finden.

Anhangsweise sei an dieser Stelle noch darauf hingewiesen, daß selbst bei den »natürlich« wirkenden Quellungslaxanzien wie Leinsamen, Flohsamen oder Weizenkleie unerwünschte Wirkungen auftreten können: Völlegefühl und Blähungen sind noch harmlose Begleiterscheinungen; bei der Einnahme zu großer Mengen oder bei unzureichender Flüssigkeitszufuhr muß aber auch mit einem Darmverschluß gerechnet werden (35).

Nach der Einnahme eines Guarpräparates, das zur Kupierung des postprandialen Blutzuckeranstiegs bei Diabetes mellitus zur adjuvanten Therapie empfohlen wird, wurde infolge unzureichender Flüssigkeitszufuhr und nachträglichen Alkoholkonsums eine Bolusobstruktion in der Speiseröhre festgestellt (51).

Pyrrolizidinalkaloid-Drogen

Auf die Problematik der Drogen mit Pyrrolizidinalkaloiden (PA) soll hier nur kurz eingegangen werden, da es in der letzten Zeit von verschiedenen Seiten umfangreiche Stellungnahmen gegeben hat (2, 38, 52, 53, 65, 80, 81).

Auch die im Untertitel genannten Formulierungen spiegeln die unterschiedlichen Positionen zum Thema wider: Nutzen ohne Risiko? (38) oder Risiko ohne Nutzen? (65). Festgehalten werden kann auf jeden Fall, daß es Pflanzen gibt, auch solche, die seit langem arzneilich genutzt wurden, die PA mit hepatotoxischer und kanzerogener Wirkung enthalten.

Während in überseeischen Ländern inzwischen kausale Zusammenhänge zwischen dem Trinken von PA-haltigem »bush-tea« und dem Auftreten von VOD (Veno-occlusive-Disease) gefunden werden konnten, liegen derartige Befunde bei europäischen Arzneipflanzen (noch?) nicht vor. Die die ganze Kontroverse auslösende Veröffentlichung über den Tod eines Säuglings, dessen Mutter während der Schwangerschaft einen huflattichhaltigen Hustentee getrunken haben soll, ist nicht sehr überzeugend (56). Da bei der Untersuchung des Teeaufgusses das PA Senecionin, nicht aber das neben dem untoxischen Tussilagin im Huflattich vorkommende Senkirkin (69) gefunden wurde, besteht die Wahrscheinlichkeit, daß in der Teemischung Pestwurzblätter (diese Droge hieß auch »Großer Huflattich«) enthalten waren, eine als Verfälschung oder Verwechslung von Huflattichblättern bekannte Droge (54).

Trotzdem müssen wir Pflanzen mit hohem Gehalt an toxischen PA, d. h. solchen mit einer Doppelbindung im Necinanteil und einer Veresterung mit verzweigten, kurzkettigen Necinsäuren, als potentiell gesundheitsgefährdend ansehen. Dies gilt für die nur noch in der Volksmedizin gebräuchliche Hundszunge *(Cynoglossum officinale)* ebenso wie für das Kreuzkraut *(Senecio spec.)* und weitere Pflanzen bzw. Drogen.

Ein aus Herba Senecionis fuchsii als Monodroge bestehendes Teepräparat, das als »Antidiabetes-Tee« über längere Zeit getrunken werden soll, müßte demnach – zumindest in der vorliegenden, unveränderten Form – vom Markt genommen werden (ist inzwischen erfolgt [1992]).

Wenn auf der anderen Seite jedenfalls die externe Anwendung von *Symphytum*-Extrakten (z. B. *Kytta-Salbe)* und, evtl. mit gewissen Einschränkungen, die Verwendung von Huflattichblättern weiterhin möglich sein wird, so wäre dies angesichts der Wertschätzung dieser pflanzlichen Arzneimittel zu begrüßen. Bezüglich des Huflattichs kann man nur der Aussage von WICHTL zustimmen: »Solange bei uns unter dem Motto ›Ich rauche gern‹ großflächig Reklame für ein unbezweifelbares Krebsrisiko gemacht werden kann, zumindest solange müßte es eigentlich möglich bleiben, mit dem Hinweis ›Übermäßiges Trinken gefährdet Ihre Gesundheit‹ einen Huflattichtee zu verkaufen (80, 81).

Johanniskraut

Ähnlich wie bei den PA-Drogen führte kürzlich eine Publikation über ein mögliches Krebsrisiko durch Johanniskraut zu erheblichen Turbulenzen. Tee, alkoholische und ölige Extrakte von *Hypericum perforatum*, dem Johanniskraut oder Tüpfel-Hartheu, als Sedativum und Antidepressivum in der Phytotherapie vielfach eingesetzt (z. B. *Hyperforat)*, enthalten das photosensibilisierend wirkende Naphthodianthronderivat Hypericin und ähnliche Verbindungen. Während in veterinärmedizinischen Arbeiten über eine erhöhte Lichtempfindlichkeit von Tieren nach dem Fressen von Johanniskraut berichtet worden ist, sind konkrete Beobachtungen einer Photosensibilisierung – im Gegensatz zur Wirkung von Psoralenen – beim Menschen nach Johanniskrauteinnahme nicht bekannt.

Ethanolische Extrakte und auch Oleum Hyperici zeigten aber in zwei Kurzzeit-Testsystemen eine genotoxische Aktivität, die allerdings nicht auf das Hypericin, sondern auf das Flavonoidaglykon Quercetin zurückzuführen war (49, 50).

Eine deutliche mutagene Wirkung des Quercetins, nachgewiesen im AMES-Test mit *Salmonella typhi-murium,* war allerdings schon bekannt (59). Kanzerogenitätsstudien in vivo an verschiedenen Tieren brachten dagegen fast ausschließlich negative Ergebnisse. Darüber hinaus sollte in Betracht gezogen werden, daß Quercetin verbreitet im Pflanzenreich vorkommt und mit pflanzlicher Kost (Obst, Gemüse) regelmäßig aufgenommen wird. Die dem Körper durch Einnahme von Johanniskraut-Zubereitungen oder anderen Flavonoiddrogen zugeführten Mengen an Quercetin sind demgegenüber gering.

In mehreren Stellungnahmen wurde daher die Forderung, Johanniskraut als Arzneipflanze zu eliminieren, als überzogen zurückgewiesen (1, 23, 66). Auch in diesem Falle müssen weitere Untersuchungen eine endgültige Klärung bringen.

Ein kürzlich erschienenes Übersichtsreferat (4) läßt erkennen, daß die Ergebnisse von Kurzzeittestsystemen zwar für eine mutagene und genotoxische Wirkung von Flavonoiden sprechen, die Befunde für ein mögliches kanzerogenes Risiko jedoch widersprüchlich und für Quercetin eher negativ sind.

Von weiteren kanzerogenen Substanzen in höheren Pflanzen sind einige auch Inhaltsstoffe von Arzneidrogen: Aristolochiasäure, Safrol oder β-Asaron, auf eine neuere Zusammenfassung sei verwiesen (80).

Potentielle genotoxische Wirkungen haben auch Valepotriate mit Epoxidstruktur, die sich am Modell der EAC-Zelle als beachtliche Alkylanzien erwiesen (12). Für die Verwendung des Baldrians als Phytopharmakon sind diese Befunde allerdings ohne Relevanz, da die üblichen Zubereitungen wenig oder gar keine Valepotriate enthalten, die im übrigen per os schlecht resorbiert oder aber bei einer Aufnahme in den Körper sehr schnell metabolisiert werden.

Für die Tatsache, daß es auch bei bestimmungsgemäßem Gebrauch pflanzlicher Arzneimittel zu unerwünschten Wirkungen kommen kann, seien noch zwei Beispiele genannt:

Bärentraubenblättertee enthält neben Arbutin beachtliche Mengen an Gerbstoffen und kann daher, insbesondere bei Patienten mit empfindlichem Magen, zu Übelkeit und Erbrechen führen. Wird der Tee nicht durch längeres Kochen der concis-Droge, sondern durch eine Kaltmazeration des Drogenpulvers hergestellt, so ist der Gerbstoffgehalt geringer und die Verträglichkeit besser.

Bei Ginkgo biloba-haltigen Arzneimitteln sollen unerwünschte Wirkungen, wie z. B. »Kopfschmerzen, Schwindel, Herzklopfen, Magen-Darm-Beschwerden und allergische Hautreaktionen«, möglich sein. Nach einer Vorinformation des BGA (8) soll daher in der Gebrauchsinformation für die oralen Darreichungsformen darauf hingewiesen werden.

Pflanzliche Arzneimittel mit nicht nachgewiesener oder kontrovers beurteilter therapeutischer Wirkung, bei denen aber durchaus unerwünschte Wirkungen möglich sind

Auch in dieser Gruppe, für die sich die Formulierung »Risiko ohne Nutzen« empfiehlt, sollen nur einige Beispiele herausgegriffen werden:

Extrakte aus *Dionaea muscipula*, der Venusfliegenfalle, waren einige Zeit in konfektionierter Form als angebliches Kanzerostatikum im Handel. Wenn auch vom BGA nur mit Auflagen und Beschränkungen zugelassen, war diese Entscheidung trotzdem verwunderlich. Denn die Begründung für eine Wirkung des Präparates war dürftig, um nicht zu sagen unsinnig:

Die proteolytischen Enzyme der karnivoren Pflanze sollten die Krebszellen angreifen und auflösen. Die Gefahr, daß bei wiederholter parenteraler oder auch peroraler Einverleibung eines eiweißhaltigen, mehr oder weniger gereinigten pflanzlichen Extrakts allergische Reaktionen provoziert werden könnten, war von vornherein zu befürchten. So mußte denn auch zuerst die parenterale Zubereitung, dann die perorale wieder vom Markt genommen werden. Inzwischen ist die Zulassung erloschen (7). Positive Belege für die Wirkung des Präparates konnten im übrigen nicht dokumentiert werden.

Herba Vincae pervincae, das Kraut des Kleinen Immergrüns *(Vinca minor)* ist eine alte Arzneidroge (vgl. dazu [13]). Eines der zahlreichen Alkaloide des Kleinen Immergrüns, das Vincamin, wird als Mittel bei zerebralen Durchblutungsstörungen eingesetzt. Obwohl von pharmakologischer Seite nicht einheitlich beurteilt, gibt es trotzdem zahlreiche Präparate im Handel.

Im Gegensatz zum therapeutischen Einsatz des Reinalkaloids ist die Verwendung der Droge nicht unproblematisch. Abgesehen davon, daß eine Wirksamkeit nicht belegt ist, hat das BGA 1987 (5) darauf hingewiesen, daß in Tierversuchen Immergrünkraut zu Blutbildveränderungen wie Leukozytopenie, Lymphozytopenie und Erniedrigung des α_1-, α_2- und γ-Globulinspiegels (vermutlich infolge einer immunsuppressiven Wirkung) geführt hat. Für 27 Immergrünkraut-haltige Fertigarzneimittel wurde daher bis auf weiteres die Zulassung widerrufen.

Eine problematische, noch im DAB 10 enthaltene Droge ist der Blasentang *(Fucus vesiculosus,* Tang DAB 10). Aufgrund seines Iodgehalts, der nach dem DAB 10 mindestens 0,05% Gesamtiod und 0,02% proteingebundenes Iod betragen soll, wurde und wird Fucus als »Schlankheitsmittel« propagiert. Er ist Bestandteil von »Entfettungstees« und ist in zahlreichen Präparaten mit ähnlicher Indikation enthalten. Durch seinen Iodgehalt soll Tang zu einer vermehrten Bildung von Schilddrüsenhormonen und damit zu einer Steigerung des Grundumsatzes der Zelle führen.

Zwar ist auf diese Weise theoretisch ein verstärkter Abbau körpereigener Reserven denkbar, doch ist ein Eingriff in den Thyreoideahaushalt nur zum Zwecke eines Schlankheitseffekts wohl kaum zu vertreten. Schlankheitsmittel, die Fucus enthalten, sind daher, wenn durch sie dem Körper Iodverbindungen in pharmakologisch wirksamer Menge zugeführt werden, b e d e n k l i c h e Arzneimittel. Ist der Iodgehalt gering, was in den meisten Fällen wohl anzunehmen ist, sind sie unwirksam (41).

Leider sind diese Überlegungen kein Hinderungsgrund dafür, daß auch in jüngster Zeit mit hohem Werbeaufwand immer wieder fucushaltige Schlankheitsmittel auf den Markt geworfen und – zumindest für eine gewisse Anfangszeit – auch erfolgreich umgesetzt werden.

H e i d e l b e e r b l ä t t e r (Folia Myrtilli), die kleinen Laubblättchen von *Vaccinium myrtillus,* zählen zu den sog. Glukokinindrogen, d. h. sie sollen blutzuckersenkend wirken. Weder diese noch weitere Indikationen wie »Anwendung bei Rheuma, Gicht, Hauterkrankungen, Durchblutungsstörungen« u. a. m. sind nach Ansicht der Kommission E durch vorgelegtes Erkenntnismaterial belegt worden. Da »bei höherer Dosierung oder längerem Gebrauch chronische Vergiftungen auftreten können, die sich im Tierversuch zunächst in Kachexie, Anämie, Ikterus, akuten Erregungszuständen und Tonusstörungen äußern und schließlich nach chronischen Gaben von 1,5 g/kg/d zum Tode führen«, kann eine therapeutische Anwendung der Heidelbeerblätter auch aufgrund der Risiken nicht vertreten werden.

Bei einer Reihe von sog. Antidiabetes-Tees und entsprechenden Präparaten müßte also der Bestandteil Folia Myrtilli eliminiert werden. Das Ergebnis dieser Aufbereitungsmonographie ist aber auch ein Beispiel dafür, daß vorhandenes Erkenntnismaterial, vor allem wenn es älteren Datums ist, kritisch bewertet werden muß. Denn die geschilderten, in Tierversuchen beobachteten Nebenwirkungen wurden seinerzeit als Ausdruck einer Hydrochinonvergiftung interpretiert. Nach alten, nicht sehr spezifischen Methoden ermittelt, sollte die Droge das Hydrochinonglucosid Arbutin und bis zu 1% freies Hydrochinon enthalten.

In neueren Arbeiten konnten diese Angaben nicht bestätigt werden, so daß die beobachteten Vergiftungserscheinungen auf andere – noch unbekannte – Inhaltsstoffe zurückgeführt werden müßten. Im übrigen entsprächen die angegebenen toxischen Dosen von 1,5 g/kg Kaninchen für einen Menschen von 70 kg einer Dosis von 105 g Droge/d, eine Menge, die er auch bei fleißigem Trinken von Heidelbeerblättertee nicht leicht erreichen würde (27). Auch in Teemischungen oder Fertigarzneimitteln des Handels ist der Anteil an Folia Myrtilli gering.

In jüngster Zeit ist übrigens an Alloxanvorbehandelten Mäusen eine deutliche Blutzuckersenkung durch Folia Myrtilli festgestellt worden (28). Ob diesem tierexperimentellen Befund im Hinblick auf die Verwendung von Glukokinindrogen eine weitergehende Bedeutung zukommt, bleibt abzuwarten.

Pflanzliche Arzneimittel, die aufgrund nicht deklarierter Zusatzstoffe gefährliche Nebenwirkungen haben können

Bei manchen »rein pflanzlichen« Arzneimitteln ist die Grenze zwischen n a i v e m V e r s p r e c h e n von Heilwirkungen und bewußt i r r e f ü h r e n d e r Werbung schwer zu ziehen. Das gilt für eine Reihe von Schlankheitsmitteln ebenso wie für manche Tonika, Aphrodisiaka, Geriatrika und andere Präparate, mit denen der bundesdeutsche Arznei- und Vorbeugungsmittelmarkt überschwemmt ist. Bedenklich kann es bei diesen Mitteln sein, wenn die versprochenen Wirkungen nicht so sehr oder nicht nur (wenn überhaupt!) auf die angegebenen Bestandteile zurückzuführen sind, sondern auf nicht deklarierte Komponenten.

Ein solcher Bestandteil vieler Präparate, der früher nicht angegeben werden mußte, für den jedoch schon seit einiger Zeit Deklarationspflicht besteht, ist der (Ethyl-) Alkohol. Bei ethanolischen Extrakten und Tinkturen, bei Medizinalweinen auf der Basis Likörwein DAB 10 und vor allem bei hochprozentigen Destillaten (». . . geist«) müssen unerwünschte Wirkungen der Komponente Alkohol durchaus in Betracht gezogen werden – nicht nur im Hinblick auf die Teilnahme am Straßenverkehr!

Bedenklich ist auch die Kombination pflanzlicher Bestandteile in allopathischer oder auch homöopathischer Zubereitung mit starkwirksamen Komponenten, für die ein erhebliches Nebenwirkungsrisiko bekannt ist, z. B. D-Norpseudoephedrin (Cathin; ursprünglich übrigens ein pflanzlicher Inhaltsstoff aus den Blättern von *Catha edulis,* dem Khatstrauch).

Bei derartigen Präparaten ist zwar der Appetitzügler als wirksame Substanz deklariert; durch die pflanzlichen Bestandteile und z. T. auch durch die Namensgebung (*»Bio Schlankheitstropfen«*) soll aber der Eindruck eines »pflanzlichen« und »natürlichen« Schlankheitsmittels suggeriert werden. Da D-Norpseudoephedrin (für die Nachfolgesubstanz DL-Norephedrin dürfte vermutlich das gleiche gelten) als sympathomimetisch wirksames Anorektikum mit einem hohen Potential für Mißbrauch und Abhängigkeit anzusehen ist und andererseits die pflanzlichen Bestandteile zur Wirksamkeit nichts beitragen, wird eine Zulassung entsprechender Kombinationsarzneimittel vom BGA nicht empfohlen (73). Sie müßten nach Ablauf der Übergangsfrist gemäß AMG (1976) vom Markt genommen werden.

»Wundermittel«

Kriminell wird es, wenn pflanzlichen Arzneimitteln undeklariert starkwirksame Substanzen zugemischt werden, wie dies z. B. bei ostasiatischen oder sonstigen »Wundermitteln« wiederholt festgestellt werden konnte. *AMBORUM SPEZIAL F* ist ein solches Präparat, vor dem mehrfach gewarnt worden ist (15, 16), nachdem durch das Deutsche Arzneiprüfungsinstitut Zusätze von hochwirksamen Kortikoiden nachgewiesen wurden (12). Als Reaktion auf diese Warnungen wurde das aus Sri Lanka importierte Asthmamittel vor einiger Zeit in »*ASFO – natural herbs tea*« umbenannt (*ASFO = **A**MBORUM **S**PEZIAL **FO**RTE*). Im Prospekt weist der Hersteller unverfroren darauf hin, daß es sich »garantiert« um *AMBORUM SPEZIAL F* handelt, obwohl die Deklaration der exotischen Bestandteile nicht mit der – wesentlich umfangreicheren – des Originalpräparats übereinstimmt (18, 45).

Dieses Präparat, auch als »*Hautwaschmittel Curella-6*« importiert, beschäftigt seit vielen Jahren die Überwachungsbehörden und wurde in einem Bundesland sogar per Erlaß zur Lieferung über Apotheken freigegeben. Diese Maßnahme mußte allerdings nach massivem Protest der Arzneimittelkommissionen der Ärzte und Apotheker rückgängig gemacht werden.

Sowohl dem Arzt wie auch dem Apotheker sei jedenfalls das genaue Studium der regelmäßigen Berichte des Deutschen Arzneiprüfungsinstituts dringend empfohlen; denn irgendwann kommen Patienten bzw. Kunden und möchten etwas wissen, z. B. über:

1. *Swasahar:* ein »Wundermittel« gegen Asthma, angeblich aus der ayurvedischen Medizin stammend; auch darin wurde mehrfach Prednisolon nachgewiesen (15);

2. *Chuifong Tonkuwan:* Gicht- und Rheumamittel aus Hongkong mit zahlreichen

pflanzlichen Bestandteilen; enthält zusätzlich Dexamethason und Indometacin (15);

3. *Thong Yen Obat China / Lim Yik Kong:* Asthmamittel mit nicht näher identifizierbaren tierischen und pflanzlichen Drogen und hohen Dosen von Prednisolon (17, 47);

4. *Yun Wu Tea* oder *Chin-Yan-Tea:* ein Antirauchertee aus China, bestehend aus Schwarzem Tee mit einem Zusatz von Süßholzwurzelextrakt und Nikotin/Tabakextrakt, der in der Bundesrepublik aufgrund des Nikotingehalts rezeptpflichtig sein müßte (17);

5. *Nature Strong Handsome Tea:* ein Schlankheitstee mit laut Deklaration 8 Bestandteilen, von denen aber lediglich Folia Theae nigrae nachgewiesen werden konnten (46).

Mit diesem Befund reiht sich der ostasiatische Wundertee ein in die beachtliche – dem Namen nach häufig wechselnde – Zahl von Schlankheitstees und Schlankheitsmitteln, die hierzulande angeboten werden und als Antiadiposita mehr oder weniger wirkungslos sind. Die Mehrzahl dieser Präparate wird über den Versandhandel vertrieben, wobei »die mafiaartig organisierten, international verzweigten Vertriebsorganisationen ausschließlich den Zweck verfolgen, Überwachungsbehörden in die Irre zu leiten und möglichst vielen Leuten Geld aus der Tasche zu ziehen« (DAPI, 1989).

In einigen Fällen wird auch versucht, den Vertriebsweg Apotheke zu nutzen (Ananasenzyme, Pektinpräparate u. a.). Zwar sind bei den meisten Präparaten keine unerwünschten Wirkungen im Körper zu befürchten, doch sollte jedenfalls auf die Diskrepanz zwischen dem stark überhöhten Preis und der fragwürdigen Wirkung hingewiesen werden.

Für pflanzliche, insbesondere exotische »Wundermittel« läßt sich also das Fazit ziehen: Nutzen gering bis gänzlich fehlend, Risiko möglicherweise durch nicht deklarierte, starkwirksame Beimengungen (die u. U. für den kurzfristigen »Erfolg« dieser Mittel verantwortlich sein können) hoch.

Zu welcher **Perversion** im übrigen die Hersteller von »Wundermitteln« fähig sind, zeigte ein Fall, über den 1964 in der pharmazeutischen Fachpresse berichtet wurde (42): Ein »wirksames Schlankheitsmittel«, das bei nur einmaliger Einnahme zum Erfolg führen sollte, enthielt in einer Kapsel einen lebenden Bandwurmkopf!

Zusammenfassend läßt sich sagen: Nach einer neuesten Umfrage halten 45% der Bundesbürger pflanzliche Arzneimittel für wirksam; die meisten schätzen überdies die Gefahr von unerwünschten Wirkungen bei diesen Mitteln für gering ein (48). Ein solches Ergebnis macht deutlich, wie wichtig Informationen über die Möglichkeit unerwünschter Wirkungen von Phytopharmaka sind.

Literatur

1. ABEL, G.: Übereilte Maßnahmen. Dt. Apoth. Z. **128,** 1859 (1988).
2. AMMON, H. P. T. (Kommission Öffentlichkeitsarbeit der DPhG): Risikobewertung von Pyrrolizidinalkaloid-haltigen Arzneipflanzen. Dt. Apoth. Z. **129,** 364 (1989); auch in: Pharm. Z. **134,** 464–465 (1989); Z. Phytotherapie **10,** 98–99 (1989).
2a. AMMON, H. P. T.: Möglichkeiten und Grenzen der Selbstmedikation mit Phytopharmaka. Z. Phytotherapie **10,** 167–174 (1989).
3. ARNOLD, W. N.: Absinth – Droge des Fin de siècle. Spektrum der Wissenschaft, Aug. 1989.
4. BERTRAM, B.: Flavonoide – Eine Klasse von Pflanzeninhaltsstoffen mit vielfältigen biologischen Wirkungen, auch mit karzinogener Wirkung? Dt. Apoth. Z. **129,** 2561–2571 (1989).
5. BGA-Mitteilung: Widerruf der Zulassung für Immergrünkraut-haltige Arzneimittel. Pharm. Z. **132,** 1826 (1987); auch in Dt. Apoth. Z. **127,** VII (1987).
6. BGA-Mitteilung: Danthron-haltige Arzneimittel. Dt. Apoth. Z. **127,** VIII (1987).
7. BGA-Mitteilung, KELLER, K.: Persönliche Mitteilung, 1992.

8. BGA-Mitteilung: Über Ginkgo-biloba-haltige Arzneimittel. Pharm. Z. **134,** 561 (1989).
9. BGA-Mitteilung: Erlöschen der Zulassung für Carnivora. Pharm. Z. **134,** 2142 (1989).
10. BIELENBERG, J.: Nebenwirkungen durch Lakritze. Dt. Apoth. Z. **129,** 83 (1989).
11. BIELENBERG, J.: Auch Lakritz kann zu Intoxikationen führen. Pharm. Z. **134,** 3059–3064 (1989).
12. BRAUN, R. u. Mitarb.: Valepotriate mit Epoxidstruktur – beachtliche Alkylantien. Dt. Apoth. Z. **122,** 1109–1113 (1982).
13. CZYGAN, F.-C.: 2000 Jahre Vinca minor – Kleines Immergrün. Dt. Apoth. Z. **127,** 2376–2380 (1987).
14. CZYGAN, F.-C.: Phytopharmaka: Pharmazeutische Qualität. Unbedenklichkeit und Wirksamkeit. Editorial. Z. Phytotherap. **10,** 3 (1989).
15. DAPI: Warnung vor »ASFO«-Natural herbs tea. Dt. Apoth. Z. **128,** X (1988).
16. DAPI: Tätigkeitsbericht 2. Halbjahr 1986. Pharm. Z. **132,** 645–646 (1987).
17. DAPI: Tätigkeitsbericht 1. Halbjahr 1983. Pharm. Z. **128,** 2254–2255 (1983).
18. DAPI (STEINIGEN, M.): Erneute Warnung vor AMBORUM Special F. Pharm. Z. **132,** 37–38 (1987).
19. DICKSTEIN, E. S. u. F. W. KUNKEL: Foxglove tea poisoning. Am. J. Med. **69,** 167–169 (1980).
20. DOST, F. H. u. B. LEIBER: Menthol and Menthol-containing external remedies. Thieme, Stuttgart 1967.
21. ECKARDT, F.: Über Vergiftungen im Säuglingsalter. Kinderärztl. Prax. **20,** 488–492 (1952).
22. ESDORN, I.: Die Ginsengwurzel auf dem heutigen Drogenmarkt. Pharmazie **15,** 75–81 (1960).
23. FINTELMANN, V. u. C.-P. SIEGERS: Johanniskraut weiterhin unbedenklich. Dt. Apoth. Z. **128,** 1499 (1988).
24. FOGH, A., P. CULLING u. E. WICKSTRØM: Veratrum alkaloids in sneezingpowder, a potential danger. J. Toxicol. clin. Toxicol. **20,** 175–179 (1983).
25. FRÖHLINGSDORF: Persönl. Mitteilung 1989.
26. FROHNE, D. u. H. J. PFÄNDER: Giftpflanzen. 3. Aufl. Wiss. Verlagsgesellschaft mbH, Stuttgart 1987.
27. FROHNE, D.: Hydrochinonvergiftung durch Folia Myrtilli? Pharm. Z. **133,** 522–523 (1988); auch in Z. Phytotherapie **9,** 111 (1988).
28. GERHARDT, G., Lj. KRAUS u. J. SLIJEPCEVIC: Blutzuckersenkung durch Folia Myrtilli. Unveröfftl. (persönl. Mitteilung).
29. HAGENSTRÖM, U. u. C. LINDEMANN: Schwedenkräuter – kritische Betrachtungen zu einem alten pharmazeutischen Präparat. Pharm. Z. **132,** 296–299 (1987).
30. HAGER'S Handb. d. Pharm. Praxis: 4. Ausg. Monographie Chelidonium. Springer, Berlin-Heidelberg-New York 1967–1980.
31. HELWIG, H.: Menthol und andere ätherische Öle bei Säuglingen. Med. Mo. Pharm. **10,** 388 (1987).
32. HERBST, V.: Begegnung mit Maria Treben. Dt. Apoth. Z. **126,** 2504 (1986).
33. HESSELBARTH, K.: Persönl. Mitteilung 1989.
34. HRUBY, K., K. LENZ u. J. KRAUSLER: Vergiftung mit Veratrum album (Weißer Germer). Wien. klin. Wschr. **93,** 517–519 (1981).
35. HUTH, K.: Nebenwirkungen durch Weizenkleie. Dt. med. Wschr. **112,** 155 (1987): ref. in Med. Mo. Pharm. **10,** 237 (1987).
36. KRATSCHMER, F.: Über Reflexe von der Nasenschleimhaut auf Atmung und Kreislauf. Sitzungsber. d. Wien. Königl. Akad. d. Wiss. Math.-Nat. Cl. **62,** 147 (1870).
37. KRUSE, H., D. NAUE u. C. BERG: Das Mutterkorn aus toxikologischer Sicht. Pharm. Z. **134,** 321–325 (1989).
38. MAIWALD, L.: Nutzen ohne Risiko. Apoth. Z. **128,** 2566–2568 (1988).
39. MEHNERT, J.: Gewichtsreduktion mit Kilo-Nit. Ergebnisse einer Studie. Apotheker J. H. 1/89, 36–38 (1989).
40. Mitt. Arzneimittelkommission: Rheogen. Pharm. Z. **134,** 3177 (1989).
41. NAHRSTEDT, A.: Werbung in der Phytotherapie: Kilo-Nit. Dt. Apoth. Z. **128,** 1065–1066 (1988): dazu auch Stellungnahme der Firma.
42. N. N.: Schlankheitskuren durch Bandwurm. Dt. Apoth. Z. **104,** 826–827 (1964).
43. N. N.: Tod durch »O-Tee«. Pharm. Z. **125,** 1307 (1980).
44. N. N.: Patient gelähmt – nach Giftarznei von Heilpraktiker. AZ, München 19./20. 11. 1988.
45. N. N.: Warnung vor ASFO – Natural herbs tea. Pharm. Z. **133,** 6 (1988).
46. N. N.: Information über Nature strong handsome tea. Pharm. Z. **133,** 7 (1988).
47. N. N.: Asthma-Wundermittel Thong Yen Obat China (Lim Yik Kong). Pharm. Z. **133,** 7 (1988).
48. N. N.: Vertrauen in Naturarzneimittel. Medikament und Meinung, Nr. 10, 16. 10. 1989.
49. POGINSKY, B. u. Mitarb.: Johanniskraut (Hypericum perforatum L.). Genotoxizität bedingt durch den Quercetingehalt. Dt. Apoth. Z. **128,** 1364–1366 (1988).
50. POGINSKY, B., J. WESTENDORF u. H. MARQUARDT: Johanniskraut wirklich unbedenklich? Dt. Apoth. Z. **128,** 2327–2328 (1988).
51. RANFT, R. u. W. IMHOFF: Bolusobstruktion in der Speiseröhre. Dt. med. Wschr. **108,** 1968 (1983); ref. Dt. Apoth. Z. **124,** 125 (1984).
52. RÖDER, E.: Nebenwirkungen von Heilpflanzen. Dt. Apoth. Z. **122,** 2081–2092 (1982).

53. RÖDER, E. u. V. NEUBERGER: Pyrrolizidinalkaloide in Symphytum-Arten. Dt. Apoth. Z. **128**, 1991–1994 (1988).
54. RÖDER, E.: Wie gefährlich ist Huflattich als Hustentee? Dt. Apoth. Z. **128**, 2321–2322 (1988).
55. ROTH, K.: Erste Hilfe für die Feiertage – Naturheilkunde. Für Sie, Dez. 1986.
56. ROULET, M. u. Mitarb.: Hepatic veno-occlusive disease in newborn infant of a woman drinking herbal tea. J. Pediat. **112**, 433–436 (1988).
57. SALLER, R., A. HELLSTERN u. D. HELLENBRECHT: Klinische Pharmakologie und therapeutische Anwendung von Cineol (Eukalyptusöl) und Menthol als Bestandteile ätherischer Öle. intern. prax. **28**, 355–364 (1988).
58. SCHILCHER, H.: Ätherische Öle – Wirkungen und Nebenwirkungen. Dt. Apoth. Z. **124**, 1433–1442 (1984).
59. SCHIMMER, O.: Johanniskraut – eine gefährliche Arzneipflanze? Dt. Apoth. Z. **128**, 1504 (1988).
60. SCHMALTZ, D. u. Mitarb.: Untersuchungen über einige deutsche Arzneipflanzen (Chelidonium majus). Hippokrates, H. 5, 104–108 (1940).
61. SCHÖNHÖFER, P. S., H. SCHULTE-SASSE u. B. DREES: Naturkundliche Arzneimittel: immer wirksam und unbedenklich? intern. prax. **29**, 755–761 (1989).
62. SIEGEL, R. K.: Ginseng abuse syndrom – problems with the panacea. J. Am. med. Ass. **241**, 1614–1615 (1979).
63. SIEGEL, R. K.: Ginseng use among two groups in the United States. In: Proc. 3rd. Intern. Ginseng Symposium, S. 229–236. Korea Ginseng & Tobacco Research Institute, Saigon 1980.
64. SIEGERS, C.-P.: Toxikologie der Phytopharmaka. Z. Phytotherapie **8**, 110–113 (1987).
65. SIEGERS, C.-P.: Risiko ohne Nutzen? Dt. Apoth. Z. **128**, 2274–2275 (1988).
66. SIEGERS, C.-P.: Stellungnahme zur Johanniskrautproblematik. Dt. Apoth. Z. **128**, 2328 (1988).
67. SONNENBORN, U.: Ginseng – Neuere Untersuchungen immunologischer, pharmakologischer und endokrinologischer Aktivitäten einer alten Arzneipflanze. Dt. Apoth. Z. **127**, 433–440 (1987).
68. SONNENBORN, U.: Ginseng-Nebenwirkungen: Fakten oder Vermutungen? Med. Mo. Pharm. **12**, 46–53 (1989).
69. STEINBACH, R. A. u. H. MIETHING: Bestimmung des Pyrrolizidinalkaloids Senkirkin in Farfarae folium. Pharm. Z. **134**, 23–27 (1989).
70. TETZNER, M., U. OBERDISSE: Intoxikationen nach Schnupfen von Niespulver. pädiat. prax. **28**, 267–268 (1983).
71. TEUSCHER, E. u. Mitarb.: Untersuchungen zum Wirkungsmechanismus ätherischer Öle. Z. Phytotherapie **11**, 87–92 (1990).
72. THESEN, R.: Phytotherapeutika – nicht immer harmlos. Pharm. Z. **133**, 38–43 (1988).
73. THESEN, R., M. SCHULZ u. R. BRAUN: Ganz oder teilweise »negativ« bewertete Arzneistoffe. Pharm. Z. **134**, 461–464 (1989).
74. THESEN, R., M. SCHULZ u. R. BRAUN: Ganz oder teilweise »negativ« bewertete Arzneistoffe. Pharm. Z. **134**, 2230–2232 (1989).
75. TRÖSTER, H. G.: Unkritisch und unqualifiziert. Pharm. Z. **134**, 2531–2532 (1989).
76. TRYBA, G.: Gift im Korn. DIE ZEIT **47**, 31 (1987).
77. TYLER, V. E.: Herbal medicine in America. Planta med. **53**, 1–4 (1987).
78. WAGNER, H.: Pharmazeutische Biologie, Bd. 2: Drogen und ihre Inhaltsstoffe, 4. Aufl., S. 77. Fischer, Stuttgart-New York 1988.
79. WESTENDORF, J. u. Mitarb.: Possible carcinogenicity of anthraquinone-containing medical plants. Planta med. **54**, 562 (1988).
80. WICHTL, M.: Cancerogene Substanzen in höheren Pflanzen. Pharm. Z. **134**, 1683–1690 (1989).
81. WICHTL, M.: Wie hoch ist das Krebsrisiko wirklich? Dt. Apoth. Z. **129**, 1143–1145 (1989).
82. WICHTL, M.: Teedrogen. 2. erw. Aufl. Wiss. Verlagsgesellschaft mbH., Stuttgart 1989.

Leicht geänderte Fassung aus:
Dt. Apoth. Z. **130**, 1861–1871 (1990)

D. FROHNE, Kiel

Substanzen mit gentoxischer, kanzerogener und teratogener Potenz in Pflanzen und pflanzlichen Arzneimitteln

O. Schimmer

Institut für Botanik und
Pharmazeutische Biologie der
Universität Erlangen-Nürnberg

Bedeutung gentoxischer Substanzen im Pflanzenreich

Pflanzliche Organismen sind ein beinahe unerschöpfliches Reservoir an biologisch aktiven Substanzen. Es ist daher nicht überraschend, daß darunter auch Verbindungen sind, die mit Nukleinsäuren oder chromosomalen Strukturen interagieren können. Da solche Reaktionen im allgemeinen das genetische Material einer Zelle verändern oder schädigen können, hat man für eine derartige Aktivität den Ausdruck Gentoxizität eingeführt. Gentoxizität umfaßt nicht bloß Mutationen, sondern auch größere Schäden, die mikroskopisch erkennbar sind, wie z. B. Chromosomenbrüche und -austausche oder sog. Schwesterchromatidaustausche (SCE).

Vor etwa 30 Jahren, als man begann, pflanzliche Produkte systematisch auf ihre Gentoxizität zu untersuchen, galten solche Substanzen noch als recht selten. Innerhalb der letzten 10 Jahre hat sich ihre Zahl dagegen sprunghaft erhöht, und ein Ende ist nicht abzusehen.

Gentoxizität ist somit eine nicht ungewöhnliche Eigenschaft mancher Pflanzenstoffe und von ebenso grundlegender Bedeutung wie antimikrobielle oder protektive Wirkungen von Naturstoffen. In Tab. 1 ist, ohne Rücksicht auf Vollständigkeit, eine beachtliche Zahl pflanzlicher Naturstoffe zusammengestellt, die in einem oder mehreren, meist in vitro-Testsystemen, eine deutliche, schwächere oder stärkere gentoxische Aktivität entfalten. Gentoxische Substanzen findet man auch in Bakterien, Algen und Pilzen (Aflatoxine, Gyromitrin). In dieser Übersicht sollen jedoch nur die im Rahmen pflanzlicher Arzneimittel verwendeten Produkte und die in ihnen enthaltenen Substanzen behandelt werden.

Aus Tab. 1 ist ersichtlich, daß bestimmte Strukturtypen mit jeweils relativ vielen Verbindungen vertreten sind (wie z. B. Pyrrolizidinalkaloide), daß jedoch generell eine große Vielfalt unterschiedlichster Strukturen für eine Gentoxizität in Frage kommt.

Es ist zu ergänzen, daß Substanzen mit starker Zytotoxizität nicht oder nur begrenzt auf ihre Gentoxizität untersucht werden können. Auch liegen für manche Substanzen widersprüchliche Befunde vor. Eine gentoxische Potenz muß auch nicht in allen Testorganismen zu beobachten sein. Unterschiedliche Repairkapazität und Behandlungsbedingungen können die Ergebnisse erheblich beeinflussen.

Ein negativer Befund in einem anerkannten Testsystem ist kein Zeichen für fehlende Gentoxizität.

Systeme und Organismen zur Erfassung der Gentoxizität

Die Zahl der heute einsetzbaren Testorganismen und Methoden ist selbst für den Spezialisten kaum noch zu überblicken oder in ihrer Aussagekraft richtig einzuschätzen. Einige wenige Systeme werden weltweit eingesetzt und sind allgemein anerkannt. Die damit gefundenen Ergebnisse verdienen deshalb Beachtung.

Tab. 1
Pflanzenstoffe mit gentoxischer Potenz (unvollständige Liste, manche Verbindungen sind nicht ausreichend geprüft, s. Text)

* Beim nicht-enzymatischen Abbau können Thioharnstoffderivate entstehen. Thioharnstoff ist ein potentielles Mutagen und Kanzerogen

Anthrachinone (Alizarin, Aloeemodin, Chrysophanol, Emodin, Lucidin)
Flavonoide (Kämpferol, Myricetin, Quercetin, Norwogonin, Wogonin)
Furocumarine (Bergapten, Heraclenin, Imperatorin, Psoralen, Xanthotoxin, Isopimpinellin)
Naphthochinone (Juglon, Plumbagin)
Phenole (Tannine, Gallotannin, oligomere Catechine, Gossypol, Hydrochinon)
Phenylpropane (Chlorogensäure, Kaffeesäure, β-Asaron, Estragol, 6-Gingerol, Isosafrol, Safrol)
Terpenoide (Citronellal, Hymenovin, Menthon, Ptaquilosid)
Xanthone (Bellidifolin, Gentisin, Isogentisin, Swertianin)
Alkaloide und andere N-haltige Verbindungen (Allylisothiocyanat*, Aristolochiasäuren, Aristolaktame, Capsaicin, Cycasin)
Acridonalkaloide (Rutacridon, Rutacridonepoxid, Gravacridondiol, Isogravacridonchlorin)
Chinolizidinalkaloide (Cryptopleurin)
Ergolinalkaloide (Ergonovin, Ergotamin, Festuclavin)
Furochinolinalkaloide (Dictamnin, Evolitrin, γ-Fagarin, Kokusaginin, Maculin, Skimmianin)
Harmanalkaloide (Harman, Harmin, Harmol, Harmalin, Harmalol)
Indolalkaloide (Camptothecin, Ellipticin, Vinblastin, Vincristin, Voacristin)
Isochinolinalkaloide (Dehydroemetin, N-Demethyl-N-formyldehydronuciferin, Liriodenin, Lysicamin, Noscapin, Roemerin, Tetrandrin)
Phenanthridinalkaloide (Fagaronin)
Piperidinalkaloide (Arecolin, Arecaidin)
Pyrrolizidinalkaloide (Clivorin, Echimidin, Fulvin, Heliotrin, Integerrimin, Lasiocarpin, Ligularidin, Monocrotalin, Petasitenin, Retrorsin, Senecionin, Seneciphyllin, Senkirkin, Supinin)
Purine (Coffein, Theobromin)
Alkaloide mit schwacher Wirkung oder vermuteter gentoxischer Aktivität aufgrund anderer Befunde (Berberin, Sanguinarin, Strychnin)

Dazu gehören in vitro-Tests mit dem Bakterium Salmonella typhimurium (Ames-Test) und zytogenetische Tests mit Säugerzellkulturen oder menschlichen Zellkulturen. Sie sind zur Beurteilung einer Gentoxizität unbedingt durchzuführen. Von besonderer Bedeutung sind nach wie vor in vivo-Versuche, die meist an der Maus erfolgen, aber auch die Taufliege Drosophila melanogaster hat sich als sensibles Testobjekt erwiesen. Letztlich muß man aus den vorliegenden Befunden dann abschätzen, ob die Datenmenge für eine kritische Stellungnahme ausreicht und welchen Stellenwert widersprüchliche Ergebnisse haben.

Wie aus Tab. 4 zu ersehen ist, kann man die Substanz Quercetin aufgrund der Datenmenge eindeutig als gentoxische Verbindung charakterisieren. Das gilt auch für die Aristolochiasäuren, die als Mischung in Blatt und Wurzel der bei uns heimischen Osterluzei (Aristolochia clematitis) enthalten sind.

Gentoxische Naturstoffe als potentielle Kanzerogene

Nicht jede gentoxische Substanz muß auch ein kanzerogenes Potential besitzen. Deshalb kann man auf Kanzerogenitätsexperimente grundsätzlich nicht verzichten. Ein positiver Kanzerogenitätstest an Maus, Ratte oder anderen Versuchstieren rechtfertigt freilich auch dann noch nicht eine uneingeschränkte Übertragung auf den Menschen. Neuerdings sehen manche Wissenschaftler auch die Rolle der Mutation als Basis einer Tumor-Initiation nicht mehr als unverrückbares Dogma, nachdem eine Reihe nicht-gentoxischer Kanzerogene bekannt geworden sind.

Bei den Aristolochiasäuren wurde zuerst die Kanzerogenität im Tierexperiment entdeckt. Erst danach wurde mit den üblichen Testmodellen die Gentoxizität dieser Verbindungen bewiesen. Da das Risiko sehr hoch eingeschätzt wurde, mußten Arzneimittel, die diese Substanzen enthielten, vom Markt genommen werden.

Anders muß Quercetin beurteilt werden. Obwohl eine gentoxische Aktivität vorhanden ist, ergaben Langzeitversuche an Maus, Ratte und Hamster fast ausschließlich negative Befunde (Tab. 4). In der IARC-Monographie, die sich mit den möglichen Risiken dieser Substanz befaßt, wird dennoch eine endgültige Beurteilung nicht vorgenommen.

Gegenwärtig liegt ein ausreichender Verdacht auf kanzerogene Potenz nur für eine begrenzte Zahl von gentoxischen Naturstoffen vor (Tab. 2). Dazu gehören vor allem die Pyrrolizidinalkaloide, die auch in Arzneipflanzen, wie z. B. im Beinwell vorkommen. Allerdings werden auch die Pflanzen selbst, die diese Stoffe enthalten, soweit sie im Tierexperiment positive Resultate brachten, als potentielle Kanzerogene betrachtet (Tab. 2). Bei pflanzlichen Produkten ist eine Beurteilung von gentoxischen und kanzerogenen Effekten jedoch schwieriger als bei Reinsubstanzen, wie später gezeigt werden soll.

Viele der in Tab. 1 aufgeführten Stoffe sind noch nicht auf kanzerogene Potenz untersucht. Andere, wie z. B. bestimmte Furocumarine, die nur in Verbindung mit UV-A wirken, werden hinsichtlich ihres kanzerogenen Risikos nicht einheitlich beurteilt. Möglicherweise spielt hier auch die Applikationsart (oral oder topisch) eine Rolle.

Pflanzenstoffe mit kanzerogener Potenz
(Positivbefunde an Ratte und/oder Maus[1])

Aristolochiasäuren (I und II)
Cycasin[2],
  Pyrrolizidinalkaloide (Clivorin, Heliotrin, Isatidin, Lasiocarpin, Monocrotalin, Petasitenin, Senecionin, Senkirkin, Symphytin)
Ptaquilosid
  Phenylpropane (β-Asaron, Estragol, Isosafrol, Methyleugenol, Safrol)
Sanguinarin
Furocumarine (Bergapten, Xanthotoxin)[3]
ungesättigte Laktone (Protoanemonin, Parasorbinsäure)[4]
Gerbstoffe vom Tannin- oder Catechin-Typ[5]

Pflanzliche Produkte mit kanzerogener Potenz: Wirkprinzip

Tussilago farfara (Huflattich): Pyrrolizidinalkaloide
Symphytum officinale (Beinwell): Pyrrolizidinalkaloide
Senecio jacobaea (Jakobskreuzkraut): Pyrrolizidinalkaloide
Pteridium aquilinum (Adlerfarn): Ptaquilosid

Pflanzenstoffe mit Tumorpromotorpotenz (Mäusehaut)

Chrysarobin, Limonen, Mezerein, 12-O-Tetradecanoylphorbol-13-acetat (TPA), Porelladiolid[6]

Manche Pflanzenextrakte verstärken ein Tumorwachstum bei Mäusen, ohne daß der Stoff bzw. der Mechanismus bekannt ist. Dazu gehören Auszüge aus Thevetia peruviana und Curcurbita foetidissima

Tab. 2
Pflanzenstoffe und Pflanzenprodukte mit kanzerogener oder tumorfördernder Potenz
([1] ohne Naturstoffe aus Mikroorganismen und ohne Kanzerogene auf nicht-gentoxischer Basis [wie z. B. Reserpin]; [2] nur das bei oraler Applikation entstehende Aglykon Methylazoxymethanol ist wirksam. Positive Befunde auch bei Hamster, Meerschweinchen, Kaninchen, Affen; [3] nur in Verbindung mit UV-A; [4] nach Injektion; [5] viele indirekte Hinweise [siehe 10]; [6] Sesquiterpenlakton aus Lebermoosen)

Es gibt darüber hinaus Kanzerogene, die auf einer nicht-gentoxischen Basis wirken, und sog. Tumorpromotoren, die nur in Verbindung mit einer gentoxischen Substanz wirken (Tab. 2). Sie initiieren nicht die Tumorbildung, sondern fördern sie nur. Auch dafür gibt es Beispiele aus dem Pflanzenreich.

Gentoxizität als Grundlage einer teratogenen Aktivität

Im Gegensatz zu den offenkundigen Beziehungen zwischen Gentoxizität und Kanzerogenität bei somatischen Zellen gibt es für eine enge Korrelation Teratogenität – Gentoxizität oder Teratogenität – Kanzerogenität wenig Hinweise. Teratogene stören normalerweise Funktionen von Zellen, verändern jedoch im Regelfall nicht die genetische Information in ihnen. Die wenigen Teratogene, die als potentielle Kanzerogene gelten, dürften über nicht-gentoxische Mechanismen wirken. Eine Ausnahme stellen wohl die beiden Pyrrolizidinalkaloide Heliotrin und Senecionin dar, deren gentoxische und kanzerogene Aktivität ausreichend gesichert sind. Auch beim Cycasin dürfte die Teratogenität im Tierexperiment auf die Alkylierungspotenz der Abbauprodukte zurückgehen, also auf dem gleichen Mechanismus wie Gentoxizität und Kanzerogenität beruhen.

Tab. 3
Pflanzenstoffe mit teratogener Potenz (eine gentoxische Aktivität als Basis der Teratogenität ist nur für Heliotrin, Senecionin, Vincristin, Vinblastin und Cycasin wahrscheinlich)

([1] dieses und ein weiteres teratogenes Alkaloid, Elymoclavin, sind Stoffwechselprodukte des Pilzes Claviceps purpurea; [2] Ergebnisse sind nicht eindeutig; [3] beim Menschen nicht teratogen; [4] nicht-gentoxische Basis, kein Hinweis, daß Reserpin beim Menschen teratogen wirkt; [5] eine ganze Reihe weiterer verwandter Verbindungen aus Veratrum-Arten sind gleichfalls wirksam; [6] nur das bei der Hydrolyse entstehende Methylazoxymethanol wirkt teratogen)

Substanz	Stoffgruppe	Versuchstier
Heliotrin	Pyrrolizidinalkaloid	Ratte, Insekten
Senecionin	Pyrrolizidinalkaloid	Ratte
Ergocornin[1]	Ergolinalkaloid	Ratte
Chinin[2]	Chinolinalkaloid	
Coffein[3]	Purin	Ratte, Maus, Kaninchen
Reserpin[4]	Indolalkaloid	Ratte
Vincristin	Indolalkaloid	Ratte, Maus, Hamster, Affe
Vinblastin	Indolalkaloid	
Cyclopamin	Steroidalkaloid	Ratte, Kaninchen, Hamster, Schaf
Jervin[5]	Steroidalkaloid	Maus, Kaninchen, Hamster, Schaf
Verbindungen vom Solanidan-Typ[2]	Steroidalkaloidsaponin	
Coniin	Piperidinalkaloid	Schaf, Rind, Pferd
Cycasin[6]	Azoxy-O-Glykosid	Ratte, Hamster, Frettchen
Sabinylacetat	Monoterpen	Ratte
Indospicin	Aminosäure	Ratte
Anagyrin	Chinolizidinalkaloid	Rind
Lupanin	Chinolizidinalkaloid	Rind

	Organismus/Zelltyp	Test	Quercetin	Aristolochia-säuren
Gentoxizität in vitro	Bakterien	Genmutationen (Ames-Test)	+	+
	Bakterien	Rec-Test	−	nicht geprüft
	Pilze	Genmutationen	+/−	nicht geprüft
	Algen	Genmutationen	−	−
	Säugerzellkulturen	Genmutationen	+/−	+ (Maus)
	Säugerzellkulturen	strukt. Chromosomen-aberrationen	+	nicht geprüft
	menschliche Zellkulturen	Schwesterchromatid-austausche (SCE)	+	+
	menschliche Zellkulturen	strukt. Chromosomen-aberrationen	+	+
	Säugerzellkulturen	Transformationstest	+ (schwache Aktivität)	+
	Rattenhepatozyten	DNA-Repair	nicht geprüft	+
	menschliche Zellkulturen	DNA-Repair	nicht geprüft	−
Gentoxizität in vivo	Insekten	Genmutationen/ Rekombinationen	+ (schwache Aktivität)	+
	Maus	Mikronukleus-Test	+/−	+
	Chinesischer Hamster	Schwesterchromatid-austausche	nicht geprüft	+
	Maus	Dominanz-Letal-Test	−	−
	Maus	zytogenet. Test an Spermatozyten	nicht geprüft	−
Kanzero-genität	Maus (oral)	Tumorinduktion	−	+
	Ratte (oral)	Tumorinduktion	− (fast ausschl. neg. Befunde)	+
	Hamster (oral)	Tumorinduktion	−	nicht geprüft
	Maus (lokal)	Tumorinduktion	−	nicht geprüft
Teratogenität	Ratte (oral)		−	nicht geprüft

Tab. 4
Befunde zur Gentoxizität, Kanzerogenität und Teratogenität von Quercetin und Aristolochiasäuren (I + II)

Für die meisten der in Tab. 3 aufgeführten Naturstoffe ist der Mechanismus dagegen nicht klar. Die Aktivität ist in einigen Fällen (Chinin, Solanidinderivate) nicht gesichert bzw. für den Menschen nicht relevant (Coffein, Reserpin). Die meisten Beobachtungen kongenitaler Mißbildung liegen bei Weidetieren vor. Die dafür verantwortlichen Substanzen sind jedoch nicht immer bekannt (Cytisus scoparius, Astragalus-Arten) oder noch nicht direkt untersucht worden (Mimosin in Leucaena leucocephalia).

Vergleichsweise wenig gentoxische Naturstoffe sind auf Teratogenität geprüft.

Negative Ergebnisse an der Ratte liegen für Quercetin und Chlorogensäure vor, 2 ubiquitär vorkommende Pflanzenstoffe.

Gentoxische Potenz und Stoffwechsel

Wechselwirkungen mit Substanzen aus der Nahrung

Für die Beurteilung, wie riskant eine chemische Verbindung als gentoxischer Stoff ist, spielt neben dem Wirkungsmechanismus vor allem die Frage der Metabolisierung durch den Säugerstoffwechsel eine entscheidende Rolle.

Eine Entgiftung im Stoffwechsel würde das Risiko verringern, eine Metabolisierung zu weiteren gentoxischen Verbindungen dagegen erhöhen. Quercetin ist ein Beispiel für eine Entgiftung im menschlichen Stoffwechsel. Diese Verbindung wird im Darm in kleinere Bausteine zerlegt, die ihrerseits inaktiv sind. Bei den Aristolochiasäuren ist dagegen ein Umbau zu Aristolaktamen nachgewiesen, die noch gentoxisch wirken. Über die als Nebenprodukt entstehende Aristolsäure gibt es widersprüchliche Befunde.

Die in Sennesblättern vorkommenden Sennoside werden im Darm fast vollständig in Rhein und Aloeemodin zerlegt; Rhein wirkt zwar nicht gentoxisch, das als Wirkform entstehende Rheinanthron ist aber noch nicht untersucht. Aloeemodin dagegen hat selbst gentoxische Aktivität (Tab. 1). Von einem chronischen Gebrauch der Sennesblätter sollte daher abgeraten werden.

Viele gentoxische Naturstoffe werden im Stoffwechsel erst gegiftet, d. h. es sind sog. Prämutagene, die nach Verstoffwechselung ultimate Mutagene als die eigentlichen reaktiven Verbindungen bilden. Dazu gehören z. B. Dictamnin, die Pyrrolizidinalkaloide, Safrol und Cycasin (Tab. 5). Verhindert man die Bildung dieser eigentlichen Wirkstoffe, z. B. durch Blockierung der entsprechenden Enzyme, so unterbleibt die Giftung.

Andere Naturstoffe bilden nur in Kombination mit Komponenten aus der Nahrung, wie z. B. Nitrit, potentiell gentoxische Verbindungen. Dazu gehören Piperin (schwarzer Pfeffer), Arecolin (Betelnuß), Nikotin und Nornikotin (Tabak) und Ephedrin (Ephedrakraut). In Tab. 5 sind die durch Reaktion mit Nitrit unter simulierten natürlichen Bedingungen auftretenden Nitrosamine als mögliche potentielle gentoxische Verbindungen aufgeführt. Quercetin kann die Bildung von Nitrosaminen fördern.

Tab. 5
Pflanzliche Naturstoffe als Prämutagene

Umsetzung durch Enzyme des Säugerstoffwechsels

Beispiele:
Pyrrolizidinalkaloide → Pyrrolderivate
Safrol → Safrolepoxid,
   1-Hydroxysafrol u. a.
Cycasin → Methylazoxymethanol

Bildung von Nitrosaminen mit Nitrit aus der Nahrung

Beispiele:
Piperin → Nitrosopiperidin u. a.
Ephedrin → Nitrosoephedrin,
   N-Nitroso-N-methylaminopropiophenon u. a.
Arecolin → Nitrosoguvacolin-
   3-(Methylnitrosamino)propionitril u. a.
Nornikotin → Nitrosonornikotin
   (entsteht auch bei der Fermentation der Tabakblätter)
Tyramin → Diazocylohexadienon,
   Nitrotyramin

Pflanze (Pflanzenteil)		Testsystem	vermutete Wirkstoffklasse
Ruta graveolens	(Kraut)	Bakterien	Furochinolinalkaloide
(Raute)	(Wurzel)	Bakterien	Acridonalkaloide
			Furochinolinalkaloide
	(Kraut)	Algen	Furochinolinalkaloide[1]
	(Kraut)	menschl. Zellkulturen	Furochinolinalkaloide
Crataegus spec.	(Blüte)	Bakterien	Flavonoide[2]
(Weißdorn)	(Blüte)	menschl. Zellkulturen	Flavonoide
Cassia angustifolia	(Blatt)	Bakterien	Flavonoide?
(Senna)			Anthraglykoside?
Hypericum perforatum	(Kraut)	Bakterien	Flavonoide[2]
(Johanniskraut)			
Pastinaca sativa	(Frucht)	Algen	Furocumarine[1]
(Pastinak)			
Senecio jacobaea	(Blatt und	Bakterien	Pyrrolizidinalkaloide
(Jakobs-Kreuzkraut)	Blüte)[3]		

Tab. 6
Pflanzen mit gentoxisch wirksamen Substanzen in wäßrigen oder ethanolischen Auszügen ([1] nur in Verbindung mit UV-A; [2] vor allem Quercetin; [3] Acetonauszug)

Potentiell gentoxische Stoffe in pflanzlichen Arzneimitteln

In diesem Abschnitt soll die Frage beantwortet werden, welche Bedeutung die Ergebnisse zur Gentoxizität und Kanzerogenität von Reinsubstanzen für eine Verwendung des »Vielstoffgemisches« Arzneipflanze haben.

Zunächst bleibt festzuhalten, daß auch Auszüge aus Arzneipflanzen eine gentoxische Potenz besitzen können, die mit den bereits genannten Testmodellen nachweisbar ist (Tab. 6). Das bedeutet, daß das Vorliegen einer gentoxisch aktiven Substanz in einem Vielstoffgemisch zusammen mit weiteren aktiven oder inaktiven »Begleitstoffen« grundsätzlich nachweisbar ist.

Die Nachweisbarkeit ist aber an eine Reihe von Bedingungen gebunden:

1. Die Konzentration einer gentoxisch aktiven Substanz im Gemisch muß hoch genug sein, um eine statistisch signifikante Zunahme der Aktivität zu gewährleisten.
2. Das gewählte Testsystem muß empfindlich genug sein, um den Schaden zu erfassen.
3. Das gentoxische Agens darf durch die Begleitstoffe nicht inaktiviert oder maskiert werden. Einen modifizierenden Einfluß können auch toxisch wirkende Begleitstoffe haben.

Die Unterdrückung einer gentoxischen Aktivität kann erfolgen durch Begleitstoffe, die eine Aktivierung eines Prämutagens verhindern, durch Bindung eines Begleitstoffes an ein Mutagen, Kanzerogen oder an einen aktiven Metaboliten (bei einer Giftung) oder durch Konkurrenz um eine Bindungsstelle an das Zielmolekül (DNA). Dabei muß der gentoxische Effekt nicht vollständig unterdrückt werden. Schwache Aktivität eines pflanzlichen Auszuges wirft also immer die Frage auf, inwieweit hier Modifikationen durch Begleitstoffe eine Rolle spielen.

Die gentoxische Potenz eines Extrakts oder eines Fertigpräparates kann man ohne Kenntnis der Zusammensetzung kaum interpretieren. Aus der Kenntnis der Inhaltsstoffe läßt sich das gentoxische Potential ableiten und mit der gefundenen gentoxischen Potenz in Beziehung setzen. So finden wir in Auszügen aus Kraut und Wurzel von Ruta graveolens mindestens 4 Verbindungsklassen mit gentoxischen Substanzen: Quercetin, Furocumarine (Bergapten, Psoralen, Imperatorin), Furochinoline (Dictamnin, γ-Fagarin) und Acridonalkaloide (Rutacridon, Rutacridonepoxid u.a.). Diese wirken zudem über unterschiedliche Mechanismen. Selbst die einzelne Substanz hat die Möglichkeit, über mehrere Mechanismen Zellen zu schädigen. Bei dieser komplexen Situation genügt es also nicht, nur den Effekt des Auszugs als Maß für ein Risiko zu nehmen. Andererseits wäre es aber ebenso falsch, nur aus dem Ergebnis der einzelnen Substanzen auf das im Auszug enthaltene Risiko zu schließen. Denn in vivo könnten die Begleitstoffe ja ebenso zu einer Aktivitätserniedrigung beitragen.

In diesem Zusammenhang soll erwähnt werden, daß, je nach System, Bedingungen und Substanzkombination auch gentoxische Verbindungen antimutagen und antikanzerogen wirken können. So kann Quercetin eine durch Aflatoxin bedingte Gentoxizität hemmen. Ebenso können Furocumarine, die in Bakterien schwache Mutagene sind, die Giftung der Furochinoline in Bakterien verhindern: Diese Substanzen haben somit ebenfalls Antimutagencharakter. Dies dürfte eine Rolle spielen, wenn Verbindungen beider Stoffklassen zusammen auftreten. Auch viele phenolische Pflanzenstoffe können sowohl gentoxisch als auch antigentoxisch wirken (Beispiel: Chlorogensäure). Synergistische Effekte durch Begleitstoffe sind bisher nur vereinzelt beobachtet worden.

Ein weiteres gewichtiges Problem stellt sich, wenn man fragt, wie repräsentativ das Ergebnis ist, das man mit wäßrigen oder alkoholischen Auszügen einer Pflanze erhält. Man muß nämlich bei pflanzlichen Präparaten die Variabilität des pflanzlichen Materials berücksichtigen. Repräsentative und reproduzierbare Befunde sind keineswegs die Regel.

Von Bedeutung ist:

1. die Herkunft des pflanzlichen Materials;
2. die Verwendung der ganzen Pflanze oder nur bestimmter Organe;
3. die Extraktionsmethode (und Extraktionsmittel);
4. die Kombination mit weiteren Pflanzenauszügen.

Das pflanzliche Material kann von unterschiedlichen Arten stammen. So läßt das Deutsche Arzneibuch für Weißdornpräparate 5 verschiedene Crataegusarten zu, die sich durchaus in der Zusammensetzung der Inhaltsstoffe unterscheiden. Auch dürfen Blüten, Blüten und Blätter oder Früchte der Weißdornpflanze als Grundlage für Arzneifertigpräparate dienen.

Die Extraktion der Pflanze oder der Pflanzenorgane kann mit heißem Wasser (durch Überbrühen oder Abkochen), mit kaltem Wasser oder mit Alkohol unterschiedlicher Konzentration (25–90%) erfolgen. Je nach Methode werden dadurch bestimmte Stoffe bevorzugt in Lösung gehen, d. h. relativ angereichert oder nicht im Auszug vorhanden sein. Neben Flüssigextrakten gibt es auch Trockenextrakte oder eingedickte Extrakte, bei denen, z. T. mit thermischen Verfahren, weitere Konzentrationen der Inhaltsstoffe erfolgen.

Auch wenn allen Zubereitungsformen trotz unterschiedlicher Zusammensetzung ähnliche therapeutische Effekte zukommen sollten, kann man dennoch erwarten – und unsere Ergebnisse mit Fertigarzneimitteln beweisen es –, daß ihre gentoxische Potenz erheblich variiert. Die Testung eines einzelnen »Standardauszugs« erlaubt daher keine weitreichenden Schlüsse.

Folgerungen und Forderungen

Eine beachtliche Zahl von pflanzlichen Substanzen und pflanzlichen Arzneimitteln haben per se nach Metabolisierung oder nach Verarbeitung gentoxische, kanzerogene oder teratogene Eigenschaften. Mag dieses Potential, verglichen mit dem anderer Umweltnoxen, gering sein, so sollte das damit verbundene Risiko nicht verharmlost werden. Dieses Risiko läßt sich freilich nur ermitteln, wenn genügend Datenmaterial verfügbar ist, auch im Hinblick auf die Verstoffwechselung und den Wirkungsmechanismus. Bei entsprechendem Verdacht wird man wohl um in vivo-Versuche am Tier nicht herumkommen. Schließlich sollte das Ergebnis auch im Hinblick auf den therapeutischen Nutzen gesehen werden (Beispiel: Photochemotherapie mit Furocumarinen).

Noch schwieriger ist eine Beurteilung pflanzlicher Auszüge bzw. der Fertigarzneimittel. Hier ist der genauen Zusammensetzung und der Rolle der Begleitstoffe besondere Beachtung zu schenken. Ohne erkennbaren Nutzen sollte man von einem Dauergebrauch solcher Mittel absehen, bei denen ein Risiko nachgewiesen wurde. Eine Alternative wäre es, sie so zu verarbeiten, daß die riskanten Substanzen nicht in das Endprodukt gelangen.

Literatur

1. CLARK, A. M.: Endogenous Mutagens in Green Plants. In: KLEKOWSKI, E. J. jr. (Hrsg.): Environmental Mutagenesis, Carcinogenesis and Plant Biology, Bd. 1, S. 99–132. Praeger Publ., New York 1982.
2. CULVENOR, C. C. J. u. M. V. JAGO: Carcinogenic Plant Products and DNA. In: GROVER, P. L. (Hrsg.): Chemical Carcinogens and DNA, S. 161–186. CRC Press Inc., Boca Raton/Florida 1979.
3. DANNINGER, T. u. Mitarb.: Zur Toxizität Pyrrolizidinalkaloid-haltiger Arzneipflanzen. Pharm. Z. **128**, 289–303 (1983).
4. Environmental Health Criteria, 80: Pyrrolizidine Alkaloids. WHO, Genf 1988.
5. HIRONO, I.: Naturally occurring carcinogens of plant origin. Bioactive Molecules, Bd. 2. Elsevier, Amsterdam-Kodansha-Tokyo 1987.
6. IARC: Monographs on the Evaluation of the Carcinogenic Risk of Chemicals in Humans, Bd. 31: Some Food Additives, Feed Additives and Naturally Occurring Substances. IARC, Lyon 1983.
7. IARC: Monographs on the Evaluation of the Carcinogenic Risk of Chemicals in Humans, Bd. 40: Some Naturally Occurring and Synthetic Food Components, Furocoumarins and Ultraviolet Radiation. IARC, Lyon 1986.
8. ISHIDATE, M. jr., M.C. HARNOIS u. T. SOFUNI: A comparative analysis of data on the clastogenicity of 951 chemical substances tested in mammalian cell cultures. Mutat. Res. **195**, 151–213 (1988).
9. LAI, D. Y. u. Y.-T. WOO: Naturally occurring carcinogens: an overview. Environm. Carcinogen. Rev. **5**, 121–173 (1987).
10. MORTON, J. F.: Search for Carcinogenic Principles. In: SWAIN, T u. R. KLEIMAN (Hrsg.): Recent Advances in Phytochemistry, Bd. 14, S. 53–73. Plenum Press, New York 1980.
11. SCHARDEIN, J. L.: Chemically Induced Birth Defects. Dekker Inc., New York-Basel 1985.
12. SCHIMMER, O.: Natürliche Mutagene in höheren Pflanzen. Dt. Apoth. Z. **118**, 1818–1823 (1978).
13. SCHIMMER, O.: Gentoxisches Potential pflanzlicher Arzneimittel. Therapeutikon **4**, 217–220 (1988).
14. STERN, R. S.: PUVA: its status in the United States, 1988. In: FITZPATRICK, T. B. u. Mitarb. (Hrsg.): Psoralens: Past, Present and Future of Photochemoprotection and other biological activities, S. 367–376. Libbey Eurotext, Paris 1989.
15. STICH, H. F.: The beneficial and hazardous effects of simple phenolic compounds. Mutat. Res. **259**, 307–324 (1991).

Erschienen in:
internist. prax. **32**, 609–619 (1992)
© 1992, Marseille Verlag, München

O. SCHIMMER, Erlangen

Toxikologische Bedeutung von Pyrrolizidinalkaloiden

E. TEUSCHER und U. LINDEQUIST

Einleitung

Akut und chronisch toxische Pyrrolizidinalkaloide wurden bisher aus über 300 Arten höherer Pflanzen isoliert. Ausgehend von chemotaxonomischen Überlegungen wird die Zahl der Pflanzen, die derartige Alkaloide enthalten, auf etwa 6000 geschätzt. Das sind etwa 3% aller auf der Erde vorkommenden Blütenpflanzen, darunter eine Anzahl, deren Inhaltsstoffe direkt bei ihrer Verwendung als Arzneipflanzen bzw. als Verunreinigungen in Nahrungsmitteln oder möglicherweise auf dem Umwege über die Milch von Weidetieren oder den Honig in den menschlichen Organismus gelangen können.

Nachstehend soll auf durch sie bestehende Gefahren aufmerksam gemacht und versucht werden, das durch sie ausgelöste Gesundheitsrisiko einzuschätzen.

Chemie der Pyrrolizidinalkaloide

Pyrrolizidinalkaloide besitzen einen Hexahydro-1H-pyrrolizin-Grundkörper. Die Mehrzahl der über 250 bekannten Vertreter dieser Gruppe sind Ester von Hydroxypyrrolizidinen, den sog. Necinen, mit ungewöhnlichen, aus 5–10 C-Atomen aufgebauten, verzweigtkettigen Mono- oder Dicarbonsäuren, den Necinsäuren (Abb. 2).

Von besonderem toxikologischem Interesse sind die makrozyklischen Diester von in Position 1,2-ungesättigten 1-Hydroxymethyl-7-hydroxypyrrolizidinen mit Necindicarbonsäuren, die einen aus 11–14 Gliedern bestehenden Ring besitzen, z. B. Retrorsin und Senecionin. Daneben treten auch Diester mit 2 Necinmonocarbonsäuren auf, z. B. Symphytin, oder Monoester mit einer Necinmonocarbonsäure, z. B. das Heliotrin. Bei einigen Vertretern, z. B. beim Senkirkin, ist die Bindung zwischen dem N-Atom und dem Kohlenstoffatom 8 zugunsten einer Oxogruppe in Position 8 und einer Methylgruppe am Stickstoffatom gelöst. Die Alkaloide liegen in den Pflanzen zum Teil als N-Oxide vor (9, 11, 23).

Auch Pyrrolizidinalkaloide mit davon abweichenden Strukturen wurden gefunden, z. B. das Tussilagin (13).

Vorkommen der Pyrrolizidinalkaloide

Der Verbreitungsschwerpunkt der Pyrrolizidinalkaloide liegt bei den Korbblütengewächsen (Asteraceae) und den Borretschgewächsen (Boraginaceae, 9, 11, 21, 24).

Bei den Korbblütengewächsen werden sie bei einer Anzahl von Vertretern gefunden, die auch auf Viehweiden auftreten. Dazu gehören besonders die Greiskraut-Arten (Senecio-Arten), z. B. das Jakobs-Greiskraut (Senecio jacobaea) und das Alpen-Greiskraut (S. alpina). Die Tiere meiden diese Pflanzen, vermutlich wegen des bitteren Geschmacks der Alkaloide, zwar auf der Weide meistens, nehmen sie aber auf, wenn sie ins Heu oder ins Silofutter gelangen. Im Heu bleiben die Alkaloide vollständig, im Silofutter teilweise erhalten.

Die Alkaloide werden von den Tieren, allerdings in relativ geringen Konzentrationen, auch in der Milch ausgeschieden, z. B. nach Fütterungsversuchen 0,3–0,8 mg/l bei Kühen oder Ziegen. Im Fleisch der Tiere wurden sie bisher nicht gefunden.

Im Honig, der im Westen der USA von den Bienen eingetragen wurde, konnten ebenfalls geringe Konzentrationen (0,3–3,9 mg/kg) toxischer Senecio-Alkaloide nachgewiesen werden. Derartiger Honig schmeckt bitter und wird meistens mit anderen Sorten vermischt. In Australien sind etwa 15% aller Honigchargen mit Pyrrolizidinalkaloiden kontaminiert, die hier al-

Abb. 2
Strukturen einiger toxischer
Pyrrolizidinalkaloide

▷

Retrorsin R = OH
Senecionin R = H

Symphytin

Heliotrin

Senkirkin

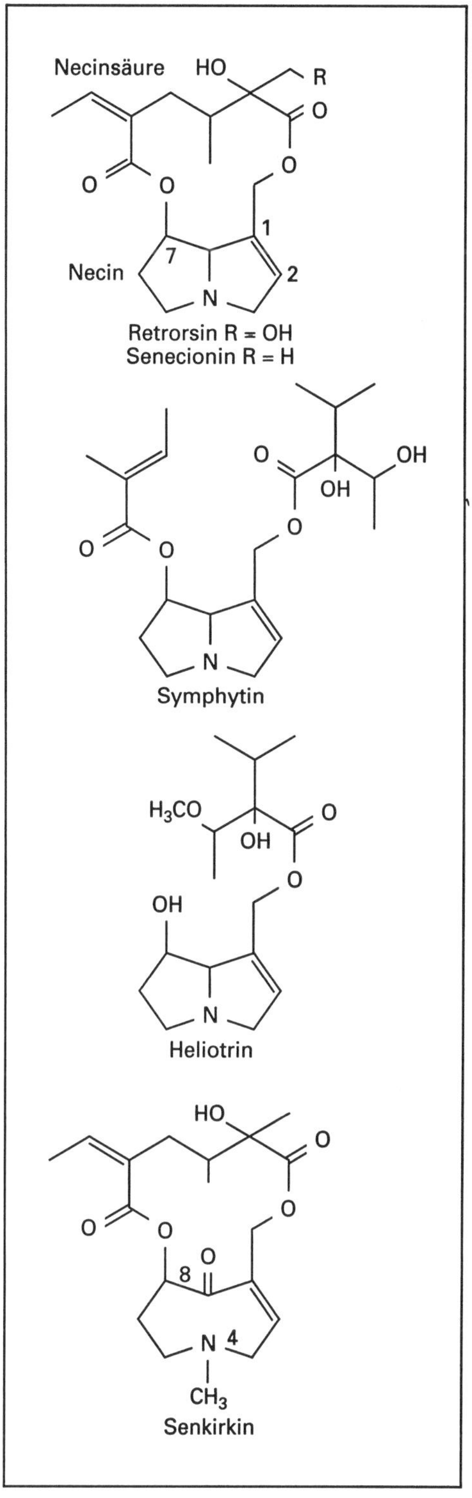

lerdings aus *Echium plantagineum,* einer Boraginacee, stammen (1, 2, 8, 9).

Eine Reihe toxische Pyrrolizidinalkaloide enthaltende Korbblütengewächse dient, wenn auch heute nur noch selten, als Arzneipflanzen. Dazu gehören in Mitteleuropa Huflattich *(Tussilago farfara),* der Gemeine Wasserdost *(Eupatorium cannabinum),* die Gemeine Pestwurz *(Petasites hybridus)* und das Fuchssche Greiskraut *(Senecio fuchsii).* Weitere Senecio-Arten werden z. B. in den USA *(S. aureus, S. cineraria)* und Paraguay *(S. grisebachii)* medizinisch verwendet (8).

Andere Korbblütengewächse mit toxischen Pyrrolizidinalkaloiden sind Zierpflanzen, z. B. die als Goldkolben bezeichneten *Ligularia*-Arten und einige *Senecio*-Arten, z. B. die sog. Cinerarien, auch Aschen- oder Läuseblumen genannt.

Von den Borretschgewächsen besitzen die Beinwell-Arten *(Symphytum*-Arten, im Handel auch unter der englischen Bezeichnung Comfrey), z. B. *S. officinale,* Gemeiner Beinwell, besonderes toxikologisches Interesse. Ihre Blätter und Wurzeln werden, vorwiegend in England und Australien, als Salat oder Gemüse verzehrt oder in getrockneter Form zur Bereitung von volksmedizinisch verwendeten Tees eingesetzt. Beinwell-Pepsin-Kapseln oder -Dragees sind in den USA unter zahlreichen Handelsnamen verbreitet. Auch äußerlich werden Beinwell enthaltende Präparate zu kosmetischen und volksarzneilichen Zwecken angewendet (8).

Die jungen Blütenstengel der Japanischen Pestwurz *(Petasites japonicus)* sind in Japan als Gemüse beliebt (9).

Einige Zierpflanzen aus der Familie der Borretschgewächse enthalten ebenfalls Pyrrolizidinalkaloide, z. B. Heliotrop, auch Sonnenwende genannt *(Heliotropium arborescens* und andere *Heliotropium*-Arten), oder die Vergißmeinnicht-Arten *(Myosotis*-Arten). *Heliotropium*-Arten werden u. a. in Indien, Griechenland, Afrika, Südamerika und arabischen Ländern volksmedizinisch genutzt. Von Bedeutung ist auch das Auftreten von Vertretern dieser Gattung als Unkraut in Getreidefeldern tropischer Länder (8, 9).

Bei dem in der Volksmedizin bisweilen gebräuchlichem Lungenkraut, *Pulmonaria officinalis,* konnten keine Pyrrolizidinalkaloide nachgewiesen werden. Beim Borretsch, *Borago officinalis,* ist die Konzentration an Pyrrolizidinalkaloiden sehr niedrig, so daß gegen seine Verwendung als Gurkenkraut und harntreibendes Mittel keine Bedenken bestehen.

Außerhalb dieser beiden Pflanzenfamilien kommen vereinzelt Arten mit Pyrrolizidinalkaloiden vor. Von toxikologischem Interesse für tropische Länder ist die zu den Schmetterlingsblütengewächsen gehörende Gattung *Crotalaria,* bei der in 53 Arten toxische Pyrrolizidinalkaloide nachgewiesen wurden. Der Bengalische Hanf *(Crotalaria juncea)* wird in vielen Ländern mit tropischem Klima als Faserpflanze angebaut und als Futterpflanze genutzt. Andere Arten dieser Gattung dienen in Indien als Gemüsepflanzen (z. B. *C. retusa).* Die Samen der Crotalaria-Arten sind häufig als Verunreinigungen im Getreide und in Sojabohnen zu finden, und damit in daraus bereitetem Mehl. Auch im Honig wurden Alkaloide aus *Crotalaria*-Arten nachgewiesen.

Der Gehalt der mitteleuropäischen Pyrrolizidinalkaloide führenden Pflanzen übersteigt 0,5% nur in Ausnahmefällen (1,5% bei der Gemeinen Hundszunge, *Cynoglossum officinale).* Den höchsten Gehalt weisen gewöhnlich die Blüten auf. Ungewöhnlich hohe Werte von 10–17% wurden für das Kraut von *Senecio ridellii* ermittelt, einer Pflanze, die auf sandigem Ödland der Great Plains in den USA verbreitet ist (8, 21).

Struktur und Toxizität von Pyrrolizidinalkaloiden

Strukturelle Voraussetzungen für die zytotoxische, mutagene, karzinogene und teratogene Wirkung der Pyrrolizidinalkaloide sind das Vorhandensein einer 1,2-Doppelbindung im Necinteil und einer Hydroxymethylgruppe am Kohlenstoffatom 1, die mit einer mindestens aus 5 C-Atomen bestehenden, verzweigtkettigen Carbonsäure verestert ist. Diese Voraussetzungen sind bei etwa 90 der 250 bekannten Pyrrolizidinalkaloide erfüllt. Eine veresterte OH-Gruppe in Position 7 des Necins führt zur Wirkungsverstärkung.

Am wirksamsten sind in der Regel die zyklischen Diester, z. B. Retrorsin, Senecionin und Senkirkin, gefolgt von den nichtzyklischen Diestern, z. B. Symphytin. Am wenigsten wirksam sind die Monoester, z. B. Heliotrin. Freie Necine und Necinsäuren zeigen ebensowenig Zytotoxizität wie die Ester mit gesättigtem Pyrrolizidingrundkörper (3, 11, 14, 23). In sehr hohen Dosen, die praktisch nicht relevant sind, treten, auch bei den gesättigten Vertretern, weitere pharmakologische Effekte auf (perakute Toxizität), die auf anderen Mechanismen beruhen (9).

Toxikokinetik

Pyrrolizidinalkaloide werden nach peroraler Zufuhr rasch und vollständig resorbiert, die N-Oxide erst nach Reduktion durch die Darmflora. Durch die intakte Haut werden sie ebenfalls, allerdings in geringerem Maße, aufgenommen. Im Tierversuch konnte ein Übergang in die Milch und die Plazenta nachgewiesen werden (1, 8).

Im Blut werden sie zum Teil durch unspezifische Esterasen in Necine und Necinsäuren gespalten. Ihre Biotransformation erfolgt in der Leber, besonders in den Hepatozyten der zentrilobulären Region. Die Umwandlung geschieht vor allem durch Hydroxylierung mit nachfolgender Wasserabspaltung unter Ausbildung von Doppelbindungen und N-Oxidation, in geringerem Maße auch durch Epoxidierung oder Hydrolyse (11, 25).

Toxikodynamik

Die Giftung der Pyrrolizidinalkaloide vollzieht sich in der Leber. Dabei werden vermutlich durch das Zytochrom P-450 System 3- bzw. 8-Hydroxy-Derivate gebildet (Abb. 3), aus denen spontan ein Molekül Wasser austritt. Dadurch wird der 1,2-ungesättigte 5-Ring (Pyrrolinring) des Pyrrolizidingrundkörpers in einen 5-Ring mit 2 Doppelbindungen (Pyrrolring) umgewandelt. Das so gebildete Pyrrolidinopyrrolderivat geht durch Abspaltung der Dikarbonsäure bzw. der beiden oder der einen Monocarbonsäure in ein bi- oder monofunktionelles, hochaktives Alkylans über, das mit nukleophilen Gruppen von Nukleinsäuren oder Proteinen Substitutionsreaktionen einzugehen vermag und auf diese Weise zu Quervernetzungen, z. B. von DNS-Strängen, zur Vernetzung der DNS mit Proteinen oder zu Alkylierungen führt. Die Bindung an die DNS ist irreversibel, die Effekte sind daher kumulativ (9, 11, 12, 14, 23, 25).

Auch das bei der Inkubation von Senecionin mit Rattenlebermikrosomen erhaltene, stark alkylierend wirksame trans-4-Hydroxy-hex-2-enal ist vermutlich Vermittler der hepatotoxischen und genotoxischen Wirkung der Pyrrolizidinalkaloide (6).

Unmittelbare Folgen bei akut toxischen Dosen sind Unterdrückung der Replikation der DNS, der Transkription und der Translation, d. h. der Zellteilung und der Proteinsynthese. Als Folge der gehemm-

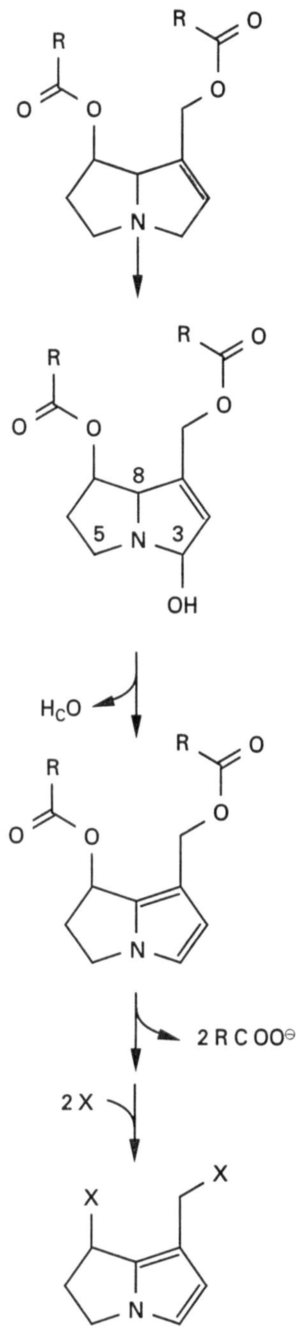

▷
Abb. 3
Chemismus der Giftung der Pyrrolizidinalkaloide und ihre Reaktion mit Nukleinsäuren oder Proteinen

X = nukleophile Reste, z. B. Basen der DNS

ten Zellteilung treten morphologische Veränderungen der Zellkerne, besonders in Leber und Lunge, sowie Riesenzellen (Megalohepatozyten) in der Leber auf. Der gestörte Proteinstoffwechsel führt zum Zelluntergang.

In der Leber kommt es zu zentrilobulären Nekrosen, gefolgt von Einengung oder Verschluß der kleinen Venen durch Fibrin sowie durch Verdickung der Gefäßwände und infolgedessen zu erhöhtem Druck in der V. portae und massiven zentrilobulären Blutansammlungen. Hyperplasie der Gallengänge tritt auf. Später folgt eine Fibrose der zentrilobulären Gebiete, die, oft erst nach jahrelanger symptomloser Periode, in eine chronische Zirrhose übergehen kann (8, 9).

Spätfolgen bei chronischer Applikation können Karzinogenese und Genotoxizität sein (8).

Der Nachweis des mutagenen Effekts erfolgte im AMES-Test mit Hilfe von Kulturen tierischer und menschlicher Zellen und im Drosophila-Test. Teratogenität wurde nach einmaliger i.p. Applikation von Heliotrin an trächtige Ratten beobachtet (11).

Aufgrund der Monofunktionalität der aus den Monoestern hervorgehenden Pyrrolidinopyrrolderivate ist deren Toxizität geringer, und es fehlt ihnen das karzinogene Potential.

Die Leber ist als Giftungsort den toxischen Wirkungen der aktivierten Necine besonders ausgesetzt, aber auch andere Organe, z. B. Lunge, Blutgefäße, Niere und Harnblase, werden auf dem Blutwege und das Intestinum durch Ausscheidung in der Gallenflüssigkeit von den alkylierenden Metaboliten erreicht und sind betroffen. Beispielsweise ist beim Monocrotalin die Pneumotoxizität größer als die Hepatotoxizität (17).

Vitamin A- und Eisen-Mangelsyndrome sowie Zeichen einer chronischen Kupfertoxikose sind offenbar sekundärer Art und durch die Leberschädigung bedingt (2, 3, 10, 20).

Verschiedene Tiere entgiften die gebildeten Pyrrolderivate rasch. Zu den besonders empfindlichen Lebewesen gehören Rinder, Pferde, Hühner sowie Tauben und, wie Fallbeschreibungen zeigen, vermutlich auch der Mensch. Relativ widerstandsfähig sind Kaninchen, Meerschweinchen, Hamster, Ziegen und Schafe (2, 3).

Toxikologische Daten

Die akute Toxizität der Pyrrolizidinalkaloide ist relativ gering. Die LD_{50}-Werte liegen im Tierversuch bei i.p. Applikation an Ratten zwischen 30 und 1 000 mg/kg. Für den Menschen wurde aus Vergiftungsfällen berechnet, daß bei der Aufnahme von 12 mg/kg des Senecioalkaloids Retrorsin mit Vergiftungserscheinungen gerechnet werden muß. Das sind bei einem Maximalgehalt von 0,5% in den Pflanzen und einem Körpergewicht von 50 kg mindestens 120 g trockenes Pflanzenmaterial. Für Heliotrin-N-oxid, den Hauptwirkstoff von *Heliotropium*-Arten, wird die Schwellendosis mit 50 mg/kg angegeben (9).

Die für die Auslösung chronischer Toxizität notwendigen Dosen lassen sich schwer abschätzen, da sich die irreversiblen Effekte über Jahre addieren. Aus Tierversuchen wird abgeleitet, daß ein Mensch im Jahr nicht mehr als 2 mg Senkirkin aufnehmen sollte, um nicht Gefahr zu laufen, an dadurch ausgelöster Leberzirrhose oder einem Lebertumor zu erkranken, bei Anwendung eines Sicherheitsfaktors von 10^{-4} ergibt sich ein »no effect level« von 2×10^{-7} g Senkirkin im Jahr (9).

Symptomatik chronischer Vergiftungen

Während bei akuten Vergiftungen, die nur von Versuchstieren bekannt sind, der Tod innerhalb weniger Tage im Leberkoma eintritt, kommt es bei chronischen Vergiftungen des Menschen erst nach Tagen, Wochen oder Monaten zu den ersten klinischen Symptomen. Zu ihnen gehören Appetitlosigkeit, Nausea, Abmagerung, Schwäche, Schmerzen im Epigastrium, aufgetriebenes Abdomen, Diarrhoe, blutige Stühle, Gleichgewichtsstörungen, das Auftreten von Ödemen und selten auch Fieber, Erbrechen und Ikterus (9, 16).

Pathologische Veränderungen der Leber sind zentrizonale hämorrhagische Nekrosen, subendotheliale Ödeme, Fibrose der zentralen Venen und Narbenbildungen, besonders im zentrilobulären Bereich. Die Leberveränderungen führen u. a. zu einer Abnahme des Albumingehaltes des Serums, vorübergehend erhöhten Konzentrationen von Leberenzymen im Blut (z. B. von Glutamatdehydrogenase und alkalischer Phosphatase), erweiterten Abdominalvenen, reduzierter Leberclearance für Farbstoffe und Aszites (1, 2). Nach Aufnahme geringer Dosen über einen langen Zeitraum kommt es zu Leberzirrhose, die klinisch nicht von anderen Typen der Leberzirrhose unterscheidbar ist (9).

Auch an Blutgefäßen, Herz und Lungen treten pathologische Veränderungen auf, z. B. Endothelzellproliferationen, Mediahypertrophie, pulmonaler Hochdruck, rechts-ventrikuläre Hypertrophie und Cor pulmonale. Diese Symptome können bei Ingestion von Pflanzen, die Monocrotalin als Hauptalkaloid enthalten, z. B. einige *Crotalaria*-Arten, wesentlich stärker sein als die Leberveränderungen (1, 9, 17).

Im Tierversuch konnte die Karzinogenität der Pyrrolizidinalkaloide in sehr vielen Versuchen nachgewiesen werden. Beispielsweise führte wöchentliche i.p. Injektion von 22 mg Senkirkin/kg nach 90 Tagen bei 9 von 20 Ratten zu Leberadenomen (7). Zusatz von 0,003% Retrorsin zum Trinkwasser von Ratten an 3 Tagen in der Woche hatte die Entwicklung von Hepatosarkomen zur Folge. Auch Lungen-, Darm- und Hauttumoren wurden bei Ratten beobachtet, deren Diät über 1 Jahr Lasiocarpin (0,005% im Futter) enthielt.

Bei der Gabe von Lasiocarpin oder Retrorsin an säugende Ratten traten Leberschäden beim Nachwuchs auf. Bei Hühnern wurden durch Pyrrolizidinalkaloide ebenfalls Lebertumoren ausgelöst (1). Auch durch Gabe von Pyrrolizidinalkaloide enthaltenden Pflanzen, z. B. von Greiskraut-Arten, Huflattich, Japanische Pestwurz und Gemeinem Beinwell, wurde im Tierversuch die Bildung von Karzinomen hervorgerufen (1, 19).

Beim Menschen konnte ein Zusammenhang zwischen der Aufnahme von Pyrrolizidinalkaloiden und dem Auftreten von Tumoren bisher nicht nachgewiesen werden. Epidemiologische Untersuchungen bei Personen, die regelmäßig Beinwell als Gemüse oder Salat verzehrten, zeigten keine Zunahme der Krebshäufigkeit (23).

Vergiftungen beim Menschen

Am häufigsten werden Vergiftungen durch verunreinigtes Getreide beschrieben. Bereits 1920 wurde aus Südafrika über Erkrankungen und Todesfälle berichtet, die nach dem Genuß von Brot beobachtet worden waren, das aus mit Samen von *Senecio ilicifolius* und *S. burcheli* verunreinigtem Weizenmehl bereitet wurde. Als Symptome werden Leibschmerzen, Erbrechen und Aszites genannt. Die Todesfälle traten 14 Tage bis 2 Jahre nach dem Einsetzen der Symptome auf. Betroffen waren vorwiegend Kinder (9). Über weitere tödlich verlaufene Fälle von Vergiftungen durch Senecio-Samen im Getreide wurde 1970 aus dem Irak informiert, die Opfer waren 9 Beduinenkinder (8).

Erkrankungen an Veno-occlusive-Disease (VOD) treten in Indien häufig auf. 1973 und 1975 starben beispielsweise 28 Personen von 67 Erkrankten, und 1975/76 72 von 164, die längere Zeit Mehl aus Hirse zu sich genommen hatten, das stark mit Samen von *Crotalaria nana* kontaminiert war (1).

1974 waren über 35 000 Menschen in 98 Dörfern in der Provinz Herat (Nordwest-

Afghanistan) von einer Vergiftung durch Weizenbrot betroffen, das aus mit Samen von *Heliotropium popovii ssp. gillianum* verunreinigtem Weizen gebacken wurde. Viele Todesfälle traten auf. Von 17 200 Personen, die von einer Arbeitsgruppe der UNO untersucht wurden, waren 1 600 an Veno-occlusive-Disease erkrankt. Leberbiopsien zeigten hämorrhagische Nekrosen im zentrilobulären Bereich, gefolgt von Verschlüssen der Lebervenen und Leberzirrhose (8).

Über Vergiftungen geringeren Umfanges mit 120 Erkrankten und 20 Todesfällen durch *Heliotropium lasiocarpium* wurde 1935 und 1936 aus Zentralasien berichtet (8).

Aber auch die volksmedizinische Anwendung von Pyrrolizidinalkaloide enthaltenden Pflanzen war häufig auslösende Ursache von Vergiftungen. Zahlreiche Beschreibungen über das häufige Auftreten von Veno-occlusive-Disease auf den Westindischen Inseln, besonders auf Jamaica, nach Genuß von *Crotalaria fulva* oder *Senecio*-Arten enthaltenden Buschtees zu volksmedizinischen Zwecken, liegen vor (8, 9).

In den USA verursachte ein als »gordolobo yerba« bezeichneter Tee, der Blätter von *Senecio longilobus* enthielt, Todesfälle von mehreren Kleinkindern durch schwere Leberschäden. Die Gesamtaufnahme an Retrorsin-N-oxid, dem Hauptalkaloid der Pflanze, wurde für eines der Kinder, ein 6 Monate altes Mädchen, mit 70 mg berechnet (5, 8).

Aus der Schweiz wurde 1985 über das Auftreten von Veno-occlusive-Disease bei einem Mann und seinem Sohn nach dem Trinken von Senecio-Tee berichtet, der nur 1 mg Pyrrolizidinalkaloide pro kg enthalten haben soll (8).

Ein neugeborenes Mädchen, dessen Mutter während der Schwangerschaft regelmäßig Huflattichtee getrunken hatte, der mit Wurzeln der Pestwurz verunreinigt war (0,6 mg Senecionin/kg), wurde 5 Tage nach der Geburt mit Anzeichen von Veno-occlusive-Disease in eine Schweizer Klinik eingeliefert und verstarb trotz intensiver Behandlung 33 Tage später (15, 18).

Berichtet wird über einen jungen Neuseeländer, der nach regelmäßigem Genuß von Beinwellblättern einen tödlichen Leberkollaps erlitt. Veno-occlusive-Disease wurde bei einer Frau beobachtet, die zur Unterstützung der Verdauung 4 Monate lang täglich mit der Nahrung Beinwell-Pepsin-Kapseln eingenommen hatte. Die gesamte aufgenommene Menge an Pyrrolizidinalkaloiden wurde auf 85 mg geschätzt. Ähnlich gelagert ist der Fall einer älteren Patientin, die über 6 Monate u. a. ein analoges Präparat (insgesamt etwa 1,0 g Pyrrolizidinalkaloiden entsprechend) angewendet hatte (8, 22).

Kraut von *Heliotropium lasiocarpum* enthaltender Tee, der zur Psoriasis-Behandlung verwendet wurde, führte bei 4 jungen Frauen in Hongkong zum Erscheinungsbild von Veno-occlusive-Disease (4).

Über das Auftreten von 2 tödlich verlaufenen Erkrankungen an Veno-occlusive-Disease wurde nach der Aufnahme von Aufgüssen aus *Heliotropium eichwaldii* als Arzneimittel über 20 bzw. 50 Tage aus Indien berichtet. Die ersten Symptome wurden nach 45 bzw. 90 Tagen beobachtet, der Tod trat 2 bzw. 12 Wochen danach ein (1).

Der bisher einzig bekannte Fall, wo Pyrrolizidinalkaloide zum Tod durch pulmonalen Hochdruck führten, ist der von 2 jungen Afrikanern, die ein aus den Samen von *Crotalaria laburnoides* bereitetes Arzneimittel zu sich genommen hatten (9).

Nach Aufnahme sehr geringer Mengen an Pyrrolizidinalkaloiden oft erst nach Jahren auftretende Leberzirrhosen oder Hepatome können meistens nicht mehr auf das auslösende Agens zurückgeführt werden (8).

Einschätzung des toxikologischen Risikos

Die Gefahr einer akzidentellen akuten Vergiftung durch Pyrrolizidinalkaloide ist in Mitteleuropa nicht gegeben. Die an Pyrrolizidinalkaloiden reichen Pflanzen unserer Heimat bieten keinen Anreiz zum Verzehr durch den Menschen. Der Import von Mehlen oder Backwaren aus tropischen Ländern ist unwahrscheinlich.

Auch das Risiko einer chronischen Vergiftung durch Pyrrolizidinalkaloide enthaltende Pflanzen ist in Deutschland gering.

Um es weitgehend ausschließen zu können, sollte auf den Verzehr von Beinwell als Salat oder Gemüse und seine innerliche und äußerliche Anwendung sowie die von anderen Arzneipflanzen mit Pyrrolizidinalkaloiden und daraus bereiteten Fertigarzneimitteln und Kosmetika verzichtet werden.

Das gilt auch für Huflattichblätter und -blüten, obwohl sie neben dem untoxischen Tussilagin nur sehr geringe Konzentrationen an toxischen Pyrrolizidinalkaloiden (etwa 0,00003–0,015% Senkirkin und Senecionin) enthalten.

Die Gefahr chronischer Vergiftung scheint nur dann gegeben zu sein, wenn längere Zeit Milch getrunken wird, die direkt von Kühen und Ziegen in Gegenden mit großem Bestand an Pyrrolizidinalkaloide enthaltenden Pflanzen stammt. Beim Vermischen von Milch verschiedener Tiere in Molkereien werden die toxischen Stoffe so stark verdünnt, daß vermutlich keine Gefährdung mehr besteht.

Über das Vorkommen von Pyrrolizidinalkaloiden im mitteleuropäischen Honig liegen noch keine Untersuchungen vor. Es ist jedoch anzunehmen, daß durch Pyrrolizidinalkaloide bitterer Honig vom Verbraucher zurückgewiesen wird.

Gesetzliche Situation

Den von den Pyrrolizidinalkaloiden ausgehenden Gefahren Rechnung tragend, hat das Bundesgesundheitsamt in einem Schreiben vom 10. 9. 1990 an die Pharmazeutischen Unternehmer das Folgende gefordert:

1.
Bei Arzneimitteln zur externen Anwendung darf die tägliche Exposition bei maximaler Dosierung 100 µg an Pyrrolizidinalkaloiden mit einem 1,2-ungesättigten Necin-Gerüst einschließlich ihrer N-Oxide nicht übersteigen. Die für die entsprechenden Arzneimittel empfohlene Dauer der Anwendung ist auf maximal 6 Wochen im Jahr zu begrenzen. Die Anwendung darf nur auf intakter Haut geschehen. Die Anwendung in der Schwangerschaft sollte nur nach Rücksprache mit einem Arzt erfolgen.

2.
Bei Arzneimitteln zur inneren Anwendung darf die tägliche Exposition bei maximaler Dosierung 1 µg, bei der Anwendung von Huflattichblättern als Droge für Teeaufgüsse 10 µg an Pyrrolizidinalkaloiden mit einem 1,2-ungesättigten Necin-Gerüst einschließlich ihrer N-Oxide nicht übersteigen. Die für entsprechende Arzneimittel empfohlene Dauer der Anwendung ist auf maximal 6 Wochen pro Jahr zu begrenzen. Als Gegenanzeigen sind Schwangerschaft und Stillzeit anzugeben.

Resümee

Phytotherapeutika darf man in der Regel, ebenso wie Nahrungsmittel, als seit Jahrtausenden in unzähligen Versuchen auf Unschädlichkeit getestet betrachten. Diese gründliche toxikologische Testung am Menschen (!) haben sie den synthetischen Arzneimitteln voraus. Durch Phytotherapeutika verursachte Schäden sind, wenn man von allergischen Reaktionen absieht, daher bei sachgemäßer Anwendung nahezu ausgeschlossen.

Sehr selten lagen jedoch die Aufnahme von Phytopharmaka und das erste Auftreten von Vergiftungssymptomen zeitlich so weit auseinander, daß kein Zusammenhang zwischen Ursache und Wirkung mehr hergestellt werden konnte. Derartige Beobachtungen sind bei synthetischen Arzneistoffen sicherlich ebenso häufig; hier steht die Erkenntnis über mögliche Spätschäden oft noch aus.

Das Auftreten von Schäden ist nach Anwendung von Drogen mit Pyrrolizidinalkaloiden bei Einhaltung der vom Bundesgesundheitsamt vorgeschriebenen Höchsttagesdosen und jährlicher maximaler Anwendungsdauer mit sehr hoher Wahrscheinlichkeit fast (!) völlig ausgeschlossen und sicherlich wesentlich seltener als beispielsweise bei Aufnahme von mit Mykotoxinen kontaminierten Nahrungsmitteln. Wenn die Autoren dennoch von einer Anwendung der Drogen abraten, geschieht das deshalb, weil es genügend Phytopharmaka gibt, die diese Drogen ersetzen könnten, ohne im Verdacht der Schädlichkeit zu stehen.

Zusammenfassung

Von den 250 in über 300 Pflanzenarten nachgewiesenen Pyrrolizidinalkaloiden sind etwa 90 toxisch. Sie werden vom menschlichen Organismus nach peroraler Aufnahme gut, in geringerem Maße auch transdermal resorbiert. Nach Giftung in der Leber werden sie irreversibel an Nukleinsäuren oder Eiweiße gebunden und sind damit zytotoxisch und karzinogen, vermutlich aber auch mutagen und teratogen wirksam. Hauptangriffspunkt ist die Leber. Es kommt zu zentrilobulären Nekrosen, Verschluß der kleinen Venen, massiven Blutansammlungen gefolgt von Fibrose und, oft nach jahrelanger symptomloser Periode, zu chronischer Leberzirrhose. Auch die Lunge, das Blutgefäßsystem, die Nieren und die Harnblase können betroffen sein.

Gefahrenquellen stellen Pflanzen aus den Familien der Korbblütengewächse und Borretschgewächse, z. B. Greiskraut-, Beinwell- und Pestwurz-Arten, evtl. auch der Huflattich dar. Chronische Vergiftungen durch die Milch von Weidetieren oder durch Honig sind ebenfalls denkbar. Vergiftungsfälle beim Menschen wurden vor allem in tropischen Ländern beobachtet. Sie werden durch die Aufnahme von Nahrungs-, Genuß- und Arzneimitteln ausgelöst, die Teile Pyrrolizidinalkaloide führender Pflanzen enthalten. Aber auch bei volksmedizinischer Anwendung von derartigen Pflanzen oder daraus hergestellten Präparaten traten Vergiftungen auf.

Literatur

1. ANAND, K. K. u. C. K. ATAL: Human poisoning by pyrrolizidine alkaloids (PAS). Indian Drugs **23**, 658 (1986).
2. CHEEKE, P. R.: Pyrrolizidine alkaloid toxicity and metabolism in laboratory animals and livestock. In: CHEEKE, P. R. (Hrsg.): Toxicants of plant origin 1, 1. CRC Press, Boca Raton, Florida 1989.
3. CHEEKE, P. R.: Toxicity and metabolism of pyrrolizidine alkaloids. J. Anim. Sci. **66**, 2343 (1988).
4. CULVENOR, C. C. u. Mitarb.: Heliotropium lasiocarpum FISCH. et MAY identified as cause of veno-occlusive disease due to herbal tea. Lancet **1986/I**, 978.
5. FOX, D. W. u. Mitarb.: Pyrrolizidine (Senecio) intoxication mimicking Reye's syndrome. J. Pediat. **93**, 980 (1978).
6. GRIFFIN, D. S. u. H. J. SEGALL: Genotoxicity and cytotoxicity of selected pyrrolizidine alkaloids, a possible alkenal metabolite of the alkaloids and related alkenals. Toxicol. appl. Pharmacol. **86**, 227 (1986).
7. HIRONO, I. u. Mitarb.: Induction of hepatic tumors in rats by senkirkine and symphytine. J. natn. Cancer Inst. **63**, 469 (1979).
8. HUXTABLE, R. J.: Human health implications of pyrrolizidine alkaloids and herbs containing them. In: CHEEKE, P. R. (Hrsg.): Toxicants of Plant Origin 1, 41. CRC Press Boca Raton, Florida 1989.
9. MATTOCKS, A. R.: Chemistry and toxicology of pyrrolizidine alkaloids. Academic Press, London 1986.
10. MOGHADDAM, M. F. u. P. R. CHEEKE: Effects of dietary pyrrolizidine (Senecio) alkaloids on vitamin A metabolism in rats. Toxicol. Letters **45**, 149 (1989).
11. NATORI, S. u. I. UENO: Pyrrolizidine alkaloids. In: Naturally occuring carcinogens of plant origin – toxico-

logy, pathology and biochemistry. Bioactive molecules 2, S. 25. Kodansky Elsevier, Tokyo-Amsterdam-Oxford-New York 1987.
12. RAMSDELL, H. S., B. KEDZIERSKI u. D. R. BUHLER: Microsomal metabolism of pyrrolizidine alkaloids from Senecio jacobaea. Drug Metab. Dispos. **15**, 32 (1987).
13. RÖDER, E., H. WIEDENFELD u. E. J. JOST: Tussilagin – ein neues Pyrrolizidinalkaloid aus Tussilago farfara. Planta Med. **43**, 99 (1981).
14. RÖDER, E.: Wie verbreitet und wie gefährlich sind Pyrrolizidinalkaloide. Pharm. Unserer Zeit **13**, 33 (1984).
15. ROULET, M. u. Mitarb.: Hepatic veno-occlusive disease in newborn infant of a woman drinking herbal tea. J. Pediat. **112**, 433 (1988).
16. SCHRAUFNAGEL, D. E.: Monocrotaline-induced angiogenesis, differences in the bronchial and pulmonary vasculature. Am. J. Path. **137**, 1083 (1990).
17. SHUBAT, P. J., W. BANNER u. R. J. HUXTABLE: Pulmonary vascular responses induced by the pyrrolizidine alkaloid, monocrotaline, in rats. Toxicon **25**, 995 (1987).
18. SPANG, R.: Toxicity of tea containing pyrrolizidine alkaloids. J. Pediat. **115**, 1025 (1989).
19. STENGEL, P., H. WIEDENFELD u. E. RÖDER: Lebertoxische Pyrrolizidinalkaloide in Symphytum-Präparaten. Dt. Apotheker-Ztg. **122**, 851 (1982).
20. SWICK, R. A. u. Mitarb.: The effect of consumption of the pyrrolizidine alkaloid-containing plant Senecio jacobaea on iron and copper metabolism in the rat. J. Environ. Pathol. Toxicol. Oncol. **5**, 59 (1984).
21. TEUSCHER, E. u. U. LINDEQUIST: Biogene Gifte, Biologie, Chemie, Pharmakologie. Fischer, Stuttgart-New York 1987, Akademie-Verlag, Berlin 1988. 2. Aufl. im Druck.
22. VOLLMER, J. J. u. Mitarb.: Pyrrolizidine alkaloids: testing for toxic constituents of comfrey. J. Chem. Educ. **64**, 1027 (1987).
23. WICHTL, M.: Cancerogene Substanzen in höheren Pflanzen. Pharm. Ztg. **134**, 9 (1989).
24. WIEDENFELD, H. u. E. RÖDER: Pyrrolizidinalkaloide. Struktur und Toxizität. Dt. Apotheker-Ztg. **124**, 2216 (1984).
25. WINTER, C. K. u. H. J. SEGALL: Metabolism of pyrrolizidin alkaloids. In: CHEEKE, P. R. (Hrsg.): Toxicants of plant origin 1, 23. CRC Press, Boca Raton, Florida 1989.

E. TEUSCHER und ULRIKE LINDEQUIST, Greifswald

Nebenwirkungen von Naturheilmitteln

Frage

Lassen sich derzeit zuverlässige Abschätzungen über unerwünschte Wirkungen von »Naturheilmitteln« angeben? Mit welchen unerwünschten Wirkungen muß man rechnen?

Antwort

Eine einigermaßen zuverlässige Abschätzung über die Häufigkeit von Nebenwirkungen bei Gebrauch von Naturheilmitteln läßt sich zur Zeit nicht geben. Eine solche Abschätzung wäre nur möglich, wenn der Verbrauch der Naturheilmittel dokumentiert wäre. Dies ist aber nicht der Fall. Diese Mittel werden unkontrolliert eingenommen, was eine Abschätzung über den Verbrauch unmöglich macht. Die meisten Nebenwirkungen wurden in Einzelkasuistiken beschrieben.

So sind nach Einnahme von Kräutertees oder Kräuterpillen Photosensibilisierungen und andere Allergien beschrieben. Sehr häufig werden nach solchen Präparaten Lebererkrankungen oder wenigstens erhöhte Transaminasen gefunden. Viele Kräuterpräparate enthalten psychoaktive Substanzen, so daß auch psychische Nebenwirkungen auftreten können. Verunreinigungen können ebenfalls zu Symptomen führen, insbesondere wenn die Herstellung nicht kontrollierbar ist. So sind nach indischen Kräuterpillen Blei- und Arsenvergiftungen beschrieben worden.

Häufig treten Nebenwirkungen wegen Überdosierung von »natürlichen« und daher als ungefährlich betrachteten Heilmitteln auf. Auf eine übermäßige Einnahme von L-Tryptophan ist das im Jahre 1989 beschriebene Eosinophilie-Myalgiesyndrom zurückzuführen.

Nebenwirkungen wurden auch nach Einnahme von falschen oder gefälschten Naturheilmitteln beschrieben. Dazu gehören zum Beispiel mehrere Beobachtungen von Niereninsuffizienz nach Einnahme von Germanium, einem Spurenelement, welches von Naturheilärzten verschrieben oder über den Versandhandel erhältlich war. Bei diesem Element handelte es sich in keiner Weise um ein Naturheilmittel, obwohl es natürlicherweise auch vorkommt.

Schlimmer sind die gefälschten Naturheilmittel. So konnten wir in der Schweiz verschiedene Fälle von CUSHING-Syndrom beschreiben, aufgetreten nach Einnahme eines ceylonesischen Kräuterpräparates. Dieses Mittel konnte über den Versandhandel in Kalifornien bestellt werden. Seine Wirkung bei Asthma und Rheuma war bemerkenswert. Chemische Analysen ergaben, daß diesem Mittel Betamethason beigefügt worden, aber nirgends deklariert war.

Zusammenfassend kann man wohl sagen, daß über die Häufigkeit von Nebenwirkungen nach Naturheilmitteln nichts Genaues ausgesagt werden kann, daß sie aber sowohl bei normalem als auch bei übermäßigem Gebrauch und insbesondere beim Gebrauch gefälschter Naturheilmittel vorkommen.

R. L. GALEAZZI, St. Gallen

KAPITEL 2

Phytotherapeutika bei ausgewählten Indikationen

Säuglings- und Kindertees – Pharmakologie und Anwendung

IRMGARD MERFORT und E. SCHMIDT

Institut für Pharmazeutische Biologie und Kinderklinik
der Universität Düsseldorf

Säuglings- und Kindertees sind heute aus den Ernährungsregimen vieler Säuglinge und Kleinkinder kaum noch wegzudenken. Die Frage drängt sich auf, ob diese Entwicklung notwendig, mehr noch, ob sie zu begrüßen war. Kein Zweifel besteht nämlich darüber, daß der gesunde Säugling bei Ernährung mit Muttermilch oder sachgerechter Flaschenernährung keiner zusätzlichen Flüssigkeitszufuhr bedarf (5).

Erhöhter Flüssigkeitsbedarf bei großer Hitze, Fieber oder Durchfall sind Ausnahmesituationen. Trockene Luft durch die Zentralheizungen in überheizten, modernen Wohnungen mag den Wasserbedarf erhöhen. Auch dies sollte die Ausnahme sein. Säuglingstees zur Nach- oder Zwischenfütterung, bei Unruhe und Blähungen, kurz als regelmäßige Flüssigkeitsgabe, wie sie von Herstellern propagiert wird, sind überflüssig. Selbst in den heißen Klimazonen der 3. Welt gedeihen Kinder, sofern sie genug Milch erhalten, ohne Kindertees. Ihre Zubereitung angesichts des Mangels an sauberen Trinkwasserquellen hätte nur katastrophale Folgen.

Für Kleinkinder mag ein Bedarf an kalorienarmen Getränken zusätzlich zu einem ausgewogenen Speisezettel bestehen, vor allem, wenn sie motorisch aktiv sind und dazu neigen, sich zu verausgaben.

Im Angebot an Säuglings- und Kleinkindertees findet sich eine Vielfalt von Teedrogen, teils einzeln, teils in Kombination verarbeitet (s. Tab. 7). Pharmakologische Wirkungen, wie Beruhigung, Wirksamkeit gegen Blähungen etc., werden genannt. Fertigtees enthalten anteilsmäßig teils beträchtliche Mengen an Trägerstoffen in Form von Kohlenhydraten oder Proteinen.

Die Diskussion über die Zusammenhänge zwischen der Kohlenhydratzufuhr in Kindertees und dem Entstehen von Karies hatte weitgehende Konsequenzen in der Verabreichung von Tees zur Folge. Trotzdem bleiben einige Fragen offen, die zu klären sind:

1. Welche pharmakologischen Wirkungen entfalten die einzelnen Teedrogen?

2. Wie ist ihre Wirksamkeit erwiesen worden?

3. In welcher Dosierung liegen die Wirkstoffe in Säuglings- und Kindertees vor?

4. Sind Überdosierungen zu befürchten?

5. Können sich Wirkungen in Kräutergemischen potenzieren oder aufheben?

6. Welche Zutaten sind zulässig und in welcher Konzentration?

7. Welche Trägerstoffe kommen zum Einsatz, in welchen Konzentrationen liegen sie vor, und welche Bedenken bestehen gegen ihre Verwendung?

Zubereitungsformen von Kindertees

Tees gibt es in verschiedenen Zubereitungsformen im Handel. Zu nennen sind einmal die aus ein bis mehreren geschnittenen Arzneidrogen bestehenden Tees. Ihre Zubereitung erfolgt in der Regel nach Erfahrungsgrundsätzen, die sich an der Bereitung eines Schwarztee-Aufgusses orientieren, d. h. die geschnittenen Teedrogen werden mit kochendem Wasser überbrüht und nach 5–10 Minuten langem »Ziehenlassen« durch ein Teesieb abgegossen.

Einfacher in der Handhabung sind Teefilterbeutel, die zusätzlich noch weitere Vorteile bieten, wie z. B. die gleichbleibende Dosierung. Durch die Grobmahlung wird die Auszugsfähigkeit des Beutelinhalts verbessert, die u. U. sogar einen Wirkstoffverlust durch den Mahlvorgang kompensieren kann. Bei Teemischungen entfällt die Tendenz zur Entmischung und Anreicherung von Einzelbestandteilen. Leider haben Untersuchungen gezeigt, daß die Teefilterbeutel häufiger eine minderwertige Drogenqualität aufweisen (7, 12).

Zunehmend werden tassenfertige Pulvertees, sog. Instanttees angeboten. Sie können rasch zubereitet werden und weisen eine gleichmäßige und gleichbleibende Zusammensetzung auf. Man unterscheidet hier den im Sprühverfahren hergestellten Sprühtrockenextrakt und den Granulattee. Der Sprühextrakt benötigt nicht viel Trägersubstanzen, deshalb ist der Anteil an drogenfremden Kohlenhydraten relativ gering. Die bei der Trocknung verlorengegangenen ätherischen Öle können dem Produkt nachträglich durch Mikroverkapselung zugesetzt werden.

Bei der Herstellung der Granulattees werden die flüssigen Drogenextrakte auf Trägermaterial (zumeist Saccharose oder andere Kohlenhydrate) aufgesprüht und getrocknet und anschließend die trockene Masse zu korn- oder zylinderförmigen Aggregaten zerkleinert. Bei diesem Verfahren können nur geringe Extraktmengen eingearbeitet werden. So enthalten Granulattees neben 97–98% Füll- und Trägerstoffen nur 2–3% Trockenextrakt, während im sprühgetrockneten Produkt fast durchschnittlich 20% Drogenextrakt enthalten ist (12). Zur Problematik der Trägersubstanzen s. Seite 90.

Welche der genannten Teezubereitungen ist nun am besten?

Berücksichtigt man alle Fakten, so dürfte der Verbraucher mit dem klassischen Tee oder Teegemisch das am wenigsten befriedigende Ergebnis erzielen. Etwas bessere Ergebnisse liefern Filterbeutel, vorausgesetzt, die Qualitätsanforderungen sind erfüllt. Bei Drogen, in denen lipophile und hydrophile Wirkstoffe enthalten sind, z. B. bei denen Wasser allein nicht das optimale Extraktionsmittel ist, können standardisierte Präparate der Teedroge, d. h. in diesem Fall der sprühgetrocknete Instanttee, überlegen sein (s. auch 12).

Wie sind nun die im Handel erhältlichen Kindertees standardisiert?

Abgesehen davon, daß eine genaue Deklaration der einzelnen Teebestandteile selbstverständlich sein sollte; die Bezeichnung »Kräuterauszüge« genügt auf keinen Fall. Darüber hinaus ist jeweils eine Angabe der einzelnen Komponenten zu fordern, soweit dies nicht schon erfolgt ist.

Wirkstoff-Freisetzung und Wirksamkeit von Kindertees

Zur Wirkstoff-Freisetzung existieren bis heute nur sehr wenige Untersuchungen; eine davon ist die von HÖLTZEL (12). Er bestimmte den ätherischen Ölgehalt in den Rückständen von Fenchel, Kamille und Pfefferminze nach herkömmlicher Teezubereitung und stellte fest, daß bei Fenchel 76%, bei der Kamille zwischen 70–80% und nur bei der Pfefferminze 28% des ätherischen Öles im Rückstand verblieben. MIETHING (16, 17) fand bei der Analyse von Teezubereitungen aus Anis und Pfefferminze noch niedrigere Werte. So enthielt ein aus 1,5 g Pfefferminzblättern mit 200 ml siedendem Wasser hergestellter Tee nur 5 mg ätherisches Öl. Als Dosierung bei innerlicher Einnahme werden im Kommentar des Europäischen Arzneibuches Band III für das ätherische Öl aber

Präparat	Firma	Zusammensetzung
Babyfix Fencheltee	Milupa	Fenchelextrakt, Fenchelöl
Babyfix Kräutertee	Milupa	Fenchel, Anis, Kümmel, Kamille, Süßholz, Fenchelöl, Anisöl, Kümmelöl, Kamillenöl
Kindertee	Milupa	Fenchel, Kamille, Melisse, Pfefferminz, Anis, Süßholz, Thymian
Kamillentee	Milupa	Kamillenextrakt
Fenchel-Teegetränk	Milupa	Fenchelextrakt
Fencheltee (zahnschonend)	Hipp	Fenchelextrakt, Fenchelöl
Fencheltee (leicht gesüßt)	Hipp	Fenchel
Kräutertee (zahnschonend)	Hipp	Extrakte aus: Kamille, Melisse, Fenchel, Pfefferminze, Anis, Thymian
Kindertee (leicht gesüßt)	Hipp	Extrakte aus: Süßholz, Kamille, Melisse, Fenchel, Pfefferminze, Anis, Thymian, Anisöl
Pfefferminztee	Hipp	Pfefferminze
Früchtetee	Hipp	Hibiscus, Hagebutten, Äpfel, Zitronen, schwarzer Tee, Vit. C
Orangentee	Hipp	Melisse, Süßholz, Fenchel, Anis, Hopfen, Lavendel, Orangen, Vit. C
Beruhigungstee	Bübchen	Extrakte aus: Süßholz, Fenchel, Anis, Koriander, Kümmel
Baby-Fenchel-Tee	Alete	Fenchelextrakt
Baby-Kräuter-Tee	Alete	»Kräuterauszüge«
Kinderfenchel	Alete	Fenchelextrakt
Kindertee	Alete	»Kräuterauszüge«
Fencheltee	Knufinke	Fenchel, Anisöl, Korianderöl, Kümmelöl

Tab. 7
Im Handel erhältliche Kindertees und deren Bestandteile

50–100 mg empfohlen (2). In einem aus 1,5 g Anis mit 150 ml siedendem Wasser hergestellten Tee fand MIETHING 2,2–3,1 mg ätherisches Öl. Nach BOYD u. MACLACHLAN (3) sind für eine gute expektorierende Wirkung, die an Ratten nachgewiesen wurde, aber Konzentrationen von 1,5 mg/kg KG notwendig.

Kann daraus der Schluß gezogen werden, daß die Konzentrationen, wie sie in Teezubereitungen vorliegen, unwirksam sind?

Diese Frage kann zum heutigen Zeitpunkt nicht immer sicher beantwortet werden. Es fehlen hierfür pharmakologische Untersuchungen von Teezubereitungen. Eine Ausnahme ist jene von MÜLLER-LIMMROTH u. FRÖHLICH (20), die 1980 mit wäßrigen Auszügen (6,4 g Droge/140 ml Wasser) von Anis und Fenchel eine Steigerung der mukoziliaren Aktivität am Flimmerepithelpräparat des Frosches beobachteten.

Die Anwendung von Teezubereitungen erfolgt also auch heute noch rein empirisch. Werden z. B. einem Säugling bei Blähungen Kümmel- und/oder Fencheltee verabreicht, dann beobachtet man meistens eine Besserung der Blähungen. Eine umfassende klinische Studie fehlt, d. h. die Anwendung erfolgt bei dieser Indikation aus der Erfahrungsheilkunde.

Pharmakologie von Arzneidrogen in Kindertees

Pharmakologisch, klinisch oder biologisch (z. B. mikrobiologisch) geprüft wurden bisher Einzelbestandteile von Arzneidrogen, wodurch die ihnen nachgesagten Wirkungen vielfach bestätigt werden konnten. Berücksichtigt werden muß dabei aber, daß die Wirkung häufig nicht allein auf eine einzige Komponente zurückzuführen ist, sondern daß es zu synergistischen Effekten verschiedener Inhaltsstoffe kommen kann.

Ebenfalls nicht beantwortet werden kann die Frage, inwieweit die bei den einzelnen Prüfungen verwendeten Dosierungen auch für Säuglinge und Kleinkinder gelten, da hierüber Untersuchungen fehlen.

Im folgenden wird nun über die Pharmakologie von Arzneidrogen der sog. Kindertees bzw. deren Hauptwirkstoffen berichtet. Unter Droge ist hierbei nichts anderes als getrockneter Pflanzenteil zu verstehen. Um die pharmakologischen Wirkungen besser zu verstehen, sind ihre Hauptwirkstoffe in Tab. 8 aufgeführt.

Anis, Fenchel

Die Früchte von Anis und Fenchel sind Bestandteile der meisten Kindertees. Beide Drogen haben sekretolytische, sekretomotorische und karminative Eigenschaften. Während Fenchel zusätzlich antiseptisch wirkt, hat Anis bzw. Anisöl demgegenüber eine bessere sekretolytische Wirkung. Anwendung finden beide Früchte bei Blähungen und krampfartigen Beschwerden im Magen-Darmbereich, zur Förderung der Schleimablösung in den Atemwegen sowie als Geschmackskorrigens (27).

Die expektorierende Wirkung kann wie folgt erklärt werden: Die ätherischen Öle gelangen nach systemischer Aufnahme, wobei sie z. T. über die Lunge abgeatmet werden, in die tieferen Bronchialabschnitte. Hier kommt es durch eine direkte Einwirkung auf die Tracheal- und Bronchialschleimhaut zu einer vermehrten Bronchialsekretion und zur Verflüssigung des Bronchialsekrets. Durch Beschleunigung der Flimmerepithelien in den Atemwegen erfolgt dann der beschleunigte Abtransport des Bronchialschleimes (9).

Ein pharmakologisches Prüfmodell für die expektorierende Wirkung ist z. B. die bereits erwähnte Prüfung der mukoziliaren Aktivität am Flimmerepithelpräparat des Frosches. Hieran prüften MÜLLER-LIMMROTH u. FRÖHLICH (20) u. a. wäßrige Extrakte von Anis und Fenchel. Dabei zeigte sich, daß Anis und Fenchel die mukoziliare Aktivität steigerten (Fenchel mehr als Anis).

Die karminative Wirkung auf Magen, Gallenblase und Darm ist bisher im ganzen nicht in klinischen oder pharmakologischen Studien nachgewiesen worden, wahrscheinlich, weil bisher ein geeignetes Modell dafür fehlt. Die karminative Wirkung setzt sich aber aus mehreren Teileffekten zusammen, die pharmakologisch untersucht wurden. Durch eine lokale Reizung der Magenschleimhaut kommt es zu einem Tonusanstieg sowie zu einer Verstärkung der rhythmischen Kontraktion und als Folge davon zu einem Aufstoßen von Luft aus dem Magen. Ein weiterer Teileffekt besteht in der reflektorischen Anregung der Magensaftsekretion, was zu einer besseren Verdauung führt. Gleichzeitig erschlafft die Darmmuskulatur, was zum Abgang von Darmgasen führt (6). Weiter spielt die in vielen Untersuchungen nachgewiesene antiseptische Wirkung eine Rolle, wodurch unerwünschte Mikroorganismen, besonders Gärungsbakterien, in ihrem Wachstum gehemmt werden (22).

Die antibakterielle und antimykotische Aktivität ätherischer Öle ist bereits lange bekannt und experimentell, z. B. im Plattendiffusionstest und im Verdünnungsreihentest, nachgewiesen worden (u. a. 10, 18). Die minimalen Hemmkonzentrationen liegen im Bereich von $1-10^{-4}$%iger Konzentrationen. Häufig wird ihre Wir-

Anis (Früchte)	1,5–5% etherisches Öl mit trans-Anethol (80–90%)
Fenchel (Früchte)	2–6% etherisches Öl mit trans-Anethol (50–70%) und (+)-Fenchon (etwa 20%)
Kümmel (Früchte)	3–7% etherisches Öl mit (S)-(+)-Carvon (50–80%) und (R)-(+)-Limonen (bis etwa 50%)
Koriander (Früchte)	bis etwa 1% etherisches Öl mit D-(+)-Linalool (60–70%) und Monoterpenkohlenwasserstoffe
Kamille (Blüten)	0,3–1,5% etherisches Öl mit (–)-α-Bisabolol, Sesquiterpenlactonen wie Matrizin, cis- und trans-En-in-dicycloether, Flavonoide: Apigenin und Luteolin
Pfefferminze (Blätter)	0,5–4% etherisches Öl mit (–)-Menthol und seinen Derivaten, 6–12% Gerbstoffe
Thymian (Kraut)	1–2,5% etherisches Öl mit Thymol (30–70%) und Carvacrol (3–15%)
Melisse (Blätter)	0,02–0,2% etherisches Öl mit Citronellal (etwa 40%) und Citral (etwa 30%), Rosmarinsäure (4%)
Lavendel (Blüten)	1–3% etherisches Öl mit Linalylacetat (30–50%) und Linalool (15–35%), Gerbstoffe (5–10%)
Hopfen (Hopfenzapfen, Hopfendrüsen)	50–80% Bitterstoffe mit Humolon und Lupulon, 0,3–1% etherisches Öl mit 2-Methyl-3-buten-2-ol
Hibiscus (Blüten)	15–30% Pflanzensäuren: u. a. Zitronensäure, Äpfelsäure, Weinsäure, Hibiscussäure
Hagebutte (Früchte)	L-Ascorbinsäure bzw. Dehydroascorbinsäure (bis 1,7%)
Süßholz (Wurzel)	2–15% Triterpensaponine, vor allem NH_4- und Ca-Salze der Glycyrrhetinsäure, Flavonoide: u. a. Liquiritigenin

Tab. 8
Hauptwirkstoffe der in Kindertees verwendeten Arzneidrogen, in Klammern verwendeter Pflanzenteil (Lit. bei 27)

kungsstärke auch durch den sogenannten Phenolquotienten wiedergegeben, der angibt, wievielmal schwächer oder stärker das betreffende ätherische Öl im Vergleich zu Phenol ist. Wie aus Tab. 9 hervorgeht, übertreffen viele ätherische Öle bzw. ihre Einzelkomponenten die Wirkungsstärke dieses alten Antiseptikums um ein Vielfaches (21).

Erst vor kurzem lieferten KNOBLOCH u. Mitarb. (14) einen Beitrag zum antibakteriellen Wirkungsmechanismus. Sie konnten nachweisen, daß der wichtigste Angriffspunkt der ätherischen Ölkomponenten die Zytoplasmamembran der Bakterien ist. Die getesteten Verbindungen beeinflußten im Bereich 0,1%iger Konzentrationen den von den membrangebundenen Enzymen katalysierten Elektronenfluß und die oxydative Phosphorylierung, was zu einer Hemmung des Sauerstoffverbrauchs und der ATP-Synthese zwischen 10 und 100% führte.

Von Anis und Fenchel sind in therapeutischen Dosen keine Nebenwirkungen bekannt. Die Weltgesundheitsorganisation (WHO) gibt für Anethol, einen Hauptbestandteil beider Drogen, eine ADI-Dosis (»Acceptable Dayly Intake«-Dosis, die unter Annahme einer täglichen Verwendung Geltung haben soll) von 2,5 mg/kg KG an (23). Anisöl oder Fenchelöl selber sollten aufgrund des Anetholgehaltes bei Säuglingen und Kleinkindern wegen der Gefahr eines Bronchospasmus sowie eines Glottisödems mit Gefahr der Asphyxie nicht angewandt werden (1).

Kümmel, Koriander

Wie Anis und Fenchel wirken die Früchte des Kümmels und Korianders aufgrund des ätherischen Öls als Karminativum bei Meteorismus und Flatulenz, wobei dem Kümmel die stärkste Wirkung zukommen soll (s. auch 9, 22). Ferner empfiehlt sich die Anwendung als Stomachikum, da das ätherische Öl die Magensaftsekretion anregt und den Appetit fördert (27).

Kamille

Die Kamille zählt zu den ältesten, wichtigsten und am häufigsten verwendeten Arzneipflanzen. Ihre Blüten besitzen eine antiphlogistische, spasmolytische, karminative, ulkusprotektive, bakterizide und fungizide Wirkung, die in vielen pharmakologischen Modellen, Tierversuchen und in klinischen Tests wiederholt nachgewiesen worden ist (Lit. s. 27). Hauptanwendungsgebiete bei innerlicher Verabreichung sind Magen- und Darmbeschwerden wie Gastritis, Enteritis, Blähungen und krampfartige Erscheinungen im Verdauungstrakt.

Der therapeutische Wert der Kamille beruht nicht auf einem einzelnen Wirkstoff, sondern auf einem Komplex verschieden strukturierter Substanzen.

Die in letzter Zeit häufiger genannte allergene Potenz der Kamille gehört nach HAUSEN (11) zu den ganz seltenen Erscheinungen. Verursacht wird sie häufig durch Verfälschungen der Kamillenblüten, z. B. mit Anthemis cotula oder aber durch eine ganz bestimmte Herkunft aus Argentinien.

Pfefferminze

Wie die Kamillenblüten zählen auch die Blätter der Pfefferminze zu den am häufigsten verwendeten Arzneidrogen. Sie wirken spasmolytisch, karminativ und cholagog (27). Seine spasmolytische Wirkung wird vorwiegend dem ätherischen Öl zugeschrieben, dessen direkter Angriff auf die glattmuskeligen Organe eine stärkere Spasmolyse hervorruft als einzelne seiner Komponenten.

An der Steigerung der Gallensekretion sind neben dem ätherischen Öl vermutlich auch die Flavonoide beteiligt (Lit. s. 6, 27). Pfefferminzblätter sind daher indiziert bei krampfartigen Magen-Darm-Galle-Beschwerden.

Pfefferminztee sollte Säuglingen und Kleinkindern wegen des darin enthaltenen Menthols nicht appliziert werden. Menthol kann, wie bereits beim Anethol erwähnt, zum Bronchospasmus und zum reflektorischen Glottisödem mit Gefahr der Asphyxie führen (1). Dies ist vielleicht auch der Grund, weshalb die Pfefferminze nur selten ein Bestandteil in Kindertees ist. Die Frage bleibt, ob die in den Tees vorliegende Konzentration diese unerwünschte Wirkung hervorrufen kann.

Tab. 9
Antibakterielle Wirkung ätherischer Öle bzw. einiger Hauptkomponenten im Vergleich zu Phenol = 1

Anisöl	0,4	Anethol	0,4
Fenchelöl	13,0		
Kümmelöl		Carvon	1,5
Korianderöl		Linalool	5,0
Thymianöl		Thymol	20,0
Pfefferminzöl	0,7	Menthol	0,4
Melissenöl		Citral	5,2
		Citronellal	3,8
Lavendelöl	1,6		

Thymian

Thymian (Kraut) wird aufgrund seines ätherischen Ölgehaltes innerlich als Expektorans und Bronchospasmolytikum verwendet, z. B. zur unterstützenden Behandlung bei akuten und chronischen Bronchitiden und Keuchhusten. Es kommt hierbei sowohl zu einer Steigerung der Sekretion als auch zu einer Erhöhung der Transportfunktion der Zilienbewegung in den Bronchien (24, 27). Der Hauptunterschied zu den ähnlich wirkenden anderen ätherischen Ölen liegt aber in der stärkeren antiseptischen Wirkung der Hauptkomponente Thymol, die 20mal stärker als Phenol ist (s. Tab. 9), verbunden mit einer Gewebsfreundlichkeit wegen der geringen Wasserlöslichkeit im Gegensatz zu Phenol. Konzentrationen von 1:3000 wirken auf die meisten Wundbakterien wachstumshemmend (8). Thymian kann somit die Bekämpfung bakterieller Infektionen in den Atemwegen unterstützen.

In einer Untersuchung von WAGNER u. Mitarb. (26) konnte gezeigt werden, daß die beiden Hauptkomponenten Thymol und Carvacrol in einem Prostaglandine synthetisierenden Cyclooxygenasesystem die Prostaglandinbiosynthese in einer Dosierung von 37 μm hemmen, d. h. beiden Verbindungen kommt eine entzündungshemmende Wirkung zu.

Die Verwendung von Thymian in therapeutischen Dosen ist nebenwirkungsfrei. Bei der innerlichen Anwendung des reinen Thymols in höheren Dosen dagegen muß mit Intoxikationen wie Leibschmerzen und vorübergehenden Kollapszeichen gerechnet werden (27).

Melisse

Melisse (Blätter) enthält ätherische Öle, die trotz des geringen Gehaltes als die Hauptwirkstoffe für die therapeutische Anwendung der Droge als Sedativum, Spasmolytikum und Bakteriostatikum anzusehen sind (15, 27). In einer Studie konnten WAGNER u. SPRINKMEYER (25) zeigen, daß Melissenöl und Einzelkomponenten des ätherischen Öls nach oraler Zufuhr bei Mäusen eine dämpfende Wirkung auf die Spontanmotilität ausüben. Interessanterweise wurde jeweils mit den kleineren Dosen eine größere Wirkung als mit den höheren Dosen gemessen. Dies wird von den Autoren mit einer zunehmenden Inaktivierung der Terpenrezeptoren durch höhere Terpengaben erklärt.

In verschiedenen Testmodellen wurde die spasmolytische Wirkung des ätherischen Öles und einzelner Bestandteile nachgewiesen (Lit. s. 15). Andererseits zeigte ein äthanolischer Melissenextrakt keine nennenswerte antispasmodische Wirksamkeit (6). Für das Melissenöl und einzelne Komponenten ist weiter sowohl eine bakteriostatische als auch eine bakterizide Wirkung bekannt (Lit. s. 15, 19).

Aufgrund dieser Wirkungen finden die Melissenblätter und daraus gewonnene Zubereitungen Anwendung bei nervös bedingten Magen-Darmbeschwerden.

Lavendel

Die Blüten des Lavendels haben nur eine schwache sedative und cholagoge Wirkung, für die bisher das Wirkprinzip noch aussteht. Es spielt in Teemischungen als Aromatikum eine Rolle (27).

Hopfen

Anders verhält es sich mit dem Hopfen, dem von alters her eine sedative Wirkung nachgesagt wurde und dessen Wirkprinzip zumindest teilweise geklärt werden konnte. Als eine wirksame Komponente wurde ein C_5-Alkohol (2-Methyl-3-buten-2-ol) ermittelt, der während der Lagerung aus den Bitterstoffen Humolon und Lupulon autoxidativ abgespalten wird. Ratten zeigten bei einer Dosis von 206,5 mg/kg (i.p.) eine 50%ige Hemmung der Motilität (28).

Hibiscus

Der aus den Blüten von Hibiscus hergestellte Tee hat aufgrund der Fruchtsäuren einen angenehm säuerlichen Geschmack und wird deshalb als Erfrischungsgetränk verwendet. In größeren Mengen genossen wirkt er wegen der schwer resorbierbaren Fruchtsäuren als mildes Laxans (27). Außerdem kann es bei empfindlicher Haut zu Rötungen bei Hautkontakt mit fruchtsäurehaltigem Harn kommen.

Hagebutten

Ein weiterer Bestandteil in Früchtetees sind die Hagebutten, die nicht nur wegen ihres säuerlichen Geschmacks erfrischen, sondern aufgrund des hohen Vitamin C-Gehaltes auch medizinisch von Interesse sind. Nicht bekannt ist bisher, wieviel Vitamin C in einer Tasse Hagebuttentee enthalten ist. Aufgrund des Pektin- und Fruchtsäuregehaltes haben Hagebutten darüber hinaus eine milde laxierende Wirkung, die teilweise auch zur Stuhlauflockerung beabsichtigt sein kann.

Süßholz

Die Wurzeln des Süßholzes enthalten als charakteristischen Bestandteil das Triterpensaponin Glycyrrhizin, das eine Süßkraft hat, die die des Rohrzuckers um das 150fache übertrifft und deshalb vielen Tees als Geschmackskorrigens zugesetzt wird. Darüber hinaus entfalten das Glycyrrhizin sowie andere Inhaltsstoffe wichtige pharmakologische Wirkungen. So wirkt vor allem die Glycyrrhizinsäure sekretolytisch, sekretomotorisch, bakteriostatisch und antiviral, weshalb die Droge als Expektorans bei Husten und Bronchialkatarrhen angewendet wird.

Die Droge wird weiter als Antiphlogistikum und Spasmolytikum bei Gastritis und Magengeschwüren sowie auch als Ulkusprophylaktikum verwendet. Die experimentell und klinisch zweifelsfrei belegte therapeutische Wirksamkeit ist in ihrer Gesamtheit immer noch nicht vollständig erklärbar (umfassende Lit. hierzu bei 4, 27). So hemmt die Glycyrrhizinsäure und ihr Aglycon Glycyrrhetinsäure nicht die Prostaglandinsynthese, sondern die Wanderung der Leukozyten zum Entzündungsort. Beide Verbindungen sind für die indirekten mineralokortikoiden Effekte der Droge verantwortlich.

An Rattenleberpräparaten konnte gezeigt werden, daß beide Verbindungen eine starke Hemmwirkung auf die Δ^4-5β-Reduktase haben, wodurch die Ausscheidung von Kortikosteroiden verzögert und die biologische Halbwertszeit von Cortisol und Aldosteron verlängert wird. Dies führt zu einem Synergismus beider Hormone mit diesen Verbindungen.

Andere Inhaltsstoffe setzen die Magensaftsekretion herab und reduzieren z. B. durch Acetylsalicylsäure hervorgerufene Schleimhautentzündungen. Hinzu kommt noch eine spasmolytische Wirkung, die durch einzelne Flavonoide der Droge hervorgerufen wird.

In der Pädiatrie stehen von den genannten Anwendungsgebieten bei der Süßholzwurzel mit Sicherheit die Verwendung als Geschmackskorrigens und als Expektorans im Vordergrund.

Wegen der genannten mineralkortikoiden Wirkung führen über längere Zeit eingenommene Dosen (mehr als 50 g Droge täglich) zu Hypokaliämie, Hypernatriämie, Ödemen, Hypertension und Herzbeschwerden. Die in den Kindertees enthaltenen Konzentrationen an Süßholzwurzel reichen für das Auftreten dieser Nebenwirkungen nicht aus.

Wirkungen, Nebenwirkungen sowie Anwendungsgebiete der besprochenen Drogen zeigt Tab. 10.

Droge	Wirkung	Anwendungsgebiet	Nebenwirkungen
Anis	sekretolytisch sekretomotorisch spasmolytisch karminativ	mildes Expektorans Blähungen und krampfartige Beschwerden im Magen-Darm-Bereich	in therapeutischen Dosen keine Anisöl kann bei Säuglingen und Kleinkindern Bronchospasmus, reflektorisches Glottisödem mit Gefahr der Asphyxie hervorrufen
Fenchel	sekretolytisch sekretomotorisch spasmolytisch karminativ antiseptisch	s. Anis	s. Anis
Kümmel	spasmolytisch karminativ	Blähungen und leichte krampfartige Magen-Darm-Störungen	in therapeutischen Dosen keine
Koriander	spasmolytisch karminativ	s. Kümmel	in therapeutischen Dosen keine
Kamille	antiphlogistisch spasmolytisch karminativ bakterizid fungizid	Magen- und Darmbeschwerden	Auftreten von allergischen Reaktionen nur bei bestimmter Kamillenherkunft und Verfälschungen
Pfefferminze	spasmolytisch karminativ cholagog	krampfartige Magen-Darm-Galle-Beschwerden	wegen Mentholgehalt nicht bei Säuglingen und Kleinkindern, s. Anis
Thymian	sekretolytisch sekretomotorisch antiseptisch	Expektorans	nur bei reinem Thymol Intoxikationen
Melisse	sedativ spasmolytisch antiseptisch	nervös bedingte Magen-Darm-Beschwerden	in therapeutischen Dosen keine
Lavendel	schwach sedativ und cholagog	s. Melisse Aromatikum	in therapeutischen Dosen keine
Hopfen	sedativ	schwach wirkendes Beruhigungsmittel	in therapeutischen Dosen keine
Hibiscus		Erfrischungsgetränk	in größeren Mengen Laxans, Hautrötungen
Hagebutten		Vitamin C-haltiges Erfrischungsgetränk	in größeren Mengen mildes Laxans
Süßholz	sekretolytisch sekretomotorisch antibakteriostatisch spasmolytisch antiphlogistisch	Expektorans Geschmackskorrigens	in höheren Dosen mineralokortikoide Nebenwirkungen

Tab. 10
Wirkungen und Nebenwirkungen sowie
Anwendungsgebiete der in Kindertees
vorkommenden Bestandteile

Träger- und Zusatzstoffe

Zur Herstellung von Granulat- und Instanttees werden Trägerstoffe benötigt, für Säuglings- und Kindertees:

1. **Kohlenhydratträger** in Form von Glukose, Saccharose oder Maltodextrinen,

2. **Eiweißträger** in Form von hydrolysierten Proteinen (z. B. aus Kollagen).

Soweit es sich um **Kohlenhydrate** handelt, sind die Trägerstoffe gleichzeitig als Zusätze zur geschmacklichen Verbesserung eingesetzt. Ihre Menge ist gemäß den Angaben der Ernährungskommission der Deutschen Gesellschaft für Kinderheilkunde (5) auf 4% und weniger beschränkt. Sie bestehen jedoch in den überwiegend als Lebensmittel deklarierten Tees zum großen Teil aus Glukose und Saccharose und enthalten nur in Ausnahmen Maltodextrine.

Eiweißzusätze als Trägerstoffe sind auf jene Säuglings- und Kindertees beschränkt, die als Arzneimittel deklariert sind. Die hydrolysierten Proteine haben zu etwa 70% ein Molekulargewicht unter 5000 D, zu 23% zwischen 5 und 10 000 und zu 8% zwischen 10 und 20 000 D. Der Hinweis auf ihre Hypoallergenität ist also nur sehr bedingt gerechtfertigt. Die Gefahr der **Hyperglykinämie** bei einem Glycinanteil von 25% im Hydrolysat soll bei vorschriftsmäßiger Zubereitung (0,5 g Teepulver auf 100 ml Wasser) mit einem Glycingehalt von max. 75 ml/100 ml trinkfertiger Zubereitung unbedenklich sein.

Zusammenfassende Beurteilung

Der eingangs erwähnte Fragenkomplex läßt sich wie folgt beantworten:

Bei den untersuchten Arzneidrogen wurden die erwarteten pharmakologischen Wirkungen weitgehend gefunden.

Es fehlen dagegen pharmakologische Untersuchungen von herkömmlich hergestellten Teezubereitungen mit Teedrogen. Weiter liegt die Wirkstoff-Freisetzung aus diesen Teezubereitungen, soweit überhaupt bekannt, im allgemeinen weit unter den für pharmakologische Wirkungen erforderlichen Dosen. Es fehlen aber bisher ebenfalls Untersuchungen, inwieweit die bei den einzelnen Prüfungen verwendeten Dosierungen auch für Säuglinge und Kleinkinder gelten. Die Frage, ob hier also jeweils eine für die pharmakologische Wirksamkeit ausreichende Dosierung erreicht wird, kann nicht beantwortet werden.

Zusammenfassend heißt das: Der Einsatz von Teezubereitungen für Säuglinge und Kinder mit erwarteten pharmakologischen Wirkungen (z. B. spasmolytisch, blähungsvermindernd, sekretolytisch) erfolgt also fast ausschließlich rein empirisch.

Die im Handel erhältlichen tassenfertigen Säuglings- und Kindertees enthalten in der Regel Extrakte der entsprechenden Teedrogen. Auch hier stellt sich wieder die ebenfalls nicht zu beantwortende Frage nach der für eine Wirkung ausreichenden Dosierung. Dies um so mehr, wenn es sich nicht um »Monotees«, sondern um Kombinationspräparate handelt, die aus bis zu 7 verschiedenen Extrakten zusammengesetzt sind.

Bei anwendungsgerechter Zubereitung ist daher mit **Überdosierungserscheinungen** kaum zu rechnen. Berichte zu Überdosierungserscheinungen liegen jedenfalls nicht vor.

Es liegen auch keine Erkenntnisse darüber vor, ob das Angebot von Gemischen aus bis zu 7 verschiedenen Kräutern sinnvoll sein kann oder nicht. Aber nicht nur die Anzahl, sondern auch die Art der verwendeten Kräuter sollte teilweise überdacht werden. Zu nennen sind hier Hopfen, Melisse und Lavendel in einer wahrscheinlich für eine Wirkung unzureichenden Dosierung.

Aber nicht einmal die Zusammensetzung ist bei allen Säuglings- und Kindertees deklariert. Anstelle von »Kräuterauszügen« sollten die Art und Menge der jeweils verwendeten Kräuter angegeben sein.

Die Frage, ob durch Kräuter in Tees A l l e r g i s i e r u n g e n hervorgerufen werden können, ist nicht geklärt. Berichte aus der pädiatrischen Literatur sind nicht bekannt. Für Kamille sind sie als außerordentlich selten beschrieben (11). Sie beruhen aber auf anderen Zusätzen oder auf Anbau in Herkunftsländern, aus denen in die Bundesrepublik Deutschland nicht importiert wird.

K o h l e n h y d r a t e als Zusatz- und Trägerstoffe sind quantitativ begrenzt auf weniger als 4% in der fertigen Teelösung und finden sich damit in Einklang mit den Empfehlungen der Ernährungskommission der Deutschen Gesellschaft für Kinderheilkunde (5). Der Empfehlung, vorzugsweise Maltodextrine einzusetzen, ist jedoch nur in Ausnahmen nachgekommen worden. Im übrigen wird vorzugsweise Glukose und Saccharose, meist im Verhältnis 2:1, vereinzelt aber auch im Verhältnis 1:2 und darüber angeboten.

Der Einsatz von E i w e i ß h y d r o l y s a t e n als Trägerstoffe zur Umgehung jeder Kariogenität hat neue Probleme aufgeworfen. Da damit zu rechnen ist, daß die Hydrolysate immunogene Molekülgrößen enthalten, sollten Tees auf Eiweißhydrolysatbasis erst dann angeboten werden, wenn auch andere Fremdeiweiße für die Säuglingsernährung vorgesehen sind, d. h. nach dem 4. Monat. Damit wird der hohen Sensibilisierungsgefahr für Fremdeiweiß in den ersten Lebensmonaten, von der vor allem Kinder aus Atopikerfamilien, aber auch in geringerem Maße Neugeborene ohne familiäre Belastung für Allergien bedroht sind (13), vorgebeugt.

Die Ernährungskommission der Deutschen Gesellschaft für Kinderheilkunde hat deshalb folgende E m p f e h l u n g veröffentlicht (5):

Ab 10. Tag bis 6. Monat: Durstlöschen mit abgekochtem Wasser; wenn Tee gefüttert werden soll: Tee mit max. 4% Kohlenhydrate, vorzugsweise Malto-Dextrin.

Tees für Säuglinge nach dem 4. Monat sollten mit Eintreten der Zahnung kohlenhydratfrei sein. Gegen Eiweiß als Trägersubstanz bestehen dann keine Einwände.

Über die Pharmakologie von Säuglings- und Kindertees ist erstaunlich wenig bekannt. In der Bevölkerung ist in der Vergangenheit ein erheblicher Bedarf an Säuglings- und Kleinkindertees geweckt worden. Der Preis, der durch unsachgemäße Fütterung in Form von schwerer Karies gezahlt werden mußte, war hoch.

S ä u g l i n g s t e e s sind in der normalen Säuglingsernährung überflüssig und sollten Ausnahmesituationen vorbehalten sein (z. B. Fieber).

Gegen den sachgerechten Einsatz von Tees bei Kleinkindern gibt es keine Einwände. Über den Flüssigkeitshaushalt und die Flüssigkeitsaufnahme von Kleinkindern ist allerdings nur wenig bekannt.

Literatur

1. AMMON, H. (Hrsg.): Arzneimittelneben- und Wechselwirkungen, 2. Aufl. Wissenschaftl. Verlagsgesellschaft, Stuttgart 1986.
2. BÖHME, H. u. K. HARTKE: Ph. Eur. III Kommentar. Wissenschaftl. Verlagsgesellschaft, Stuttgart, Govi, Frankfurt 1979.
3. BOYD, E. M. u. M. L. MacLACHLAN: Can. Med. Assoc. J. **50**, 338 (1944).
4. BRODGEN, R. N., T. M. SPEIGHT u. G. S. AVERY: Drugs **8**, 330 (1974).
5. Ernährungskommission der Deutschen Gesellschaft für Kinderheilkunde: Der Kinderarzt **3**, 368 (1988).

6. FORSTER, H. B., H. NIKLAS u. S. LUTZ: Planta Med. **40**, 309 (1980).
7. FRANZ, Ch., D. FRITZ u. E. RUHLAND: Planta Med. **42**, 132 (1981).
8. HÄNSEL, R. u. H. HAAS: Therapie mit Phytopharmaka. Springer, Berlin-Heidelberg-New York-Tokyo 1983.
9. HAUSCHILD, F.: In: GILDEMEISTER, E. u. F. HOFFMANN (Hrsg.): »Die ätherischen Öle« Bd. I, S.110. Akademie, Berlin 1956.
10. HAUSCHILD, F.: In: GILDEMEISTER, E. u. F. HOFFMANN (Hrsg.): »Die ätherischen Öle«, Bd. I, S.124. Akademie, Berlin 1956.
11. HAUSEN, B. M., E. BUSKER u. R. CARLE: Planta Med. **50**, 229 (1984).
12. HÖLTZEL, C.: Dtsch. Apoth. Ztg. **124**, 2479 (1984).
13. KJELLMAN, N. I. M.: In: SCHMIDT, E., D. REINHARDT u. Nestle Nutrition Workshop Series (Hrsg.): »Food Allergy« Bd. 17. Raven Press, New York 1988.
14. KNOBLOCH, K. u. Mitarb.: In: BRUNKE (Hrsg.): Progress in Essential Oil Research. S. 429. de Gruyter, Berlin-New York 1986.
15. KOCH-HEITZMANN, I. u. W. SCHULTZE: Dtsch. Apoth. Ztg. **124**, 2137 (1984).
16. MIETHING, H.: Pharm. Ztg. **132**, 1081 (1987).
17. MIETHING, H. u. W. HOLZ: Pharm. Ztg. **133**, 16 (1988).
18. MORRIS, J. A., A. KHETTRY u. E. W. SEITZ: J. Am. Oil Chem. Soc. **56**, 595 (1979).
19. MÖSE, J. R. u. G. LUKAS: Arzneimittel-Forsch. **7**, 687 (1957).
20. MÜLLER-LIMMROTH, W. u. H. FRÖHLICH: Fortschr. Med. **98**, 95 (1980).
21. RIDEAL, E. K. u. Mitarb.: Perfum. Record. **21**, 344 (1930).
22. SCHILCHER, H.: Dtsch. Apoth. Ztg. **124**, 1433 (1984).
23. Toxicological Evaluation of Some Flavouring Substances and Non-Nutritive Sweeting Agents. FAO Nutrition Meetings Report Series No. 44 A; WHO/Food Add. (68.33).1967. Food and Agriculture Organization of the United Nations, Rome. Cited. In: TOLKMITT, H. B. (Hrsg.): Codex Alimentarius. Behr's, Hamburg 1983.
24. van den BROUCKE, C. O. u. J. A. LEMLI: Planta Med. **41**, 129 (1981).
25. WAGNER, H. u. L. SPRINKMEYER: Dtsch. Apoth. Ztg. **113**, 1159 (1973).
26. WAGNER, H., M. WIERER u. R. BAUER: Planta Med. **52**, 184 (1986).
27. WICHTL, M. (Hrsg.): Teedrogen: Ein Handbuch für Apotheker und Ärzte. Wissenschaftl. Verlagsgesellschaft, Stuttgart 1984.
28. WOHLFART, R., R. HÄNSEL u. H. SCHMIDT: Planta Med. **48**, 120 (1983).

Erschienen in:
SCHMIDT, E. u. G. SCHÖCH (Hrsg.): Die Ernährung des Säuglings und Kindes, S. 153–164. 1989, Marseille Verlag, München

IRMGARD MERFORT und E. SCHMIDT, Düsseldorf

Phytopharmaka mit psychotroper Wirkung

V. Faust

Bereich Forschung und Lehre
(Leiter: Prof. Dr. V. Faust)
des Psychiatrischen
Landeskrankenhauses Weißenau,
Abteilung Psychiatrie I der
Universität Ulm
(Ärztl. Direktor: Prof. Dr. G. Hole)

Historische Aspekte

Pflanzliche Arzneimittel haben seit Jahrtausenden ihren Zweck erfüllt. Die Fortschritte der chemischen Technologie um die Jahrhundertwende förderten einerseits die Strukturaufklärung von Pflanzenwirkstoffen, andererseits die vollständige chemische Synthese. Damit wurden bald entsprechende Modifikationen mit neuen therapeutischen Eigenschaften möglich. Die Geburtsstunde der modernen Pharmakotherapie hatte geschlagen. Die z. T. spektakulären Behandlungserfolge mit synthetischen Arzneistoffen verdrängten nach und nach die Pflanzenheilmittel.

In der Bundesrepublik Deutschland erfuhren die Heilpflanzen nach dem Zweiten Weltkrieg fast nur Geringschätzung. Sie verschwanden weitgehend aus den Forschungslabors und damit auch aus Klinik und Praxis. Lediglich einige Pflanzen, deren Hauptwirkstoffe man einzeln gewinnen und nach den Regeln der Naturwissenschaft exakt auf ihre Wirkung überprüfen konnte (z. B. die Digitalisglykoside), blieben anerkannt und wurden weiter erforscht. Alles andere überließ man der Volkskunde oder »Erfahrungsmedizin«. Andere Nationen bewahrten sich eher eine kontinuierliche Heilpflanzentradition.

Nun macht sich seit einigen Jahren eine gewisse »Chemie-Müdigkeit« bemerkbar. Parallel dazu entwickelt sich eine »Renaissance der Phytopharmaka«. Das Pendel scheint zurückzuschwingen, es droht eine Kippreaktion. *Das aber wäre ein Fehler, denn synthetische und pflanzliche Arzneimittel können sich sinnvoll ergänzen.*

Begriff und Definition

Die Phytotherapie oder Pflanzenheilkunde ist die Behandlung von Befindlichkeitsstörungen oder Krankheiten mit Hilfe von Phytopharmaka.

Der Begriff Phytopharmaka hat in letzter Zeit unterschiedliche Definitionen erfahren:

1. Phytopharmaka sind pflanzliche Arzneimittel (Pflanzenheilmittel wird heute als zu umfassend empfunden).

2. Phytopharmaka sind Mehrstoffgemische pflanzlicher Herkunft.

3. Phytopharmaka sind Arzneimittel im Sinne des Arzneimittelgesetzes (AMG), die ausschließlich oder überwiegend aus Pflanzen, Pflanzenteilen, Pflanzeninhaltsstoffen oder Beeren galenischer Zubereitungen bestehen, soweit sie nicht in den Aufgabenbereich der homöopathischen Therapie oder anthroposophischen Therapierichtung gehören (Aufbereitungskommission E, phytotherapeutische Therapierichtung).

4. Phytopharmaka sind Arzneimittel pflanzlicher Herkunft, die Bestandteile einer rationalen medikamentösen Behandlung sind, die also im Sinne der naturwissenschaftlich orientierten Medizin angewendet werden.

5. Phytopharmaka sind – bezüglich des oder der Wirkstoffe – angereicherte Zubereitungen aus Pflanzen oder getrockneten pflanzlichen Drogen, die neben den Wirkstoffen noch Begleitstoffe enthalten.

Unabhängig von definitorischen Ermessensfragen ist es für praktische Belange wichtig, daß bei den Phytopharmaka – je nach Wirkstoffkonzentration – Blüten, Blätter, Kraut (oberirdische Teile der meist krautigen Pflanzen), Wurzeln, Wurzelstöcke, Knollen, Zwiebeln, Früchte, Samen, Rinde von Stamm oder Wurzeln sowie das Holz der Arzneipflanzen verarbeitet werden, je nachdem, wo der Wirkstoff besonders konzentriert ist.

Indikationen

Phytopharmaka werden einerseits in der Praxis verordnet, andererseits von den Patienten zur Behandlung von Befindlichkeitsstörungen und zur Prophylaxe von Krankheiten selber eingesetzt. Am häufigsten finden sich Phytopharmaka als Antitussiva, Expektoranzien, Bronchospasmolytika, Kardiaka, Laxanzien, Leber- und Gallentherapeutika, Cholagoga und Gallenwegstherapeutika, Magen-Darm-Mittel, Roboranzien, Urologika, Venenmittel und Sedativa.

Indikationen im psychischen Bereich

Seelische Störungen und ihre psychosozialen und psychosomatischen Folgen werden seit Menschengedenken mit Zubereitungen aus Zitronenmelisse, Lavendel, Rosmarin, Baldrian, Hopfen, Salbei, Kamille, Pfefferminze, Quendel, Weißdorn, der Passionsblume, Johanniskraut u. a. behandelt. Im einzelnen:

1. leichtere depressive Verstimmungen: Johanniskraut;
2. Unruhe, Nervosität und Erregungszustände: Baldrianwurzel, Hopfen;
3. nervöse Erschöpfungszustände: Baldrian, Johanniskraut;
4. Schlafstörungen: Baldrian, Melisse, Hopfen.

Kritische Anmerkungen

Phytopharmaka sind einer Reihe von Kritikpunkten bzw. praxisrelevanten Einschränkungen ausgesetzt. Nachfolgend eine Auswahl in komprimierter Auflistung:

Phytotherapeutika sind zumeist keine rasch wirkenden Arzneimittel. Sie wirken in der Regel erst nach längerem Gebrauch. Dies gilt vor allem für die psychotrop wirkenden Pflanzenheilmittel.

Phytopharmaka haben eine große therapeutische Breite und damit ein geringes Nebenwirkungsrisiko. Das kann aber auch als Nachteil für die Behandlung gravierender und ätiologisch klarer Erkrankungen ausgelegt werden.

Bei den Phytopharmaka gibt es in der Mehrzahl lediglich Hinweise über ihren Wirkmodus. Eine intensivere Erforschung ihrer Wirkungsmechanismen mit moderneren Methoden wäre wünschenswert.

Von den Fertigarzneimitteln enthalten nur wenige Prozent eine einzige Arzneidroge; alle übrigen sind Mischpräparate.

Bei den Phytopharmaka hängt das Endprodukt häufig vom Herstellungsverfahren ab. Selbst unter identischer Deklaration der Zusammensetzung des Fertigarzneimittels können – je nach Produktionsverfahren – sehr unterschiedliche Konzentrationen der verfügbaren Inhaltsstoffe resultieren.

Pflanzliche Arzneidrogen wurden traditionell als Infus oder Tinktur zubereitet. Das machte die pro Anwendung applizierte Dosis unsicher. Kapseln, Tabletten und Dragees machen Arzneistoffe zwar exakt dosierbar; man muß jedoch bei der Entwicklung dieser Darreichungsformen nicht selten mit der Dosis sehr weit heruntergehen, gemäß der limitierten Größe dieser modernen Arzneiformen. Das bedeutet, daß man nach den heutigen Erkenntnissen im allgemeinen die verfügbaren Phytopharmaka höher dosieren sollte als bisher angenommen. Entsprechende Empfehlungen sind in Arbeit.

Multi-Kombinationspräparate dürften es kaum gestatten, pflanzliche Fertigarzneimittel adäquat zu dosieren. Es muß notwendigerweise unklar bleiben, welche Rolle die einzelnen Kombinationspartner auf die hypothetische Wirksamkeit haben. *Entsprechende Werbeaussagen sind meist Wunschvorstellungen*. Als obere zweckmäßige Grenze für die Anzahl der Kombinationspartner wird derzeit die Zahl 6 diskutiert.

Schlußfolgerung

Die wissenschaftliche Basis der meisten phytotherapeutischen Arzneimittel erscheint selbst bei wohlwollender Prüfung letztlich noch unzureichend. Zum anderen bleibt aber selbst nach kritischer Analyse aus dem Erfahrungsschatz der Phytotherapie mehr Brauchbares übrig als bisher zugestanden. Dies hat es verdient, auch von den streng naturwissenschaftlich orientierten Ärzten beachtet zu werden. Nicht nur die mehr der Zeitströmung folgende Zuwendung zur »grünen Kraft der Natur«, sondern die Fortschritte auf dem Gebiet der Naturstoffanalytik und die – bisher leider noch seltenen – wissenschaftlich fundierten Studien standardisierter Präparate (z. B. *Sedariston*) machen manche Phytopharmaka als echte Behandlungsalternativen interessant.

Phytopharmaka mit psychotroper Wirkung

Wie bei den Psychopharmaka sollte man sich auch bei den Phytopharmaka mit psychotroper Wirkung nicht an eine unkritische Auswahl verlieren. In der Volksheilkunde, der traditionellen Therapie mit Heilpflanzen, wurden viele Pflanzen bei Indikationen eingesetzt, die eine psychotrope Wirkung annehmen ließen. Doch nicht wenige dieser teils bekannten, teils weniger bekannten Arzneipflanzen haben einer kritischen Bestandsaufnahme ihrer Wirksamkeitsbelege nicht standgehalten.

Verschafft man sich einen Überblick anhand der von der Aufbereitungskommission des Bundesgesundheitsamtes verabschiedeten Monographien und der bereits vorliegenden Monographieentwürfe (Stichtag: 31. 3. 1989), muß man feststellen, daß die Zahl der Negativ-Monographien diejenigen der Positiv-Monographien übertrifft. Bei den Negativ-Monographien wird die Wirksamkeit in den beanspruchten Anwendungsgebieten als nicht ausreichend belegt angesehen oder die Anwendung erscheint wegen der damit verbundenen Risiken als nicht vertretbar.

Folgende Drogen und deren Zubereitungen könnten daher in der Bundesrepublik Deutschland für die Zukunft voraussichtlich nicht mehr verfügbar sein:

Aconiti herba (Blaues Eisenhutkraut), Artemisiae vulgaris herba (Gemeines Beifußkraut), Avenae herba (Grünes Haferkraut), Caricae papayae folium (Melonenbaumblätter), Chrysanthemi vulgaris-flos et herba (Rainfarnblüten und -kraut), Corydalis cavae tuber (Lerchensporknollen), Croci stigma (Safran), Eschscholtzia californica (Kalifornischer Goldmohn), Galii odorati herba (Waldmeisterkraut), Pulsatillae herba (Küchenschellenkraut), Rhoeados flos (Klatschmohnblüten), Strychni semen (Brechnußsamen), Syzygii cumini semen (Syzygiumsamen), Vinca minoris herba (Immergrünkraut).

Eine nach heutigen, streng wissenschaftlichen Kriterien positive Bewertung bei Indikationen im psychischen Bereich haben bisher folgende 5 Drogen erfahren, deren Zubereitungen auch in Fertigarzneimitteln in der Bundesrepublik Deutschland Verwendung finden:

1. Hyperici herba (Johanniskraut);
2. Lupuli strobulus (Hopfenzapfen);
3. Melissae folium (Melissenblätter);
4. Passiflorae herba (Passionsblumenkraut);
5. Valerianae radix (Echte Baldrianwurzel).

Bei der folgenden Präparate a u s w a h l mit Kurzcharakteristik wurden nur diese 5 bis heute positiv bewerteten Drogen berücksichtigt.

Johanniskraut, Hopfenzapfen, Melissenblätter, Passionsblumenkraut, echte Baldrianwurzel

Monosubstanzen

Inhaltsstoffe	Handelsnamen
Johanniskraut	Hyperforat, Kneipp Pflanzendragees, Johanniskraut N, Lophakomp-Hypericum, Medizina Natura Johanniskrautöl-Kapseln, Psychotonin M
Hopfenzapfen	keine
Melissenblätter	keine
Passionsblumenkraut	Passiflora-Tropfen Curarina
Echte Baldrianwurzel	Baldrian-Phyton, Kneipp Pflanzendragees Baldrian, Valdispert, Zirkulin rote baldrian-dragees extra stark

Kombinationspräparate

Inhaltsstoffe	Handelsnamen
Johanniskraut + Echte Baldrianwurzel	Sedariston Konzentrat (Fachinformation steht zur Verfügung)
Johanniskraut + Echte Baldrianwurzel + Melissenblätter	Sedariston
Hopfenzapfen + Echte Baldrianwurzel	Ardeysedon, Euvegal-Dragees N, Hovaletten, Hova-Zäpfchen, Luvased, Medizina Natura Baldrian-Hopfen-Dragees, Nervenruh forte, Seda Kneipp
Hopfenzapfen + Echte Baldrianwurzel + Passionsblumenkraut	Moradorm S, Visinal (Fachinformation steht zur Verfügung)
Melissenblätter + Echte Baldrianwurzel + Passionsblumenkraut	Euvegal-Tropfen N

Klinisch-pharmakologische Klassifizierung

Die Klassifizierung in dieser Aufstellung berücksichtigt nur die psychotropen, nicht die karminativen, spasmolytischen, muskelrelaxierenden und anderen Wirkungen.

J o h a n n i s k r a u t : Phytopharmakon mit milder stimmungsstabilisierender bzw. -aufhellender Wirkung.

H o p f e n z a p f e n : Phytopharmakon mit beruhigender und schlaffördernder Wirkung.

M e l i s s e n b l ä t t e r : Phytopharmakon mit leicht dämpfender und damit beruhigender Wirkung.

P a s s i o n s b l u m e n k r a u t : Phytopharmakon mit bisher offenbar nicht ausreichend gesicherter psychotroper Wirkung.

E c h t e B a l d r i a n w u r z e l : Phytopharmakon mit beruhigender, schlaffördernder und wohl auch stimmungsstabilisierender Wirkung.

Indikationen

J o h a n n i s k r a u t : psychovegetative Störungen, leichtere depressive Verstimmungszustände (nicht jedoch bei mittelschweren oder gar schweren Depressionszuständen, insbesondere mit Suizidgefahr!), Angst und/oder nervöse Unruhe.

H o p f e n z a p f e n : Befindensstörungen wie Unruhe- und Angstzustände, Schlafstörungen.

M e l i s s e n b l ä t t e r : nervös bedingte Einschlafstörungen.

P a s s i o n s b l u m e n k r a u t : nervöse Unruhezustände.

E c h t e B a l d r i a n w u r z e l : Unruhezustände, nervös bedingte Einschlafstörungen.

Der Indikationsbereich liegt vorwiegend bei nervösen Unruhezuständen, die in der Regel mit Einschlafstörungen verbunden sind. Ein stimmungsstabilisierender bzw. stimmungsaufhellender Effekt ist am ehesten von Johanniskraut und Baldrian zu erwarten. Der Nutzen dieser Pflanzenheilmittel ist bei längerfristigem Gebrauch vor allem bei funktionellen oder psychosomatisch interpretierbaren Störungen gegeben.

Kontraindikationen und Anwendungsbeschränkungen: keine bekannt.

Anwendungsarten: Oral: alle angeführten Präparate (Ausnahme s. u.). Rektal: *Hova-Zäpfchen.* Parenteral: i.m. *(Lophakomp-Hypericum);* i.m., i.v. *(Hyperforat).*

Dosierung: Konkrete Dosierungsempfehlungen sind bei der Vielzahl der verfügbaren Fertigarzneimittel aus Platzgründen nicht möglich. Außerdem führen unterschiedliche Herstellungsverfahren zu verschiedenen Wirkstärken und damit Dosierungsempfehlungen.

Folgende Gesichtspunkte sind jedoch grundsätzlich von Bedeutung:

Auch Phytopharmaka müssen in ausreichender Anwendungsdauer und Dosierung eingesetzt werden. Es ist eine eigenartige Erkenntnis, daß vor allem Tranquilizer häufig unkritisch lange und oftmals zu hoch dosiert, während Neuroleptika, Antidepressiva und Phytopharmaka unterdosiert und zu kurz verabreicht werden. Aufgrund neuer wissenschaftlicher Erkenntnisse werden eine Reihe von Dosierungsrichtlinien überarbeitet und in absehbarer Zeit in angepaßter (höherer) Dosierungsempfehlung herausgebracht.

Beim Vergleich von Fertigarzneimitteln (z. B. Baldrianprodukten) ist darauf zu achten, daß ein problemloser Austausch nicht ohne weiteres möglich ist, auch nicht bei gleicher Dosierung. Die Mengen einzelner Inhaltsstoffe schwanken von Präparat zu Präparat – häufig um den Faktor 10 und mehr.

Wegen der guten Verträglichkeit und der bisher festgestellten geringen Risiken (große therapeutische Breite) sind die Phytopharmaka mit psychotroper Wirkung auch bzw. vor allem im höheren Lebensalter anwendbar. Dies gilt in gewisser Hinsicht auch für Kinder, Jugendliche und Schwangere. Allerdings entbindet dies nicht von der Verpflichtung verstärkt aufmerksamer Verlaufsbeobachtung für diese 3 besonders empfindlichen und damit schutzwürdigen Anwendergruppen.

Nebenwirkungen: keine. Eine Ausnahme ist die mögliche Photosensibilisierung durch Johanniskraut, insbesondere bei hellhäutigen Personen unter ungeschützter Sonneneinstrahlung.

Vorsichtsmaßnahmen: Eine Beeinflussung des Reaktionsvermögens unter sedierenden Phytopharmaka (z. B. Hopfen) ist nicht auszuschließen. Intensive Sonnen- und UV-Bestrahlung (Solarien) bei Johanniskrautpräparaten meiden.

Weitere Hinweise

Kombinationspräparate: Viele Phytopharmaka sind Mischpräparate aus mehreren Arzneidrogen. Damit hofft man von seiten der Hersteller den Indikationsbereich nutzbringend zu erweitern (kritischer Kommentar: »Indikationslyrik«). Bei den chemischen Arzneimitteln setzt sich – mit wenigen begründbaren Ausnahmen – inzwischen ein Trend von den Mischpräparaten zu den besser übersehbaren Monosubstanzen durch. Dies wäre auch für die Phytopharmaka zu wünschen. Eine Kombination ist auch hier nur unter gleichartig und gleichsinnig wirkenden Kombinationspartnern vertretbar (gegebenenfalls auch dann, wenn unterschiedliche Symptome eines Syndroms durch die verschiedenen Kombinationspartner behandelt werden sollen – doch das ist umstritten). Dabei ist auch der Dosierungsfaktor zu beachten.

Alkoholzusatz bei Flüssigpräparaten: Der in einigen Flüssigpräparaten enthaltene Alkohol (z. B. *Hyperforat Tropfen, Psychotonin M, Sedariston Tropfen)* hat – wie bei allen anderen Pharmaka auch – eine lange Tradition in der Zubereitung wirksamer und keimfreier Präparate. Alkohol besitzt konservierende Eigenschaften und vermag Inhaltsstoffe, die für die Wirkung unverzichtbar sind, besonders gut aufzunehmen. Bei alkoholgefährdeten bzw. »trokkenen« Alkoholikern ist jedoch auf die entsprechenden Alkoholhinweise zu achten, um den Betroffenen kein unnötiges Rückfallrisiko aufzubürden. Dies betrifft selbstverständlich alle alkoholhaltigen Flüssigpräparate.

Zelltoxische Wirkungen durch Baldrian: Valepotriate aus mexikanischen Baldrian-Arten und deren Zubereitungen bergen möglicherweise ein gewisses zelltoxisches Risiko. Die Unbedenklichkeit von Valepotriaten muß noch in Langzeitstudien geprüft werden. Die klinische Bedeutung der bisher vorliegenden Berichte ist noch nicht abzuschätzen. Solange die entsprechenden Vermutungen nicht entkräftet worden sind, sollte bei der Auswahl entsprechender Baldrian-Präparate dem Echten Baldrian (Valeriana officinalis) der Vorzug gegeben werden.

Nicht bei allen Fertigarzneimitteln ist die Art des verwendeten Baldrians aus der Deklaration eindeutig erkennbar. In die vorliegende Präparateauswahl wurden deshalb nur jene Präparate aufgenommen, die nach Rückfrage bei den Herstellern Valeriana officinalis enthalten.

Suchtgefahr: Johanniskraut, Hopfenzapfen, Melissenblätter, Passionsblumenkraut und Echte Baldrianwurzel machen nicht abhängig.

Literatur beim Verfasser

Erschienen in:
internist. prax. **30**, 589–593 (1990)
© 1990, Marseille Verlag, München

V. Faust, Ravensburg-Weißenau

Nichthormonale Therapie klimakterischer Beschwerden (Phytotherapeutika und Arzneipflanzen)

C. LAURITZEN

Frauenklinik und Poliklinik
der Universität Ulm
(Ärztl. Direktor: Prof. Dr C. LAURITZEN)

Einleitung

Klimakterische Beschwerden, die ja Auswirkungen eines Östrogenmangels sind, werden sinnvollerweise substitutiv mit Östrogenen und Gestagenen behandelt. Eine nichthormonale Behandlung klimakterischer Beschwerden ist nur selten angezeigt oder erforderlich. Sie erscheint nur dann berechtigt, wenn bei gegebener Indikation Östrogene kontraindiziert sind, wie beispielsweise beim nicht ausbehandelten Mammakarzinom, bei einem nicht geheilten Korpuskarzinom oder bei schweren Gefäßerkrankungen, wie bei manifester Thromboembolie. Fast immer läßt sich jedoch ein Weg finden, die Symptome des Klimakteriums dennoch mit Hormonen zu behandeln.

So ist z. B. eine Therapie mit Gestagenen beim Mamma- oder Korpuskarzinom erlaubt oder die Verabfolgung von Östrogenen mittels transdermaler Zufuhr bei akuten vaskulären Erkrankungen. Mit diesem Verfahren der Einverleibung von Östradiol mittels einer Pflaster- oder Gelanwendung wird die direkte Leberpassage (eine Besonderheit der oralen Medikation) umgangen, und es werden daher unerwünschte hepatische Gerinnungsreaktionen oder das Angiotensinogen nicht unnötig stimuliert. Die nichthormonelle Behandlung kommt auch als gezielte Zusatztherapie zur Hormonbehandlung dann in Frage, wenn Östrogene, Gestagene und Androgene die Symptome nicht voll abzudecken vermögen. Schließlich wird die nichthormonale Medikation als alleinige Therapie einzusetzen sein, wenn die Patientin keine Hormonbehandlung wünscht. Dies geschieht gegenwärtig öfter, und zwar entweder aus einer weltanschaulichen Sicht heraus, die alle »Chemie« ablehnt und statt dessen eine »natürliche«, meist pflanzliche Behandlung wünscht.

Nicht selten sind Patientinnen aber auch durch eine von Vorurteilen oder Unkenntnis geprägte ärztliche Beratung oder durch Bekannte über vermeintliche Gefahren einer Östrogen-Gestagen-Therapie negativ beeinflußt worden. Die Erfahrung zeigt, daß es schwer ist, solche Patientinnen von den Vorteilen einer Hormonbehandlung zu überzeugen. Vorurteile sind bekanntlich kaum zu beeinflussen. Die »Compliance« solcher Patientinnen für Östrogene ist schlecht. Jede Art von Symptomen oder Komplikationen wird ungeprüft auf die Hormontherapie zurückgeführt. Ein erfreuliches therapeutisches Ergebnis ist daher häufig nicht zu erzielen.

Als nichthormonale Therapien kommen u. a. in Frage: Pflanzenpräparate und Kombinationspräparate aus Arzneipflanzen und Homöopathika.

Die Rote Liste enthält unter den Gynäkologika eine Reihe von Präparaten, in denen als Indikation das Klimakterium mit angeführt ist. Daneben wird auch bei einigen Psychopharmaka das Klimakterium unter der Rubrik »Anwendung« als Indikation mit angegeben.

Pflanzenpräparate

Sie enthalten Extrakte aus einheimischen oder ausländischen Pflanzen, entweder als Monosubstanzen oder in Kombinationen, die sich nach den Erfahrungen von Phytotherapeuten sinnvoll und symptomabdeckend ergänzen sollen (22, 23, 29). In einem der Präparate ist zusätzlich eine nicht unbedeutende Menge Barbiturat enthalten (Tab. 11).

Phytoestrol
(u. a. Rheum rhaponticum)

Dieses Präparat setzt sich aus dem Rhaponticin der Pflanze Rheum rhaponticum und aus Extr. Flor. Humul. lupul. zusammen. Rhaponticin ist ein Stilböstrolderivat mit Östrogenwirkung (5a, 43, 44). Wie bekannt, wurden das Stilböstrol und seine Derivate für die Indikationen von Östrogene bei der Frau in der Bundesrepublik vom Bundesgesundheitsamt aus dem Handel genommen. Das pflanzliche Östrogen Rhaponticin wurde dabei aber nicht miterfaßt. Der Hopfen, ein bekannter Bestandteil des Biers, übt ebenfalls eine schwache östrogene Wirkung aus und wirkt zudem leicht sedativ (5a, 14a).

Klinische Untersuchungen scheinen eine schwache aber deutliche Wirkung auf die typischen klimakterischen Beschwerden zu zeigen.

Pronervon (Kombination)

Die Bestandteile sind Melisse, Baldrian, Radix angelicae, Passiflora, Extr. ericae, Natriumhydrogenphosphat und 32,0 mg Barbital. Es gibt eine Dragee- und eine Tropfenform.

Melisse wirkt beruhigend, vor allem auf Magen und Herztätigkeit. Baldrian ist sedativ wirksam durch die Isovaleriansäure und stärker beruhigend als Melisse. Engelwurz (Angelica officinalis) entfaltet stomachische und karminative Effekte. Passionsblume wird als mildes sedativ-schlafförderndes Mittel verwendet. Erika (Heidekraut) enthält bittere und adstringierende Stoffe. Natriumhydrogenphosphat soll einen allgemein tonisierenden Einfluß ausüben.

Die Kombination einer Pflanzenmischung mit einem Barbiturat erscheint nicht empfehlenswert. Das Wirkungsspektrum des Präparats dürfte überwiegend sedativ sein. Klinische Untersuchungen mit beweiskräftigen, gegenwärtig von der Wissenschaft akzeptierten Methoden zur Wirkung des Präparats auf klimakterische Beschwerden liegen offenbar nicht vor.

Remifemin (Cimicifugae racemosa)

Enthält nur Cimicifugae racemosa, den Wanzensamen, der in Nordamerika wächst. Die wirksame Reinsubstanz ist Formonetin. Diese Substanz bindet an den Östrogenrezeptor und entfaltet östrogenartige Effekte (12). Sie senkt nicht den LH-Spiegel der oophorektomierten Ratte und scheint demnach eine eher schwache oder atypische Östrogenwirkung zu entfalten (8, 10–12).

Zu dem Präparat gibt es eine offene kontrollierte Vergleichsstudie mit 3 Behandlungsgruppen von je 20 Patientinnen, die je 2mal 40 Tropfen Remifemin oder 0,6 mg konjugierte Östrogene oder 2 mg Diazepam über 12 Wochen erhielten. Der Menopausenindex nach KUPPERMANN wurde in dieser Untersuchung durch Remifemin günstiger beeinflußt als durch 0,6 mg konjugierte Östrogene oder durch Diazepam. In der Östrogengruppe gab es außerdem mehr Behandlungsabbrüche. Auch in der Selbstbeurteilungs-Depressionsskala schnitt Remifemin geringfügig besser ab als 0,6 mg konjugierte Östrogene oder Diazepam. In der Funktionszytologie zeigte Remifemin einen höheren Pyknoseindex als konjugierte Östrogene bei sogar niedrigerem Ausgangswert für die Remifemin-Gruppe. Auch der Eosinophilen-Index lag bei Remifemin höher als in der Gruppe mit 0,6 mg konjugierten Östrogenen.

In einer neueren Veröffentlichung wird positiv über die Therapie von klimakteriumsähnlichen Ausfallserscheinungen nach Hysterektomie mit Remifemin berichtet (28). Die Angaben bedürfen der Bestätigung durch andere Untersucher mit adäquater Technik, da die oben genannten Ergebnisse bezweifelt werden müssen.

Homöopathika
(mit Arzneipflanzen in z. T. phytotherapeutisch möglicherweise relevanten Konzentrationen)

Die Homöopathie arbeitet nach dem von HAHNEMANN entwickelten Prinzip »Similia

Präparate	Inhaltsstoffe		Zubereitung
Remifemin	Cimicifugae sicc.	2,0	Tabletten
Phytoestrol	Rhaponticin	4 mg	
	Extr. Flor. Hum. Lup.	45 mg	Dragées
Pronervon	Extr. melissae	2,0	Dragées
	Baldrian	2,0	Tropfen
	Rad. angelicae	2,0	
	Passiflora	2,0	
	Extr. ericae	2,0	
	Na-hydrogenphosphat	2,5	
	Barbital	32,0	

Tab. 11
Pflanzenextrakte zur Behandlung klimakterischer Beschwerden

similibus«; Gleiches mit Gleichem, oder: Substanzen, die bestimmte Symptome oder Beschwerden hervorrufen, sollen in hoher Verdünnung diese gleichen Symptome oder Beschwerden günstig beeinflussen. Die Indikation für Homöopathika erfolgt nach Symptomen, Wirkungsbildern der einzelnen Präparate und einer aus klinischer Erfahrung gewachsenen Syndrom- und Typenlehre (4, 45). Von der Richtigkeit dieser Lehre und der Wirksamkeit sind die homöopathisch arbeitenden Ärzte aus ihren praktischen Erfahrungen heraus fest überzeugt (Tab. 12). Für den Schulmediziner gibt es jedoch beträchtliche Lücken in der wissenschaftlichen Beweisführung nach den gegenwärtig anerkannten Standards.

In einem der Referenzwerke »Homöopathie in der Frauenheilkunde« (SCHLÜREN 1977), liest man im Kapitel klimakterische Beschwerden folgende Sätze: »Man sollte bei der Behandlung klimakterischer Beschwerden von Anfang an ohne Hormone (Östrogene, Androgene) auskommen. Die Mittel stellen keine kausale Therapie dar und auch keine Substitution. Die oben angegebenen Hormone belasten oder schädigen vor allem die Leber, begünstigen Varikosen, Embolien, Hypertonie, Dysthyreose und wirken zum Teil kanzerogen. Nach neueren Forschungen sind sie auch nicht in der Lage, die klimakterische Osteoporose aufzuhalten. Sie führen häufig zu Blutungen, die eine Abrasio erforderlich machen. Oft werden sie nicht vertragen. Muß man sie dann irgendwann absetzen, so entstehen dadurch oft Erscheinungen wie bei Suchtmittelentzug. Das Hinausschieben der Wechseljahresumstellung bewirkt dann im höheren Alter ein viel schwierigeres Anpassen in psychischer Beziehung, kreislaufmäßig usw. Die homöopathische Behandlung ist sehr dankbar. Da sie eine kausale ist, sind die Frauen hinterher ›frisch und leistungsfähig‹ «.

Etwas später ist zu lesen: »Die Unwirksamkeit der Östrogenbehandlung (bei der Osteoporose) ist inzwischen erwiesen, die homöopathische Therapie ist die erfolgreichste« (SCHLÜREN 1977). Empfohlen werden zur Prophylaxe oder Behandlung der Osteoporose: Strontium carbonicum C6–12, Calcium fluoratum D6, Cimicifuga D3–6, Aristolochia D3–12.

Diese Zeilen liest der mit der Östrogentherapie und der modernen Literatur Vertraute mit wachsendem Erstaunen. Es ist wohl kaum nötig, die abstrusen Behauptungen im einzelnen zu widerlegen. Man kann nur wünschen, daß dieses Kapitel möglichst bald unter Berücksichtigung der relevanten wissenschaftlich gesicherten Erkenntnisse neu verfaßt wird. Es ist zu hoffen, daß die Voraussetzungen der Homöopathie nicht so unrichtig sind wie die oben wörtlich zitierte Meinungsäußerung eines Homöopathen.

Cefakliman

Hauptbestandteil dieses Präparats ist L a c h e s i s   m u t u s. Es enthält Polypeptide aus dem Gift einer südamerikanischen Schlangenart (Buschmeisterschlange). Diese soll zellulare, neurale und kardiovaskuläre Angriffspunkte haben. In der homöopathischen Erfahrungslehre ist Lachesis neben Sepia (Tintenfisch) das wichtigste Mittel zur Behandlung klimakterischer Beschwerden. Zu seinem Wirkungsbild gehören Hitzewallungen mit Beklemmungszuständen, Herz-Kreislaufbeschwerden, Meno-Metrorrhagien, Schlafstörungen und Stimmungsschwankungen.

Dem F e r r u m   p h o s p h o r i c u m und K a l i u m p h o s p h a t werden Beziehungen zu kongestiven Gefäßreaktionen nachgesagt. Außerdem sollen sie zentralnervöse Störungen wie Reizbarkeit, Unruhe, depressive Verstimmung bessern. A q u a   s i l i c a t a ist eine wäßrige Lösung von Kieselsäure. Diese soll mesenchymale Reaktionen beeinflussen und zur Stärkung der Abwehrreaktionen des Organismus beitragen können.

Zielsymptome des Mittels sind Erschöpfungs- und Schwächezustände sowie Wärmeregulationsstörungen und Hyperhidrosis. A c h e m i l l a   v u l g a r i s, der Frauenmantel, aus der Familie der Rosengewächse stammend, enthält Gerbstoffe vom Tannintyp, ferner Glykoside sowie Spuren von Salicylsäure. Die Pflanze wird in der Volksmedizin als Adstringens und Diuretikum gebraucht. C o r t e x   f r a n g u l a e (Faulbaumrinde) wirkt als Laxans. Hauptwirkstoffe sind Anthrachinone und Bitterstoffe. Alle Inhaltskomponenten sind in Ethanol gelöst.

Im Werbetext für *Cefakliman* liest man: »Weil es gute Gründe gibt, auf Hormone zu verzichten«. Diese Gründe werden aber n i c h t   m i t g e t e i l t. Die guten Gründe, die für die Anwendung von Hormonen sprechen, werden ebenfalls n i c h t   g e n a n n t.

Cefakliman soll hormonale Dysregulationen beheben, vegetative Störungen normalisieren, depressive Verstimmungszustände stabilisieren und eine milde klimakterische Obstipation beseitigen.

Wirksamkeitsstudien zum *Cefakliman* liegen als offene Untersuchungen vor. In einer dieser Studien lief eine Plazebogruppe von 10 Frauen mit. Die Untersucher vermerkten eine Besserung bei Hitzewallungen und Schwitzen sowie eine Senkung des KUPPERMANN-Index von 25 auf 14 nach 12 Wochen. Auch der Stimmungsscore besserte sich. Die Beurteilung des Präparats fiel in allen Parametern besser aus als für Plazebotropfen, die nur eine geringe Besserung bewirkten. Nervosität und nervöse Schwäche sprachen am besten auf die Behandlung an.

Zur Behandlung klimakterischer Beschwerden werden ferner (SCHLÜREN 1977) Sulfur D12-30, Naja D15-30, Sepia D6-30, Sanguinaria D3-30, Cimicifuga D1-4-30 und Jaborandi D3-6 empfohlen. Jedes dieser Mittel wird einem bestimmten Typ zugeordnet, so z. B. Lachesis (Schlangengift) »der geschwätzigen Frau mit offener Bluse«. Diese Formulierung deutet nach meinem Verständnis auf eine Patientin mit klimakterischer Polysymptomatik und starken Hitzewallungen hin, die um Erleichterung ihrer Wärmeabgabe bemüht ist.

WIESENAUER (1987) empfiehlt Aristolochia, Cimicifuga, Lachesis, Pulsatilla, Sanguinaria und Sepia, je nach vorherrschenden Beschwerden und Patientinnentypen. Im übrigen beruft er sich auf SCHLÜREN (1977). MNIK rät zu Cimicifuga und zitiert ebenfalls SCHLÜREN.

Auf meinen schriftlich vorgetragenen Wunsch, wissenschaftliche Unterlagen über pharmakodynamische Untersuchungen oder klinische Wirksamkeitsbeweise eines Homöopathikums zu erhalten, schrieb mir eine Firma u. a. folgendes: »Die Ihnen vertrauten klinischen Studien,

Präparate	Inhaltsstoffe		Zubereitung
Cefakliman	Lachesis D6 Ferrumphosphat D8 Kaliumphosphat Aqua silicata	Achemilla Cort. frangul. Äthanol	Ampullen Tropfen
Feminon	Pulsatilla Ø Agnus castus D1 Chelidonium D4 Cimicifuga D3	Phosphorus D4 Calc. carb. D10 Hamamelis D1	Tropfen
Klimaktoplant	Cimicifuga D2 Sepia D2 Lachesis D5	Ignatia D3 Sanguinaria D2	Tabletten
Menoselect	Lycopus D2 Pulsatilla D4 Hypophys. D8 Kaliumnitrat 250	Passiflora D2 Gelsenium D4	Tropfen
Rephamen N	Pulsatilla D3 Cimicifuga D3 Sepia D6	Senecio D3 Aletr. far. D2 Aconitum D4	Tropfen

Tab. 12
Homöopathika zur Behandlung klimakterischer Beschwerden

welche von synthetischen oder partial synthetischen Chemotherapeutika existieren, gibt es für dieses Präparat nicht; wir halten es auch nicht für notwendig, solche aufwendigen und in ihrer Aussage manchmal fragwürdigen sogenannten wissenschaftlichen Arbeiten anfertigen zu lassen.«

Es ist zu hoffen, daß es in naher Zukunft erforderlich sein wird, eine solche Einstellung zu ändern.

Feminon

Dieses homöopathische Präparat enthält P u l s a t i l l a unverdünnt in Tinktur. Die Kuhschelle enthält Harze, Saponine und Öle mit Ranunculin und Anemonin. In der homöopathischen Literatur liest man über den Pulsatillatyp: »Verzagte, entschlußschwache, zu Depressionen und Weinerlichkeit neigende Frauen, oft mit launischer, mimosenhafter Hypochondrie und hypophysärer sowie ovarieller Unterfunktion. Blonde, blauäugige, hellhäutige Konstitutionen reagieren besonders gut auf Pulsatilla. Auch gibt man es bei Frauen, die viel frieren, mit immer kalten Füßen und venöser Stauung in den Beckenorganen, Empfindlichkeit gegen Fett und fettes Fleisch, Neigung zu Gastritis und Völlegefühl. Dabei besteht Durstlosigkeit, die Zunge ist trocken und belegt.«

Diese Symptome soll Pulsatilla günstig beeinflussen können. Es greift dabei angeblich »in das zentrale Schaltsystem des Zwischenhirns ein, wo der Steuerungsmechanismus des Hypothalamus-Hypophysenvorderlappen-Ovarialsystems erfolgt«. Beweise für diese Annahme fehlen aber.

Weitere Inhaltsstoffe des Feminons:

Agnus castus, der Mönchspfeffer, ist eine lange bekannte Heilpflanze. Sie wurde im Mittelalter zur »Austilgung der Geilheit der Mönche in den Klostern« verwendet (MUSITANUS 1743). »Die Pflanze mehrt den Frauen die Milch und befördert ihre monatliche Zeit (LONICERUS 1679). Die Pflanze enthält Alkaloide (Viticin), Bitterstoffe, ätherische Öle (Cinerol und Pinen), lipidlösliche Flavonoide und Indolglykoside. Im Tierversuch senkt Agnus castus die FSH und steigert die LH-Sekretion. Die Pflanze soll eine sympathikomimetische Wirkung ausüben. In der Praxis wird sie zur Stimulierung des insuffizienten Gelbkörpers verwendet. Sie ist diesbezüglich wirksam.

Chelidonium, das Schöllkraut, enthält mehrere Alkaloide, u. a. Chelidonin und Chelidonsäure. Es wird als Bitterstoff und gegen Dyskenisien der Gallenwege als schwaches Spasmolytikum und Cholagogum verwendet. Die Wirkung ist inkonstant und läßt bei Lagerung rasch nach.

Cimicifuga racemosa, das nordamerikanische Wanzenkraut, wird gegen klimakterische Beschwerden auch als Cimicifuga oligoplex und als Cimicifuga Pentakran oder als Oligoplex verordnet (siehe oben).

Phosphorus = gelber Phosphor; soll Erregbarkeit von Nerven und Muskelzellen herabsetzen, ist angeblich wichtig für die Übertragung von Hormonwirkungen auf den Enzymapparat, gilt als »Parenchymmittel«, wird verordnet bei Blutungsneigung, Neurasthenie und Erschöpfung.

Calcium carbonicum = Austernkalk; soll eine Dämpfung der Erregbarkeit von Nerven und Muskeln erzeugen, die Gestaltung eines permeabilitätsbezogenen intrazellulären Terrains bewirken, hineinspielen in den Natrium- und Kaliumantagonismus und gegen Aufquellung und Wasserretention wirken.

Hamamelis, die virginische Zaubernuß, stammt aus Nordamerika. Verwendet werden die Blätter und die Rinde. Sie wirken adstringierend und werden bei Durchfall und gegen Hämorrhoiden sowie zur Wundbehandlung verwendet. Die Nützlichkeit dieses Pflanzenbestandteils für das Klimakterium erscheint unklar. Untersuchungen mit positiven Ergebnissen bei klimakterischen Beschwerden für *Feminon* liegen vor (38–42).

Studien nach modernen Erfordernissen fehlen.

Klimaktoplant

Es handelt sich um eine Kombination von 5 homöopathischen Spezialitäten in entsprechenden Verdünnungen. Der Bestandteil Cimicifuga wurde bereits besprochen. Sepia (Tintenfisch) soll ähnliche Wirkungen entfalten wie Lachesis (s. bei *Cefakliman*). Es wird bei Hepato- und Cholezystopathien empfohlen. Charakteristiken nach Wiesenauer (1987): reizbare und launenhafte Stimmung, Lebensüberdruß und Gleichgültigkeit; dunkles Kolorit, pigmentreiche Haut; häufige Migräneattacken, Hepato- und Cholezystopathie mit Neigung zu Obstipation und Hämorrhoidalleiden; Urogenitalentzündungen, ausgeprägtes Prolapsgefühl; abgeschwächte Periodenblutung, verzögert einsetzend; milchiger und wäßriger Fluor vaginalis prämenstruell.

Ignatia (Brechnuß, Strychnos). In niedrigen Dosen wirksam als Amarum tonicum, in höheren Dosen als Anregungsmittel des Nervensystems im Sinne einer Strychninwirkung.

Sanguinaria (Chelidonin, Blutwurzel) wird gegen Migräne (rechtsseitige), Schwindel, Ohrensausen und Herzbeschwerden empfohlen. Charakteristiken nach WIESENAUER (1987): hypertoner Typus mit Hitzewallungen, Gesichtsrötung, brennendem Hitzegefühl; Periodenblutungen unregelmäßig, aber verstärkt und übelriechend.

Einfache Verträglichkeits- und Wirksamkeitsstudien liegen vor, keine nach streng wissenschaftlichen Kriterien.

Rephamen N

Enthält 6 Bestandteile in homöopathischer Verdünnung:

Sepia (Tintenfisch): Climacteriumpraecox, Hitzewallungen, kalter Schweiß, Abneigung gegen Koitus; Thyreotoxikose, Verdauungsstörungen, Ohnmachtsanfälle, Neuralgien, Kreuzschmerzen, Migräne, Haarausfall, Herzklopfen, Hepato-Cholezystopathie, Depressionen, Launen. Will alleine sein, gleichgültig, viel Ärger, Angst.

Typ: Schlanke, launische, reizbare, lebensüberdrüssige, klimakterische Frauen mit dunklen Augenringen, deprimiert, Deszensusgefühl, Schmerzen beim Treppenhinabsteigen. Besserung nachmittags durch Bewegung im Freien.

Senecio (Greiskraut) enthält Flavolol (Rutin) als kapillarabdichtenden Stoff und soll durch Verstärkung der Uteruskontraktionen blutstillend wirken. Es ist auf jeden Fall wesentlich schwächer wirksam als Secale. Kontrovers ist die Diskussion über eine lebertoxische und potentiell kanzerogene Wirkung der Inhaltsstoffe (Pyrrolizidine).

Bei Aletris farinosa handelt es sich um ein Liliengewächs aus Nordamerika. Es enthält Bitterstoffe und soll einen »tonisierenden Effekt« entfalten. Über »günstige Wirkungen bei Beckenbodenschwäche und Genitalprolaps« wird berichtet, vor allem bei alten Frauen. Auch Kreuz- und Rückenschmerzen bei Frauen, sofern sie mit Senkungsbeschwerden zusammenhängen, werden günstig beeinflußt (WEISS 1985).

Aconitum (Eisenhut) = Droge aus den Wurzelknollen und soll bei Gesichtsneuralgie wirksam sein. Offene Untersuchungen über *Rephamen* mit positiven Ergebnissen bei klimakterischen Beschwerden liegen vor (2, 35, 36).

Wirksamkeitsnachweise nach streng wissenschaftlichen Kriterien liegen nicht vor.

Menoselect

Besteht aus 5 Bestandteilen in homöopathischer Verdünnung:

Lycopus D2, der Wolfstrapp, wird als pflanzliches Antithyreoidmittel verwendet. Es soll über das Zwischenhirn-Hypophysensystem hemmend auf die Schilddrüsenfunktion wirken und so Jodumsatz und Thyroxinausschüttung hemmen. Setzt man die Wirksamkeit dieser Substanz voraus, so kann man sicherlich nicht davon ausgehen, daß im Klimakterium regelmäßig eine Hyperthyreose vorliegt. Das Mittel dürfte also eigentlich nur bei Patientinnen im Klimakterium mit Hyperthyreose Anwendung finden. Die Indikationsempfehlung in der Roten Liste lautet: vegetative Dystonien, klimakterische und stenokardische Beschwerden. Lycopus wird allerdings auch gegen chronische Entzündungen der Harnwege empfohlen.

Pulsatilla D4 wurde bei Feminon besprochen. Von dem Extrakt Hypophysis cerebri D 8 verspricht man sich eine regulierende Wirkung auf eine hypothalamisch-hypophysäre Dysfunktion.

Passiflora incarnata (Passionsblume) als wirksames Agens ist ein Alkaloid (Passiflorin oder Harmin des 3-Methyl-β-Carbolin). Es soll mild, sedativ und schlaffördernd wirken.

Gelsenium sempervirens (gelber Jasmin): den enthaltenen Alkaloiden wird nachgesagt, daß sie die Erregbarkeit von Sympathikus und Parasympathikus herabsetzen und auf diese Weise Herz und Kreislauf beruhigen.

Wirksamkeitsnachweise nach streng wissenschaftlichen Kriterien liegen nicht vor.

Andere Pflanzenmittel

Eisenkraut (Verbena officinalis) wird empfohlen bei Leber-, Nieren- und Milzleiden. Soll Fieberfrost, Kopfschmerzen und Migräne bessern sowie gegen Wassersucht helfen.

Schafgarbe (Achillea millefolium) steht im Ruf, den Magen und die Leber zu stärken, Schlaflosigkeit, Rheuma und Rückenschmerzen infolge Blutandrangs sowie Herzklopfen zu bessern.

Tausendgüldenkraut wird verordnet gegen Sodbrennen, Hysterie, Schwermut und Rheuma sowie Hautunreinheiten.

Zinnkraut (Equisetum) wird als Universalmittel zur Verhütung der Arterienverkalkung bezeichnet (OERTEL-BAUER). Die Pflanze enthält Kieselsäure und schwefelhaltige Verbindungen. Sie »stärkt« angeblich den Unterleib bei Frauen, wirkt zusammenziehend, blutreinigend und wird gegen zahlreiche Erkrankungen von Blase, Lunge und Magen verordnet (38). Eine persönliche Nachfrage in Drogerien, Reformhäusern und Apotheken ergab ähnliche Empfehlungen für Tees gegen klimakterische Beschwerden, in denen Schafgarbe nie fehlte.

Schlüssige Untersuchungen zur Wirksamkeit konnten n i c h t nachgewiesen werden.

Zusammenfassung

Der hauptsächliche Nachteil aller nichthormonalen Therapien ist, daß sie nicht den Östrogenmangel substituieren. Sie können demnach auch nicht die organischen Symptome des Östrogendefizits beseitigen, wie z. B. die Genitalatrophie, die Harninkontinenz und die Hautatrophie.

Auch die günstige Beeinflussung der Lipide und die Prophylaxe der Osteoporose wie durch Östrogene ist nicht gewährleistet. Die meisten medikamentösen Therapien klimakterischer Beschwerden, die sich nicht der klassischen Substitution durch Östrogen/Gestagene bedienen, üben, wenn sie nachgewiesen wirksam sind, direkt oder indirekt östrogene Wirkung aus (z. B. Rhaponticin). Befürworter der echten nichthormonalen Therapie des klimakterischen Syndroms argumentieren meist damit, daß ihre Medikation ungefährlich, die Hormonverabfolgung dagegen mit Nebenwirkungen und Risiken belastet sei. Das ist aber bei sachgerechter Anwendung nicht der Fall.

Die Behandlung mit Pflanzenextrakten und Homöopathika ist unsicher wirksam. Dagegen ist die Hormonsubstitution bei richtiger Anwendung wirkungssicher, nebenwirkungsarm und in der Regel durch keine andere Medikation ersetzbar.

Eine kritische Sichtung der pflanzlichen und der homöopathischen Mittel mit der Indikation Klimakterium erscheint vordringlich wichtig. Insbesondere sollte auf einen eindeutigen Wirksamkeitsnachweis nicht verzichtet werden.

Literatur beim Verfasser

Erschienen in:
gynäkol. prax. **14**, 43–56 (1990)
© 1990, Marseille Verlag, München

C. LAURITZEN, Ulm

Emmenagoga

Frage

Was versteht man unter Emmenagoga? Bei welchen Indikationen werden sie angewendet?

Antwort

Als Emmenagoga wurden Arzneimittel bezeichnet, die das Eintreten der Menstruation fördern, z. T. auch Mittel, die bei Dysmenorrhoe Schmerzen bzw. Beschwerden lindern sollen. Traditionell wurde eine regelmäßige Menstruation als ein wesentlicher Faktor für die Gesundheit der Frau angesehen. Zahlreiche Symptome und Leiden sollen entsprechend diesen Vorstellungen mit einer unregelmäßigen bzw. ausbleibenden Menstruation zusammenhängen.

Bei der Behandlung mit Emmenagoga spielten u. a. »konstitutionstherapeutische« und humoralpathologische Vorstellungen (s. auch Rheumatees) eine wesentliche Rolle (u. a. Menstruation als »monatliche Reinigungskrise« und prämenstruelle Symptome wie z. B. Unruhe, Reizbarkeit, Müdigkeit, Hautveränderungen, Übelkeit, Brechreiz, Kopfschmerzen als Symptome einer »Stoffwechselvergiftung – Autointoxikation« und Befreiung von solchen Symptomen nach der Menstruationsblutung).

Unter diesen Gesichtspunkten wurden die Förderung der Menstruation bzw. ihre Wiederherstellung (regelmäßiger Rhythmus, normale Stärke) als eine durchaus wichtige Therapie angesehen, vor allem bei unregelmäßiger oder ausbleibender Menstruation.

Als Emmenagoga wurden eine Reihe äußerlicher und innerlicher Arzneimittelbehandlungen und Therapieverfahren angewendet (z. B. Balneotherapie, Phytotherapie). Als eines der Behandlungsziele galt u. a., die Genitalia hyperämisch zu machen und damit Ovarialfunktion und Menstruation anzuregen.

Als balneotherapeutische emmenagoge Verfahren wurden Sitz- und Fußbäder (ohne bzw. mit hautreizenden Zusätzen, z. B. Senfmehl) sowie Moorbäder verwendet.

Als Phytotherapeutika finden sich bei Emmenagoga u. a. Laxanzien und scharfe Gewürze bzw. vergleichbare Präparate.

Zu den Emmenagoga mit Laxanzienwirkung gehören u. a. Gottesgnadenkraut (Gratiola officinalis), Aloepräparate, Sennapräparate sowie Sadebaumspitzen. In den Zweigspitzen von Juniperus sabina (Sadebaum) ist u. a. das Podophyllotoxin enthalten, das auch eine ausgeprägte Laxanzienwirkung besitzt. Präparate aus Juniperus sabina sollen zu einem »Blutandrang« in den Beckenorganen führen. Solche Präparate wurden z. T. in Kombinationsrezepturen (z. B. Dekokt aus Folia Sennae, Radix Liquiritiae und Fructus Foeniculi) oder auch aus Geruchs- und Geschmacksgründen gemeinsam mit aromatischen Mitteln (z.B. Fructus Anisi, Herba Menthae crispae) angewendet.

Ebenfalls als Emmenagoga werden angesehen: Resina Myrrhae, Flores Croci, sowie weitere Gewürze und scharfstoffhaltige Mittel (»Acria«), z. T. in der Volksmedizin auch Petersilienfrüchte, Taubnesselblüten, Thymianblätter, Gänsefingerkraut, Kamillenblüten, römische Kamille.

Nicht selten wurden Phytotherapeutika, die in niedrigeren Dosen als Emmenagoga angesehen wurden, in höheren Dosen als Abortiva verwendet.

Moderne klinische Untersuchungen zu Indikationen, Wirkungen, Wirksamkeit und zur Nutzen-Risiko-Abwägung liegen nicht vor.

Literatur

1. ASCHNER, B.: Technik der Konstitutionstherapie. 6. unveränderte Aufl. Haug, Heidelberg 1984.
2. ASCHNER, B.: Befreiung der Medizin vom Dogma. 2. Aufl. Haug, Heidelberg 1981.
3. ENNET, D.: BI-Lexikon Heilpflanzen und Drogen. 2. Aufl. Bibliographisches Institut, Leipzig 1990.
4. GESSNER, O. u. G. ORZECHOWSKI: Gift- und Arzneipflanzen von Mitteleuropa. 3. Aufl. Winter Universitätsverlag, Heidelberg 1974.
5. HÄNSEL, R.: Phytopharmaka. Grundlagen und Praxis. 2. Aufl. Springer, Berlin-Heidelberg-New York 1991.

R. SALLER, Frankfurt am Main

Prophylaxe von Gallenblasensteinen durch Phytotherapeutika und Ernährungsgewohnheiten

Frage

Es wird verschiedentlich berichtet, daß lange Nüchternintervalle zwischen den Nahrungsmittelaufnahmen die Entstehung von Gallensteinen begünstigen können. Ist es daher sinnvoll, Patienten mit Gallensteinen bzw. mit entsprechenden Risikofaktoren anstelle großer Mahlzeiten mehrere, über den Tag verteilte kleinere Mahlzeiten zu empfehlen?

In diesem Zusammenhang wird auch die Einnahme pflanzlicher Cholagoga (z. B. Kümmel, Pfefferminze, Artischockenkraut oder Löwenzahnkraut) als eine Art unspezifischer Prophylaxe erwähnt (vermehrte Gallensekretion, vermehrter Gallenfluß). Kann die Anwendung von Cholagoga als wirksam angesehen werden?

Antwort

Die Verhinderung der Neubildung von Gallenblasensteinen nach erfolgreicher konservativer Gallenblasensteintherapie (ESWL, MTBE-Lyse) stellt nach wie vor das zentrale Problem für die Indikationsstellung zur nichtoperativen Gallenblasensteintherapie dar. Die Rezidivsteinbildung ist ein wesentlicher Grund, weshalb nur etwa 10% aller symptomatischen Gallenblasensteinträger für eine konservative Behandlung in Frage kommen.

Stoffe, die den Gallefluß aus der Leber anregen, werden Choleretika genannt, während Cholekinetika Mittel sind, die die Gallenblase zur Entleerung bringen. Cholekinetische Wirkungen haben neben Fetten, Eigelb, Sorbit und Cholezystokinin auch viele Nahrungsmittel. Nach einer Mahlzeit ist mit der Kontraktion der Gallenblase zu rechnen, so daß anschließend neue frische Lebergalle in die Gallenblase einfließen kann. Die Cholesterinkristallbildung wird durch häufige Mahlzeiten unterdrückt. Für eine Gallensteinprophylaxe ist daher die Einnahme mehrmaliger kleinerer Mahlzeiten – über den Tag verteilt – anstelle großer Mahlzeiten sinnvoll.

Cholekinetische Wirkungen haben ebenfalls ätherische Öle von Pfefferminz, Kümmel, Anis, Fenchel und vermutlich auch Bitterstoffe von Löwenzahn und Curcuma (Gelbwurz).

Die Frage, ob es überhaupt eine rational begründete Indikation für Choleretika gibt, ist berechtigt, zumal der Nachweis aussteht, ob diese über eine erhöhte Flüssigkeitsausscheidung in die Gallekanälchen tatsächlich auch eine vermehrte Sekretion von Gallensäuren bewirken. Hypothetisch wäre, Pflanzenbestandteilen, die ätherische Öle enthalten (Pfefferminz, Kümmel, Curcuma), sogar eine cholesterinlösende Eigenschaft zuzusprechen. Hierüber gibt es aber weder wissenschaftliche Arbeiten zur Dosiswirkungsbeziehung noch zur Pharmakokinetik. Vor einer Empfehlung bedarf es also prospektiv kontrollierter klinischer Untersuchungen bei Gallenblasensteinträgern.

Eine gallenstein auflösende Wirkung von Phytotherapeutika ist allerdings nicht zu erwarten.

Pfefferminze, insbesondere das ätherische Pfefferminzöl, enthält viel Menthol (bis zu 60%), außerdem Gerb- und Bitterstoffe. Neben ihrer choleretischen und cholekinetischen Wirkung als Tee hat Pfefferminze einen günstigen Einfluß auf die Behandlung von Übelkeit, Brechreiz und Darmkrämpfen. Eine Kombination, bestehend aus je einem Teil Pfefferminze und Wermut, soll bei Gallensteinträgern das Auftreten einer befürchteten Gallenkolik verhindern können. Nicht zu empfehlen dagegen ist Pfefferminztee bei Magengeschwüren, weil offensichtlich der protektive Schleimhautschutz durch Menthol beeinträchtigt wird.

Kümmel enthält als Hauptwirkstoff ebenfalls sehr viele ätherische Öle mit einem hohen Anteil an Carvon. Kümmel und Kümmeltee wirken entkrampfend und beseitigen Blähungen. Bei Magenschleimhautentzündung und Ulcus ventriculi soll Kümmel günstig wirken; bei Verstopfung wird Kümmel zusammen mit 5 g Sennesblätter oder Faulbaumrinde als Tee empfohlen. Vor chronischem Gebrauch von Sennesblättern muß jedoch wegen deren Nebenwirkungen gewarnt werden!

Löwenzahn und Artischockenkraut enthalten viele Bitterstoffe, die ebenfalls eine cholekinetische – und möglicherweise auch choleretische – Wirkung ausüben können. Schon HIERONYMUS BOSCH beschrieb im Jahr 1546 die harntreibenden Eigenschaften von Löwenzahn. In der mittelalterlichen Literatur, die ihre Indikationen der Signaturenlehre entnahm, wurde Löwenzahn immer wieder als Prophylaktikum von Gallen- und Nierensteinen empfohlen.

Curcuma enthält ein ätherisches Öl und den gelben Farbstoff Curcumin. Es ist ein Ingwergewächs, das die Gallebildung und den Galleabfluß anregen soll.

R. FLEISCHMANN und M. WIENBECK, Augsburg

Phytotherapeutika und Schilddrüse

Frage

Welche Pflanzen und Phytotherapeutika können die Schilddrüsenfunktion beeinflussen?

Antwort

Es gibt Pflanzen mit thyreoidstimulierenden und thyreostatischen Wirkungen.

Thyreoidstimulierende Wirkungen

Pflanzen mit hohem Jodgehalt können die Bildung jodhaltiger Thyreoidhormone stimulieren; dies trifft vor allem für Algen zu, die Jod aus dem Meerwasser akkumulieren. Bekannteste Droge ist der Blasentang, *Fucus vesiculosus* (die Droge kann auch vom Knotentang, *Ascophyllum nodosum*, stammen) der im DAB 9 mit einer Monographie vertreten ist. Die Droge soll nach dem Arzneibuch mindestens 0,05% Gesamtjod, davon mindestens 0,02% proteingebundenes Jod enthalten, das vor allem als Dijodtyrosin vorliegt.

Die Kommission E des BGA ist nach Auswertung des vorliegenden wissenschaftlichen Erkenntnismaterials für »Tang« *(Fucus)* zu dem Ergebnis gekommen, daß eine therapeutische Verwendung der Droge und entsprechender Präparate (von denen es gemäß Pharmazeutischer Stoffliste noch einige Dutzend gibt) n i c h t m e h r z u v e r a n t w o r t e n ist (sog. »Negativmonographie«, veröffentlicht im Bundesanzeiger vom 1. 6. 1990).

Für eine Dosierung unterhalb 150 µg Jod/d ist eine thyreoidstimulierende Wirkung nicht belegt, bei Dosierungen über 150 µg/d besteht die G e f a h r einer Induktion bzw. Verschlimmerung einer Hyperthyreose. Wegen des schwankenden Jodgehalts und unterschiedlicher Freisetzungsraten und Resorptionsbedingungen für anorganisches und proteingebundenes Jod ist eine Verwendung der Droge (und entsprechender Präparate) bei Hypothyreosen oder Jodmangel abzulehnen.

A b z u l e h n e n sind ebenfalls die zahlreichen – auch in jüngster Zeit immer wieder in den Handel gebrachten – Schlankheitspräparate auf Fucus-Basis. Sie sollen, so die Vorstellungen der Hersteller, über eine Anregung der Schilddrüsentätigkeit zu einem vermehrten Grundumsatz und somit zu einer stärkeren Inanspruchnahme körpereigener »Fettpölsterchen« führen. Die Palette derartiger Präparate reicht von »*Schlankheitstropfen*« oder »*Schlankdragees*« bis hin zu völlig unsinnigen, äußerlich anzuwendenden »*Algen-Schlankheitssprays*«. Für derartige Präparate gilt die gleiche Beurteilung wie für die Droge Fucus: Entweder ist der Jodgehalt zu gering oder aber – bei höherem Gehalt – wäre mit nicht vertretbaren Risiken durch den Eingriff in den Thyreoidstoffwechsel zu rechnen.

Obwohl eine Deklaration des Jodgehaltes durchweg fehlt, gilt m. E. für derartige Präparate die erste Alternative: Jodgehalt gering = P l a z e b o.

Thyreostatische Wirkung

Bekannt ist, daß hoher Kohlverzehr in Notzeiten zu einem kompensatorisch bedingten »Kohlkropf« führen kann. Ursache dafür sind Rhodanid-(Thiocyanat-)Ionen, die mit dem Jodid um die Aufnahme in die Schilddrüse konkurrieren und dadurch zu einer kompetitiven Hemmung der Jodidaufnahme führen. Rhodanidionen entstehen bei der Spaltung von Senfölglukosiden; es können aber auch aus den bei der Spaltung sich bildenden Senfölen Vinyl-2-oxazolidinthione (sog. Goitrine) entstehen, die Hemmstoffe der Jodidoxidase sind und dadurch thyreostatisch wirken. Weder Thiocyanat noch Goitrine werden therapeutisch als Thyreostatika genutzt. Moderne Therapeutika wie z. B. Carbimazol lassen allerdings strukturelle Ähnlichkeiten zu den Goitrinen erkennen.

Bei leichteren Hyperthyreosen werden seit längerem Extrakte aus *Lycopus* europaeus, dem *Wolfstrapp*, eingesetzt: *Thyreo-loges N, Lycoactin, Mutellon, Thyreogutt N* oder (neu) *Cefavale* sind derartige Präparate, die sich offenbar nach Erfahrungen aus der Praxis bewähren.

Nach älteren Vorstellungen soll Lycopus über eine Hemmung des thyreotropen Hormons der Hypophyse wirken. In einer neueren Arbeit wurde aber auch eine direkte Hemmwirkung auf die Schilddrüsenaktivität festgestellt. Als mögliche Wirkstoffe werden die in Lycopusextrakten nachgewiesenen Phenolcarbonsäuren vom Typ der Rosmarinsäure diskutiert.

Literatur

1. GUMBINGER, H. G. u. H. WINTERHOFF: Zur Inaktivierung von TSH mit phenolischen Pflanzeninhaltsstoffen. Z. Phytotherapie **8**, 172–174 (1987).
2. WINTERHOFF, H.: Endokrinologisch wirksame Phytopharmaka. Z. Phytotherapie **8**, 169–171 (1987).
3. WINTERHOFF, H. u. H. G. GUMBINGER: Pharmakologische Untersuchungen an Pflanzenextrakten (u. a. Lycopus). Dt. Apoth. Ztg. **130**, 2668–2670 (1990).

Erschienen in:
internist. prax. **32**, 158–159 (1992)
© 1992, Marseille Verlag, München

D. FROHNE, Kiel

Immunstimulation

H. W. BAENKLER

Institut und Poliklinik für
klinische Immunologie und
Rheumatologie
der Universität Erlangen-Nürnberg
(Vorstand: Prof. Dr. J. R. KALDEN)

Vorbemerkung

Immunstimulation bedeutet Verstärkung einer Immunreaktion. Darunter wird vielfach auch die Induktion dieses Prozesses verstanden, wenn sie künstlich im Vorfeld des echten Bedarfs erfolgt. Zu unterscheiden bleiben hierbei die spezifische und die unspezifische Form, was in einem Falle die Aktivierung bestimmter Klone und im anderen eine generelle Verstärkung bedeutet. Im landläufigen Sprachgebrauch beschreibt Immunstimulation jedoch die Augmentation einer bereits in Gang gekommenen Immunantwort. Davon muß die Restauration des Immunsystems ausgenommen werden, bei der im Gefolge von Therapie oder Erkrankung eingetretene Verluste des Reservoirs an Immunzellen kompensiert werden.

Demnach wird die Immunstimulation als eine Aktivierung des Immunsystems in unspezifischer und globaler Form verstanden, da bei sämtlichen Maßnahmen Antigene nicht ins Spiel gebracht werden, wenngleich zumeist ein antigenbezogener Effekt erwünscht ist.

Nachstehend geht es allein um die unspezifische Verstärkung des Immunsystems; alle mit aktiver Schutzimpfung im Zusammenhang stehenden Manipulationen bleiben ausgeklammert.

Möglichkeiten

Die Immunreaktion ist ein komplexer Vorgang, der in eine Reihe von Einzelschritten zerlegbar ist. Üblicherweise werden hier afferenter, zentraler und efferenter Schenkel unterschieden. Jeder dieser Teilabschnitte unterliegt Gesetzmäßigkeiten, die neben dem Ingangkommen der Immunantwort zugleich auch deren Ausmaß bestimmen.

Immunstimulation kann in allen Bereichen betrieben werden. Es liegt auf der Hand, daß die Maßnahme in Abhängigkeit vom Mechanismus greift. Die erwähnte Gliederung bedingt nämlich zugleich eine unterschiedliche Vorgehensweise, was allein dadurch deutlich wird,

Tab. 13
Immunstimulation: Einteilung

spezifisch = selektiv	unspezifisch = global
Antigen gegebenenfalls Epitop **»Pseudoantigen«** (Anti-Rezeptor-Idiotyp)	**physiologische Stoffe** Thymushormone Interleukine/Zytokine Interferone **Naturstoffe** pflanzliche Substanzen bakterielle Substanzen **Synthetika** Thymomimetika Polynukleotide u. a. m. **Sonstiges** Hyperthermie u. a. m.

daß Immunstimulation sowohl auf der Seite des Antigens als auch der Immunzelle praktiziert werden kann; der letztgenannte Weg ist der häufigere, er ist auch der einzig mögliche da, wo das Antigen unbekannt oder ungenügend definiert ist. Allein schon daraus geht hervor, daß die antigenbezogene spezifische Aktivierung des Immunsystems im Sinne der aktiven Schutzimpfung jeder anderen Maßnahme vorzuziehen ist und die unspezifische Stimulation eine Art Ersatzlösung darstellt.

Wenngleich nur von mittelbarer Bedeutung für die Darstellung der unspezifischen Immunstimulation, muß auf die verschiedenen Ursachen einer unzureichenden Immunantwort eingegangen werden:

Von grundsätzlicher Wichtigkeit ist die Frage, inwieweit die Insuffizienz im Immunsystem selbst begründet ist. So beruhen mit zunehmendem Alter manifest werdende Mangelzustände überwiegend auf solchen Erkrankungen, die das Immunsystem hemmen. Unabhängig von deren Vielfalt – von Organstörungen bis zu äußeren Einflüssen – ist hier ein Wiedererstarken der Immunantwort naheliegenderweise dann zu erwarten, wenn die immunkompromittierende Noxe beseitigt ist, wenn also die verursachende Grunderkrankung erfolgreich behandelt wird.

Dies ist sinngemäß auch auf iatrogene Zustände übertragbar, wenn gewisse Therapieschemata ungewollt das Immunsystem funktionell beeinträchtigen; hier führt die Beendigung der Maßnahmen ebenfalls zu seiner raschen Erholung. Eine Immunstimulation erübrigt sich dann.

Im Immunsystem selbst gelegene Störungen sind daher die in erster Linie in Betracht kommende Indikation für eine Immunstimulation. Dabei ist es zunächst ohne Belang, ob es sich um eine angeborene und globale Minderfunktion handelt oder ob eine erst im Zusammenhang mit späterem Antigenkontakt erkennbare Schwäche vorliegt. Von Bedeutung ist jedoch die Ebene der Störung, ob etwa eine Fehlanlage zentraler Entwicklungseinrichtungen wie des Thymus-Bursa-Äquivalent-Systems zugrunde liegt oder ausdifferen-

Abb. 4
Innere Organisation des Immunsystems

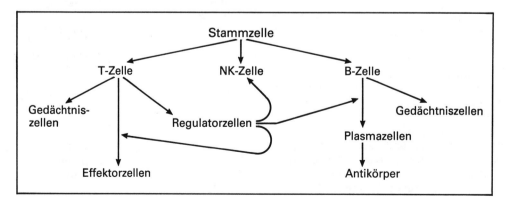

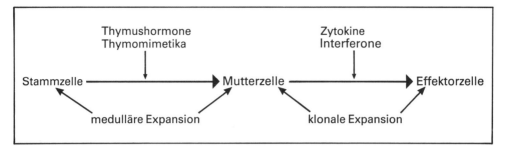

Abb. 5
Wirkebenen der Immunstimulation

zierte Immunzellen gewisse Funktionen vermissen lassen. Dies alles hat auf die Wahl der immunstimulatorischen Maßnahmen entscheidenden Einfluß, übrigens auch auf den zu erwartenden Erfolg.

Körpereigene, humane Stimulanzien

Thymomimetika

Der Thymus stellt das übergeordnete Zentrum des Immunsystems dar; er ist verantwortlich für die Ausreifung des Immunorganes. Ein Fehlen dieses Gebildes hat eine erhebliche Schwächung des Immunsystems zur Folge. Natürlich kann durch das Angebot von Substanzen, die im Thymus gebildet werden und zur Differenzierung der Zellen beitragen, eine Stärkung des Immunsystems erfolgen. Dies wird gegenwärtig mit verschiedenen Schemata erprobt.

Die im Thymus gebildeten, für das Immunsystem bedeutsamen Stoffe sind Peptide. Die größte Gruppe wird von den Thymosinen gebildet. Nach Aufreinigung erscheinen die effizientesten Substanzen in definierten Fraktionen. Sie sind teilweise chemisch charakterisiert. Als ein wichtiger Bestandteil ist dabei ein Pentapeptid identifiziert, das inzwischen technologisch hergestellt werden kann, wogegen die übrigen Bestandteile noch als Extrakt oder Homogenat vorliegen.

Summarisch betrachtet vermögen Thymushormone die Reifung der Immunzellen aus Stammzellen zu beschleunigen. Dadurch stehen mehr immunkompetente Zellen zur Verfügung. Hierfür liegen eine Reihe tierexperimenteller Daten vor. Interessanterweise wird die Reaktivität der Immunzellen von Individuen höheren Alters durch Thymusextrakte junger Tiere gesteigert, was im Rahmen einer großzügigen Interpretation auch als Verjüngung bezeichnet wird. Diese Untersuchungen sind überwiegend in Kulturbedingungen vorgenommen worden, also frei von den vielfältigen Wechselwirkungen mit den übrigen Elementen eines Organismus.

Erkenntnisse zur Abwehrfähigkeit oder der erreichten Lebensspanne gründen auf Beobachtungen an Tieren. Das entscheidende Kriterium der klinischen Nachprüfbarkeit ist durch Studien an Immundefizienten erbracht, allerdings trotz signifikanter Unterschiede zu den Kontrollgruppen ohne eindeutige Besserung der Gesamtsituation. Auch bei Tumorpatienten konnten vereinzelt eine verzögerte Metastasierung und eine Verlängerung der Überlebenszeit gesehen werden. Im letztgenannten Falle beruht der Effekt eindeutig auf einer verbesserten Abwehr, nicht auf der unmittelbaren Einwirkung auf den Tumor.

In diesem Zusammenhang ist darauf hinzuweisen, daß Thymusextrakte von Tieren, die als Zelltherapeutikum angeboten werden, vom gedanklichen Ansatz her zwar eine gewisse Wirksamkeit entfalten können, zufolge der im Übermaß vorhandenen unwirksamen Ballaststoffe mit dem Risiko unerwünschter Nebenwirkungen meist allergischer Natur belastet und darüber hinaus schwer standardisierbar sind.

Interleukine

Diese Gruppe umfaßt eine Reihe von hormonartigen Botenstoffen, die von Leukozyten produziert werden und auf Leukozyten einwirken. Aus der Fülle der bekannten Substanzen sind die koloniestimulierenden Faktoren (CSF) und das Interleukin 2 (IL2) am interessantesten. Die CSF-Gruppe bewirkt in vitro ein vermehrtes Auswachsen von Kolonien, je nach der Natur des Faktors auch der Immunzellen. IL2 ist ein vorzugsweise in Helferzellen gebildetes Polypeptid, das die Expansion eines Klones betreibt, allerdings unter gleichzeitigem Antigenkontakt. Die gentechnologische Produktion ist bereits etabliert.

Neben den Studien an Tiermodellen liegt inzwischen eine Reihe klinischer Untersuchungen vor, die mehr als nur einen Eindruck vermitteln. So sind die CSF besonders geeignet, immunreaktive Zellen vermehrt bereitzustellen. Dies findet besonderes Interesse im Rahmen einer Chemotherapie mit Proliferationshemmern, weil hierdurch die unerwünschten Rückwirkungen auf Knochenmark und insbesondere das Immunsystem abgehalten werden. Somit handelt es sich weniger um ein Immunstimulanz als um eine Prävention.

Die Domäne des IL2 liegt vor allem auf der Verstärkung einer schon induzierten Immunreaktion; daher wird es unter anderem bei Mangelzuständen, darunter auch bei AIDS, zumindest versuchsweise, eingesetzt. Die Halbwertszeit dieser Faktoren ist sehr kurz, im Blut wahrscheinlich nur im Bereich von Minuten. Daher ist für das IL2 zur Steigerung der Effizienz die intralymphatische Applikation vorteilhaft.

Eine Besonderheit ist die Reinfusion von Immunzellen, nachdem sie ex vivo gegenüber den Lymphokinen exponiert worden sind. Zweck ist die extrakorporale Aktivierung der Lymphozyten (LAK-Zellen). Dieser Modus ist vor allem bei Tumorpatienten angewendet worden. Tatsächlich ließen sich deutliche Regressionen und Remissionen erzielen, wobei der Effekt in Lunge und Leber am größten war. Dies mag daran liegen, daß sich solche Zellen in diesen Bereichen bevorzugt ansiedeln. Der hypothalamische Einfluß der Interleukine bedingt als erhebliche, nicht selten die Therapie begrenzende Nebenwirkung heftigste Fieberreaktionen und auch neuropsychische Störungen, wie sie etwa bei einer Grippe vorkommen. Daraus ergeben sich Einschränkungen der Therapie auf insgesamt kreislaufstabile Patienten in noch gutem Allgemeinzustand.

Interferone

Die Gruppe der Interferone umfaßt im wesentlichen Alpha-, Beta- und Gamma-Typ. Während Alpha- und Beta-Interferon vorzugsweise einen antiviralen und proliferationshemmenden Effekt aufweisen und auf diesem Wege onkologische Therapieerfolge erklärbar sind, nimmt das aus T-Lymphozyten abgegebene Gamma-Interferon unmittelbar Einfluß auf Immunzellen. Es hat einen aktivierenden Effekt. Davon sind vor allem die natürlichen Killerzellen (NK-Zellen) betroffen. Da gerade ihnen eine entscheidende Rolle bei der Vernichtung von Tumorzellen zugeschrieben wird, stünde mit dem Gamma-Interferon eine in der Onkologie einzigartige unspezifische Immunstimulation bereit.

Auch hier sind die in vitro-Resultate deutlich den an Patienten gewonnenen Ergebnissen überlegen. Erfolge haben sich weniger an soliden Tumoren nachweisen lassen als bei hämatologischen und lymphatischen Prozessen. Noch sind aber die klassischen Methoden der Chemotherapie und Bestrahlung überlegen oder zumindest unverzichtbar.

Eine Besonderheit der Interferone ist die Dosisabhängigkeit der Wirkung, da sogar eine Umkehr ins Gegenteil nicht selten ist. Daraus resultiert eine gewisse Unsicherheit im Umgang mit diesen Substanzen. Mit der zunehmenden Erfahrung in naher Zukunft werden auch die Interferone effizienter eingesetzt und die Mißerfolge reduziert werden. Derzeit ist zumindest die Standardisierung gewährleistet, so daß die in den einzelnen Zentren formulierten Studienprotokolle vergleichbar sind.

Nicht zu übersehen sind bei Interferonen die Nebenwirkungen. Zufolge des zentralen Angriffspunktes finden sich wiederum Abgeschlagenheit, Kopfschmerz, gelegentlich auch Zytopenien. Dies setzt bei den Patienten einen insgesamt noch guten Allgemeinzustand bei Einleitung der Therapie voraus.

Transferfaktor

Der Transferfaktor ist ein Sonderfall, weil er eine Mittelstellung zwischen unspezifischer und spezifischer Stimulation einnimmt; zumindest scheint er eine begrenzte Spezifität zu besitzen. Es handelt sich um ein Polypeptid, das in sensibilisierten T-Lymphozyten produziert wird und in der Lage ist, nach Applikation entsprechende T-Lymphozyten zu differenzieren.

So kann von einem tuberkulinpositiven Individuum gewonnener Transferfaktor nach Applikation in eine tuberkulinnegative Person eine Konversion eingeleitet werden, worauf der Tuberkulintest auch hier positiv ausfällt. Diese Eigenschaft bleibt für mehrere Monate erhalten, kann sogar zur weiteren Gewinnung von Transferfaktor dienen und im Sinne einer Kettenreaktion ein drittes tuberkulinnegatives Individuum konvertieren. Die genaue Wirkungsweise ist noch nicht aufgeklärt, jedoch gibt es keinen Anhalt dafür, daß im Transferfaktor ein Antigenanteil enthalten ist.

In der klinischen Anwendung kommt dieser Faktor vor allem bei Candida-Befall zur Anwendung; ein entsprechender Transferfaktor wird von Individuen gewonnen, die auf Candida mit einer heftigen zellulären Immunreaktion antworten. Transferfaktor steht nur in begrenztem Maße und vor allen Dingen gegen Pilze und Mykobakterien zur klinischen Verfügung. Nennenswerte Nebenwirkungen sind nicht bekannt.

Naturstoffe

Bakterielle Substanzen

Eine Reihe bakterieller Substanzen hat stimulatorische Effekte. Dies ist bei den Lipopolysacchariden am meisten ausgeprägt. Die polyklonale Aktivierung wird gelegentlich auch zur Quantifizierung der Aktivierbarkeit des Immunsystems herangezogen.

Von alters her wurde das Tuberkulosebakterium als ein starkes Immunstimulanz erkannt und eingesetzt. Es hat weite Verbreitung erfahren bei der Herstellung von Impfstoffen, da eine Beimengung zur Verstärkung der Immunreaktion beiträgt. Dieser Effekt kann sogar soweit führen, daß durch Vermischen mit körpereigenen Strukturen Autoantikörper indiziert werden. Als entscheidender Anteil hat sich ein Wachs D aus der Kapselsubstanz erwiesen. Es bewirkt eine generelle Aktivierung zahlreicher Klone, selbst wenn sie primär eine andere Spezifität aufweisen. Die Tatsache, daß gewissermaßen nicht unmittelbar betroffene Klone in der Immunantwort mitgerissen werden, hat die Bezeichnung »Paraimmunität« geprägt.

Die klinische Anwendung hat sich zunächst nur im Zusammenhang mit der Schutzimpfung angeboten. Später ist eine Stimulation der Abwehr in der Onkologie durch großflächige kutane Applikation versucht worden und eine Reihe von Studien hat einen gewissen Erfolg vor allem bei hämatologischen malignen Erkrankungen gezeigt. Effizienter ist die intraläsionale Applikation, etwa transurethral bei Blasentumoren. Bemerkenswert sind darüber hinaus Beobachtungen, wonach zumindest an einem großen Kollektiv die frühzeitige BCG-Schutzimpfung eine reaktive protektive Wirkung gegenüber Hämoblastosen haben soll. Die Anwendung bei Immuninsuffizienz-Zuständen, wie auch bei Autoaggressionserkrankungen hat jedoch keine eindeutigen Erfolge gebracht.

Corynebacterium parvum und Bordetella pertussis sind weitere bakterielle Substanzen mit immunstimulatorischer Wirkung. Sie wurden in ähnlichen Fällen eingesetzt wie BCG, jedoch mit deutlich geringerem Erfolg. Auch hier werden die Lymphozyten stimuliert, weniger die Makrophagen. Weitere bakterielle Substanzen sind durch Aufreinigung und Wandcharakterisierung der darin enthaltenen Stoffe bekannt geworden. Eine näher untersuchte und häufiger angewandte Substanz ist das Betastin, ein Dideptid. Klinisch angewendet wurde es vor allem in der Onkologie, wo die Aktivierung der Lymphozyten und Makrophagen zur Regression des Tumors führen soll. Eine Wirkung, die zur systemischen klinischen Anwendung auffordert, ließ sich jedoch nicht nachweisen.

Pflanzliche Stoffe

Die Stimulationsfähigkeit der Immunzellen durch pflanzliche Stoffe ist seit langem bekannt. Überwiegend handelt es sich um Lektine, die auf T-Lymphozyten einen proliferierenden Reiz ausüben. Er ist so stark, daß im Testsystem damit die Reaktionsfähigkeit des Immunsystems überprüft werden kann. *Die in vitro aufgezeigte Effizienz läßt sich jedoch in vivo nicht erreichen.* Dies liegt vor allem an der Dosis, die am Patienten deutlich niedriger gehalten werden muß, um toxische Effekte auszuschließen. Immerhin sind viele pflanzliche Extrakte verwendet worden, um das Immunsystem anzufeuern. Am meisten wurden derartige Stoffe bei bösartigen Erkrankungen eingesetzt. Die klinischen Erfahrungen sind umstritten, da günstige Ergebnisse nicht zuverlässig bestätigt werden konnten.

Synthetische Substanzen

In die Gruppe der Synthetika fallen vorzugsweise organische Substanzen, die nicht in der Natur vorkommen und die daher in der Retorte produziert werden müssen. Die am längsten bekannte und in der Vergangenheit meist eingesetzte Substanz ist das Levamisol, die linksdrehende Variante des Tetramisol. Dieser Stoff wurde ursprünglich in der Tiermedizin zur Bekämpfung von Parasiten verwendet, doch zeigte sich eine Verbesserung der Impferfolge, sobald der Stoff appliziert wurde.

Die Wirkung erstreckt sich auf Makrophagen und erwiesenermaßen auch auf T-Lymphozyten. Dabei kommt es zur erwarteten unspezifischen Stimulation. Doch werden keineswegs sämtliche Klone gleichermaßen aktiviert, vielmehr tritt der Effekt insbesondere da zutage, wo von Haus aus eine verminderte Reaktion vorliegt. Dies bedeutet in gewisser Weise eine Glättung des Musters an individueller Reaktivität und entspricht eher einer Restauration des Immunsystems.

Die klinische Anwendung hat sich mit unsicherem Erfolg auf gewisse Formen der Autoaggressionskrankheiten erstreckt. In der Onkologie konnte jedoch reproduzierbar und vielfältig eine relative Protektion aufgezeigt werden. Dabei spielte die Natur des Tumors eine untergeordnete Rolle, wichtiger war der Einsatz bereits in frühen Stadien oder bei anderweitig therapeutisch vollzogener Reduktion der Tumormasse.

Ein entscheidender Nachteil ist die Rückwirkung auf das Knochenmark, die sich vor allem durch eine Leukopenie äußert. Selbst bei angepaßter Dosierung kann es zu Agranulozytosen kommen, wenn die Knochenmarkschädigung nicht rechtzeitig erkannt wird. Trotz der bei Beachtung der entsprechenden Kautelen vergleichsweisen Harmlosigkeit ist Levamisol in Deutschland nicht eingeführt.

Unkonventionelle Methoden

Eine Reihe unkonventioneller Maßnahmen wird zur Stärkung angepriesen. Hier nehmen Eigenblut, frische Tierzellen, Hyperthermie und besondere Kostformen den breitesten Raum ein.

Eigenblut kann zufolge kompletter immunologischer Kompatibilität niemals antigen wirken und wird wie ein Bluterguß lediglich physiologisch abgebaut. Doch wird durch beliebige Manipulation das eigene Blut soweit verfremdet, daß es dem Immunsystem als antigener Reiz dient und eine reaktive Elimination eintritt. Dies ist sogar dann der Fall, wenn Eigenblut für eine gewisse Zeit aufbewahrt und danach reinjiziert wird. Mit einer allgemeinen Roborierung ist jedoch auf diesem Wege nicht zu rechnen. *Als Vorteil der Behandlung wird allenfalls das Argument gelten dürfen, daß bei sterilem Vorgehen eine Infektion ausgeschlossen ist.*

Bei den Zelltherapeutika ist vor allem die Applikation von Thymushomogenat von Interesse. Wie bereits erörtert, enthalten solche Präparate bis zu einem gewissen Grade tatsächlich immunstimulierende Faktoren. Weitaus überwiegend und für Nebenwirkungen verantwortlich sind die ineffizienten und als Ballast zu betrachtenden Begleitsubstanzen, vor allem Bindegewebe und Zelltrümmer. Untersuchungen zur klinischen Wirksamkeit liegen vor. Nur wenige können den Kriterien der heutigen medizinischen Forschung standhalten. So ist in der Onkologie eine verlängerte Überlebenszeit bei ausgewählten Patienten gesehen worden. Insgesamt bleibt fraglich, ob die Risiken zum möglichen therapeutischen Erfolg in einem zu rechtfertigenden Verhältnis stehen. Da die Produkte in der Regel aus Tiermaterial gewonnen werden, ist nach heutigen Erkenntnissen die Möglichkeit einer Kontaminierung mit Viren trotz tierärztlicher Überwachung nicht ausgeschlossen.

Die Hyperthermie stellt erwiesenermaßen eine günstige Stoffwechselsituation bei Infektionen dar; auch in der Onkologie ist eine erhöhte Lädierbarkeit der malignen Zellen in dieser Situation bekannt. Dennoch ist eine Aktivierung des Immunsystems unter erhöhter Körpertemperatur nicht unwidersprochen geblieben, so daß die beobachteten günstigen Effekte weniger einer gesteigerten Immunabwehr zuzuschreiben sind, als vielmehr einer Minderung der Aktivität der Zellen.

Bei den immunstimulatorischen Kostformen wird die Erkenntnis, daß im Rahmen von Immunreaktionen bestimmte Spurenelemente verfügbar sein müssen, zum therapeutischen Prinzip erhoben. In aller Regel ist jedoch die Aufnahme der benötigten Substanzen ausreichend, weshalb ein Mangel als mögliche Ursache für eine Immunschwäche nicht in Betracht kommt. Nur ganz vereinzelt ist von einer besseren Abwehrleistung durch gezielte Diät berichtet worden, wobei der Zugewinn vergleichsweise bescheiden ausgefallen ist.

Nachweis der Immunstimulation

Die Immunreaktion kann auf verschiedenen Wegen quantifiziert werden. Am einfachsten und besten reproduzierbar sind Messungen der Zellaktivität in vitro. Doch ist auch hier selbst bei konstanten Parametern regelmäßig eine vergleichsweise große Streubreite zu beobachten. Der bedeutsamere Nachteil einer solchen Methode zur Erfassung der Immunreaktion ist jedoch der fehlende Bezug zur Realität, da das Immunsystem nicht für sich allein in einem Organismus aktiv ist, sondern stets dem vielfältigen Einwirken regulatorischer Elemente ausgeliefert bleibt. Daher bedeutet selbst eine erhebliche Steigerung der Aktivität von Immunzellen unter Kulturbedingungen keineswegs ein gleichsinniges Verhalten auch beim Patienten. Somit sind in vitro-Untersuchungen von Interesse, doch von begrenztem Wert und nur bedingt auf die klinische Aktivität übertragbar.

Am zuverlässigsten sind daher Messungen am behandelten Patienten selbst. Hier ist der einfachste Weg die Messung einzelner Antikörper-Titer, darüber hinaus die globale Bestimmung der Immunglobuline im Serum. Unter Zugrundelegen dieser Kriterien können Immunstimulanzien nur u n e r h e b l i c h die Immunreaktivität steigern. Bei funktionellen Testen ist ein derartiges Unterfangen von vornherein so gut wie aussichtslos, ist doch die Streubreite meist größer als der therapeutische Zugewinn. Dies ist auch der Grund für riesige Kollektive in den Studien: Nur so läßt sich ein signifikanter Unterschied zwischen Behandelten und Unbehandelten aufzeigen.

Aktivierung anderer Systeme

Da die gesamte Abwehr neben den Immunzellen auch unspezifisch agierende Elemente, wie Makrophagen und Granulozyten aufweist, wird eine Steigerung der Abwehr auch dann eintreten, wenn die Immunozyten von den Maßnahmen nicht berührt werden. Viele der erwähnten Immunstimulanzien wirken auch auf die restliche Abwehr ein. Ein weiterer, mittelbarer Einfluß erfolgt dann über die Stimulation des Immunsystems durch die von diesen beigestellten Zellen abgegebenen Faktoren. Summarisch ist es jedoch für den Therapeuten von untergeordneter Bedeutung, auf welchem Wege die Abwehr verstärkt und dadurch einem Mangel abgeholfen wird.

Grenzen der Immunstimulation

Wenngleich die Immunstimulation auf den ersten Blick die Idealform der Kausaltherapie bei Immuninsuffizienz-Zuständen darstellt, bleibt doch die Frage, wie weit eine solche Manipulation von Erfolg sein kann.

Im Normalfall ist das Immunsystem so ausgestattet, daß es die meisten Antigene erkennt und eliminiert. Zahlreiche Regelmechanismen, angefangen von der einfachen Form der Antigenbeseitigung bis hin zum a n t i i d i o t y p i s c h e n Netzwerk sorgen dafür, daß die Vermehrung der genannten Immunzellklone nicht ungezügelt

Tab. 14
Immunstimulation: Charakteristika

Thymushormone/Abkömmlinge
 wirksam nur bei ausreichend reaktiven
  Vorläufern
 keine nennenswerten Nebenwirkungen

Interleukine/Interferone
 wirksam bei gleichzeitiger Antigen-
  präsentation
 erhebliche (physiologische!) Nebenwirkungen

Naturstoffe (Bakterien, Pflanzen)
 antigenunabhängige Wirkung
 hohe Toxizität

voranschreitet und rasch wieder auf das Ausgangsniveau zurückkehrt, wobei lediglich ein immunologisches Gedächtnis erhalten bleibt. Auf diese Weise ist die Gesamtmasse des Immunsystems innerhalb einer vergleichsweise schmalen Bandbreite konstant; dies gilt sowohl für Lymphozyten, als auch für Antikörper.

Der Absicht der unspezifischen Immunstimulation, nämlich die Gesamtheit der aktiven Zellen zu vermehren, stemmt sich die Vielfalt der Regelmechanismen entgegen. Wäre es nicht so, käme es zu einer generellen Vergrößerung der Lymphknoten, zur Splenomegalie, zur Markinfiltration und Hypergammaglobulinämie mit Hyperviskosität, begleitet von heftigem Fieber. Ein solcher Zustand genereller Immunstimulation wäre allenfalls kurzfristig erträglich. Da die unspezifische Immunstimulation wahllos sämtliche Immunzellklone aktivieren und vermehren kann, würden sich im Gefolge einer solchen therapeutischen Maßnahme auch unerwünschte Reaktionen vermehrt bemerkbar machen. Dies bedeutet, daß aus einer latenten, möglicherweise eine manifeste Allergie wird; gleiches träfe auch für Autoaggressionsprozesse zu. Ausgeschlossen blieben Situationen, wo Allergie und Autoaggression Ausdruck einer Teilinsuffizienz des Immunsystems sind. Hier könnte allenfalls die gezielte globale Stimulation von Helfer- oder Suppressorzellen diesem Nachteil einen Riegel vorschieben. Ein weiterer Gedanke ist die mögliche Propagation von Lymphomen.

Unter Berücksichtigung dieser Gesetzmäßigkeiten verwundert es nicht, wenn der Einsatz unspezifischer Immunstimulanzien bei gesunden Personen keinen erkennbaren Erfolg zeitigt.

Eine deutliche Verbesserung der Situation ist nur dann zu erwarten, wo durch eine verminderte Anlage des Immunsystems dessen Expansion unterstützt werden muß und wo die zu expandierenden Elemente auch vorhanden sind. Demzufolge sind die besten Aussichten den physiologischen Faktoren zuzuschreiben.

In Anbetracht der erheblich begrenzten Möglichkeiten einer unspezifischen Immunstimulation wird dieses Gebiet in Zukunft auf Dauer keinen größeren Stellenwert einnehmen. Die Bemühungen, eine insuffiziente Immunreaktion zu fördern, haben nur bei bekanntem Antigen gute Aussicht auf Erfolg – und das ist die spezifische Form der Immunstimulation.

Literatur

1. AZUMA, I. u. G. JOLLÈS: Immunostimulants. Springer, Berlin 1987.
2. DOMKE, J. u. H. KIRCHNER: Interferone: Biologische Grundlagen der klinischen Anwendung. Dt. Ärztebl. **82**, 2636–2641 (1985).
3. DREWS, J.: Immunopharmakologie. Springer, Berlin 1986.
4. EICHELBERG, D. u. W. SCHMUTZLER: Synthetische Immunstimulantia: Möglichkeiten und Grenzen des therapeutischen Einsatzes. Dt. Ärztebl. **82**, 2319–2328 (1985).
5. FELDMANN, M. u. N. MITCHISON: Immune Regulation. Humana Press, Clifton N. J. 1985.
6. FRIEDMAN, R. M. u. S. N. VOGEL: Interferons with special emphasis on the immune system. Adv. Immunol. **34**, 97–140 (1983).
7. KLIPPEL, K. F. u. E. MACHER (Hrsg.): Present Status of Non-Toxic Concepts in Cancer. Karger, Basel 1986.
8. PLATZER, E. u. Mitarb.: Lymphokines and monokines in the clinic. Immunology today **7**, 185–187 (1986).
9. SEDLACEK, H. H., G. DICKNEITE u. H. SCHORLEMMER: Screening for chemoimmunotherapeutics, success rate and predicitivity of models: a five years experience. Behring Inst. Res. Comm. **80**, 74–92 (1986).
10. SPECTER, S. u. J. W. HADDEN: New approaches to immunotherapy: thymomimetic drugs. Springers Sem. Immunopathol. **8**, 375–386 (1985).
11. SUNDAL, E. (Hrsg.): Thymopentin in experimental and clinical medicine. Karger, Basel 1985.
12. WAGNER, H.: Immunostimulantien and Phytotherapeutika. Z. Phytoth. **7**, 91–98 (1986).

Erschienen in:
internist. prax. **28**, 545–552 (1988)
© 1988, Marseille Verlag, München

H. W. BAENKLER, Erlangen

Pflanzliche Immunstimulation

Frage

Medizinische Bedeutung und Risiken des Einsatzes von pflanzlichen Immunstimulanzien, z. B. *Esberitox N* und *Echinacin*. Ich verweise auf die Kontroverse um den Sportmediziner LIESEN, dem vorgeworfen wird, mit dem großzügigen Einsatz dieser Medikamente die von ihm betreuten Spitzensportler einem nicht unerheblichen Risiko auszusetzen. SCHÖNHÖFER (Bremen) weist auf eine angebliche Tumorinduktion durch diese Stoffe hin.

Ich muß gestehen, daß ich z. B. bei grippalen Infekten *Echinacin* für wenige Tage einsetze, in erster Linie, um den Patienten überhaupt etwas anbieten zu können. Sollte sich diese Therapie als nicht indifferent erweisen, muß ich meine Verordnungsweise natürlich ändern. Ich wäre Ihnen sehr dankbar für eine aufklärende Hilfestellung.

Antwort

Pflanzliche Immunstimulation ist von begrenztem, schwer kalkulierbarem Wert. Die in vitro-Ergebnisse dürfen nicht als Maßstab gelten. In einem aktuellen pharmakologischen Beitrag (2) heißt es: »Eine letzte Aussage über die Effektivität kann nur in klinischen bzw. kontrollierten Studien am Menschen erbracht werden«. Im Umgang mit dem Patienten können pflanzliche Immunstimulanzien nur **zusätzlich** zu den bewährten Therapiekonzepten eingesetzt werden (1); es wird nichts entbehrlich oder reduzierbar. Bei Einhaltung der angegebenen Empfehlungen ist das Risiko für den Patienten gering. Dies gilt übrigens auch für eine Vielzahl anderer »biologischer Immunstimulanzien«.

Literatur

1. BAENKLER, H. W.: Immunstimulation. internist. prax. **28**, 545–552 (1988).
2. WAGNER, H.: Phytopräparate zur Immunstimulation. Internist. **29**, 472–478 (1988).

Erschienen in:
internist. prax. **29**, 163 (1989)
© 1989, Marseille Verlag, München

H. W. BAENKLER, Erlangen

Immunstimulanzien bei rezidivierenden Vulvovaginalkandidosen

Frage

Bei chronisch-rezidivierenden Vulvovaginalkandidosen werden verschiedentlich Immunstimulanzien als zusätzliche Therapie zu Antimykotika bzw. als Prophylaxe empfohlen (z. B. Echinacea purpureahaltige Präparate wie *Echinacin*). Wie sind solche Therapievorschläge zu beurteilen?

Antwort

Die meisten Genitalmykosen der Frau, die hauptsächlich eine akute Vulvovaginalkandidose (VVK) darstellen, sind im allgemeinen unproblematisch zu behandeln. Bisher hat sich eine alleinige antimykotische Lokaltherapie bzw. eine kurzfristige Gabe von System-Antimykotika fast immer bewährt (2). Allerdings gehören zur kompetenten Grundbehandlung von Genitalkandidosen der Frau unabdingbar auch entsprechende flankierende Maßnahmen, wie Eliminierung des gastrointestinalen Hefepilzreservoirs sowie auch eine sachgerechte Genitalhygiene (5, 6).

Etwa 10–15% aller Patientinnen mit genitalen Hefepilzinfektionen leiden später an einer chronisch-rezidivierenden VVK, d. h. an mehr als 4 Infektionsattacken pro Jahr (7). Die Behandlung der chronisch-rezidivierenden VVK ist im Vergleich zur Therapie der akuten VVK schwierig.

Bisherige Untersuchungsergebnisse sprechen dafür, daß mangelnde Abwehrmechanismen des Wirtsorganismus – mit möglichen verschiedenen Ursachen – bei den chronisch-rezidivierenden VVK eine Rolle spielen (3, 4, 8–10). Es liegt deshalb nah, die Behandlung solcher Hefepilzinfektionen auf immunologischer Basis zu versuchen.

MENDLING u. KOLDOWSKY (4) konnten durch ihre klinisch-experimentellen Studien zeigen, daß therapeutische Erfolge durch subkutane Injektionen von Thymopentin nur bei einigen Patientinnen mit deutlich erniedrigten Helfer- und Suppressor-zytotoxischen Lymphozyten erzielt werden konnten. Dies könnte bedeuten, daß eine solche adjuvante Immuntherapie nur bei bestimmten Patienten indiziert wäre.

Andere Untersuchungen (1) hingegen suggerierten, daß eine zusätzliche Gabe von Echinacea purpurea-Extrakt *(Echinacin)* bei der Behandlung von rezidivierenden Genitalkandidosen auf alle Fälle zu einer Reduzierung der Rezidivquote führte. Die Ergebnisse einer solchen offenen Untersuchung bedürfen u. E. jedoch einer kritischen klinischen Überprüfung, die am besten durch eine plazebokontrollierte, doppelblinde Studie mit einem suffizienten Studiendesign erfolgen sollte.

Eine adjuvante – unspezifische oder evtl. spezifische – Immuntherapie wird lediglich erst einen legitimen, bedeutsamen Platz bei der Behandlung chronisch-rezidivierender VVK einnehmen können, wenn die immunologischen Abwehrmechanismen dieser Genitalkandidosen durch weitere Erforschungen durchsichtiger geworden sind (4). Da bis heute die diesbezügliche Forschung noch nicht eindeutige Erkenntnisse liefern kann, und insbesondere noch keine Ergebnisse suffizienter, kontrollierter klinischer Studien über die Wirksamkeit solcher Immunstimulanzien verfügbar sind, führen wir bei den Patientinnen mit chronisch-rezidivierenden VVK keine adjuvante unspezifische Immuntherapie durch.

Literatur

1. COEUGNIET, E. u. R. KÜHNAST: Rezidivierende Candidiasis. Adjuvante Immuntherapie mit verschiedenen Echinacin-Darreichungsformen. Therapiewoche **36**, 3552–3558 (1986).
2. EFFENDY, I. u. U. GIELER: Genitalmykosen auf dem Vormarsch. Wissenswertes über Erreger, Diagno-

senachweis, Komplikationen, topische Behandlung, Prophylaxe. Sexualmedizin **13**, 452–457 (1984).
3. GHANNOUM, M. A.: Mechanisms Potentiating Candida Infections. A review. mycoses **31**, 543 (1988).
4. MENDLING, W. u. U. KOLDOWSKY: Immunologie Findings in Patients with Chronically Recurrent Vaginal Candidosis and New Therapeutical Approaches. mycoses **32**, 386 (1988).
5. ODDS, F. C.: Candida and Candidoses. Leicester University Press 1979.
6. RIETH, H.: Anti-Pilz-Diät, GIT-Suppl. **6**, 38 (1984).
7. WEISSENBACHER, E. R.: Neuere Ergebnisse der Therapie mit oralem Antimykotika-Vergleich einer Multicenterstudie. Int. J. Exp. clin. Chemo **3** (Suppl. 1), 30–33 (1990).
8. WITKIN, S. S., M. S. ING RU YU u. W. J. LEDGER: Inhibition of Candida albicans-induced lymphocyte proliferation by lymphocytes and sera from women with recurrent vaginitis. Am. J. Obstet. Gynec. **147**, 809 (1983).
9. WITKIN, S. S., J. HIRSCH u. W. J. LEDGER: A macrophage defect in women with recurrent Candida vaginitis and its reversal in vitro by prostaglandin inhibitors. Am. J. Obstet. Gynec. **155**, 790 (1986).
10. WITKIN, S. S., J. JEREMIAS u. W. J. LEDGER: A localized vaginal allergic response in women with reccurent vaginitis. J. Allergy clin. Immunol. **81**, 412 (1988).

I. EFFENDY, Marburg an der Lahn

Pflanzliche Immunstimulation im Kindesalter?

Die Anwendung von pflanzlichen Immunstimulanzien ist weit verbreitet und erfolgt sowohl als »Selbstmedikation« als auch durch Verschreibung von Ärzten. Während bei Erwachsenen die Anwendung z. T. in der »Erfahrungsmedizin« begründet ist (weitgehend als unkontrollierte Anwendungsbeobachtungen), sind die Erfahrungen über einen Einsatz im Kindesalter noch sehr begrenzt.

Die Indikation für einen Therapieversuch von Immunstimulanzien beruht einerseits auf der Vorstellung, den Verlauf von Erkrankungen, vorwiegend Infektionen, zu verkürzen und ihren Schweregrad zu mildern, andererseits die Infekthäufigkeit insgesamt zu vermindern.

Immunologische Reaktionsweisen und Mechanismen sind beim Kleinkind im Vergleich zu Erwachsenen noch nicht ausreichend funktionsfähig und reifen erst im Laufe der ersten Lebensjahre. Bei Neugeborenen ist die Fähigkeit zur Infektabwehr noch auf unspezifische Abwehrreaktionen beschränkt. Nach Abbau der mütterlichen IgG-Globuline ist bei Säuglingen und Kleinkindern eine vorübergehende physiologische Hypogammaglobulinämie zu beobachten, die vorwiegend vom 5.–18. Lebensmonat besteht. Die Reifung der spezifischen Abwehrmechanismen, z. B. Ausbildung spezifischer Antikörper, erfolgt erst allmählich durch die Auseinandersetzung mit der erregerhaltigen Umwelt nach der Geburt. Dieser Kontakt mit Erregern führt im Kindesalter zum Auftreten von Infekten.

Die Reifung des Immunsystems zeigt sich u. a. in einer Abnahme von Infekten mit zunehmendem Lebensalter (Tab. 15).

Die Dauer eines Infektes mit Prodromal-, Erkrankungs- und Rekonvaleszenzzeit beträgt üblicherweise 10–14 Tage. Daraus ergibt sich, daß ein Kleinkind etwa 2–5 Monate und ein Schulkind etwa 1,5–3 Monate im Jahr krank ist, wobei noch eine saisonale Häufung der Infekte zu berücksichtigen ist.

Die häufigste Ursache von Infektionen sind virale Erreger mit Erkrankungen im Bereich der oberen Luftwege sowie im Hals-, Nasen- und Ohrenbereich. Bakterielle Erreger sind zu 10% Auslöser von Infektionen, die z. T. auch als Sekundärinfektion nach vorausgegangener viraler Infektion auftreten.

Entscheidend für die Häufigkeit von Infekten ist die tatsächliche Exposition des Kindes mit den Erregern. Ein Einzelkind, das in der Familie aufwächst, ist in der Regel in den ersten Lebensjahren selten krank. Sobald es sich jedoch in Gemeinschaftseinrichtungen, wie z. B. Kinderkrippe und Kindergarten, aufhält, kommt es zu einer deutlichen Zunahme der Infekthäufigkeit. Dies gilt auch für einen Säugling oder ein Kleinkind, das mit älteren Geschwistern aufwächst, die bereits den Kindergarten besuchen und Keime aus diesen Einrichtungen nach Hause bringen.

Da Infektionen in einem gewissen Umfang im Kindesalter zur Reifung und Ausbildung des Immunsystems notwendig sind und somit eine gewisse Normalität in der Entwicklung des Kindes darstellen, ist zu klären, was unter Infektanfälligkeit zu verstehen ist. Infektanfälligkeit ist dann gegeben, wenn Infekte länger und schwerer als üblich verlaufen, einen chronischen Verlauf nehmen oder mit bakteriellen Superinfektionen einhergehen bzw. regelmäßig Komplikationen, wie z. B. Mittelohrentzündung oder Lungenentzündung, auftreten (Tab. 16).

Auf angeborene Immundefekte bzw. allergisch bedingte Infekthäufigkeit soll nicht näher eingegangen werden. Das infektanfällige Kind stellt ein oft »undankbares« therapeutisches Problem in der Praxis dar, insbesondere, wenn gehäuft bakterielle Infektionen auftreten. Eine Reihe sinnvoller prophylaktischer Maßnahmen (Tab. 17) bei Infektanfälligkeit sind oft nicht im ausreichenden Maße durchführbar.

In diesem Zusammenhang sind Möglichkeiten und Indikationen einer phytotherapeutischen Beeinflussung des Immunsystems im Sinne einer Stimulation oder

Alter (Jahre)	Infekte/Jahr	SD	Max.
<1	6,1	±2,6	8,7
1– 2	5,7	±3,0	8,7
3– 4	4,7	±2,9	7,6
5– 9	5,5	±2,6	8,1
10–14	2,7	±2,2	4,9

Tab. 15
Infekthäufigkeit bei Kindern in Abhängigkeit vom Lebensalter (nach 4)

Tab. 16
Definitionskriterien zur Infektanfälligkeit (nach 6)

1. Öfter als normal (>12 beim Kleinkind, >8 beim Schulkind)
2. Länger als üblich >4 Tage, chronisch
3. Schwerer als üblich
4. Bakterielle Superinfektionen
5. Regelmäßiges Auftreten von Komplikationen (Otitis media, Sinusitis, Pneumonie u. a.)
6. Keine Erholung zwischen den Infekten
7. Beeinträchtigung von Wachstum und Gedeihen
8. Infektanfälligkeit auch anderer Organsysteme

1. Ernährung (vitaminreich, eisenhaltig)
   Stillen
2. Luft
   schadstoffarm, Rauchverbot, Berücksichtigung der Heizung (Gasöfen), ausreichend feucht und temperiert, Freihalten der Atemwege evtl. Adenotomie
3. Expositionsprophylaxe
   bei Auftreten von gehäuften Infekten Pause in der Kinderkrippe bzw. Kindergarten
4. Psychische und emotionale Geborgenheit

Tab. 17
Prohylaxe der Infektanfälligkeit (nach 6)

Modulation des Immunsystems zu diskutieren.

Unter den pflanzlichen Immunstimulanzien kommt dem Kraut der Echinacea purpurea (siehe Monographie der Kommission E) eine besondere Bedeutung zu, weil zahlreiche Erfahrungsberichte über die Anwendung als Immunstimulans vorwiegend bei Erwachsenen vorliegen.

Tierexperimentell wurde eine unspezifische Steigerung der Immunabwehr im Sinne einer Steigerung der Phagozytoserate sowie eines Anstieges der Leukozytenzahl nachgewiesen.

Bei Erwachsenen wurde nach parenteraler Gabe von Echinacea purpurea (wäßrige Lösung aus dem Preßsaft) ein Wirkungsmaximum – gemessen an der Phagozytosestimulation – nach 24–48 Stunden beobachtet, während nach oraler Gabe von Echinacea purpurea (ethanolischer Wurzelextrakt) ein Wirkungsmaximum nach 72–144 Stunden auftritt. Darüber hinaus wird auch eine vermehrte Ausschüttung von Steroiden diskutiert.

Die beobachteten immunstimulierenden Wirkungen beruhen vermutlich auf Inhaltsstoffen des Sonnenhutes, dazu zählen Alkylamide, das Kaffeesäurederivat Cichoriensäure und Polysaccharide (Glykane).

Die in einer Reihe von Handelspräparaten oft fehlende Standardisierung der Echinaceapräparate sowohl in Bezug auf benutzte Pflanzen, wie z. B. Echinacea pupurea, Echinacea angustifolia und Echinacea pallidum, als auch in Bezug auf ihre Aufbereitung aus den verschiedenen Pflanzenanteilen wie Kraut- und Wurzelextrakte sowie Preßsaft aus der frischen Pflanze, erschwert die Auswertung und Vergleichbarkeit der Erfahrungsberichte. Darüber hinaus ist nicht geklärt, inwieweit Echinacea purpurea und Echinacea angustifolia sowie Echinacea pallida eine vergleichbare Wirkung auf das Immunsystem auslösen.

Kontrollierte Studien über die Anwendung von Echinaceapräparaten im Kindesalter als Immunstimulans liegen nicht vor.

Einige Erfahrungsberichte weisen auf eine Wirksamkeit nach parenteraler Gabe von Echinacea purpurea (wäßrige Lösung) in Dosen zwischen 0,2 ml und 0,5 ml an 3 aufeinander folgenden Tagen bei der Behandlung des Keuchhustens und der Angina tonsillaris hin.

Zur Indikation von pflanzlichen Immunstimulanzien bei akuten Infekten müssen folgende Überlegungen berücksichtigt werden. Ein akuter fieberhafter Infekt stellt bereits eine Stimulation des Immunsystems dar, möglicherweise läßt sich die bereits erfolgte Stimulation nicht weiter steigern.

Ein weiteres Problem besteht darin, daß der Krankheitsbeginn einer Infektion im Kindesalter wegen der oft uncharakteristischen Symptome schwer zu erfassen ist. Daher kann in der Regel eine frühzeitige Behandlung mit Immunstimulanzien, d. h. zu Beginn eines Infektes, nicht erfolgen.

Bei der Akutbehandlung eines Infektes mit Immunstimulanzien ist nach oraler Gabe von Echinaceae ein langsamer Wirkungseintritt der Stimulation des Immunsystems zu erwarten, so daß eine immunstimulierende Wirkung möglicherweise erst in der Heilungsphase eines Infektes auftritt und die tatsächlich gewünschten Wirkungen, nämlich Verkürzung und Abschwächung des Krankheitsverlaufes, schwer nachweisbar sind.

Bei der prophylaktischen Behandlung erscheint eine Dauerbehandlung wenig sinnvoll, weil eine dauerhafte Stimulation des Immunsystems in biologischen Regelsystemen nicht ohne Gegenregulation erwartet werden kann. So konnte in Probandenstudien nach parenteraler Gabe von Echinacea pupurea bereits am 5. bzw 6. Tag eine Normalisierung der gemessenen Immunparameter (Phagozytose) beobachtet werden.

Daher wird zur prophylaktischen Behandlung von rezidivierenden Infekten eine Intervallbehandlung empfohlen:

1. oral: 25–30 Tropfen 3mal täglich 5–6 Tage, danach 3–4 Tage Pause, Therapiedauer 4–5 Wochen.

2. parenteral: 0,2 ml bis 1,0 ml täglich, im übrigen wie bei der oralen Therapie. Die parenterale Behandlung erscheint im Kindesalter wegen der oft schmerzhaften Injektion nicht praktikabel und als Intervallbehandlung nicht zumutbar.

Unerwünschte Wirkungen

Nach parenteraler Anwendung können dosisabhängig Fieberreaktionen, Schüttelfrost, Übelkeit und Erbrechen auftreten. Vereinzelt sind allergische Reaktionen vom Soforttyp möglich. Bei Kindern sollte bei der Verordnung der Alkoholgehalt der Präparate berücksichtigt werden.

Ungeklärt ist auch, ob bei Echinacea in Kombination mit anderen Phytopharmaka, wie z. B. Eupatorium cannabinum, Thuja occidentalis oder Phytolacca americana eine stärkere immunstimulierende Wirkung nachweisbar ist als bei der Anwendung der Einzelsubstanz.

So lange wie kontrollierte Studien über die Anwendung pflanzlicher Immunstimulanzien nicht vorliegen, ist eine Beurteilung ihrer Wirksamkeit schwierig. Bei der Anwendung von pflanzlichen Immunstimulanzien ist es ratsam, eine einheitliche Indikationsstellung zu berücksichtigen.

Die zur Zeit im Handel befindlichen Präparate enthalten

Echinaceae pupurea
Preßsaft aus der Frischpflanze
Extraktion aus der Frischpflanze
Wurzelextrakt

Echinacea angustifolia
Krautextrakt
Wurzelextrakt

Literatur

1. BAUER, R. u. H. WAGNER: Echinacea. Wissenschaftl. Verlagsges., Stuttgart 1990.
2. HÄNSEL, R.: Phytopharmaka. Grundlagen und Praxis. 2 Aufl. Springer, Berlin-Heidelberg-New York 1991.
3. MAYR, A.: Entwicklung, Aufbau und Funktion der körpereigenen Abwehr unter besonderer Berücksichtigung des Immunsystems. Der Deutsche Apotheker **43**, Nr. 9/10 (1991).
4. MONTO, A. S. u. S. K. LIM: Am. J. Epidem. **94**, 269–279 (1971).
5. STEINEGGER, E. u. R. HÄNSEL: Lehrbuch der Pharmakognosie und Phytotherapie, 4. Aufl. Springer, Berlin-Heidelberg-New York 1988.
6. STÖGMAN, W.: Das infektanfällige Kind. pädiat. prax. **42**, 665–676 (1991).
7. SCHILCHER, H.: Phytotherapie in der Kinderheilkunde. Wissenschaftl. Verlagsges., Stuttgart 1991.
8. WAGNER, H.: Pflanzliche Immunstimulanzien, DAZ **131**, Nr. 4, Stuttgart (1991).
9. WIDMAIER, W.: Pflanzenheilkunde. Biologische Verlagsges. mbH & Co KG, Schorndorf 1986.
10. ZILCH, M. J.: Immunologie. Jungjohann Verlagsges. mbH, Neckarsulm Stuttgart 1990.

TH. BERGER, Frankfurt am Main

Klinische Pharmakologie und therapeutische Anwendung von Cineol (Eukalyptusöl) und Menthol als Bestandteile ätherischer Öle

R. SALLER, A. HELLSTERN und
D. HELLENBRECHT

Zentrum der Inneren Medizin
und Zentrum der Pharmakologie
im Klinikum der
Johann-Wolfgang-Goethe-Universität
Frankfurt am Main

Einleitung

Cineol (Eukalyptusöl) und Menthol spielen im Bereich der Selbstmedikation und Selbstbehandlung nach wie vor eine große Rolle (10, 16, 41, 51, 58, 86). Beide Substanzen sind allein in der Bundesrepublik Deutschland jeweils in mehreren hundert Präparaten enthalten (2, 12). Es sind in der Regel Kombinationspräparate, die zur lokalen, inhalativen und systemischen Behandlung verschiedener Beschwerdebilder angeboten werden, z. B. als Badezusätze, Balsame, Bonbons, Cremes, Einreibungen, Emulsionen, Gels, Gurgelwässer, Kopfwässer, Liniments, Lösungen, Lutschtabletten, Mundwässer, Nasenöle, Nasensalben, Nasentropfen, Öle, Pasten, Pastillen, Puder, Salben, Sprays; Aerosole, Inhalate; Dragees, Elixiere, Expektoranzien, Hustentropfen, Sirupe, Suppositorien, Tabletten, Teezubereitungen bzw. Aufgüsse (2, 12).

Physikalisch-chemische Eigenschaften und Vorkommen

Cineol (Syn. Eucalyptol, 1,8-Epoxy-p-Menthan, 1,8-Oxydo-p-Menthan) gehört zur Gruppe der Terpene und ist mit Menthol (Syn. 3-p-Menthanol) chemisch eng verwandt (Abb. 6) (34, 53, 60, 83). Beide Verbindungen sind Bestandteile sog. ätherischer Öle. Diese sind in der Regel flüssige Gemenge (d. h. keine einheitliche chemische Verbindung) mehrerer, z. T. chemisch miteinander verwandter organischer Stoffe (55). Sie sind meist flüssig und flüchtig und zeichnen sich durch einen charakteristischen Duft aus (35, 55, 60).

Cineol hat, ähnlich wie Menthol, einen würzigen Geruch und die Eigenschaft, Kälteempfindungen auf der Haut und insbesondere auf Schleimhäuten zu erzeugen (53, 55, 60, 74). Beide sind in Wasser praktisch unlöslich, jedoch mit den meisten organischen Lösungsmitteln leicht mischbar (23, 53, 55, 60, 83). Sie sind flüchtig, obwohl ihre Siedepunkte erheblich über 100°C liegen (Cineol 175°C, Menthol 212°C) (53, 60, 83). Sie sind mit Wasserdampf leicht und vollständig zu destillieren (7, 23, 55). Infolge ihrer Menthan-Grundstruktur sind beide Verbindungen hochlipophil (35, 55, 60). Der Verteilungskoeffizient in Öl liegt z. B. für Menthol bei 200 (73).

Durch die zusätzliche polare O-Substitution besitzen die ätherischen Öle oberflächenaktive Eigenschaften, d. h. sie reduzieren z. B. die Oberflächenspannung des Wassers (35, 55, 66, 83) und verteilen sich entsprechend ihren physikalisch-chemischen Eigenschaften auch in biologischen Membranen mit entsprechend vielfältigen stabilisierenden und destabilisierenden Einflußmöglichkeiten (32, 72, 73). O-haltige Verbindungen wie Cineol und Menthol sind oft die Träger des vorherrschenden charakteristischen Geruches eines ätherischen Öles (35, 55). Die Geruchsschwelle (1 : 1 300 000) bzw. Geschmacksschwelle (1 : 2 000 000) liegt bei Cineol wesentlich niedriger als bei Menthol (1 : 73 000 bzw. 1 : 130 000) (55).

Cineol ist der Hauptinhaltsstoff von Eukalyptusöl (60–85%), dem ätherischen Öl vom Eukalyptusbaum (7, 16, 55, 62). Dessen frische Blätter enthalten etwa 1% Eukalyptusöl, die getrockneten Blätter 1,3–3,5% (55). In nennenswerten Mengen ist Cineol auch in Lorbeerblättern enthalten (1,3% ätherisches Öl, davon etwa die Hälfte als Cineol). Geringere Mengen finden sich auch in den ätherischen Ölen von Blatt und Blüte von Rosmarin, Blättern und Kraut von Basilikum, in den Blättern der Heide(Sumpf)-Myrte (0,4% Öl, davon bis 50% Cineol), in Blättern der Myrte (Hauptbestandteil des Öls ist Cineol), Spuren von Cineol auch im getrockneten Kraut von Gemeinem Beifuß, Schafgarbe und Weinraute, sowie in Salbei, Gartenthymian, Pfefferminze, Safran und Ingwer (47, 55, 62).

Menthol ist der Hauptinhaltsstoff des ätherischen Öls verschiedener Pfefferminzarten (50–86% Menthol) (41, 47, 55). Kurz vor dem Aufblühen ist der Ölgehalt mit 1,5% in den Blättern am höchsten (55). Relativ geringe Mengen finden sich auch in der Polei-Minze (1% ätherisches Öl, davon 9% Menthol) (55).

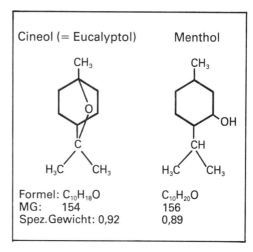

Abb. 6
Struktur, Molekulargewicht und spezifisches Gewicht von Cineol und Menthol

Pharmakokinetik

Die pharmakokinetischen Eigenschaften von Cineol und Menthol lassen sich aus der hohen Lipophilie ableiten (30, 35, 55, 60, 69). Die Resorption auf der intakten Haut und Schleimhaut erfolgt rasch und in hohem Ausmaß innerhalb von Minuten (45, 55, 69), bei Haut- und Schleimhautläsionen gegebenenfalls noch rascher und ausgeprägter (55). Auch in Form balneologischer Zusätze ist eine hervorragende transdermale Resorption beschrieben (61, 65). Ebenfalls hohe Resorptionsquoten sind nach inhalativer, oraler und rektaler Anwendung zu erwarten (45, 55, 60, 66). Ein hoher »First-pass«-Metabolismus nach oraler Gabe erklärt sich als Folge eines ausgeprägten Lebermetabolismus (insbesondere Hydroxilierung und/oder Glukoronidierung bzw. Sulfatierung) (4, 30, 31, 36, 55, 60). Zumindest für Menthol wird ein enterohepatischer Kreislauf beschrieben (30, 31). Die inaktiven Metaboliten werden im wesentlichen über die Niere eliminiert (55, 60). Geringe Mengen treten auch unverändert in Galle und Muttermilch über (55). Unverändert kann Cineol und Menthol über die Lunge und die Haut ausgeschieden werden (30, 35, 55).

Der initiale rasche Abfall der Plasmaspiegel von Terpenen (Halbwertzeit etwa 0,5 Std.) ist wesentlich bedingt durch eine rasche Verteilung in periphere Gewebekompartimente (69). Somit sind auch hohe apparente Verteilungsvolumina zu erwarten. Für hochlipophile Monoterpene wurden z. B. Werte von etwa 120 l/kg Körpergewicht gemessen (69).

Wirkungen ätherischer Öle

Auf Haut und Schleimhäuten rufen ätherische Öle in Abhängigkeit von Zusammensetzung, Konzentration und Einwirkungsdauer Reizungen hervor, die sich in Rötung und Wärmegefühl, aber auch in Stechen, Brennen, Entzündung, Blasenbildung und gegebenenfalls auch Nekrosen äußern können (55, 60, 66). Gewebeschädigungen werden insbesondere durch sehr flüchtige, terpenreiche Öle (z. B. Terpentinöl), und vor allem durch senfölhaltige Gemische hervorgerufen (55).

Menthol und Cineol rufen auf Haut und Schleimhäuten ein ausgeprägtes Kältegefühl hervor (34, 36, 60). Mit solchen lokalen Wirkungen kann ein Gefühl der erleichterten Atmung, zumindest im Bereich der oberen Luftwege, einhergehen (14, 15, 22, 31a, 41, 54, 55, 60, 66). Eine Reihe von Patienten schilderte eine erleichterte Expektoration (15, 55, 60, 66, 67). Darüber hinaus berichteten Patienten mit Erkrankungen der oberen Luftwege, daß die Anwendung ätherischer Öle zu einer Verringerung der täglichen Medikamenteneinnahme (z. B. Theophyllin) führte (55).

Ätherische Öle können bei äußerlicher sowie innerlicher Anwendung zu erhöhter Produktion von Speichel und/oder Bronchialsekret (6, 10, 55, 60, 64, 66) führen. Möglicherweise hängt mit einer solchen erhöhten Sekretproduktion die lindernde Wirkung z. B. bei Laryngitis zusammen.

Der Nachweis von Ausmaß und klinischem Nutzen derartiger Wirkungen anhand von sog. »objektiven« Meßparametern ist bislang nicht eindeutig erbracht worden. Demgegenüber weisen eine Vielzahl von Erfahrungsberichten (10, 47, 55) sowie einige Studien auf die subjektiv günstige Beeinflussung der oberen Luftwege hin (10, 14, 15, 22, 55, 67). Solche subjektiv registrierten Wirkungen scheinen auch insofern therapeutisch wesentlich zu sein, als im Bereich der oberen Luftwege objektive Meßmethoden allein bislang vermutlich den Gesundheitszustand des Patienten nicht ausreichend widerspiegeln (14, 22, 49).

Bestimmten Ölen, z. B. mit hohen Mentholkonzentrationen, werden in der Literatur gewisse lokalanästhetische, entzündungshemmende und auch spasmolytische Eigenschaften zugesprochen (10, 27, 30, 31, 35, 47, 55, 64, 66), Cineol z. B. auch bronchospasmolytische Wirkungen (26a). Eine juckreizstillende Wirkung vor allem von Menthol scheint gesichert zu sein (35, 55, 60, 74).

Aufgrund von in vitro-Befunden wurden desinfizierende, antibakterielle, antiseptische und antiparasitäre Wirkungen diskutiert (10, 30, 31, 54, 55, 60, 66). Die Angaben für ätherische Öle als Insektenanlokkungs- oder -vertreibungsmittel sind z. T. widersprüchlich (53, 55). Für Menthol ist eine gewisse Wirksamkeit als Repellent nachgewiesen (35, 55), wobei allerdings diese Wirkung wegen der Flüchtigkeit von Menthol relativ rasch innerhalb von 3 Stunden abklingt.

Obwohl kontrollierte klinische Studien bislang fehlen, weisen sog. Erfahrungsberichte auf die symptomatische Wirksamkeit von ätherischen Ölen, vor allem von Menthol, bei Störungen der Magensekretion bzw. -motorik hin (30, 31, 33, 35, 41, 55, 60, 61).

Weiter sollen bestimmte ätherische Öle (z. B. solche mit Menthol, wesentlich weniger ausgeprägt bei Cineol) eine choleretische bzw. cholekinetische Wirksamkeit besitzen (30, 31, 33, 35, 41, 47, 55, 60, 66). Allerdings ist deren Ausmaß und klinische Bedeutung unklar.

Die klinische Bedeutung einer diuretischen Wirkung ätherischer Öle ist ebenfalls unklar (55, 66).

Bestimmte ätherische Öle werden häufig als Diaphoretika (d. h. schweißtreibende Mittel) eingesetzt. Eine direkte Stimulierung der Schweißdrüsensekretion ist allerdings sehr fragwürdig (55). Dennoch kann die Anwendung ätherischer Öle, z. B. als heiße Aufgüsse (Infuse) empfehlenswert sein, weil sie durch ihren Geruch und Geschmack die Aufnahme der notwendigen Mengen von heißem Wasser ermöglichen bzw. erleichtern (55). Allerdings können auch gegenteilige Wirkungen auftreten. So ist z. B. bei oraler Gabe von Salbei-Öl eine schweißhemmende Wirkung beschrieben worden (55, 62).

Durch ihren Geruch können ätherische Öle auch die Inhalation von Aerosolen (z. B. Wasser, Salzlösungen, Solelösungen) fördern (55, 60).

Der Wirkungsmechanismus der beschriebenen, potentiell therapeutischen Wirkungen (siehe Tab. 19) ist bislang nicht hinreichend aufgeklärt.

Unerwünschte Wirkungen

Je nach Konzentration kann es bei lokaler bzw. inhalativer Anwendung zu Reizungen und Rötungen von Haut und Schleimhäuten kommen, weiterhin zu Stechen, Brennen, Blasenbildung (9, 55, 66). Darüber hinaus liegen Berichte über allergische Hautreaktionen vor, z. B. bei der Anwendung von Menthol in Gesichtscremes, Zahnpasten oder als Bonbons (55–57). Allerdings scheint das relative Risiko von Hautallergien und Sensibilisierungen gering zu sein (1, 41). So kam bei Patienten mit Kontaktdermatitis Menthol als mögliche Ursache nur bei etwa 1% der positiven Hautteste in Frage (63).

Nach oraler Aufnahme größerer Mengen ätherischer Öle können gravierende Irritationen der gastrointestinalen Schleimhäute auftreten: Übelkeit, Erbrechen, Bauchschmerzen, heftige, z. T. blutige Diarrhöe (55, 66). Derartige Auswirkungen wurden insbesondere bei der Anwendung hoher Dosen ätherischer Öle als Abortiva beobachtet (55, 66).

Systemische Wirkungen der Überdosierung entsprechen denjenigen anderer ätherischer Öle (35, 55, 60): insbesondere zentralnervöse Symptome, wie Exzitation oder Depression bis hin zu Krampfanfällen, Koma und Atem- bzw. Kreislaufdepression (55, 60).

Bei leichteren Vergiftungen sind, wenn überhaupt, eher nur kurzdauernde ZNS-Symptome wie Sedierung, Unruhe, Tremor oder Ataxie zu erwarten, daneben auch Miosis, seltener Mydriasis (13, 60).

Bei einzelnen schweren Vergiftungen wurden auch Nierenschädigungen (z. B. Nephritiden) beschrieben, desgleichen Leberschädigungen (9, 50, 55, 60).

Eine relativ charakteristische Beobachtung einer Vergiftung mit Eukalyptusöl wurde vor einigen Jahren beschrieben (57). Ein 3jähriger Junge wurde innerhalb von 30 Min. nach der Einnahme von etwa 10 ml Eukalyptusöl in tief komatösem Zustand stationär aufgenommen. Sein Atem roch stark nach Eucalyptol, die Pupillen waren verengt, der Skelettmuskeltonus deutlich vermindert, die Atmung flach und unregelmäßig (10/Min); die Herzfrequenz betrug 70/Min., der Blutdruck 75/40 mmHg. Nach Magenspülung und klinischer Überwachung konnte der Junge nach 48 Stunden entlassen werden.

In einer anderen Kasuistik wird von einem 8jährigen Jungen berichtet, der nach Aufnahme von 22,5 g Eukalyptusöl über 8 Stunden komatös war, die Vergiftung jedoch überlebte (19).

Bei Erwachsenen wurden Todesfälle bereits nach Einnahme von 4–5 ml Eukalyptusöl beobachtet (55, 60). Nach Einnahme von 30 ml sollen bei unbehandelten Patienten Todesfälle wahrscheinlich sein (46, 55, 60, 71, 84). Vereinzelt wurden allerdings auch Mengen von 120 bis 220 ml überlebt (46, 55, 60, 85). Als wahrscheinlich toxische Dosen werden 10–20 ml bezeichnet (43). Vergiftungen durch die Aufnahme von Eukalyptusblättern sind eher unwahrscheinlich (19).

Bei Kleinkindern und Säuglingen wurde im Zusammenhang mit der lokalen Auftragung mentholhaltiger Präparate vereinzelt über das Auftreten von Laryngospasmus und Apnoe berichtet (20, 41, 51). Vermutlich traten diese schweren unerwünschten Wirkungen nur oder nahezu ausschließlich bei lokaler Applikation im Gesichtsbereich, möglicherweise nur bei Auftragung in die Nase oder im Bereich der Nasenöffnungen auf (20, 41, 52). Als Ursache müssen am ehesten lokale reflektorische Phänomene (z. B. sog. KRATSCHMER-Reflex) angesehen werden (41, 82). Allergische Reaktionen als Auslöser (75) sind eher unwahrscheinlich. Eine eindeutige Identifizierung des auslösenden Agens war jedoch nicht möglich, da jeweils Kombinationspräparate mit z. B. auch anderen Stoffen ätherischer Öle benutzt worden waren (20, 41). Vereinzelt verursachten mentholhaltige Nasensalben bei Säuglingen und Kleinkindern Kollapszustände (75).

Als Folge der Überdosierung von Menthol, vor allem bei langdauernder Anwendung (z. B. mit Mentholzigaretten, einmal etwa 80 Zigaretten täglich) sind folgende Beschwerden aufgetreten: gastrointestinale Störungen, Erbrechen, Tremor, Wadenkrämpfe, Benommenheit, verwaschene Sprache, Ataxie, Verwirrtheit, Bradykardie (44/Min.) sowie Blutbildungsstörungen. Neben diesen toxischen Symptomen waren auch Hinweise auf Mentholabhängigkeit zu beobachten, die sich als Entzugssymptomatik äußerte (44).

Einmal wurde eine vermutlich allergisch bedingte nichtthrombopenische Purpura aufgrund von Mentholzigaretten beschrieben (38).

Bei einzelnen Patienten löste übermäßiger Pfefferminzgebrauch Vorhofflimmern aus (43, 84).

Gesicherte Daten über vermutlich oder wahrscheinlich letale Dosen von Menthol liegen derzeit nicht vor.

In einer Kasuistik wird über einen Selbstversuch von 3 Versuchspersonen berichtet, die 8 bzw. 9 g Menthol einnahmen (70). Alle beobachteten die typischen Geschmacks- und Kältephänomene, d. h. sehr rasch auftretende brennende Kälteempfindung in Mund und Rachen sowie oberem Ösophagus und etwas später auch eine Einbeziehung von Nasenschleimhaut und äußerer Haut. Es bestand ein ausgeprägtes Weitegefühl der Nase. Bei einer Versuchsperson entwickelten sich allmählich ein kurzdauernder Rauschzustand sowie Parästhesien im Bereich der gesamten äußeren Haut, vor allem an Händen und Füßen. Die Berührung von Gegenständen verursachte eine intensive Kälteempfindung. Das als kratzend beschriebene Kältegefühl dauerte etwa 20 Stunden an, in der Nase noch länger. Der Harn roch 3 Tage lang nach Menthol.

Bei einer akzidentellen Mentholvergiftung trank ein 3jähriges Kind einen Schluck Mentholöl, geschätzt 2,5–3,5 g Menthol, entsprechend 250–350 mg/kg (41, 80). Eine Stunde nach der Einnahme wurde das Kind taumelig und schlaff und fiel schließlich in tiefen Schlaf. Es klagte über Bauchschmerzen und erbrach heftig. Benommenheit und Hypotonie schwanden am nächsten Tag. Vier Tage nach der Einnahme waren keine Vergiftungssymptome mehr nachweisbar.

Die Angaben über toxische Mentholdosen sind recht unterschiedlich, z. B. 6–9 g (43) oder etwa 20 g (71). Vermutlich bestehen auch große individuelle Unterschiede (36, 60). Vergiftungen durch Ingestion der Pfefferminzpflanze selbst sind unwahrscheinlich (50).

Insgesamt liegen für Cineol und Menthol nur wenig exakte humantoxikologische Daten vor (20, 41, 55, 60, 66). In der Literatur sind auch nur vereinzelt aussagekräftige Kasuistiken zu finden (24, 28, 39, 41, 46, 57, 85). Nach Angaben einer Beratungsstelle für Vergiftungen sollen toxische Symptome nach akzidenteller Aufnahme seltener auftreten, als es nach der in der Literatur genannten Toxizität zu erwarten wäre (13).

Allerdings kann die pflanzliche Herkunft von Cineol und Menthol sowie deren leichte Verfügbarkeit u. U. dazu führen, daß deren systemische Toxizität bei nicht bestimmungsgemäßer Anwendung dennoch unterschätzt wird (77, 78).

Bei korrekter Anwendung scheinen jedoch Häufigkeit und Ausmaß der unerwünschten Wirkungen von Menthol und Cineol relativ gering zu sein (20, 41, 50, 60).

Behandlung der Überdosierung

Eine spezifische Antidottherapie existiert nicht. Die Behandlung erfolgt symptomatisch (13, 19, 21, 43, 50, 71). Bei der Auslösung von induziertem Erbrechen (z. B. durch Sirup. Ipecac.) muß das Risiko einer Aspirationspneumonie infolge ätherischer Öle bedacht werden. Die übliche orale Gabe von Aktivkohle mit Laxanzien ist bei rechtzeitiger Gabe vermutlich sinnvoll. Demgegenüber erscheinen uns Maßnahmen zur Steigerung der korporalen (forcierte Diurese) bzw. extrakorporalen (Dialyse, Hämoperfusion) Elimination im Gegensatz zu anderslautenden Empfehlungen (13, 28) wenig aussichtsreich. Aufgrund der hohen Lipophilie ist 1. keine bedeutsame renale Elimination zu erwarten. Obwohl z. B. durch bestimmte Maßnahmen der Hämoperfusion (z. B. an Kohle bzw. Kunstharze) eine deutliche Plasmaclearance erreichbar erscheint, ist 2. das Verteilungsvolumen der Verbindungen vermutlich zu hoch, um eine klinisch effektive Entgiftung zu erzeugen (18).

Als Anhaltspunkte für das Vorgehen bei akzidenteller Aufnahme von Cineol und Menthol werden von der Berliner Beratungsstelle für Vergiftungserscheinungen folgende Empfehlungen gegeben (13), allerdings ohne weitere Begründung: bei Aufnahme von weniger als 20 mg/kg keine Therapie; bei Aufnahme von 20–50 mg/kg Gabe von Aktivkohle und Laxanzien; bei Aufnahme von mehr als 50 mg/kg primäre Giftentfernung.

Als Anhaltspunkte für toxische Dosen ätherischer Öle überhaupt werden 50–500 mg/kg genannt (13).

Wechselwirkungen

In der Monographie zur Zulassung und Registrierung von Arzneimitteln (11) wird auf die Möglichkeit einer Induktion fremdstoffabbauender Enzyme in der Leber für cineolhaltige Präparate hingewiesen.

Dosierung

Dosierungshinweise sind in Tab. 18 zusammengefaßt. Bei der Verwendung ätherischer Öle ist auf den unterschiedlichen Wirkstoffgehalt verschiedener Präparate zu achten. Bei Kombinationspräparaten kann die Dosierung durch andere, mitunter toxischere Inhaltsstoffe als Cineol und/oder Menthol begrenzt sein.

Für die parenterale Anwendung (i.m.) ist u. E. keine hinreichende Indikation gegeben.

Gegenanzeigen

Überempfindlichkeit. Neben der Warnung vor einer Auftragung im Gesichtsbereich bei Säuglingen und Kleinkindern sind in den Monographien (11) für Eukalyptusblätter und für Eukalyptusöl (innere Anwendung) »entzündliche Erkrankungen im Magen-Darmbereich und im Bereich der Gallenwege« sowie »schwere Lebererkrankungen« genannt und für Pfefferminzöl »Verschluß der Gallenwege, Gallenblasenentzündungen, schwere Leberschäden«. Für Pfefferminzblätter wurden keine Gegenanzeigen aufgeführt (11).

Kritische Würdigung verschiedener Anwendungsgebiete

Im Gegensatz zur weiten Verbreitung von Cineol und Menthol ist die klinisch-wissenschaftliche Auseinandersetzung mit beiden Substanzen immer noch sehr begrenzt (37, 41, 60, 66). Zwar liegen mittlerweile teils recht umfangreiche Berichtsammlungen über ihre Anwendung vor (20, 41, 47, 60, 66), eine größere Zahl kontrollierter Untersuchungen wäre aber sicher wünschenswert. Auch manche neueren, sicherlich aufwendigen Untersuchungen helfen diesem Mangel nicht ab, wenn z. B. allenfalls marginale, sog. statistisch signifikante Unterschiede, die unter Berücksichtigung biometrischer Grundlagen nicht einmal nachvollziehbar sind, als klinisch bedeutsam interpretiert werden und andererseits sogar Angaben darüber fehlen, wie denn nun ein ätherisches Öl »doppelblind« gegen ein inertes Plazebo geprüft wurde (42).

Eine zusätzliche Schwierigkeit für die Beurteilung der beiden Terpenderivate liegt auch in der fast ausschließlichen Verwendung von Kombinationspräparaten (ätherische Öle bzw. anderweitige Kombinationen) in den verschiedenen Therapien und Studien, so daß eine eindeutige Zuordnung von erwünschten und unerwünschten Wirkungen zu den Einzelsubstanzen nicht möglich ist (41, 60, 67). Darüber hinaus sind möglicherweise auch die Trägersubstanzen, vor allem im Hinblick auf unerwünschte Wirkungen, nicht als völlig inert anzusehen (41).

Ein Teil der Befunde, die als Hinweis auf therapeutisch bedeutsame Wirkungen angesehen werden, wurden zudem nur tierexperimentell erhoben (10, 55, 60, 64, 66, 86). Eine Übertragbarkeit auf die klinische Situation ist zumindest umstritten. Für die überwiegend oder gar ausschließlich subjektiv empfundene Wirksamkeit fehlt derzeit überhaupt ein überzeugendes tierexperimentelles Äquivalent.

Es verwundert daher nicht sehr, daß extrem unterschiedliche therapeutische Beurteilungen von Cineol und Menthol vorliegen, z. B. völlige Ablehnung ihrer Anwendung wegen mutmaßlicher Unwirksamkeit und der Gefahr unerwünschter Wirkungen (29), skeptische Bewertung wegen möglicherweise kaum größerer Wirksamkeit als Plazebopräparate (17, 86), Hinweise auf sinnvolle Behandlungsversuche bei nicht so gravierenden Symptomen (3, 8, 25, 41, 60) und mitunter recht unkritische Empfehlung ihrer An-

Tab. 18
Dosierungsempfehlungen für Cineol (Eukalyptusöl) und Menthol (Pfefferminzöl) (11, 68).
Als Geschmackskorrigens für Pulver und Flüssigkeiten wird Menthol in einer Konzentration von 0,1% empfohlen (68). Die Konzentrationen für die lokale Anwendung von Menthol betragen bei einer Reihe von Präparaten viel weniger als 10% (12, 36, 41, 54)

Präparat	Applikationsform	Einzeldosis
Cineol, Eukalyptusöl	i.m.	0,2 g
	oral	0,2 g
	lokal (Einreibung)	20%
Eucal. fol.	oral	1,5 g
Eucal. extr. fld.	oral	1,5 g
Eucal. tinct.	oral	2,5 g
Menthol	i.m.	0,05 g
	oral	0,05 g
	lokal (Einreibung)	10%
	Anästhetikum	unverdünnt
Menthae piperitae fol.	oral	1,5 g
Menthae piperitae tinct. (20%)	oral	2,5 g
Menthae piperitae spiritus	oral	1,5 g
Menthae piperitae Mundtinktur	lokal	10%
Menthae piperitae aqua	oral	10 g

wendung selbst bei schwerwiegenden Beschwerdebildern (80). Leider fehlen bei einer Reihe dieser Bewertungen stichhaltige Begründungen (z. B. 25, 80).

Die Anwendung cineol-, vor allem aber mentholhaltiger Präparate bei Säuglingen und Kleinkindern wird sehr kontrovers diskutiert (10, 41, 51), insbesondere nachdem um die Mitte der 60er Jahre eine Reihe von Beobachtungen über schwerwiegende unerwünschte Wirkungen bei dieser Patientengruppe erschienen sind (s. o.; Zusammenfassung s. 41). Bei der Analyse dieser Kasuistiken wurden Aufstellungen über größere Patientengruppen veröffentlicht, die bei bestimmungsgemäßen Gebrauch (u. a. Ausschluß von Gesicht und speziell der Nase) auf eine gefahrlose Anwendbarkeit auch bei Säuglingen und Kleinkindern hinweisen (20, 41).

In einer weiteren, etwas unkonventionellen Studie wurde versucht, eine therapeutische Wirksamkeit zu prüfen (79). Dabei ließ sich zeigen, daß eine durch Schnupfen beeinträchtigte Trinkleistung gebessert und eine entsprechend verlängerte Trinkzeit durch eine u. a. cineol- und mentholhaltige Einreibung etwas verkürzt wurde. Trotzdem wird von einigen Autoren eine Anwendung von Präparaten mit ätherischen Ölen bei Säuglingen und Kleinkindern abgelehnt (40, 51).

Auf jeden Fall sollten u. E. in Übereinstimmung mit offiziellen Empfehlungen cineol- und mentholhaltige Zubereitungen bei Säuglingen und Kleinkindern nicht im Bereich des Gesichtes, speziell der Nase aufgetragen werden (11).

Die verschiedenen Anwendungsmöglichkeiten ergeben sich aus den Ausführungen über die pharmakologischen Wirkungen (s. auch 55, 60, 66). Eine Auswahl potentiell sinnvoller Anwendungsgebiete ist in Tab. 19 zusammengefaßt. Cineol und Menthol können bei lokaler Applikation sowohl direkt analgetisch wirken wie auch indirekt auf vom Auftragungsort entfernte Regionen und Organe über segmental reflektorische Beziehungen oder kutiviszerale Reflexe (z. B. als sog. »Kontrairritativa«) (5, 27, 54, 66).

	Cineol (bzw. Eukalyptusöl)	Menthol (bzw. Pfefferminzöl)
lokal	analgetisch	analgetisch kühlend juckreizstillend
inhalativ	expektorierend	(expektorierend)
systemisch	expektorierend	(expektorierend) (spasmolytisch) (appetitanregend) (karminativ)
	(choleretisch) (cholekinetisch)	choleretisch cholekinetisch

Tab. 19
Beispiele für die Anwendung von Cineol und Menthol (6, 8, 26, 30, 31, 33, 41, 60, 74)

In der Monographie zur Zulassung und Registrierung von Arzneimitteln (11) werden u. a. als Anwendungsgebiete angegeben: Eukalyptusöl: Erkältungskrankheiten der oberen Luftwege und zur äußeren Anwendung »rheumatische Beschwerden«. Pfefferminzöl: Katarrhe der oberen Luftwege, Mundschleimhautentzündungen, krampfartige Beschwerden im oberen Gastrointestinaltrakt und der Gallenwege, Colon irritabile und zur äußeren Anwendung Muskel- und Nervenschmerzen.

Menthol als Bestandteil des ätherischen Öls der Pfefferminze wird bereits seit dem Altertum therapeutisch angewandt (10, 41, 47, 48, 86). Beim Vergleich der heutigen Indikationsgebiete mit der Beschreibung von PLINIUS dem Älteren über die Anwendung der Pfefferminzpflanze lassen sich kaum wesentliche Unterschiede feststellen:

»Der Geruch der frischen Minze erfrischt das Gemüt und ihr Genuß macht Appetit... Geschwüre auf den Köpfen der Kinder heilt sie vortrefflich, trocknet feuchte Luftröhren und zieht trockene zusammen. Bösartigen Schleim reinigt sie... Der Saft verbessert die Stimme... Bei geschwollenen Zapfen gurgelt man sich damit... Sie leistet auch gute Dienste bei geschwollenen Mandeln... und bei innerlichen Verrenkungen und Lungenübeln... Der Saft der frischen Minze, in die Nase eingezogen, heilt die Fehler dieses Organs, das Kraut selbst, zerrieben und mit Essig eingenommen, die Gallensucht... Bei Kopfweh legt man es auf die Schläfe... Gegen Flüsse, jede Art von Kopfausschlag, Afterübel wird es äußerlich angewandt... Von einem Pulver soviel in Wasser eingenommen, wie man mit 3 Fingern fassen kann, vertreibt die Magenschmerzen und die Eingeweidewürmer« (59).

Literatur

1. ANDERSEN, K. E. u. H. J. MAIBACH: Drugs used topically. In: De WECK, A. L. u. H. BUNDGAARD (Hrsg.): Allergic reactions to drugs. Handb. Exp. Pharm. Bd. 63. S. 313–377. Springer, Berlin-Heidelberg-New York 1983.
2. Arzneibüro der Bundesvereinigung Deutscher Apothekerverbände (ABDA): Pharmazeutische Stoffliste. Monografien zu Cineol, Eucalyptus globulus, Menthol. 7. Aufl. Werbe- und Vertriebsgesellschaft Deutscher Apotheker mbH, Frankfurt/M.1987.
3. BECK, C.: Hals- Nasen- und Ohrenkrankheiten. In: CREUTZFELD, W. u. O. HEIDENREICH (Hrsg.): Heilmeyers Rezepttaschenbuch. 15. Aufl. S. 673–702. Fischer, Stuttgart 1986.
4. BECK, K. u. E. RICHTER: Über die Glucuronsäureausscheidung im Harn nach Mentholbehandlung bei Hepatitis und Verschlußikterus. Med. Klin. **57**, 511–512 (1962).
5. BEKEMEIER, H.: Rubefacientien. In: MARKWARDT, F., H. MATTHIES u. W. OELSSNER (Hrsg.): Medizinische Pharmakologie. S. 374–376. Fischer, Stuttgart 1985.
6. BLUTH, R.: Klassische Expektorantien. In: MARKWARDT, F., H. MATTHIES u. W. OELSSNER (Hrsg.): Medizinische Pharmakologie. S. 636-637. Fischer, Stuttgart 1985.
7. BÖHME, H. u. K. HARTKE: Deutsches Arzneibuch. 7. Aufl., Eucalyptusöl. S. 795–798. Wissenschaftliche Verlagsges. mbH Stuttgart – Govi, Frankfurt 1969.
8. British Medical Association – The Pharmaceutical Society of Great Britain: British National Formulary 7. Aufl. London 1984.
9. BRUGSCH, H. u. O. R. KLIMMER: Vergiftungen im Kindesalter. 2. Aufl., Enke, Stuttgart 1966.
10. BUCHBAUER, G. u. M. HAFNER: Aromatherapie. Pharmazie in unserer Zeit **14**, 8–18 (1985).
11. Bundesgesundheitsamt: Zulassungen und Registrierungen von Arzneimitteln nach dem AMG '76, Band III. Datum der Bekanntmachung: 21. 7. 1976. 19. Erg-Lieferung ZRvA/Dezember 1986. Monografien: Eucalypti aetherolum – Eucalyptusöl. Eucalypti folium – Eucalyptusblätter. Menthae arvensis aetheroleum – Minzöl. Menthae piperitae aetheroleum – Pfefferminzöl. Menthae piperitae folium – Pfefferminzblätter. pmipharm and medical Inform, Frankfurt/Main.
12. Bundesverband der Pharmazeutischen Industrie: Rote Liste 1988. Editio Cantor, Aulendorf 1988.
13. BUNJES, R.: Ätherische Öle. In: KRIENKE, E. G., K. E. v. MÜHLENDAHL u. U. OBERDISSE: Vergiftungen im Kindesalter. S. 80–81. 2. Aufl. Enke, Stuttgart 1986.
14. BURROW, A., R. ECCLES u. A. S. JONES: The effects of camphor, eucalyptus and menthol on nasal resistance to airflow and nasal sensation. Acta otolar. **96**, 157–161 (1983).
15. COHEN, B. M. u. W. E. DRESSLER: Acute aromatics inhalation modifies the airways. Effects of the common cold. Respiration **43**, 285–293 (1982).
16. CRIBB, J. W.: Australia's medical plants. Med. J. Aust. **143**, 574–577 (1985).
17. CROSSLAND, J.: Lewis's Pharmacology. 5. Aufl. Churchill Livingstone, Edinburgh-London-Melbourne-New York 1980.
18. CUTLER, R. E. u. Mitarb.: Extracorporal removal of drugs and poisons by hemodialysis and hemoperfusion. Annu. Rev. Pharmacol. Toxicol. **27**, 169–191 (1987).
19. DEICHMANN, W. B. u. H. W. GERARDE: Symptomatology and therapy of toxicologic emergencies. Academic Press, New York-London 1964.
20. DOST, F. H. u. B. LEIBER (Hrsg.): Menthol and menthol-containing external remedies. Proc. International Symposium, Paris, April 1966. Thieme, Stuttgart 1967.
21. DREISBACH, R. H. u. W. O. ROBERTSON: Handbook of poisoning: Prevention, diagnosis, and treatment. 12. Aufl. Appleton and Lange, Norwalk Los Altos 1987.
22. ECCLES, R. u. A. S. JONES: The effect of menthol on nasal resistance to air flow. J. Lar. Otol. **97**, 705–709 (1983).
23. Europäisches Arzneibuch, Bd. III. Cineol. S. 100–101. Eucalypti aetheroleum (Eucalyptusöl) S. 270–271. Deutscher Apotheker Verlag, Stuttgart – Govi-Verlag GmbH, Frankfurt 1978.

24. FOGGIES, W.: Eucalyptus oil poisoning. Br. med. J. **1911/1,** 359–360.
25. FORTH, W.: Pflanzliche Bronchospasmolytika und Expektorantien. Therapiewoche **34,** 4089–4096 (1984).
26. GRIFFITHS, W. A. D., I. WILKINSON u. J. D. WILKINSON: Topical therapy. In: ROOK, A. u. Mitarb. (Hrsg.): Textbook of dermatology. 4. Aufl. S. 2543. Blackwell, Oxford-London-Edinburgh 1986.
26a. GRIMM, H.: Antiobstruktive Wirksamkeit von Cineol bei Atemwegserkrankungen. Therapiewoche **37,** 4306–4311 (1987).
27. GROLLMAN, A. u. E F. GROLLMAN: Pharmacology and therapeutics. 7. Aufl. S. 702–704. Skin irritans and counterirritation. Lea and Febiger, Philadelphia 1970.
28. GURR, F. W. u. J. G. SCROGGIE: Eucalyptus oil poisoning treated by dialysis and mannitol infusion with an appendix on the analysis of biological fluids for alcohol and eucalyptol. Australas. Ann. Med. **14,** 238–249 (1965).
29. GYSLING, E.: Behandlung häufiger Symptome. Leitfaden zur Pharmakotherapie.1. Aufl.,1. Nachdruck. Huber, Bern-Stuttgart-Wien 1977.
30. HÄNSEL, R.: Phytotherapie. In: BRÜGGEMANN, W. (Hrsg.): Kneipptherapie. S. 119–152. Springer, Berlin-Heidelberg-New York 1980.
31. HÄNSEL, R. u. H. HAAS: Therapie mit Phytopharmaka. Springer, Berlin-Heidelberg-New York 1983.
31a. HAMANN, K. F. u. V. BENKOWSKY: Minzöl – Wirkung auf die Nasenschleimhaut von Gesunden. Dt. Apoth. Ztg. **127,** 855–858 (1987).
32. HANSCH, C. u. A. LEO: Substituent constants for correlation analysis in chemistry and biology. Wiley and Sons, New York-Chichester-Brisbane-Toronto 1979.
33. HAUPTMANN, J.: Cholagoga und Hepatika. In: MARKWARDT, F., H. MATTHIES u. W. OELSSNER (Hrsg.): Medizinische Pharmakologie. S. 660–661. Fischer, Stuttgart 1985.
34. HENSEL, H., K. H. ANDRES u. M. v. DURING: The effect of menthol on the thermoreceptors. Acta. Physiol. scand. **24,** 27 (1951).
35. HAUSCHILD, F.: Pharmakologie und Grundlagen der Toxikologie. 4. Aufl., Thieme, Leipzig 1973.
36. HELLENBRECHT, D., T. BERGER u. R. SALLER: Schleimhautabschwellende Nasentropfen. Dt. Arzt **6,** 33–38 (1981).
37. HELLENBRECHT, D. u. R. SALLER: Einreibemittel bei Bronchitiden oder Erkältungskrankheiten. internist. prax. **26,** 388–391 (1986).
38. HIGHSTEIN, B. u. J. ZELIGMANN: Nonthrombocytopenic purpura caused by mentholated cigarettes. J. Am. med. Ass. **146,** 816 (1951).

39. KIRKNESS, W. R.: Poisoning by oil of eucalyptus. Brit. med. J. **1910/I,** 261.
40. KUSCHINSKY, G.: Taschenbuch der modernen Arzneimittelbehandlung. Thieme, Stuttgart 1973.
41. LEIBER, B.: Menthol eine kritische Bestandsaufnahme. In: DOST, F. H. u. B. LEIBER (Hrsg.): Menthol and menthol-containing external remedies. Proc. International Symposium, Paris, April 1966. S. 7–32. Thieme, Stuttgart 1967.
42. LINSENMANN, P. u. M. SWOBODA: Therapeutische Wirksamkeit ätherischer Öle bei chronisch-obstruktiver Bronchitis. Therapiewoche **36,** 1162–1166 (1986).
43. LÖSSNER, B.: Pflanzliche Gifte. In: MARKWARDT, F., H. MATTHIES u. W. OELSSNER (Hrsg.): Medizinische Pharmakologie. S. 1003–1004. Fischer, Stuttgart 1985.
44. LUKE, E.: Addiction to mentholated cigarettes. Lancet **1962/I,** 110–111.
45. MACHT, H.: The absorption of drugs and poisons through the skin and mucous membranes. J. Am. med. Ass. **110,** 408–414 (1938).
46. MacPHERSON, J.: The toxicology of eucalyptus oil. Med. J. Aust. **II,** 108–110 (1925).
47. MADAUS, G.: Lehrbuch der biologischen Heilmittel. Bd. II, 2. Nachdruckauflage 1938. Olms, Hildesheim-NewYork 1979.
48. MANN, R. D.: Modern drug use. An enquiry on historical principles. S. 676. MTP Press, Lancaster-Boston-The Hague-Dordrecht 1984.
49. MILLER, W. F. u. A. M. GEUMEI: Respiratory and pharmacological therapy in COPD. In: PETTY, T. L. (Hrsg.): Chronic obstructive pulmonary disease. 2. Aufl. S. 205–338. Dekker, New York-Basel 1985.
50. MÖSCHLIN, S.: Klinik und Therapie der Vergiftungen. 7. Aufl. Thieme, Stuttgart 1987.
51. MOSER, U.: Antitussiva und Expektorantien. Dt. Apoth. Ztg. **125,** 997–1003 (1985).
52. NAUMANN, H. H.: Die Reaktion der Nasenschleimhaut auf verschiedene Medikamente. In: DOST, F. H. u. B. LEIBER (Hrsg.): Menthol and menthol-containing external remedies. Proc. International Symposium, Paris, April 1966. S. 99–107. Thieme, Stuttgart 1967.
53. NEUMÜLLER, O. A. (Hrsg.): Römpps Chemie-Lexikon. 8. Aufl. Cineol S. 753. Eucalyptusöl S. 1210–1211. Menthol S. 2537–2538. Pfefferminzöl S. 3079. Franckh'sche Verlagshandlung, Stuttgart 1979–1985.
54. OSOL, A. u. R. PRATT: The United States Dispensatory. 27. Aufl. Lippincott, Philadelphia-Toronto 1973.
55. ORZECHOWSKI, G. u. O. GESSNER: Gift- und Arzneipflanzen von Mitteleuropa. 3. Aufl. S. 231–330: Ätherische Öle als Hauptwirkstoffe enthaltende Pflanzen. Winter Universitätsverlag, Heidelberg 1974.

56. PAPA, C. M. u. W. B. SHELLEY: Menthol hypersensitivity. J. Am. med. Ass. **189,** 546–548 (1964).
57. PATEL, S. u. J. WIGGINS: Eucalyptus oil poisoning. Archs Dis. Childh. **55,** 405–406 (1980).
58. PATERSON, J. W.: Antiallergic drugs and antitussives. In: DUKES, M. N. G. (Hrsg.): Meyler's Side Effects of Drugs. 10. Aufl. S. 290–298. Elsevier, Amsterdam-New York-Oxford 1984.
59. PLINIUS, G. S. (der Ältere): Historia naturalis. XX, 53. Ins Deutsche übersetzt und mit Anmerkungen versehen von C. G. Wittstein, 6 Bände, Leipzig (1881). Zitiert nach Historia naturalis. Eine Auswahl aus der »Naturgeschichte«, Greno, Nördlingen 1987.
60. REYNOLDS, E. F. (Hrsg.): Martindale: The Extra Pharmacopoeia. 28. Aufl. Pharmaceutical Press, London 1982.
61. RÖMMELT, H. u. Mitarb.: Zur Resorption von Terpenen aus Badezusätzen. Münch. med. Wschr. **116,** 537–540 (1974).
62. ROTH, L., M. DAUNDERER u. K. KORMANN: Giftpflanzen Pflanzengifte. 2. Aufl. ecomed, Landsberg 1984.
63. RUDZKI, E. u. D. KLENIEWSKA: The epidemiology of contact dermatitis in Poland. Brit. J. Derm. **83,** 543–545 (1970).
64. SCHÄFER, D. u. W. SCHÄFER: Pharmakologische Untersuchungen zur broncholytischen und sekretolytisch-expectorierenden Wirksamkeit einer Salbe auf der Basis von Menthol, Campher und ätherischen Ölen. Arzneimittel-Forsch. **31,** 82–86 (1981).
65. SCHÄFER, R. u. W. SCHÄFER: Die perkutane Resorption verschiedener Terpene – Menthol, Campher, Limonen, Isobonylacetat, α-Pinen – aus Badezusätzen. Arzneimittel-Forsch. **32,** 56–58 (1982).
66. SCHILCHER, H.: Ätherische Öle – Wirkungen und Nebenwirkungen. Dt. Apoth. Ztg. **124,** 1433–1442 (1984).
67. SCHINDL, R.: Inhalative Wirkung ätherischer Öle. Wien. med. Wschr. **122,** 591–593 (1972).
68. SCHMID, W. u. O. E. SCHULTZ: Normdosen gebräuchlicher Arzneistoffe und Drogen. 7. Aufl. Wissenschaftliche Verlagsgesellschaft, Stuttgart 1984.
69. SCHUSTER, O., F. HAAG u. H. PRIESTER: Transdermale Absorption von Terpenen aus den ätherischen Ölen der Pinimenthol-S-Salbe. Med. Welt **37,** 100–102 (1986).
70. SCHWENKERBECHER, A.: Über Mentholvergiftung des Menschen. Münch. med. Wschr. **55,** 1495–1496 (1908).
71. SEEGER, R.: Ätherische Öle. In: FORTH, W., D. HENSCHLER u. W. RUMMEL (Hrsg.): Allgemeine und spezielle Pharmakologie und Toxikologie. 5. Aufl. S. 822–823. Wissenschaftsverlag, Mannheim-Wien-Zürich 1987.
72. SEEMAN, P.: The membrane actions of anesthetics and tranquilizers. Pharmac. Rev. **24,** 583–655 (1972).
73. SEYDEL, J. K. u. K.-J. SCHAPER: Quantitative Structure – pharmacokinetic relationships and drug design. Pharmac. Ther. **15,** 131–182 (1982).
74. STÜTTGEN, G. u. H. SCHÄFER: Funktionelle Dermatologie. Springer, Berlin-Heidelberg-New York 1974.
75. TESTER-DALDERUP, C. B. M.: Drugs used in bronchial asthma and cough. In: DUKES, M. N. G. (Hrsg.): Meyler's Side Effects of Drugs. 9. Aufl. S. 274–279. Excerpta Medica, Amsterdam-Oxford-Princeton 1980.
76. VOIGTLÄNDER, V.: Pflanzliche Dermatika. Therapiewoche **43,** 4108–4114 (1984).
77. VULTO, A. G. u. H. BUURMA: Drugs used in non-orthodox medicine. In: DUKES, M. N. G. (Hrsg.): Side Effects of Drugs. Annual 6. S. 416–425. Excerpta Medica, Amsterdam-Oxford-Princeton 1982.
78. VULTO, A. G. u. H. BUURMA: Drugs used in non-orthodoxic medicine. In: DUKES, M. N.G. (Hrsg.): Meyler's Side effects of Drugs. 10. Aufl. S. 886–907. Elsevier, Amsterdam-New York-Oxford 1984.
79. WEIDNER-STRAHL, K. S. u. H. PALLESSER: Prüfung der Wirksamkeit von Wick VapoRub-Salbe, gemessen an der Verbesserung der Trinkleistung verschnupfter Säuglinge. Wien. med. Wschr. **129,** 27–30 (1979).
80. WEISS, R. F.: Lehrbuch der Phytotherapie. 6. Aufl. Hippokrates, Stuttgart 1985.
81. WETZEL, J.: Über Mentholvergiftung im Kindesalter. Arch. Kinderheilk. **129,** 74–78 (1943).
82. WIDDICOMBE, J. G.: Sensory innervation of the lungs and airways. Prog. Brain Res. **67,** 49–64 (1986).
83. WINDHOLZ, M. (Hrsg.): The Merck Index: An Encyclopedia of chemicals, drugs, and biologicals. 10. Aufl. Merck, Rahway 1983.
84. WIRTH, W. u. C. GLOXHUBER: Toxikologie. 4. Aufl. Thieme, Stuttgart 1984.
85. WITTHAUER, W.: Über Vergiftung mit Eucalyptusöl. Klin. Wschr. **1,** 1460–1461 (1922).
86. ZIMENT, I.: Mucokinetic agents. In: I. ZIMENT (Hrsg.): Respiratory pharmacology and therapeutics. S. 60–104. Saunders, Philadelphia-London-Toronto 1978.

Erschienen in:
internist. prax. **28,** 355–364 (1988)
© 1988, Marseille Verlag, München

R. SALLER, A. HELLSTERN und
D. HELLENBRECHT, Frankfurt am Main

Anwendung von Cineol

Frage

Stimmt es, daß das im *Soledum Erkältungsbalsam* enthaltene Cineol dem Menthol sehr ähnlich ist? Wenn ja, ist eine Verwendung bei Säuglingen gefahrlos möglich, wie es die Firma behauptet?

Antworten

E. GLADTKE, Köln:

Die herstellende Firma des »*Soledum Erkältungsbalsams*« schreibt mir ausdrücklich, daß als Wirkstoff ausschließlich die Monosubstanz Cineol in einer Konzentration von 5% enthalten ist. Dieser Stoff sei gaschromatographisch rein, wird aus Eukalyptusöl gewonnen, enthalte keine belastenden Begleitterpene, die sowohl topisch als auch inhalativ Irritationen an Haut oder Schleimhaut auslösen könnten. Ich selber habe keine eigene Erfahrung mit der Anwendung dieses »Erkältungsbalsams«.

E. GLADTKE, Köln

D. HELLENBRECHT und R. SALLER, Frankfurt am Main:

Cineol und Menthol weisen in der Tat Ähnlichkeiten der Wirkungsweise und der Toxizität auf, da beide Verbindungen Terpen-Derivate sind (6).

Über die Anwendung und den therapeutischen Nutzen von Cineol als Monopräparat bei Säuglingen liegen uns keine kontrollierten Studien vor. Es scheinen lediglich teilweise recht umfangreiche Erfahrungsberichte über die Anwendung von Mischpräparaten, die neben Cineol auch noch andere Bestandteile ätherischer Öle enthalten (u. a. Menthol), veröffentlicht zu sein (2, 3). Ebenso wurde lediglich ein Kombinationspräparat mit Cineol in einer kontrollierten Studie auf seine therapeutische Wirksamkeit bei Säuglingen und Kleinkindern geprüft (8). Dabei wurde durch die Einreibung auf Brust und Rücken die durch »Schnupfen« beeinträchtigte Trinkleistung gebessert und die verlängerte Trinkdauer verkürzt. Die Wirksamkeit war mit derjenigen von allerdings risikoreichen vasokonstringierenden Nasentropfen vergleichbar.

In Analogie zu Menthol ist zu vermuten, daß Cineol ebenfalls eine relativ geringe Toxizität aufweist (7). In der 7. Auflage eines Toxikologiebuches wird Eukalyptusöl, das 50–86% Cineol (= Eucalyptol) enthält, als wenig toxisch bezeichnet (4). Die Anwendung von Cineol scheint uns daher bei bestimmungsgemäßem Gebrauch vertretbar zu sein.

Allerdings dürfen Eukalyptus-Zubereitungen ebenso wie mentholhaltige Präparate nicht im Bereich des Gesichtes, speziell der Nase aufgetragen werden (1, 3, 5, 7).

Dies gilt sicher für alle ätherischen Öle, zumal eine Reihe anderer Inhaltsstoffe ätherischer Öle wesentlich toxischer als Cineol und/oder Menthol sind (3, 4, 6). Es muß nämlich jeder differente Wirkstoff, der in perkutanen Einreibemitteln enthalten ist, als möglicher Auslöser eines potentiell tödlichen Reflexvorganges (KRATSCHMER-Reflex) angesehen werden (2, 3, 5). Im übrigen sollten die empfohlenen Dosierungsrichtlinien eingehalten werden.

Zur ausführlichen Zusammenstellung der Pharmakologie und therapeutischen Anwendung von Cineol und Menthol siehe Seite 126 (7).

Literatur

1. Bundesgesundheitsamt: Zulassungen und Registrierungen von Arzneimitteln nach dem AMG 76, Band III. Datum der Bekanntmachung: 21. 7. 1976. pmi-pharm and medical Inform Verlags-GmbH, Frankfurt/M. 19.

Ergänzungslieferung ZRvA/Dezember 1986. Monografien: Eucalypti aetherolum-Eucalyptusöl; Eucalypti folium – Eucalyptusblätter; Menthae arvensis aetheroleum – Minzöl; Menthae piperitae aetheroleum – Pfefferminzöl; Menthae piperitae folium – Pfefferminzblätter.

2. DOST, F. H. u. B. LEIBER (Hrsg.): Menthol and menthol-containing external remedies. Proc. International Symposium, Paris, April 1966. Thieme, Stuttgart 1967.

3. LEIBER, B.: Menthol – eine kritische Bestandsaufnahme. In: DOST, F. H. u. B. LEIBER (Hrsg.): Menthol and menthol-containing external remedies. Proc. International Symposium, Paris, April 1966. S. 7–32. Thieme, Stuttgart 1967.

4. MÖSCHLIN, S.: Klinik und Therapie der Vergiftungen. 7. Aufl. Thieme, Stuttgart 1987.

5. NAUMANN, H. H.: Die Reaktion der Nasenschleimhaut auf verschiedene Medikamente. In: DOST, F. H. u. B. LEIBER (Hrsg.): Menthol and menthol-containing external remedies. Proc. International Symposium, Paris, April 1966. S. 99–107. Thieme, Stuttgart 1967.

6. ORZECHOWSKI, G. u. O. GESSNER: Gift- und Arzneipflanzen von Mitteleuropa. Ätherische Öle als Hauptwirkstoffe enthaltende Pflanzen. 3. Aufl. S. 231–330. Winter Universitätsverlag, Heidelberg 1974.

7. SALLER, R. u. D. HELLENBRECHT: Klinische Pharmakologie und therapeutische Anwendung von Cineol und Menthol als Bestandteile ätherischer Öle. internist. prax. **28**, 355–364 (1988).

8. WEIDNER-STRAHL, K. S. u. H. PALLESSER: Prüfung der Wirksamkeit von Wick VapoRub-Salbe, gemessen an der Verbesserung der Trinkleistung verschnupfter Säuglinge. Wien. med. Wschr. **129**, 27–30 (1979).

Erschienen in:
internist. prax. **27**, 757–758 (1987)
© 1987, Marseille Verlag, München

D. HELLENBRECHT und R. SALLER,
Frankfurt am Main

Einreibemittel mit ätherischen Ölen bei Erkältungskrankheiten

Frage

Bringen diverse Einreibemittel bei Bronchitiden oder Erkältungskrankheiten tatsächlich etwas oder handelt es sich hier um reine Alibihandlungen (damit etwas geschieht)?

Antwort

Unter der Indikationsgruppe Antitussiva/Expektorantia sind in der Roten Liste 1985 mehrere Dutzend Inhalationsmittel bzw. Externa aufgeführt. Teilweise werden sie als pflanzliche Stoffe charakterisiert. Meist handelt es sich um eine Mischung ätherischer Öle, wobei der Kombinationskunst der Hersteller offensichtlich kaum Grenzen gesetzt sind: Nur ausnahmsweise enthalten die Präparate weniger als 5 Inhaltsstoffe. Viele Präparate fallen auf durch ihre blumigen Namen, wie ... Balsam, ...lind, Transpulm..., Expect..., Broncho..., Rhino... usw. Eine starke Suggestivwirkung ist bereits wegen derartiger Bezeichnungen wahrscheinlich.

Zur Pharmakologie der ätherischen Öle ist folgendes zu bemerken: Kampfer war bereits in der altchinesischen Medizin bekannt und wurde erstmals vor 100 Jahren pharmakologisch untersucht. Es wurde damals fälschlicherweise als reines Herzmittel und Atemstimulans klassifiziert. In Wirklichkeit handelt es sich jedoch um ein klassisches Krampfgift (2). Kampfer kann aufgrund seiner sehr lipophilen Terpen-Struktur gut die Blut-Hirn-Schranke passieren. Gleiches gilt für Eucalyptol und für Menthol (= Pfefferminzkampfer) als Hauptbestandteil des Pfefferminzöls. Über die klinischen Wirkungen von Kampfer, Eucalyptol und Menthol liegt uns lediglich eine einzige, allerdings sehr aufschlußreiche Studie von BURROW u. Mitarb. aus dem Jahre 1983 vor (1). Diese hat zusammengefaßt folgenden Inhalt:

Unter standardisierten Bedingungen wurde bei 31 Probanden der Nasenwiderstand als Maß für die Durchgängigkeit der Nasenöffnungen rhinometrisch objektiviert. In den Luftstrom wurden mittels Verdampfer die entsprechenden ätherischen Öle über eine Maske während 5 Minuten eingeatmet. Darüber hinaus wurde der Nasenwiderstand auch nach 120 Watt Fahrradergometerbelastung objektiviert. Als subjektives Maß der Wirkung der ätherischen Öle dient ein Fragebogen, in welchem die Empfindungen der Probanden unmittelbar nach der Behandlung aufgezeichnet wurden.

Die Ergebnisse dieser Studie sind eindrucksvoll (Abb. 7 A-C): Über Kältegefühl in der Nase (A) berichteten ⅔ aller mit Kampfer oder Eucalyptol behandelten Probanden, und nach Menthol wurde dies von allen befragten Probanden berichtet. Die Ergometerbelastung hatte hingegen keinerlei subjektive Wirkung.

Eine subjektive Besserung der Nasenatmung (B) war ohne Anwendung der ätherischen Öle nur andeutungsweise vorhanden. Nach Einatmen von Kampfer, Eucalyptol oder Menthol verspürten hingegen ⅔ aller Probanden eine subjektive Besserung. Während der körperlichen Ergometerbelastung empfanden nur wenige Probanden eine Besserung der Nasenatmung.

Bei der rhinometrischen Objektivierung der Versuche (C) war keinerlei Einfluß der

▷

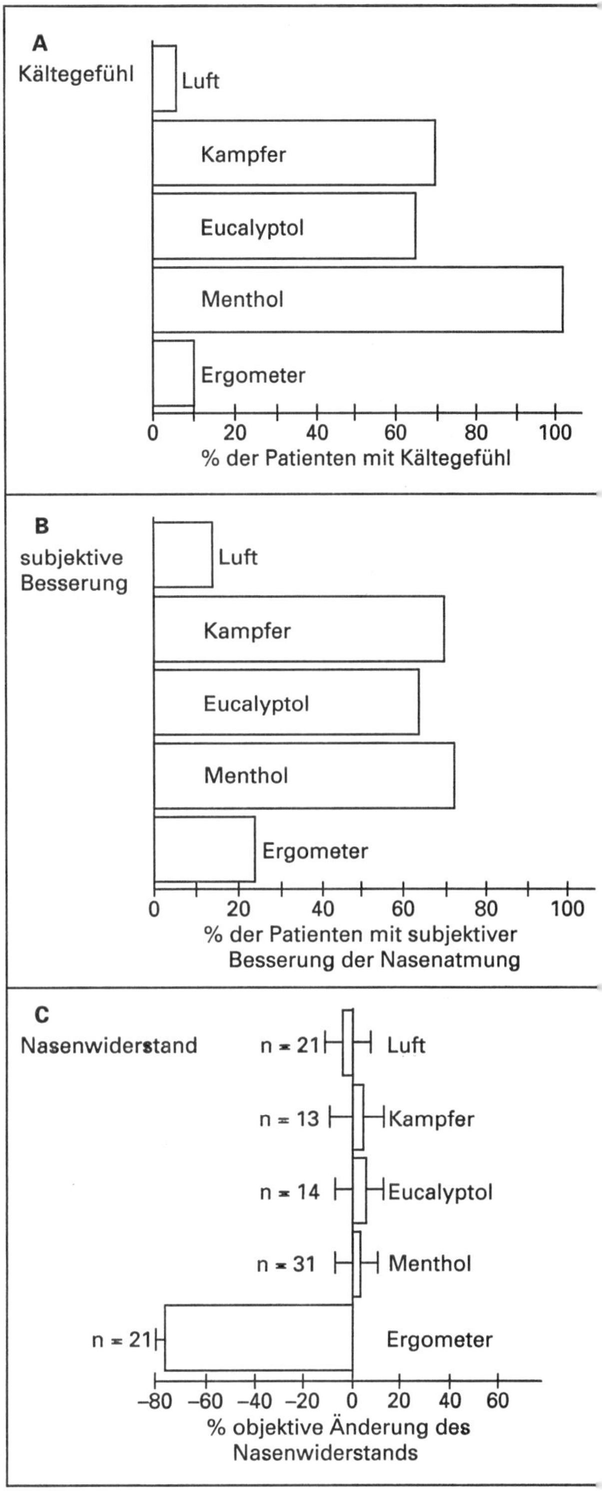

Abb. 7
Subjektive und objektive Wirkungen von ätherischen Ölen bei Inhalation (1)
n = Anzahl der Probanden

ätherischen Öle auf den Nasenwiderstand zu erkennen. Infolge der körperlichen Belastung kam es indessen zu einem starken Absinken des Nasenwiderstandes (als Folge einer reflektorischen Vasokonstriktion). Den Ergebnissen dieser Studie ist unserer Meinung nach nichts hinzuzufügen. Sie sollten allerdings anderenorts überprüft werden. Interessant wäre auch die Prüfung weiterer ätherischer Öle, z. B. naher Verwandter des Menthols, wie Fichtennadel-, Citrus- und Lavendel-Öl.

In 20%iger Konzentration wirkt z. B. Eukalyptus-Öl auf der Haut reizend und hyperämisierend.

Kürzlich sind pharmakokinetische Daten zur perkutanen Absorption von 5 Terpenen beim Menschen publiziert worden (3). Infolge der hohen Lipophilie dieser Verbindungen werden bereits nach 5–15 Minuten maximale Plasmakonzentrationen erreicht. Die Verteilung erfolgt weitgehend extravaskulär, in Gewebekompartimente, mit fiktiven Verteilungsvolumina von etwa 8 400 l (bzw. 120 l/kg KG). Die Elimination erfolgt rasch (vermutlich über die Leber), mit Plasmahalbwertszeiten von etwa 30 Minuten.

Somit ist die kutane Anwendung von ätherischen Ölen pharmakokinetisch akzeptabel. Es muß allerdings noch klinisch nachgewiesen werden, daß die Substanzen in üblichen Dosierungen im Respirationstrakt einen therapeutischen Nutzen aufweisen.

Zusammenfassend ergibt sich also, daß bei der Einatmung von ätherischen Ölen eine subjektive Verbesserung der Nasenatmung erzielt werden kann. Objektive Änderungen des Nasenwiderstandes sind nicht zu erwarten.

Literatur

1. BURROW, A. u. Mitarb.: The effect of camphor, eucalyptus and menthol vapour on nasal resistance to air flow and nasal sensation. Acta oto-lar. **96**, 157–161 (1983).

2. HELLENBRECHT, D. u. Mitarb.: Schleimhautabschwellende Nasentropfen. Dt. Arzt **31**, 33–38 (1981).

3. SCHUSTER, O. u. Mitarb.: Transdermale Absorption von Terpenen aus etherischen Ölen der Pinimenthol-S-Salbe. Med. Welt **37**, 100–102 (1986).

4. STÜTTGEN, G. u. H. SCHAEFER: Funktionelle Dermatologie. Springer, Berlin-Heidelberg-New York 1974.

Erschienen in:
internist. prax. **26**, 388–390 (1986)
© 1986, Marseille Verlag, München

D. HELLENBRECHT und R. SALLER, Frankfurt am Main

Gerbstoffhaltige Lokaltherapeutika

Frage

Welche Bedeutung besitzen derzeit gerbstoffhaltige Lokaltherapeutika?

Antwort

Gerbstoffe gehören zu den ältesten in der Lokalbehandlung von Hauterkrankungen eingesetzten Mitteln. Dabei wurden pflanzliche Gerbstoffdrogen, z. B. Eichenrinde oder Zubereitungen aus Myrrhe, Ratanhia und Potentilla tormentilla zunehmend durch synthetische Produkte, z. B. *Lusynthan*, ersetzt.

Wegen ihrer eiweißfällenden Wirkung werden sie zu den Adstringenzien gerechnet, die zumindest indirekt eine gewisse antiinflammatorische Wirkung ausüben. Der Einsatz solcher auch im Handel erhältlichen Präparate ist damit in erster Linie auf die Nachbehandlung entzündlicher Dermatosen, jedoch in Form von Bädern und Umschlägen gelegentlich auch zur Behandlung akut entzündlicher Hautveränderungen, z. B. beim Kontaktekzem oder der Neurodermitis, beschränkt.

Die Vorstellung einer Abhärtung der Haut, wie sie früher in dem Begriff »Lebendgerbung« zum Ausdruck kam, ist bis heute aber nicht belegt und auch theoretisch kaum begründbar, da die eiweißfällende Wirkung die Wirksamkeit praktisch auf das tote Material der Hornschicht beschränkt, während ein Eindringen in die Haut eben durch diese eiweißvernetzende Wirkung verhindert wird.

Insgesamt nehmen gerbstoffhaltige Lokaltherapeutika heute noch einen gewissen, aber wohl nur schmalen Indikationsbereich ein. Die Verträglichkeit ist bei richtiger Indikationsstellung gut, da allergische Reaktionen auch auf die pflanzlichen Zubereitungen selten sind.

H. Ippen, Göttingen

Phytosterole in der Dermatotherapie

W. Stögmann

G. v. Preyer'sches Kinderspital der Stadt Wien

Phytosterole sind pflanzliche Substanzen mit einer dem Cholesterol verwandten Struktur. Sie sind besonders reichlich in Samen, Keimlingen und Triebspitzen grüner Pflanzen enthalten. Ihre wichtigsten Vertreter sind Kampesterol, Sitosterol und Stigmasterol; gemeinsames strukturelles Kennzeichen ist das Sterangerüst (7).

Phytosterole bilden auch einen Bestandteil des Lipidfilmes der menschlichen Haut, wohin sie nach Aufnahme pflanzlicher Kost gelangen. Sie verfügen hier über zellmembranstabilisierende Wirkung, wodurch der Einstrom von Ca-Ionen in den Intrazellulärraum und damit die Aktivierung der Arachidonsäure-Kaskade mit Bildung von Prostaglandinen und besonders Leukotrienen gebremst wird (1, 5, 6).

Leukotriene und Prostaglandine finden sich in geschädigter oder entzündeter Haut in erhöhter Menge. Werden nämlich Hautzellen, auf welche Art auch immer, geschädigt, wird aus deren Zellmembran Arachidonsäure freigesetzt und sofort zu den sehr stoffwechselaktiven Metaboliten Leukotriene und Prostaglandine umgewandelt. Diese Substanzen verstärken und fördern den Entzündungsprozeß, und sie sind, neben dem Histamin, hauptverantwortlich für den Juckreiz (1, 6).

Die Anwendung der Phytosterole in der Dermatotherapie geht von der Überlegung aus, daß sie – in entsprechend resorbierbarer Form auf und in die Haut gebracht – die geschädigten Zellmembranen wieder stabilisieren, damit den Arachidonsäure-Metabolismus bremsen und somit auch zu einer Senkung bis Normalisierung der erhöhten Spiegel der Entzündungsmediatoren, besonders von Leukotrienen, führen müßten.

Der Beweis, daß Phytosterole bei topischer Anwendung diese Wirkung erzielen können, steht noch aus. Es gibt bislang lediglich einzelne, kleinere klinische Erfahrungsberichte (in wenig renommierten Zeitschriften) über die Behandlung der atopischen Dermatitis (Neurodermitis), des seborrhoischen Ekzems, von Anogenitalekzemen, der Psoriasis vulgaris und der Akne vulgaris mit phytosterolhaltigen Externa (insbesondere mit *Mutabella* und *Mutabella F,* Präparaten, die aus den Sprossen der kalifornischen Avocado gewonnen werden). Es werden hier Erfolgsraten von 60–80% nach 6wöchiger Anwendung angegeben, wobei besonders die Symptome Rötung, Bläschenbildung, Schuppung und vor allem Juckreiz positiv beeinflußt werden sollen. Bei akuten Schüben und chronischen, licheninfizierten Stadien der atopischen Dermatitis konnten hingegen keine Therapieerfolge erzielt werden (2–4, 7).

Keiner dieser Erfahrungsberichte entspricht wissenschaftlichen Kriterien: Sie sind nicht kontrolliert, nicht doppel-blind, und die Zahl der Patienten ist durchwegs zu klein. Eine entsprechend angelegte Studie steht noch aus, wäre aber wohl von allen jenen Ärzten sehr erwünscht, die sich mit der Behandlung von Ekzempatienten, besonders der Neurodermitis im Kindesalter, befassen, da bislang hierfür neben steroidhaltigen Externa noch keine effektiven Alternativen verfügbar sind.

Ohne Zweifel verdienen phytosterolhaltige Externa gerade bei Ekzemen und atopischer Dermatitis unser weiteres Interesse. Sicher können sie aber bereits jetzt zur Pflege einer mit Wasser oder Chemikalien stark beanspruchten Haut und zur Nachpflege einer krank gewesenen Haut, hier besonders auch zur Nachpflege einer Neurodermitis, empfohlen werden.

Nachteile der phytosterolhaltigen Externa sind ihr hoher Preis und ihre bisherige Nichtregistrierungsfähigkeit. Eine 40 ml-Tube *Mutabella* kostet zur Zeit in Deutschland 26,45 DM, in Österreich 188,– öS und in der Schweiz 29,– sfr. Die Notwendigkeit der längeren, mehrwöchigen Applikation gerade bei Neurodermitis macht die Behandlung sehr kostspielig.

Hinzu kommt, daß sie bislang nicht registriert werden können, da ihr Gehalt an Phytosterolen nicht standardisierbar ist. Da die Ausgangsprodukte, etwa die Avocados bei *Mutabella*, einen jahreszeitlich und erntebedingten unterschiedlichen Gehalt an Phytosterolen aufweisen und auch deren Zusammensetzung schwankt, entsprechen die Präparate nicht den gesetzlich geforderten Registrierungsbedingungen. Möglich wäre es natürlich, die Präparate mit einem unteren, auch bei schlechter Ernte erreichbaren Phytosterolgehalt zu versehen, wozu sich die Herstellerfirmen aber nicht entschließen können, weil dann bei guten Ernten der Phytosterolgehalt reduziert werden müßte, womit auch die Wirksamkeit des Produktes verlieren würde. So versuchen die Herstellerfirmen mittels ausreichender und entsprechend erfolgreicher klinischer Erfahrungsberichte die Registrierung zu erzielen, was wohl noch einige Zeit beanspruchen wird.

Literatur

1. GREAVES, M. W.: Prostaglandine, Leukotriene und deren Bedeutung bei entzündlichen Reaktionen der Haut. Der Hautarzt **33**, 123 (1982).
2. HAUSS, R.: Phytosterole – ein neues, biologisches Wirkprinzip. Erfolgreiche Therapiemöglichkeiten bei vielen Dermatosen. HP-Heilkunde **10**, 1 (1988).
3. KAPP, J.-P.: Erfolgreiche Anwendung von Phytosterolen bei Kindern mit atopischer Dermatitis. hautnah pädiatrie **2**, 38–42 (1990).
4. KOCH, R.: Mutabella, eine Hautcreme mit neuem Wirkungsprinzip. Dt. Derm. **36**, 254 (1988).
5. KÖNIG, W. u. Mitarb.: Mediatoren der Entzündung – die Rolle der Prostaglandine und Leukotriene. Allergologie **8**, 51 (1985).
6. TALBOT, S. F. u. Mitarb.: Accumulation of Leukotrience C_4 and Histamine in Human Allergic Skin Reactions. J. clin. Invest. **76**, 650 (1985).
7. WOLF, W. u. H. SCHOBERWALTER: Behandlung der Neurodermitis mit Phytosterolen. Therapiewoche (Österreich) **5**, 509 (1990).

Erschienen in:
internist. prax. **30**, 799–800 (1990)
© 1990, Marseille Verlag, München

W. STÖGMANN, Wien

Phytosterole bei Neurodermitis

Frage

Ist eine Lokaltherapie mit Phytosterolen bei der Neurodermitis constitutionalis erfolgversprechend?

Antwort

Patienten mit atopischem Ekzem (Neurodermitis constitutionalis) leiden meistens sehr stark an dem Ekzem und vor allem am Juckreiz. Eine Lokalbehandlung ist daher meistens notwendig, einige allgemeine Maßnahmen und gegebenenfalls auch eine interne Therapie können indiziert sein. Für die Lokaltherapie ist – auch prophylaktisch – eine Verminderung der Hauttrockenheit durch regelmäßiges Einfetten der Haut mit wasserhaltigen Salben ohne Wirkstoffzusätze wichtig. Cremes sind in der Regel zu trocken. Bei der Anwendung stark fettender Externa ist darauf zu achten, daß diese nicht zu dick aufgetragen werden, ansonsten können sie zu einer Verschlechterung des Zustandes der Haut führen. Bei akuten Ekzemherden bewähren sich feuchte Umschläge und für einige Tage auch Glukokortikoid-haltige Lotionen vom Emulsionstyp. Bei chronischen Ekzemen ist eine Intervalltherapie mit Glukokortikoid-haltigen Salben und außerdem die Anwendung von Teerpräparaten sinnvoll. Bei Kindern sollten nur schwache Lokalkortikoide verwendet werden.

Ein Vollbad täglich oder zweitäglich unter Zusatz rückfettender Substanzen ist angebracht. Um eine Austrocknung der Haut zu vermeiden, sollte eine wirkstofffreie Salbe sofort nach dem Baden in die noch feuchte Haut einmassiert werden. Bei Jugendlichen und Erwachsenen wirkt sich ein Saunabesuch 2 oder 3mal wöchentlich oft positiv aus. Sonnenlicht oder künstliche UVA-Bestrahlung führt bei vielen, nicht bei allen Patienten, zu einer deutlichen Besserung.

Dies sind die wesentlichen Maßnahmen einer Lokaltherapie. Wichtig ist, wie eingangs betont, die regelmäßige Behandlung mit indifferenten Grundlagen.

In der letzten Zeit wurde behauptet, daß Phytosterole in der Lokaltherapie eine günstigere Wirkung besitzen als die entsprechende Grundlage alleine. Eine solche positive Wirkung der Phytosterole, die über die Wirkung der entsprechenden Grundlage allein hinausgeht, konnte bei atopischen Ekzematikern, die in der Mainzer Hautklinik hiermit behandelt worden waren, nicht beobachtet werden.

Erschienen in:
internist. prax. **30**, 824 (1990)
© 1990, Marseille Verlag, München

K. Bork, Mainz

Ödemprotektive Wirkung von Phytotherapeutika (chronisch venöse Insuffizienz, Lymphödem)

Frage

Bringen sog. antiödematöse Präparate, wie z. B. Bromelain oder Venalot, in der Behandlung von Schwellzuständen unterschiedlicher Genese einen therapeutischen Gewinn, und haben sie eine nachweisbare Wirkung?

Antwort

Eine antiödematöse Wirkung oder besser ödemprotektive Wirkung ist bislang für 3 Pharmaka überzeugend im Tierversuch, am gesunden Probanden und in doppelblind plazebokontrollierten Untersuchungen bei Patienten mit chronisch venöser Insuffizienz für die jeweils in Klammern angegebenen Dosierungen nachgewiesen worden. Es handelt sich hierbei um Roßkastanienextrakt (600 mg/d), Ruscusextrakt (300 mg/d) und sehr wahrscheinlich auch Trimethylhesperidinchalkon (300 mg/d).

Beim Lymphödem sind bislang keine überzeugenden Untersuchungen publiziert worden.

Therapiekontrollen, in der einfachsten Form mit Messung des morgendlichen und abendlichen Fessel- und Wadenumfangs vom Patienten selbst durchzuführen oder in einer objektivierenden Form mit der Fußvolumetrie oder Venenverschlußplethysmographie, sind aufgrund des unterschiedlichen Ansprechens zu empfehlen.

Allerdings ersetzen diese Medikamente mit Sicherheit nicht die Basisbehandlung peripher bedingter Ödeme, die sich an den MAY'SCHEN Lebensregeln orientieren, deren wesentliche Punkte die Hochlagerung der Extremität ist, hydrotherapeutische Anwendungen in Form von z. B. kühlem Abduschen der Beine über 3mal 5 Minuten täglich und entstauende Beingymnastik. Heiße Wannenbäder, langes Stehen und langes Sitzen sowie abschnürende Beinkleidung sind strikt zu vermeiden.

Bei permanenten Ödemen, die auch nach nächtlicher Bettruhe nicht verschwunden sind, muß eine Kompressionsbehandlung mit Kurzzugbinden bis zur Entstauung stattfinden und anschließend die Extremität mit einem medizinischen Kompressionsstrumpf der geeigneten Kompressionsklasse versorgt werden.

Diuretika jeder Art sind bei rein peripher verursachten Ödemen sinnlos.

Vor Einleiten von Behandlungsmaßnahmen von Ödemen sind selbstverständlich zusätzliche oder alleinige zentrale Ursachen auszuschließen.

Bei einseitigen Ödemen ist an eine Kompression der Lymphbahnen oder Venen durch Tumoren zu denken. Bei beidseitigen Ödemen sollten zunächst kardiale, renale, hepatische, endokrine und medikamentöse Ursachen ausgeschlossen werden.

Literatur

1. FELIX, W.: Spezielle Pharmakologie und Pharmakotherapie – Venöse Abflußstörungen. In: RUDOFSKY, G. (Hrsg.): Kompaktwissen Angiologie. perimed, Erlangen 1988.
2. MAY, R.: Alltagsprobleme und Alltagskomplikationen bei Venenerkrankungen. Thieme, Stuttgart-New York 1980.

Erschienen in:
FEIEREIS, H. u. J. HERHAHN (Hrsg.): Fragen aus der Praxis – Antworten von Experten. Band 1, S. 189–190
© 1990, Marseille Verlag, München

G. RUDOFSKY, Essen

Blutreinigungstees

Frage

Was versteht man unter einem Blutreinigungstee?

Antwort

Blutreinigungstees sind Teemischungen, die stoffwechselanregend wirken sollen. Entwicklung und Zusammensetzung gründen im wesentlichen auf humoralpathologischen Vorstellungen. Mit ihnen sollen die Funktionen der gesunden Ausscheidungsorgane stimuliert werden. Durch eine gesteigerte Ausscheidung sollen beschleunigt Stoffwechselendprodukte aus dem Organismus abgegeben werden. Bei einigen Mischungen soll zugleich in den resorbierenden Anteilen des Verdauungstraktes die Stoffaufnahme gefördert werden.

Blutreinigungstees werden derzeit in der Tradition einer »Volksmedizin« hauptsächlich zu Frühjahrskuren und zur Gewichtsreduktion sowie gegen Hautunreinheiten verwendet. Gelegentlich werden sie auch als »unterstützende Behandlung« bei rheumatischen Beschwerden und Gicht versucht (s. Rheumatees).

Solche Tees enthalten in der Regel **Abführmittel** (Abführtees, z. B. Faulbaumrinde, Sennesblätter, Anis, Pfefferminzblätter), **harntreibende** Arzneidrogen (z. B. Birkenblätter, Queckenwurzelstock, Wacholderbeeren), Saponindrogen zur **Sekretionssteigerung** der Schleimhäute (z. B. Süßholzwurzel, Guajakholz, Sarsaparillwurzel, Stengel des bittersüßen Nachtschattens) und Arzneidrogen gegen **Hautunreinheiten** (z. B. Stiefmütterchenkraut, dem zumindest bei topischer Anwendung solche Wirkungen nachgesagt werden).

Einfachere Rezepturen bestehen »nur« aus schwach »harntreibenden« (z. B. Hauhechelwurzel, Birkenblätter, Brennesselblätter, Heidekraut, Wacholderbeeren) und schwach abführend und/oder »galletreibend« wirkenden Arzneidrogen (z. B. Faulbaumrinde, Löwenzahnkraut).

Klinische Untersuchungen zu Indikationen, Wirkungen und Wirksamkeit von Blutreinigungstees liegen nicht vor.

Literatur

1. ASCHNER, B.: Technik der Konstitutionstherapie. 6. unveränderte Aufl. Haug, Heidelberg 1984.
2. HÄNSEL, R.: Phytopharmaka. Grundlagen und Praxis. 2. Aufl. Springer, Berlin-Heidelberg-New York 1991.
3. SCHNEIDER, G.: Arzneidrogen. Wissenschaftsverlag, Mannheim-Wien-Zürich 1990.

R. SALLER, Frankfurt am Main

Rheumatees

Frage

Was versteht man unter »Rheumatees«, welche Bestandteile enthalten sie und ist ihre Wirksamkeit belegt?

Antwort

Rheumatees sind in der Regel **Teemischungen** (Species), d. h. Kombinationen verschiedener Arznei- bzw. Teedrogen (3, 4). Ihre Entwicklung erfolgte in humoralpathologisch orientierten Medizinperioden (s. auch Blutreinigungstees, Emmenagoga).

In neuerer Zeit wurden **humoralpathologische** Vorstellungen von ASCHNER (1883–1960) wieder aufgegriffen, da sich seiner Erfahrung und Überzeugung nach viele Krankheitszustände »humoralpathologisch« oft besser verstehen ließen (1). Für diese Krankheitsvorstellungen und die humoralpathologisch orientierte Therapie spielen begrifflich und methodisch »**Dyskrasie**« und »**Elimination**« (Ausleitung) eine große Rolle (1).

Dyskrasie, »eine schlechte Mischung der Säfte«, gehört zu den ältesten Auffassungen über Krankheitsentstehung. Sie ist im Laufe der Medizingeschichte nicht bei den primitiven Anschauungen von Blut, Schleim, gelber und schwarzer Galle sowie deren Modifikationen und Erweiterungen stehengeblieben.

Die Wiedereinführung dieses Begriffes (1) sollte daher nicht »eine Verwischung exakter, wissenschaftlicher Beobachtungen mit sich bringen. Diese sollen vielmehr in vollem Umfang beibehalten werden. Aber neben der lokalistischen soll eine Art unspezifischer Allgemeinbehandlung als übergeordnetes Prinzip hinzukommen. ... Bei einer rationellen Behandlung von Dyskrasien wird man trachten, die Grundursachen aufzufinden und zu beseitigen, außerdem aber die direkte antidyskratische Methode anzuwenden.« Als antidyskratische Methoden gelten »ausleerende, umstimmende, säfteverbessernde Maßnahmen« (1).

Die antidyskratischen Behandlungen richten sich nicht nur auf einzelne Organe oder Funktionen sondern auf den Gesamtorganismus (oft des »Gesamtstoffwechsels«). Wegen der therapeutisch oft entscheidenden Einbeziehung konstitutioneller Gesichtspunkte bezeichnete ASCHNER Behandlung als »Konstitutionstherapie« (1).

Als antidyskratische Arzneimittel (»Antidyskratika«) werden solche Pharmaka verstanden, »nach deren Aufnahme in den Organismus der gesamte Ernährungsprozeß durch noch unaufgeklärte Veränderungen in der Konstitution des Blutes und der Gewebe eine abweichende Richtung erhalten und wodurch manche pathologischen Vorgänge behoben werden sollen« (BERNATZIG-VOGL, Arzneimittellehre, 1900, zitiert nach 1). Hierzu werden »alle Mittel zur Steigerung der natürlichen Sekretion und Exkretion, insbesondere die Abführmittel, Schwitzmittel, Diuretica und Emmenagoga« gerechnet, »außerdem aber auch noch die Resolventia und Alterantia« (1). Eine große Anzahl von Phytotherapeutika wurden traditionell als Antidyskratika angesehen und verwendet (s. 1, 2).

ASCHNER diskutiert im Zusammenhang mit »Rheuma« die Begriffe »Arthritismus«, »Rheumatismus« und »rheumatische Diathese«. Er schreibt u. a. zu Arthritismus: »Neben Aufsuchung und Behandlung der Grundursachen tut man immer gut, ein stoffwechselverbesserndes antidyskratisches, auflösendes, zerteilendes und ableitendes Regime anzuwenden«.

Im Zusammenhang mit Rheumatismus heißt es: »Nahe verwandt der arthritischen ist die rheumatische Diathese. In beiden Fällen können Infektionserreger eine Rolle spielen. Weit öfters liegen Stoffwechselstörungen zugrunde. Unterdrückte Hautatmung, mangelhafte Menstruation, schlechte Magenverdauung können neben ungünstigen äußeren Faktoren rheumatische Zustände auslösen. ... Man stellt sich darunter (Rheumatismen) am besten vor, daß reizende Stoffwechselprodukte, die sonst durch die Haut, die Menstruation, durch Niere oder Darm ausgeschieden werden, sich auf innere Organe schlagen und dort aseptische Entzündungen hervorrufen« (1). Der Rheumabegriff im Zusammenhang mit Rheumatees ist sehr weit gefaßt (»rheumatischer Formenkreis«, »Weichteilrheumatismus«).

Zum Teil treffen in der Formulierung neuerer Rheumatees humoralpathologische (z. B. Antidyskratika) sowie moderne ätiologische und pathophysiologische Vorstellungen (z. B. Verwendung der salicylathaltigen Weidenrinde, wenngleich mit sehr geringen Salicylatmengen) zusammen (s. auch 2, 3).

Derzeit enthält die Mehrzahl der Rheumatees Arznei- bzw. Teedrogen, denen spezifische pharmakologische Eigenschaften zugesprochen werden, die sich auf die jeweilige Krankheitssymptomatologie beziehen (Zusammenfassung u. a. nach 1–5):

Analgetisch wirksame Bestandteile
z. B. Weidenrinde (Salicis cortex)

Antiphlogistisch wirksame Bestandteile
z. B. Weidenrinde (Salicis cortex)
Kamillenblüten (Matricariae flos, Chamomillae flos)
Schafgarbenkraut (Millefolii herba)
Süßholzwurzel (Liquiritiae radix)

Diuretisch wirksame Bestandteile
z. B. Birkenblätter (Betulae folium)
Schachtelhalmkraut (Equiseti herba)
Wacholderbeeren (Juniperi fructus)
Brennesselkraut (Urticae herba)
Löwenzahnkraut (Taraxaci herba)
Löwenzahnwurzel (Taraxaci radix)
Goldrutenkraut (Solidaginis herba)
Hauhechelwurzel (Ononidis radix)
Selleriefrüchte (Apii fructus)
Maisgriffel (Maydis stigmata)

Laxativ wirksame Bestandteile
z. B. Faulbaumrinde (Frangulae cortex)
Sennesblätter (Sennae folium)
Sennesfrüchte (Sennae fructus)

Zusätzlich sind häufig verschiedene Schmuckdrogen (z. B. Pfingstrosenblüten, Ringelblumenblüten, Rittersporn-blüten) enthalten (3, 4).

Als typische pflanzliche Antirheumatika werden teilweise auch Schwitzmittel (vor allem als Antidyskratika) angesehen, z. B. Lindenblüten (Flores Tiliae), Holunderblüten (Flores Sambuci), sowohl einzeln wie auch in Kombination mit anderen Arznei- bzw. Teedrogen (1, 2).

Bittersüßstengel (Stipites Dulcamarae) sind ebenfalls in einer Reihe von Rheumatees enthalten. Möglicherweise spielen bei dieser Anwendung die saponinartigen Inhaltsstoffe eine Rolle, die tierexperimentell eine gewisse antiinflammatorische Wirkung gezeigt haben (2). Bei lokaler Applikation wirken Saponine irritierend (möglicherweise lokale Kontrairritation, s. 2).

Die Anwendung von Rheumatees gründet sich auf Tradition, mehr oder minder hinreichend dokumentierte Einzelbeobachtungen und »Erfahrungswissen«. Klinisch kontrollierte Studien oder auch umfangreichere Fallserien liegen derzeit nicht vor.

Literatur

1. ASCHNER, B.: Technik der Konstitutionstherapie. 6. unveränderte Aufl. Haug, Heidelberg 1984.
2. HÄNSEL, R.: Phytopharmaka. Grundlagen und Praxis. 2. Aufl. Springer, Berlin-Heidelberg-New York 1991.
3. SCHNEIDER, G.: Arzneidrogen. Wissenschaftsverlag, Mannheim-Wien-Zürich 1990.
4. WICHTL, M. (Hrsg.): Teedrogen. Ein Handbuch für die Praxis auf wissenschaftlicher Grundlage. 2. Aufl. Wissenschaftl. Verlagsges., Stuttgart 1989.
5. WREN, R. C.: Potter's new encyclopaedia of botanical drugs and preparations. Daniel Company, Saffron Walden 1988.

R. SALLER, Frankfurt am Main

Blütenpollen zur »Abwehr« gegen Infekte?

Frage

Ist bei Kindern die Gabe von Blütenpollen zur Erreichung eines größeren Abwehrmechanismus gegen Infekte und zur Erhöhung der Leistungsfähigkeit indiziert?

Antwort

Blütenpollen werden in verschiedener Form, etwa in Honig, als bröckeliges Pulver und in Trockenampullen zur Durchführung roborierender Kuren angeboten. Hingewiesen wird darauf, daß Blütenpollen Aminosäuren, Spurenelemente, Hormone sowie Vitamine enthalten; präzise Mengen- bzw. Konzentrationsangaben vermißt man. Der Wirkungsmechanismus soll in einer Stimulierung der unspezifischen Infektionsabwehr liegen.

Mir sind keine verläßlichen, d. h. auch nur einigermaßen glaubwürdigen Studien bekannt, die die Wirksamkeit von Blütenpollen als Immunstimulans bestätigen. Zusätzlich drängt sich der Verdacht auf, daß die Ingestion von (größeren?) Mengen Pollen zu einer Induzierung bzw. Demaskierung einer Pollenallergie führen könnte.

Ich halte ausgeglichene Ernährung und körperliches Training für wesentlich sicherere Maßnahmen zur Erreichung des angestrebten Ziels.

Erschienen in:
pädiat. prax. **32**, 112 (1985)
© 1985, Marseille Verlag, München

M. GÖTZ, Wien

Ayurvedische Medizin

Frage

Wodurch ist die indische Außenseitermethode Ayurveda gekennzeichnet? Ist eine therapeutische Wirksamkeit überhaupt denkbar? Wenn ja, bei welchen Erkrankungen?

Beobachtung: 38jähriger Patient mit Plasmozytom, der eine genaue schulmedizinische Stadieneinteilung verweigert und nur dieser Methode vertraut.

Antwort

Der Ayurveda ist eine der wichtigsten Disziplinen des Veda, der wiederum eine der ältesten Wissenstraditionen der Menschheit darstellt. Veda bedeutet wörtlich Wissen oder Wissenschaft. Er versteht sich als Ausdruck des zeitlosen Wissens um die Naturgesetze. Anders als die westliche Wissenschaft beschränkt sich der Veda nicht allein auf die Erkenntnis der objektiven Welt. Vielmehr geht er davon aus, daß Wissen erst dann vollständig ist, wenn es das erkennende Subjekt und den Erkennungsvorgang mit einschließt.

Der Ayurveda, die »Wissenschaft vom Leben«, baut im Grunde genommen auf das Konzept, daß wesentliche Prozesse der lebendigen Natur spontan zweckorientiert richtig laufen, wenn sie nicht durch Störfaktoren behindert werden. Insofern wird der Weg zu vollkommener Gesundheit, die der Ayurveda anstrebt, ein Weg zurück zur ursprünglichen Selbststeuerung, und zwar für Individuen wie für Gesellschaftsstrukturen. Dabei werden Ordnungskräfte belebt und der Gleichklang mit den Rhythmen der Natur wiederhergestellt. Vorbeugung, aktive Gesundheitsförderung und die Entwicklung des vollen menschlichen Potentials in einer harmonischen Umgebung sind die herausragenden Ziele dieser alten und zugleich hochmodernen Lebens- und Heilkunde.

Als »Außenseitermethode« mag die ayurvedische Heilkunde zur Zeit bei uns gelten. Mit einer fast 5000 Jahre langen kontinuierlichen Erfahrung ist sie bis heute dagegen eine lebendige Form der Vorbeugung und Heilung im asiatischen und dort vor allem im indischen Raum. Sie stellt auch die medizinische Versorgung von 550 Mill. der insgesamt etwa 750 Mill. Inder sicher. Seit einigen Jahren nimmt das weltweite Interesse von Ärzten und der Pharmaindustrie an der ayurvedischen Heilkunde sehr stark zu.

Die Grundlagen für die spezifischen, individuell abgestimmten Behandlungsmethoden sind:

1. Das Modell einer Körper-Geist-Beziehung, als deren gemeinsame Grundlage das Bewußtsein, d. h. eine immaterielle Ordnung, der Ursprung und die Grundlage des Lebens, gilt.

2. Das Konzept der 3 Doshas als Regelsysteme im Ayurveda.

3. Das Konzept von Agni und Ama für den Stoffwechsel im Ayurveda.

4. Das Konzept der Dhatus als Strukturbausteine des Körpers.

5. Die Srotas, als Systeme für den Stofftransport.

6. Die fünf Elemente als Funktionszustände der Materie.

7. Die Pathogenese im Ayurveda.

Hieraus leiten sich folgende wesentliche Therapieprinzipien ab:

1. Ernährung und Diätmaßnahmen.

2. Korrektur des Lebensstils.

3. Ayurvedische Phytotherapie.

4. Rasayanas zur Gesunderhaltung und Vorbeugung gegen vorzeitiges Altern.

5. Pancha Karma, als ayurvedische Reinigungstherapie.

6. Bewußtseinstechniken wie Meditation.

7. Therapien über die 5 Sinne wie Aromatherapie, Klangtherapie, Marmatherapie als Druckpunkttherapie, Geschmackskorrektur der Mahlzeiten durch spezifische Nahrungsmittel- oder Gewürzzusätze.

Ist eine therapeutische Wirksamkeit überhaupt denkbar?

Generell sollte man erwarten können, daß ein System, das über Jahrtausende von vielen Millionen Menschen genutzt wird, zumindest eine gewisse therapeutische Wirksamkeit offensichtlich demonstriert hat, vor allem, wenn es bis heute trotz der vergleichsweise jungen und ebenfalls begrenzten wissenschaftlichen Schulmedizin – oder parallel zu ihr – erfolgreich angewendet wird.

Selbstverständlich gibt es wie bei westlichen Naturheilsystemen oder auch der sog. Schulmedizin Erfolge und Mißerfolge.

Es existieren inzwischen zahlreiche Untersuchungen, die ayurvedische Maßnahmen und therapeutische Ansätze gemessen haben. Zum einen wurden viele ayurvedische Heilpflanzen und Kombinationspräparate mit den Methoden westlicher Pharmakologie auf Wirkungen untersucht.

Für die Frage eines Therapeuten ist jedoch weniger die Wirkung als die Wirksamkeit in der Klinik wichtig. Die Domäne des Ayurveda scheint hier vor allem in der Behandlung zahlreicher chronischer Erkrankungen zu liegen. Ayurvedische Maßnahmen versuchen – neben der Linderung von Symptomen –, vor allem grundlegende Störungen zu beseitigen und gestörte Regelkreise wieder auszugleichen, so daß die Lebensqualität erhöht wird.

Aber auch ohne eine umfassend angelegte Therapie, wie sie die ayurvedische Heilkunde gerne betreibt, lassen sich für Patienten bei der Verwendung von ayurvedischen Präparaten interessante Effekte erzielen: So liegen z. B. für das Präparat *Liv. 52,* ein sehr bekanntes ayurvedisches Heilmittel zur Therapie von Lebererkrankungen, zahlreiche klinische und experimentelle Untersuchungen seiner Wirkung auf die Leber und die Wirksamkeit am Patienten vor (z. B. EISENBURG, VON KEUDELL »Therapeutische Wirkung eines ayurvedischen Kombinationspräparates – *Liv. 52* bei chronischen Lebererkrankungen«, in: Der Bayerische Internist 10 [1990], Nr. 1, S. 17–25).

In der Schweiz wurde dieses Heilmittel von der Zulassungsbehörde 1986 registriert. Ein anderes Heilmittel, zur Zeit noch im Zulassungsverfahren beim deutschen Bundesgesundheitsamt (wie *Liv. 52*), ist *H 15,* ein ayurvedisches Heilmittel aus der Weihrauchpflanze. Hier haben mehrere doppelblind-kontrollierte klinische Studien mit Plazebo eine statistisch signifikante Wirkung bei schwersten Fällen von chronischer Polyarthritis in Deutschland gezeigt. Jüngste pharmakologische Untersuchungen geben erste Einblicke auf mögliche Angriffspunkte dieses Heilmittels.

Um auf die Eingangsfrage zurückzukommen:

Nicht nur die Berücksichtigung der vielfältigen und komplexen Ansätze einer echten ayurvedischen Therapie, sondern auch die ausschließliche Therapie mit ayurvedischen Heilmitteln allein machen eine therapeutische Wirksamkeit n i c h t n u r d e n k b a r, sondern – wie zahlreiche Untersuchungen zeigen – a u c h m e ß - b a r.

Erschienen in:
internist. prax. **32**, 675–676 (1992)
© 1992, Marseille Verlag, München

CH. VON KEUDELL, Erlangen

Anwendung von Arzneipflanzen durch Tiere

Frage

Tiere, z. B. Weidetiere, fressen nicht alle Pflanzen auf ihrer Weide, sondern lassen, offensichtlich systematisch, bestimmte Pflanzen stehen. Sind Tiere oder manche Tierarten in der Lage, gezielt ihnen nützliche oder sogar bei Erkrankungen heilsame Pflanzen auszuwählen?

Antwort

Viele Tiere wählen in der Regel offensichtlich ihre Nahrungspflanzen gezielt aus, möglicherweise, da sie ihnen besonders gut schmecken. Über die »medizinische« Auswahl von Pflanzen bei Erkrankungen sind noch wenig gesicherte Daten bekannt.

Vor kurzem wurde jedoch über systematische Beobachtungen über eine »Arzneipflanzenauswahl« durch erkrankte Schimpansen berichtet (2, 3). Ein Teil dieser Beobachtungen wurde in dem tansanischen Tierpark (Gombe Nationalpark) gemacht, in dem die bekannte Schimpansenforscherin JANE GOODALL seit Jahrzehnten in engstem Kontakt mit Schimpansen lebt (1).

Schimpansen fressen nach detaillierten Beobachtungen 146 oder nach anderen Angaben 198 Pflanzenarten. Auffallend war, daß bestimmte Asteraceae bzw. Compositae (Gattung Aspilia) nur selten gefressen wurden.

Im Gegensatz zur üblichen Nahrungsaufnahme, bei der Pflanzenblätter so rasch als möglich ins Maul genommen und gekaut werden, werden Aspilia-Blätter anscheinend mit Bedacht und nacheinander ausgewählt, im Maul hin und her geschoben und als Ganzes verschluckt. Bei der Kotanalyse zeigte sich, daß diese Blätter unverdaut ausgeschieden wurden. Offensichtlich mußten, nach den Ergebnissen mikroskopischer Untersuchungen, aus den Blätterporen Substanzen ausgetreten sein. Eine pharmakologische Untersuchung zeigte, daß die Blätter relevante Mengen eines Antibiotikums mit antiparasitären, antibakteriellen und antiviralen Eigenschaften enthalten (Thiarubrin A).

Verblüffend ist, daß die eingeborenen Bewohner dieses Gebietes (Tongwe-Stamm) berichteten, sie würden aus den Aspilia-Blättern einen Tee bereiten, mit dem sie äußerlich Wunden behandelten. Außerdem würden sie den Tee auch trinken, um gastrointestinale Beschwerden zu behandeln, die zumeist durch Wurminfektionen bedingt sind. Sie benutzten dazu nur die 3 Arten von Aspilia (Aspilia pluriseta, mossabicensis, rudis), die auch die Schimpansen fressen. Andere Aspilia-Arten, die auch von den Schimpansen verschmäht werden, benutzen sie nicht.

Vergleichbare Beobachtungen wurden auch bei anderen Heilpflanzen gemacht. So wurde z. B. ein offensichtlich krankes Schimpansenweibchen beobachtet, das Blätter einer Verbenacea-Art (Lippia picata) in gleicher Weise wie bei den Aspilia-Arten fraß, ebenso auch Blätter einer Composita-Art (Veronia amygdalina). Danach legte sich die Schimpansin zur Ruhe. Innerhalb von 24 Stunden wurde sie, vermutlich aufgrund ihrer »Selbstmedikation«, wieder gesund.

Lippia picata enthält Monoterpene, die mutmaßlich antiparasitär wirksam sind. Die Bewohner dieser Region verwenden einen Infus aus zerstampften Lippiablättern zur Behandlung von Bauchschmerzen. Veronia amygdalina enthält antibakteriell und antiviral wirksame Inhaltsstoffe und wird weit verbreitet z. B. bei Parasiten-Erkrankungen eingesetzt.

Schimpansen kennen offensichtlich eine recht umfangreiche »Apotheke«. In anderen Reservaten fressen sie gezielt andere Heilpflanzen, die auch in der traditionellen regionalen Medizin eine große Rolle spielen. Zu ihnen gehören z. B. eine Moracea-Art (Ficus exasperata) mit nachgewiesen antibakteriellen und fungiziden Inhaltsstoffen, eine Rubiacea-Art (Rubia cardifolia) mit antiparasitär wirksamen Substanzen, die auch in der autochthonen Humanmedizin bei Leibschmerzen sowie eine Commelinacea-Art (Commelina), die tanninhaltig ist und bei Menschen zur Fiebersenkung und Blutstillung eingesetzt wird.

In diesem Zusammenhang wäre es sicher interessant zu wissen, wie Schimpansen, vor allem aber wie Menschen zu ihrer Kenntnis der wirksamen Heilpflanzen gekommen sind.

Literatur

1. GOODALL, J.: Wilde Schimpansen. Verhaltensforschung am Gombe-Strom. Rowohlt, Hamburg 1991.
2. SEARS, G.: New Scientist 127 (Nr. 1728), 42 (1990).
3. VOGT, H. H.: Schimpansen nutzen Heilpflanzen. Naturwissenschaftliche Rundschau **44,** 272–273 (1991).

Erschienen in:
internist. prax. **32,** 441–442 (1992)
© 1992, Marseille Verlag, München

R. SALLER, Frankfurt am Main

KAPITEL 3

Ausgewählte Arzneidrogen, pflanzliche Arzneimittel und phytotherapeutische Fertigarzneimittel

Adonisröschen

Adonis vernalis (Frühlings-Adonisröschen)

Arzneidroge und Inhaltsstoffe

Arzneilich verwendet wird Adoniskraut (Adonidis herba). Es besteht aus den zur Blütezeit gesammelten und getrockneten oberirdischen Teilen von Adonis vernalis. Es enthält 0,2–0,8% Glykoside. In diesem Gemisch von mehr als 30 Verbindungen vom Cardenolid-Typ herrschen Cymarin und Adonitoxin mengenmäßig vor (3, 6). Cymarin ist ein Isomer von Convallotoxin, sein Aglycon ein Isomer von k-Strophanthin (6). Als Begleitstoffe kommen Saponine, Flavonoide, Pflanzensäuren und Xanthinderivate vor.

Das eingestellte Adonispulver (DAB 9) enthält etwa 0,25% herzwirksame Glykoside, die tierexperimentell (Meerschweinchen) einem Gehalt von 0,2% Cymarin wirkungsäquivalent sind (3). 1 g eingestelltes Adonispulver DAB 9 hat einen biologischen Wirkwert entsprechend 1400 MSE (Meerschweincheneinheit).

Klinische Wirkungen und Wirksamkeit

Der Wirkungsmechanismus von Adoniskraut bei Herzinsuffizienz ist vermutlich demjenigen von Digoxin vergleichbar (siehe auch in vitro-Untersuchungen zur positiv inotropen Wirkung an menschlichen Herzmuskelstreifen mit einem Kombinationspräparat aus Scillae bulbus, Convallariae folium, Oleandri folium, Adonidis herba, 5a).

Kontrollierte klinische Untersuchungen für Adoniskraut als »Monopräparat« liegen derzeit nicht vor. Die klinische Anwendung (z. B. wegen positiv inotroper Wirkungen) beruht auf Erfahrungsberichten (s. 2, 4, 7, 8). Dies gilt auch für berichtete »sedierende« Wirkungen (1, 2, 7).

Für eine verschiedentlich diskutierte venentonisierende Wirkung liegen nur tierexperimentelle Hinweise vor (6, 7).

Pharmakokinetik

Zur Pharmakokinetik der herzwirksamen Glykoside aus Adonis vernalis liegen keine klinischen Untersuchungen vor. Möglicherweise ist mit ähnlichen Verhältnissen wie bei Strophanthin zu rechnen, da eine enge chemische Verwandtschaft besteht (s. auch Convallaria majalis).

Unerwünschte Wirkungen

Es sollte vor allem mit gastrointestinal unerwünschten Wirkungen gerechnet werden.

Intoxikation

Bei Überdosierung bzw. Intoxikation muß mit einem klinischen Bild, vergleichbar mit Digitalisglykosiden (Digoxin, Digitoxin), gerechnet werden (s. 5, 6). Allerdings dürften die unerwünschten bzw. toxischen Wirkungen in der Regel rascher abklingen als bei Digoxin und Digitoxin. Die Behandlung erfolgt wie bei den Digitalisglykosiden (s. 5). Ob die Anwendung von Fab-Antikörpern (s. Oleander) hilfreich ist, ist unbekannt. Vermutlich ist ein Behandlungsversuch bei schweren Intoxikationen sinnvoll.

Wechselwirkungen

Prinzipiell ist mit vergleichbaren Wechselwirkungen wie bei Digitalisglykosiden zu rechnen (s. 5). Hypokaliämie und Kaliumverluste (z. B. Diuretika, Laxanzienabusus, Langzeitgabe von Kortikosteroiden) können erwünschte und vor allem unerwünschte Wirkungen steigern.

Schwangerschaft und Stillperiode

Derzeit liegen keine klinischen Untersuchungen über eine Anwendung während Schwangerschaft und Stillperiode vor.

Im Gegensatz zu herzwirksamen Monopräparaten (Digoxin, Digitoxin) ist bei Phytotherapeutika zu berücksichtigen, daß neben herzwirksamen Glykosiden auch eine Reihe anderer, z. T. noch unbekannter Inhaltsstoffe enthalten sind.

Anwendung

In der Monographie des Bundesgesundheitsamtes sind u. a. folgende Anwendungsgebiete angegeben (1, 3):

Herzinsuffizienz leichten Grades (NYHA I–II). Nervöse Unruhezustände.

In der Monographie wird auf »zentral-sedierende« Eigenschaften hingewiesen, die die Anwendung von Adonis vernalis besonders bei funktionellen Herzbeschwerden, die von nervösen Unruhezuständen begleitet sind, sinnvoll erscheinen ließen (1). Für diese Anwendung (s. auch 7) liegen derzeit nur Erfahrungsberichte vor.

Dosierungen

In der Monographie des Bundesgesundheitsamtes sind folgende E m p f e h l u n g e n angegeben (1):

Mittlere Tagesdosis 0,6 g (840 MSE) eingestelltes Adonispulver (DAB 9). Höchste Einzelgabe 1,0 g, höchste Tagesdosis 3,0 g, Zubereitungen entsprechend.

Vergleichbare, jedoch detailliertere Empfehlungen lauten (3):

		Einzeldosis (g)	Tagesdosis (g)
Droge		0,2	0,6
Tinktur	(1 : 10)	2,0	6,0
Tinktur	(1 : 5)	1,0	3,0
Fluidextrakt	(1 : 1)	0,2	0,6
Trockenextrakt	(4 : 1)	0,05	0,15
Trockenextrakt	(5,5 : 1)	0,036	0,11

Ein weiterer Anhaltspunkt für die Dosierung findet sich in der Angabe, daß die Erhaltungdosis für Cymarin 2–3 mg betragen soll (3). Dieser Hinweis liegt über den Empfehlungen, die sonst für die Droge postuliert werden.

Die Dosisfindung bei Adonisblättern kann derzeit nicht als abgeschlossen angesehen werden.

Adonisblätter sind in einer Reihe phytotherapeutischer Kombinationspräparate enthalten.

Gegenanzeigen

Überempfindlichkeit auf Adonis vernalis und seine Bestandteile. Im Prinzip wie bei Digitalisglykosiden. Digitalisintoxikation. Kaliummangelzustände.

Da die Wirkungen von Digitalisglykosiden und Adonis vernalis als additiv angesehen werden müssen, sollte keine gleichzeitige Behandlung durchgeführt werden.

Nicht standardisierte Produkte sollten nicht verwendet werden.

Literatur

1. FINTELMANN, V., H. G. MENSSEN u. C. P. SIEGERS: Phytotherapie Manual. Hippokrates, Stuttgart 1989.
2. GESSNER, O. u. G. ORZECHOWSKI: Gift- und Arzneipflanzen von Mitteleuropa. 3. Aufl. Carl Winter Universitätsverlag, Heidelberg 1974.

3. HÄNSEL, R.: Phytopharmaka. Grundlagen und Praxis. 2. Aufl. Springer, Berlin-Heidelberg-New York 1991.
4. MADAUS, G.: Lehrbuch der biologischen Heilmittel. Nachdruck der Ausgabe Leipzig 1938. Olms, Hildesheim-New York 1979.
5. SALLER, R. u. Mitarb.: Praktische Pharmakologie. Eigenschaften gebräuchlicher Medikamente. 2. Aufl. Schattauer, Stuttgart-New York 1983.
5a. SCHWINGER, R. H. G. u. E. ERDMANN: Die positiv inotrope Wirkung von Miroton. Experimentelle Untersuchungen zur Erstellung einer Konzentrations-Wirkungs-Kurve für Miroton und Digoxin. Z. Phytother. 13, 91–95 (1992).
6. TEUSCHNER, E. u. U. LINDEQUIST: Biogene Gifte. Fischer, Stuttgart-New York 1987.
7. WEISS, R. F.: Lehrbuch der Phytotherapie. 7. Aufl. Hippokrates, Stuttgart 1991.
8. WREN, R. C.: Potter's new encyclopaedia of botanical drugs and preparations. Daniel Company, Saffron Walden 1988.

R. SALLER und D. HELLENBRECHT, Frankfurt am Main

Artischocke

Artischockenblätterextrakt *(Hekbilin A)*

Hekbilin A (HEK Pharma, Quarnbek) enthält einen Extrakt aus Blättern der Artischocke (Cynara scolymus Linne). Chemisch definierte Inhaltsstoffe des Extraktes sind Flavonoide, Sesquiterpenlaktone sowie als postulierter Träger der choleretischen Wirkung die Mono- und Di-Kaffeoylchinasäure und deren Derivate, insbesondere das Cynarin (1). Das 1934 erstmals aus der Artischocke isolierte Cynarin, dem ein Hauptteil der Wirkung zugeschrieben wird, ist ein Bitterstoff aus einem Molekül Chinasäure, das mit 2 Molekülen Kaffeesäure verestert ist (2). Eine Filmtablette *Hekbilin A* enthält 375 mg Extr. Cynarae e herb. aq. sicc., standardisiert auf einen Mindestgehalt von 1% Kaffeoylchinasäurederivaten berechnet auf Cynarin (1).

Als Indikationen werden »dyspeptische Beschwerden« (3) und »Erkrankungen und funktionelle Störungen der Gallenwege und Gallenblase mit dyspeptischen Beschwerden« (1) angegeben. An Gegenanzeigen werden bekannte Allergien gegen Artischocken und andere Korbblütler, ein Verschluß der Gallenwege und Gallensteine angeführt (3). Nebenwirkungen und Wechselwirkungen mit anderen Mitteln sind bisher nicht beschrieben. Die Dosierung wird vom Hersteller mit 2mal 2 Tabletten/die angegeben.

Die pharmakologische Hauptwirkung des Artischockenextraktes soll die Förderung der Cholerese sein, d. h. Gallensekretion und -fluß sollen gesteigert werden. Darüber hinaus werden dem Medikament eine über die Cholerese induzierte Senkung der Blutfette, eine verbesserte Resorption von Kalzium und fettlöslichen Vitaminen, eine diuretische und mild laxierende Wirkung sowie »hepatoprotektive Effekte« zugeschrieben (1).

Die Angaben über die vermehrte Cholerese stützen sich überwiegend auf ältere tierexperimentelle Untersuchungen. Bei Ratten mit einer biliären Fistel konnte durch intravenöse Gabe von Cynarin das Gallevolumen dosisabhängig gesteigert werden; bei Injektion von 100 mg/kg stieg das Gallevolumen um maximal 95% an, bei einer Injektion von 7 mg/kg statistisch nicht signifikant um 6% (4). In einer anderen Studie konnte durch die intraperitoneale Gabe von 200 mg/kg Artischockenextrakt bzw. von 25 mg/kg gereinigtem Extrakt (mit einer Kaffeoylchinasäurekonzentration von 19 bzw. 46%) die Gallesekretion bei Ratten um etwa 20 bzw. 35% gesteigert werden (5). *Die choleretische Wirkung bei der Ratte wurde mit einer 50–500fach höheren als der vom Hersteller empfohlenen Tagesdosis beim Menschen erzielt.*

Die an Patienten durchgeführten Untersuchungen über die Wirksamkeit des Präparates bzw. von Artischockenextrakten lassen gesicherte Aussagen bislang nicht zu. In einer 1957 durchgeführten Studie (6) wurden nach oraler Gabe von 500 mg Extractum Cynarae über eine Duodenalsonde das Volumen und die Bilirubinkonzentration des Duodenalsaftes gemessen und mit der zuvor bestimmten Basalmenge an Duodenalsaft verglichen. Dabei fand sich bei 18 von 37 Probanden eine Steigerung der Sekret- und Bilirubinmenge, bei 7 Probanden war das Ergebnis »zweifelhaft« und 12 reagierten nicht. Über das Ausmaß der bei etwa 50% der Versuchspersonen gefundenen gesteigerten Galleproduktion macht die Studie keinerlei Angaben. In einer anderen Untersuchung konnte nach einer einwöchigen Behandlung mit Cynarin bei 9 von 11 Probanden ein Anstieg der fäkalen Gallensäureausscheidung gefunden werden (7).

Eine von der Herstellerfirma in Zusammenarbeit mit niedergelassenen Ärzten durchgeführte offene klinische Studie (8, 9) faßte die Ergebnisse von 417 Patienten zusammen, die 4 Wochen lang mit *Hekbilin* behandelt worden waren. Die Patienten litten unter Oberbauchbeschwerden und/oder Völlegefühl, Meteorismus, Obstipation, Appetitlosigkeit, Übelkeit. Nach Einschätzung der Patienten hatte sich abhängig von der initialen Beschwerdesymptomatik nach einer Woche bei 65–77%, nach 4 Wochen in 80–92% eine Besserung der Beschwerden gezeigt, nach Ablauf der Behandlung waren 52–82% der Patienten beschwerdefrei.

Eine weitergehende Diagnostik war vor der Therapie mit dem Artischockenpräparat offenbar nicht veranlaßt worden. Somit lag ein schlecht definiertes Patientenkollektiv vor; es wurde nicht belegt, daß die Patienten an Gallenwegsdyskinesien litten. Bei der Natur der Beschwerden ist eine hohe Spontanheilungsquote anzunehmen; bei fehlender Kontrollgruppe kann ein Plazeboeffekt nicht ausgeschlossen werden. Eine W i r k u n g des Medikamentes kann aus den Ergebnissen dieser Studie n i c h t a b g e l e i t e t werden.

Es bleibt festzuhalten, daß die Daten für die choleretische Wirkung des Medikamentes beim Menschen in der angegebenen therapeutischen Dosierung bislang nicht überzeugend sind. Selbst wenn ein choleretischer Effekt gesichert werden könnte, erscheint auch vom pathophysiologischen Standpunkt her die Wirksamkeit eines Choleretikums bei diffusen und vieldeutigen Symptomen wie dyspeptischen Beschwerden zweifelhaft. Ein therapeutischer Nutzen einer medikamentösen Stimulierung des Gallenflusses konnte bislang nicht bewiesen werden (10).

Insgesamt halten wir den Einsatz von Cynarin oder Extrakten aus Artischockenblättern aufgrund der bislang vorliegenden Erkenntnisse bei den oben angeführten Indikationen nicht für gerechtfertigt.

Literatur

1. Herstellerinformation: Hekbilin A. HEK Pharma GmbH, 2300 Quarnbeck. Stand: 1. 1. 91.
2. PANIZZI, L. u. M. L. SCARPATI: Nature **174**, 1062 (1954).
3. Bundesgesundheitsamt, Positiv – Monographie Artischockenblätter vom 11. 4. 1988. Veröffentlicht im Bundesanzeiger vom 6. 7. 1988.
4. PREZIOSI, P. u. B. LOSCALZO: Pharmacological properties of 1,4 Dicaffeylquinic acid, the active principle of Cynara scolimus. Arch. int. Pharmacodyn **117**, 63–80 (1958).
5. LIETTI, A.: Choleretic and cholesterol lowering properties of two artichoke extracts. Fitoterapia **48**, 153–158 (1977).
6. STRUPPLER, A. u. H. RÖSSLER: Über die choleretische Wirkung des Artischockenextraktes. Med. Mschr. **11**, 221–223 (1957).
7. SCHREIBER, J. u. Mitarb.: Die fäkale Ausscheidung von Gallensäuren und Lipiden des Menschen bei normaler und medikamentös gesteigerter Cholerese. Z. Gastroenterologie **8**, 230–239 (1970).
8. HEK Pharma GmbH, 2300 Quarnbek: Hekbilin A-Report. Informationen zur Therapie mit Choleretika. 2. 9. 1991.
9. HEK Pharma GmbH, Med.-Wiss./Klin. Forschung: Biometrische Auswertung des Drug Monitoring Hekbilin A bei Patienten mit dyspeptischen Beschwerden infolge funktioneller Gallenwegserkrankungen. 8. 4. 1991.
10. EULENBURG, F. u. J. Ch. BODE: Einfluß einiger Choleretika auf Volumen und Inhaltsstoffe der Galle beim Menschen. Z. Gastroenterologie **14**, 353–364 (1976).

G. LOCK und A. HOLSTEGE, Regensburg

Baldrian

Valeriana officinalis (Echter Baldrian)

Arzneidroge und Inhaltsstoffe

Arzneilich verwendet wird Valerianae radix (Baldrianwurzel). Sie besteht aus den getrockneten unterirdischen Organen (Rhizom, Wurzeln und Ausläufern) von Valeriana officinalis, dem echten Baldrian (8, 20).

Die Droge enthält 0,3–0,7% ätherisches Öl, das je nach Drogenherkunft unterschiedlich zusammengesetzt sein kann, zumeist mit Bornylacetat als Hauptkomponente und Sesquicarbonsäuren (Valerensäure, Acetoxyvalerensäure) als weitere charakteristische Bestandteile. Außerdem sind Sesquiterpene wie β-Caryophyllen, Valeranon und Valerenal nachgewiesen. Baldrianwurzel enthält zudem mindestens 15% polare (mit Wasser-Äthanol extrahierbare) Stoffe, u. a. Zucker (Glukose, Fruktose, Saccharose), Aminosäuren (Alanin, Gamma-Aminobuttersäure [GABA], Glutaminsäure), freie Fettsäuren und aromatische Carbonsäuren (Chlorogensäure, Kaffeesäure, Isoferulasäure). Ob Alkaloide (sehr kleine Mengen, 0,01–0,05%) vorkommen, wird kontrovers diskutiert. Zur Diskussion der Inhaltsstoffe siehe 8, 20, 22.

Frische bzw. schonend (d. h. unter 40°C) getrocknete Baldrianwurzel enthält die lipophilen und chemisch unbeständigen Valepotriate (**Val**eriana-**Epo**xy-**Tri**ester, 0,5–2%), bizyklische Monoterpene aus der Gruppe der Iridoide. Zu ihnen gehören Valtrat, Isovaltrat, Didrovaltrat (8, 22).

Die Valepotriate sind säure-, alkali- und thermolabil. Sie können daher nur in festen Arzneiformen (z. B. Drageeform mit magensaftresistentem Überzug) angeboten werden, nicht aber als Liquida, z. B. Tinkturen (s. 8). In den üblichen Darreichungsformen der offizinellen Baldrianwurzel sind Valepotriate nicht mehr oder nur noch in Spuren enthalten (14a).

Die folgenden Ausführungen beziehen sich nur auf Valeriana officinalis (als Sammelart mehrerer Kleinarten), nicht jedoch auf andere Baldrianarten (z. B. Valeriana Wallichii und Valeriana edulis [pakistanische bzw. mexikanische Arten]) und valepotriathaltige Präparate.

Ärgerlicherweise ist bei einer Reihe von Handelspräparaten nicht angegeben, um welche Baldrianart es sich bei diesen Präparaten handelt.

Klinische Wirkungen und Wirksamkeit

Valerianae radix (Baldrianwurzel) hat eine lange Geschichte als Arzneimittel (s. 4, 13, 21). Jedoch ist bislang noch immer ungeklärt, mit welchen Inhaltsstoffen die sedierende Wirksamkeit und eine Reihe der anderen Wirkungen zusammenhängen (z. B. ätherisches Öl mit Bornylacetat und verschiedenen Sesquiterpencarbonsäuren wie Valeren- und Acetoxyvalerensäure oder Valepotriate und ihre Abbauprodukte) (7).

Neue Befunde weisen daraufhin, daß die sedierenden bzw. zentral dämpfenden Wirkungen möglicherweise weder mit Valepotriaten, noch Valerensäure, Valeranon oder dem ätherischen Öl zusammenhängen (s. 7). Dementsprechend sind auch die möglichen Wirkungsmechanismen derzeit nicht geklärt. Z. B. werden Angriffspunkte an GABA- und/oder Benzodiazepin-Rezeptoren diskutiert, z. T. auch mögliche olfaktorische Einflüsse mancher Baldrianpräparate (s. 7–10, 22, 23).

Die Problematik der klinischen Relevanz experimenteller Untersuchungen mit isolierten Reinsubstanzen wird noch dadurch verstärkt, daß manche der untersuchten Inhaltsstoffe nur in sehr geringen Konzentrationen in der Droge sowie ihren Zubereitungen vorkommen und/oder nach oraler Einnahme kaum resorbiert werden.

Hydrophile Extrakte (z. B. Extr. Valerianae aquosum als mit Wasser hergestellter Trockenextrakt) enthalten im wesentlichen nur polare Inhaltsstoffe (z. B. Zucker), während mit Lipoiden lipophile Inhaltsstoffe ausgezogen werden (z. B. Valepotriate in Baldrianöl) (20). Die alkali-, säure- und wärmeempfindlichen Valepotriate fehlen in Extrakten und Tinkturen häufig vollständig (s. 8).

Aufgrund der derzeitigen Datenlage wird daher auch diskutiert, daß für die Wirksamkeit von Valeriana officinalis anstelle eines einzelnen Inhaltsstoffes möglicherweise das ganze oder zumindest partielle Ensemble der Inhaltsstoffe verantwortlich ist (s. 22).

Die Anwendung von Valeriana officinalis beruht derzeit zu einem großen Teil auf »klinischer Erfahrung« (s. auch 23). Diese Erfahrung (Behandlung nervöser Ein- und Durchschlafstörungen sowie innerer Unruhe) wird durch z. T. sehr umfangreiche Anwendungsbeobachtungen gestützt (z. B. knapp 12 000 Patienten in 18), wenngleich natürlich die Aussagekraft unkontrollierter Anwendungsbeobachtungen begrenzt ist.

In einer kleineren kontrollierten Studie an freiwilligen Versuchspersonen (z. T. im Schlaflabor) zeigte sich eine Beeinflussung von Einschlafzeit, nächtlichem Aufwachen bzw. nächtlichem Wachsein (1) mit Hinweisen auf eine evtl. Dosisabhängigkeit.

Eine plazebokontrollierte Studie (80 Patienten) mit einem Fertigpräparat weist auf eine dem Plazebo überlegene Wirksamkeit bei alten Patienten mit »nervösen« Störungen und Einschlafstörungen hin. Sowohl die »nervösen« Schlafstörungen wie auch »schnelle Ermüdbarkeit« wurden nach Eigen- und Fremdbeurteilungen gebessert (9). Die unerwünschten Wirkungen (leichter Schwindel) unterschieden sich nicht in beiden Gruppen.

Auch in weiteren Studien mit kleinen Patienten- bzw. Probandenzahlen zeigte sich, gemessen anhand von Einschlafzeit, Häufigkeit nächtlichen Aufwachens bzw. Einschätzung der Schlafqualität, eine gewisse Wirksamkeit von Baldrianpräparaten (400–900 mg Aquosum-Extrakt) (11, 12, s. auch 23).

Eine Reihe von Anwendungsbeobachtungen und auch einige Studienversuche wurden mit Kombinationspräparaten durchgeführt (z. B. mit Hopfen, Passionsblume, Melisse). Eindeutige Rückschlüsse auf den Baldriananteil sind dabei nicht möglich.

Neben den bislang diskutierten Anwendungsgebieten wird auch verschiedentlich auf eine Steigerung des Konzentrationsvermögens bei entsprechend beeinträchtigten Patienten hingewiesen (14, 19). Jedoch sind ein Teil der Untersuchungen bei kritischer Betrachtung nicht eindeutig als Beleg für eine Wirksamkeit anzusehen.

Hinweise auf eine mögliche Wirksamkeit finden sich auch für Patienten mit einer vegetativen Dystonie und für Kinder mit Verhaltensstörungen (5).

Volksmedizinisch wurde auch über spasmolytische Wirkungen bei spastischen und auch kolikartigen Schmerzen im Bereich des Magen-Darm-Traktes berichtet (3). Angemessene klinische Untersuchungen fehlen jedoch. In der älteren Literatur finden sich unüberprüfte Hinweise einer Anwendung als Anthelmintikum (4, 13).

Pharmakokinetik

Klinische Untersuchungen zur Pharmakokinetik der Inhaltsstoffe aus Radix Valerianae liegen derzeit nicht vor. Die lipophilen Valepotriate scheinen nur in sehr geringem Ausmaß resorbiert zu werden (3, 8, 20). Sie verweilen möglicherweise relativ lange in den Schleimhäuten des Gastrointestinaltraktes (tierexperimentelle Hinweise) (3, 8, 20).

Unerwünschte Wirkungen

Bei längerdauernder Behandlung wurden in älteren Arbeiten Kopfschmerzen, Unruhe, Schlaflosigkeit, Aufregungszustände, Mydriasis und Störungen der Herztätigkeit berichtet (3). Außerdem wird auf mögliche gastrointestinale unerwünschte Wirkungen sowie auf sehr seltene Kontaktallergien hingewiesen (6).

Bislang sind keine klinischen Hinweise auf Abhängigkeit und Sucht bekannt. Ebenso liegen derzeit keine Hinweise auf eine Beeinträchtigung der Leistungsfähigkeit beim Autofahren sowie beim Bedienen von Maschinen vor.

Valepotriate können wegen ihrer Epoxystruktur Radikale bilden. Sie werden aufgrund experimenteller in vitro- und in vivo-Untersuchungen als zytotoxisch und als möglicherweise kanzerogen angesehen (7, 9, 19).

Intoxikation

Intoxikationen mit Baldrianzubereitungen wurden bislang nicht beschrieben.

Wechselwirkungen

Klinische Angaben zu Wechselwirkungen mit anderen Pharmaka liegen derzeit nicht vor.

Schwangerschaft und Stillperiode

Derzeit liegen keine kontrolliert erhobenen klinischen Angaben über eine Anwendung während Schwangerschaft und Stillperiode vor. Aufgrund der möglichen zytotoxischen und kanzerogenen Wirkungen sollten valepotriathaltige Präparate nicht während Schwangerschaft und Stillperiode eingenommen werden.

Anwendung

In der Monographie des Bundesgesundheitsamtes sind u. a. folgende Anwendungsgebiete angegeben (s. 3, 22): Unruhezustände, nervös bedingte Einschlafstörungen.

In der Standardzulassung finden sich folgende Anwendungsgebiete (s. 22): nervöse Erregungszustände; Einschlafstörungen; nervös bedingte krampfartige Schmerzen im Magen-Darmbereich.

Außerdem werden als (derzeit nicht gesicherte) Anwendungsgebiete diskutiert (2, 4, 5, 14a): Lernschwierigkeiten bei Kindern, Konzentrationsschwäche, Reizbarkeit, Streß, allgemeine Nervosität, Angst- und Spannungszustände.

Valerianae radix wird von manchen Autoren eher als Entspannungs- und Beruhigungsmittel denn als Schlafmittel bezeichnet (15).

Für Kinder wird von den verschiedenen Baldrianpräparaten derzeit nur die Anwendung valepotriat- und auch baldrinalfreier Präparate und Zubereitungen empfohlen (16).

Valeriana officinalis unterscheidet sich in der Zusammensetzung seiner Inhaltsstoffe von einer Reihe anderer Baldrianarten z. T. erheblich (z. B. Valeriana walichii, Valeriana edulis) (20). Möglicherweise sind daher auch Wirkungen und Wirksamkeit qualitativ und quantitativ unterschiedlich. Baldrianöl- und valepotriathaltige Baldrianpräparate werden nicht aus Valeriana officinalis hergestellt (s. 20).

Dosierungen

Die Dosisfindung ist derzeit noch nicht abgeschlossen (veröffentlichte Tagesdosen z. B. von 2–5–10–15 g Droge). Klinische Dosis-Wirkungs-Untersuchungen liegen nicht vor.

Die einzelnen Zubereitungen und Präparate unterscheiden sich erheblich in ihrem Gehalt. Trotzdem wurden für einzelne Präparate, z. T. trotz bedeutsamer Dosierungsunterschiede, klinische Wirkungen und Wirksamkeit in Erfahrungsberichten, Anwendungsbeobachtungen und auch einigen wenigen Studien berichtet. Wäßrige Extrakte bzw. wäßrige Trockenextrakte enthalten keine lipophilen Extraktivstoffe (s. 8, 20).

Bei einem Verhältnis von Droge zu Extrakt von z. B. 5:1 entsprechen von einem Präparat mit 35 mg Extrakt 11 Zubereitungsformen (Dragees) 2 g der Droge; bei einem Droge-zu-Extrakt-Verhältnis von 6:1 und einem Gehalt von 45 mg entsprechen 7 Darreichungsformen 2 g Droge.

In der Monographie des Bundesgesundheitsamtes sind folgende E m p f e h l u n g e n angegeben (3, 22):

D r o g e : 2–3 g pro Tasse, ein- bis mehrmals täglich.

T i n k t u r : 1–3 ml, ein- bis mehrmals täglich.

E x t r a k t e : entsprechend 2–3 g Droge, ein- bis mehrmals täglich.

Mittlere T a g e s d o s i s : 15 g Droge.

Zum Teil werden auch höhere Einzeldosen vorgeschlagen (Standardzulassung, s. 22): 3–5 g Droge mit heißem Wasser übergießen (etwa 150 ml) und nach 10–15 Minuten abseihen. Soweit nicht anders verordnet, 2–3mal täglich und vor dem Schlafengehen eine Tasse frisch zubereiteten Tees.

Es finden sich jedoch auch Hinweise auf Dosen bis 5–10 g Droge 3mal täglich (17).

Dosisempfehlungen für Kinder liegen niedriger, z. B. 1 Teelöffel zur Teezubereitung (1 Teelöffel entsprechend etwa 2,5 g Droge) bzw. ½ Teelöffel Tinktur (DAB 9) zum Schlafengehen (16). Die Inhaltsmenge eines Teelöffels kann durchaus unterschiedlich ausfallen.

Zum Teil finden sich noch Hinweise auf niedrigere Dosierungen, z. B. 0,5–2 g Droge mehrmals täglich, Tinctura Valerianae 15–50 Tropfen und Extr. Valerianae fluid. 15–25 Tropfen (4).

Gegenanzeigen

Überempfindlichkeit auf Valeriana officinalis (radix) und seine Inhaltsstoffe.

Literatur

1. BALDERER, G. u. A. BORBELY: Effect of valerian on human sleep. Psychopharmacology **87**, 406–409 (1985).
2. DUKE, J. A.: CRC Handbook of medicinal herbs. CRC Press, Boca Raton 1986.
3. FINTELMANN, V., H. G. MENSSEN u. C. P. SIEGERS: Phytotherapie Manual. Hippokrates, Stuttgart 1989.
4. GESSNER, O. u. G. ORZECHOWSKI: Gift- und Arzneipflanzen von Mitteleuropa, 3. Aufl. Winter Universitätsverlag, Heidelberg 1974.
5. HAAS, H.: Arzneipflanzenkunde. Wissenschaftsverlag, Mannheim-Wien-Zürich 1991.
6. HAMACHER, H.: Schlaf- und Beruhigungsmittel in der Selbstmedikation. Dtsch. Apoth. Ztg. **124**, 1769–1777 (1984).
7. HÄNSEL, R.: Pflanzliche Sedativa. Informierte Vermutung zum Verständnis ihrer Wirkweise. Z. Phytother. **11**, 14–19 (1990).
8. HÄNSEL, R.: Phytopharmaka. Grundlagen und Praxis, 2. Aufl. Springer , Berlin-Heidelberg-New York 1991.
9. KAMM-KOHL, A. V., W. JANSEN u. P. BROCKMANN: Moderne Baldriantherapie gegen nervöse Störungen im Senium. Med. Welt **35**, 1450–1454 (1984).
10. KRIEGLSTEIN, J. u. D. GRUSLA: Zentral dämpfende Inhaltsstoffe im Baldrian. Valepotriate, Valeranon und ätherisches Öl sind unwirksam. Dtsch. Apoth. Ztg. **128**, 2041–2046 (1988).
11. LETHWOOD, P. D., F. CHAUFFARD u. E. HECK: Aqueous extract of valerian root (Valeriana officinalis L.) improves sleep quality in man. Pharmacol. Biochem. Biobehav. **17**, 65–71 (1982).
12. LETHWOOD, P. D. u. F. CHAUFFARD: Aqueous extract of valerian reduces latency to fall asleep in man. Planta Medica **49**, 144–147 (1985).
13. MADAUS, G.: Lehrbuch der biologischen Heilmittel. Nachdruck der Ausgabe Leipzig 1938. Olms, Hildesheim-New York 1979.
14. MOSER, L.: Arzneimittel bei Streß am Steuer? Dtsch. Apoth. Ztg. **121**, 2651–2654 (1981).
14a. MÜLLER, J.: Baldrianwurzel (Valeriana officinalis L.). In: BÜHRING, M. u. F. H. KEMPER (Hrsg.): Naturheilverfahren und Unkonventionelle Medizinische Richtungen. Kapitel 08.05, S. 1–4. Springer, Berlin-Heidelberg-New York 1992.
15. PÖLDINGER, W.: Valeriana officinalis heute. therapeutikon **6**, 330 (1989).
16. SCHILCHER, H.: Phytotherapie in der Kinderheilkunde. Wissenschaftl. Verlagsges., Stuttgart 1991.
17. SCHIMMEL, K.: Pflanzliche Sedativa. Therapiewoche **34**, 4117–2127 (1984).
18. SCHMIDT-VOIGT, J.: Die Behandlung nervöser Schlafstörungen und innere Unruhe mit einem rein pflanzlichen Sedativum. Therapiewoche **36**, 663–667 (1986).
19. SCHNEIDER, G.: Arzneidrogen. Wissenschaftsverlag. Mannheim-Wien-Zürich 1990.
20. STEINEGGER, E. u. R. HÄNSEL: Lehrbuch der Pharmakognosie und Phytotherapie, 4. Aufl. Springer, Berlin-Heidelberg-New York 1988.
21. TYLER, V. E., L. R. BRADY u. J. E. ROBBERS: Pharmacognosy, 9. Aufl. Lea & Febiger, Philadelphia 1988.
22. WICHTL, M. (Hrsg): Teedrogen. Ein Handbuch für die Praxis auf wissenschaftlicher Grundlage. 2. Aufl. Wissenschaftl. Verlagsges., Stuttgart 1989.
23. WREN, R. C.: Potter's new encyclopaedia of botanical drugs and preparations. Daniel Company, Saffron Walden 1988.

R. SALLER und D. HELLENBRECHT,
Frankfurt am Main

Baldrianhaltige Arzneimittel

Frage

Auf welchen Inhaltsstoffen beruhen die sedierenden bzw. hypnotischen Eigenschaften von Phytotherapeutika mit Baldrianwurzel?

Antwort

Der Arzneibaldrian (Valeriana officinalis L.s.l.) spielt in der Gruppe der pflanzlichen Sedativa spätestens seit der Einführung durch den englischen Arzt JOHN HILL in die Medizin (18. Jhdt.) eine bedeutsame Rolle. Danach schloß sich natürlich die Suche nach dem Wirkprinzip des Baldrians an, und eine große Anzahl von Untersuchungen führte zu dem Schluß, daß Baldrian als ein komplexes Wirkstoffsystem zu betrachten ist.

Beim Einsatz des Baldrians als pflanzliches Beruhigungsmittel ist voranzustellen, daß die Inhaltsstoffe den Schlaf einleiten können, die Phasen der Gesamtschlafzeit und die Schlafdauer jedoch nicht verändern und man deshalb weniger von einer hypnotischen Wirkung sprechen sollte.

Die pharmakologisch bedeutsamen Stoffe des Baldrians lassen sich in folgende 3 Substanzgruppen einteilen:

1. Ätherisches Öl
2. Valerensäure
3. Valepotriate

Das ätherische Öl setzt sich aus etwa 60–70 Einzelsubstanzen (Mono- und Sesquiterpene) zusammen, wobei die Art und der Anteil der Bestandteile von Provenienz zu Provenienz stark variiert. ⅓ der Gesamtwirkung wird dem ätherischen Öl zugesprochen und genauere Untersuchungen mit den Sesquiterpenen Valerenal und Valeranon zeigten, daß sie sedativ, antikonvulsiv und antiulzerogen wirken. Valeranon zeigte im Laborversuch spasmolytische Eigenschaften, die mit denen des Papaverins vergleichbar sind, was im Hinblick auf das Zusammenwirken der Faktoren Nervosität, gastrointestinelle Spasmen und daraus resultierende Schlafstörungen beachtenswert erscheint.

Pharmakologische Testreihen ergaben für Valerensäure eindeutige spasmolytische Aktivitäten, während eine Motilitätshemmung erst in sehr hohen Dosen erreicht wurde (etwa 100 mg/kg).

Die Valepotriate mit den Hauptvertretern Valtrat, Acevaltrat und Didrovaltrat liegen im europäischen Baldrian in geringeren Mengen (etwa 1%) vor als im Indischen und Mexikanischen Baldrian (Valeriana wallichii, Valeriana mexicana). Diese Arten werden wegen eines Valepotriatgehaltes von 3–5% besonders zur Herstellung von standardisierten und stabilisierten Valepotriat-Fertigarzneimittel herangezogen. Wegen der hohen Instabilität dieser Substanzen sind sie in anderen Arzneiformen gar nicht oder nur in sehr geringen Mengen nachweisbar.

Klinische Untersuchungen am Menschen ergaben, daß Valepotriate beruhigende, angst- und spannungslösende, aber auch aktivierende Effekte zeigen. Die tranquilierende Wirkung wird dem Didrovaltrat zugeschrieben, während Valtrat eher für das stimmungsaufhellende Moment verantwortlich ist.

Bei der Anwendung von Baldrian sollte zwischen Tee/Tinktur und standardisiertem Valepotriat-Fertigarzneimittel differenziert werden. Der Tee aus der Wurzel bzw. die Tinktur werden als schlafeinleitendes Sedativum, bei allgemeiner Nervosität, Unruhe, Angst- und Spannungszuständen eingesetzt. Ein Teelöffel Wurzel wird mit etwa 150 ml heißem Wasser übergossen und nach 10–15 Minuten durch ein Teesieb gegeben. Von dieser Teezubereitung sind 2–3mal täglich und vor dem Schlafengehen eine Tasse zu trinken. Von der Tinktur sollen 1–3mal täglich ½–1 Teelöffel eingenommen werden. Die Valepotriat-Fertigarzneimittel finden bei psychischer und motorischer Unruhe, bei Konzentrationsschwäche und bei Angst- und Spannungszuständen Anwendung und sollten mit einer Tagesdosis von 150–200 mg verabreicht werden.

ULRIKE BODESHEIM und J. HÖLZL, Marburg an der Lahn

Berberitze

Berberis vulgaris (Berberitze) als Bestandteil von Phytotherapeutika

Von der Berberitze (Berberis vulgaris) werden die Früchte sowie die Wurzel bzw. Wurzelrinde als Arzneidrogen verwendet. Berberitzenfrüchte sind, im Gegensatz zu allen anderen Teilen der Pflanze, frei von Alkaloiden. Als Bestandteil von Teemischungen gelegentlich zu finden, sind sie daher lediglich wegen ihrer Farbe oder des leicht säuerlichen Geschmacks (»Sauerdorn«) als Adjuvans, nicht jedoch als arzneilich wirksame Komponente zu betrachten. Der Vitamin C-Gehalt der frischen Früchte geht, ähnlich wie bei den Hagebutten, beim Trocknen weitgehend verloren.

In der Wurzel/Wurzelrinde sind Berberin und andere Benzylisochinolinalkaloide enthalten. B e r b e r i n wirkt an glattmuskeligen Organen und auf das Atemzentrum erregend; es soll auch cholagoge Effekte haben. Unerwünschte Wirkungen des Reinalkaloids – Erbrechen, Durchfall, Nierenreizungen, Dyspnoe – treten erst bei Dosen über 0,5 Gramm auf.

Die W i r k s a m k e i t der Droge bei den beanspruchten Anwendungsgebieten: »Erkrankungen und Beschwerden des Magen-Darmtrakts, des Leber-Galle-Systems, der Niere und ableitenden Harnwege, der Atemwege und des Herz-Kreislaufsystems« ist n i c h t h i n r e i c h e n d b e l e g t, so daß eine therapeutische Anwendung nicht befürwortet werden kann (Aufbereitungsmonographie der Kommission E, veröffentlicht im Bundesanzeiger vom 2. 3. 89).

Das derzeitige Phytopharmakaangebot umfaßt etwa 30 Präparate, die neben anderen Komponenten Berberitzenwurzel, -rinde oder Extrakte aus diesen Drogen enthalten. Es handelt sich z. T. um Cholagoga, z. T. auch um sog. »Prostatamittel«, wobei beide Male eine W i r k s a m k e i t – wie es auch schon in der Beurteilung der Droge durch die Kommission E zum Ausdruck kommt – n i c h t b e l e g t ist. Unerwünschte Wirkungen des Berberins dürften nicht zu erwarten sein, da in den Kombinationspräparaten der Anteil der Berberis-Drogen meist gering ist. In über 50 Präparaten ist Berberis auch in homöopathischer Verdünnung enthalten.

Ein Berberin-Monopräparat sind die *Berberil-Augentropfen;* Träger von Kontaktlinsen sollten berücksichtigen, daß diese evtl. durch Berberin gelb gefärbt werden können.

D. FROHNE, Kiel

Bilsenkraut

Kelosoft Narbencreme (Bilsenkraut-Ölhaltig)

Frage

Ein junger Patient weist im Bereich operativ korrigierter Verbrennungsnarben erhebliche Keloide auf. Ist eine konservative medikamentöse Therapie auch Jahre nach dem Unfall noch möglich? Welche Medikamente kommen in Frage? Liegen Erfahrungen mit dem Medikament *Kelosoft Narbencreme* der Firma *Geistlich-Pharma,* Schweiz, vor? Ist dieses Medikament sinnvoll und auch bei Dauergebrauch im Gesicht unschädlich?

Antwort

Verbrennungsnarben zeigen im Laufe von Jahren eine spontane Regressionstendenz: Erhabene Bezirke werden flacher, gerötete Stellen verblassen, das ehemals derbe Bindegewebe wird weicher und schmiegsamer, gelegentlich tritt auch eine Repigmentierung ein. Dieser Involutionsprozeß dauert jedoch immer 2 oder mehr Jahre. Eine Besserung der Verschiebbarkeit und Geschmeidigkeit von derben Narbenplatten läßt sich allein durch eine sogenannte Bindegewebsmassage verbessern. Eine Reihe von Salben werden auch für veraltete Narbenplatten angepriesen, deren Effekt wissenschaftlich nicht untermauert ist und lediglich durch klinische Eindrücke bestätigt wird.

Beim *Kelosoft* handelt es sich um ein Medikament, das aus Bilsenkraut-Öl bestehend (Olium hyoscyami, Grünöl), in der Volksheilkunst gegen Narbenbildung seit Jahrhunderten verwendet wird. Allergische Reaktionen gegen diesen Stoff sind nur ganz spärlich bekannt, weshalb eine Anwendung selbst im Gesicht über lange Zeit möglich ist.

Bei veralteten Narbenzügen ist die Anwendung von *Kelosoft* in Verbindung mit einer leichten Massage der Haut sinnvoll, weil das Narbengewebe weicher werden kann. Mit der Zeit werden die Narbenplatten auch auf der Unterlage verschiebbar. Früher bestandene Bewegungsschmerzen können abklingen oder verschwinden. Sicher ist aber der kosmetische Effekt gerade bei veralteten Narben nicht mehr sehr ausgeprägt.

Wundermittel gegen Narbenbildungen gibt es leider bis heute nicht, und alle bekannten Maßnahmen sind lediglich dazu angetan, eine bestehende Narbe geschmeidiger zu machen, einen Juckreiz zu lindern oder eine funktionelle Behinderung zu bessern.

Erschienen in:
internist. prax. **27,** 785 (1987)
© 1987, Marseille Verlag, München

A. F. SCHÄRLI, Luzern

Brennessel

Brennesselextrakt *(Urtica plus)* bei benigner Prostatahyperplasie

Im Alter von 60–70 Jahren weisen etwa 70–80% aller Männer eine mehr oder weniger starke Hyperplasie der Prostata auf. Aber nur bei etwa der Hälfte dieser Patienten wird die benigne Prostatahyperplasie behandlungsbedürftig, weil klinische Symptome durch obstruktive Miktionsbe-

Tab. 20
Stadieneinteilung der benignen Prostatahyperplasie nach VAHLENSIECK

Stadium I	»Vorstadium« Vergrößerung der Prostata keine Miktionsbeschwerden kein Restharn max. Uroflow >20 ml/Sek.
Stadium II	»Reizstadium« Vergrößerung der Prostata irritative Miktionsbeschwerden (Pollakisurie, Nykturie, Dysurie) kein Restharn max. Uroflow >20 ml/Sek.
Stadium III	»Restharnstadium« Vergrößerung der Prostata irritative Miktionsbeschwerden Restharn max. Uroflow <20 ml/Sek. Balkenblase
Stadium IV	»Dekompensationsstadium« wie bei Stadium III dilatierte Blase Stauung obere Harnwege

schwerden auftreten. Pathogenetisch stehen intraprostatische Stoffwechselveränderungen im Mittelpunkt des Interesses. Hier bieten sich Ansatzpunkte für eine konservativ-medikamentöse Therapie, die vor allem in den Stadien II und III nach VAHLENSIECK (Tab. 20) Aussicht auf Erfolg bieten.

Im Mittelpunkt des Interesses, und heute am häufigsten angewandt, steht die Phytotherapie, da sie bei akzeptabel guten Ergebnissen kaum Nebenwirkungen aufweist.

Ein häufig in der konservativ-medikamentösen Therapie der benignen Prostatahyperplasie eingesetztes Medikament aus der Phytopharmakagruppe ist ein Extrakt aus der großen Brennessel (Urtica dioica). Ein Vertreter dieser Medikamentengruppe ist *Urtica plus* (Radix et Herba Urticae) (Tab. 21).

Wirkungsmechanismus

Charakteristische Inhaltsstoffe der getrockneten Droge Radix Urticae sind das 5sterol-β-Sitosterin, β-Sitosterin-Glykosid und das Cumarinderivat Scopoletin. Ihre Anteile liegen bei etwa 0,2–1% β-Sitosterin, der seines Glykosids bei 0,05–0,2% und der des Scopoletins bei 0,002–0,01%. Sitosteringlykosid beeinflußt die Prostaglandin-/Leukotriensynthese und wirkt dadurch antiphlogistisch und dekongestionierend. Darüber hinaus wirkt es stark diuretisch.

Die günstige Wirkung des Extraktes Herba et Radix Urticae besteht in einer raschen feststellbaren Minderung der Miktionsfrequenz in der Nacht (Nykturie), einer Minderung der Restharnmenge und einer Verbesserung des maximalen Sekundenvolumens im Uroflow.

Therapeutische Erfahrungen

Radix Urticae wird seit 1950 bei Prostatitis und benigner Prostatahyperplasie mit gutem Erfolg eingesetzt. Primäres Ziel der Radix Urticae-Therapie ist die Beseitigung der irritativen Miktionssymptome, wobei vor allem die Nykturie als das führende Symptom beeinflußt werden soll.

In einer multizentrischen Studie bei 149 Patienten mit benigner Prostatahyperplasie wurden von BRANDSTÄDTER (1987) 2mal 2 Kapseln *Urtica plus* pro Tag eingesetzt (1). Die durchschnittliche Behandlungsdauer betrug 2,5 Monate. Nach diesem Zeitraum fand sich bei 91,7% der Patienten eine Besserung der Miktionssymptomatik, wobei vor allem die Reduzierung der nächtlichen Harndrangfrequenz auffiel.

In einer weiteren multizentrischen Feldstudie an 4087 Patienten mit benigner Prostatahyperplasie in den Stadien II und III nach VAHLENSIECK wurde bei gleicher Dosierung die *Urtica plus*-Therapie über 6 Monate fortgesetzt (2). Schon nach 8 Behandlungswochen fand sich bei ⅔ der Patienten eine Verminderung der Nykturiefrequenz. Zum Zeitpunkt der Beendigung der Studie konnte eine Verbesserung des maximalen Sekundenvolumens

Tab. 21
Weitere Angaben zu *Urtica plus*

Zusammensetzung: 1 Kapsel enthält Extr. Radix et Herba Urticae (9:1) 300 mg genuiner Extrakt zu Trockenextrakt (1:1) standardisiert

Dosierung: 2mal 2 Kapseln pro 24 Std.

Indikationen: Irritative Miktionsbeschwerden (Nykturie, Pollakisurie) bei benigner Prostatahyperplasie, chronische Prostatitis, Prostatopathien

Gegenanzeigen: Keine

Nebenwirkungen und Wechselwirkungen mit anderen Medikamenten: Keine bei 49% der Patienten und eine Minderung des Restharns bei 62% der Behandelten festgestellt werden. Über Nebenwirkungen wurde in keiner der beiden Studien berichtet.

Zusammenfassende Beurteilung

Mit dem standardisierten Extrakt aus Radix und Herba Urticae *(Urtica plus)* lassen sich vor allem irritative Miktionssymptome bei benigner Prostatahyperplasie günstig beeinflussen. An erster Stelle ist hier die Nykturie zu nennen, deren Häufigkeit mit *Urtica plus* deutlich gesenkt werden kann. Die wirksamen Substanzen des Extraktes – β-Sitosterin in freier und glykosidischer Bindung sowie Scopoletin – greifen in den Prostaglandin-/Leukotrienstoffwechsel ein und wirken damit antiphlogistisch und antiödematös. *Kontraindikationen, Nebenwirkungen und Wechselwirkungen mit anderen Mitteln bestehen nicht.*

Urtica plus ist als prostatotropes Phytopharmakon geeignet, die irritativen Miktionssymptome, und hier vor allem die Nykturie in den Stadien II und III der benignen Prostatahyperplasie (nach VAHLENSIECK) zu bessern.

Literatur

1. BRANDSTÄDTER, L.: Phytopharmakotherapie der benignen Prostatahyperplasie und der Prostatitis. Therapiewoche 37, 1918–1923 (1987).
2. SONNENSCHEIN, R.: Untersuchung der Wirksamkeit eines prostatotropen Phytotherapeutikums (Urtica plus) bei benigner Prostatahyperplasie und Prostatitis – eine prospektive multizentrische Studie. Urologe B 27, 232–237 (1987).

Erschienen in:
internist. prax. 31, 829–830 (1991)
© 1991, Marseille Verlag, München

D. BACH, Bocholt

Efeu

Zur Wirksamkeit eines Efeublätterpräparates *(Prospan)*

Frage

In meinem Einzugsbereich wird das Efeublätterpräparat *Prospan* viel verordnet (»Pflanzliches Expektorans mit spasmolytischer Komponente«). Nach einer Werbung der Firma soll die Wirkung im Bundesanzeiger Nr. 122, S. 2944 vom 6. 7. 1988 dokumentiert worden sein. Ist das denkbar? Die Firma behauptet, Gegenanzeigen, Nebenwirkungen und Wechselwirkungen seien nicht bekannt. Hat es denn überhaupt eine Wirkung?

Antwort

Es ist richtig, daß im Bundesanzeiger (S. 2944, Nr. 122 vom 6. 7. 1988) die sog. Monographie offenbar von der Kommission E des Bundesgesundheitsamtes (Phytotherapeutische Therapierichtung und Stoffgruppe) unter der Überschrift: Hederae helicis folium (Efeublätter) abgedruckt worden ist. Zu zitieren aus dieser kurzen Monographie (28 Zeilen) wäre folgendes:

»... Zubereitungen in wirksamer Dosierung. Die Droge enthält Saponine.

Anwendungsgebiete: Katharrhe der Luftwege: symptomatische Behandlung chronischentzündlicher Bronchialerkrankungen.

Gegenanzeigen: keine bekannt. Nebenwirkungen: keine bekannt.

Wirkungen: expektorierend, spasmolytisch, haut- und schleimhautreizend.«

Die Standardisierung des Präparates erfolgt am isolierten Meerschweinchendarm im Vergleich zu Papaverin. Den oder die Wirkstoffe des Saponingemisches sind bisher nicht isoliert oder gar synthetisiert worden, ein bekanntermaßen schwieriges Unterfangen.

In den gängigen Lehrbüchern habe ich bisher keine Notiz über *Prospan* finden können, weder Pharmakologie, Therapie noch Pädiatrie. In der »Roten Liste« sind 2 weitere Efeublätterpräparate anderer Hersteller erwähnt.

Aus meiner langjährigen praktischen Erfahrung weiß ich, daß *Prospan* und auch die analogen Produkte sich in der kinderärztlichen Praxis einer gewissen Beliebtheit erfreuen, sicherlich auch in letzter Zeit wegen des Trends zu »natürlichen Stoffen«. Meines Wissens wird das Präparat schon länger angewendet.

Es ist sicher wirksam: expektorierend, spasmolytisch und gering sedierend. Es handelt sich nicht um ein Homöopathikum, sondern um ein Phytotherapeutikum (so, wie früher z. B. Digitalisblätter eingesetzt wurden).

Erschienen in:
internist. prax. 32, 187–188 (1992)
© 1992, Marseille Verlag, München

E. GLADTKE, Köln

Leserbrief zu vorstehender Arbeit

Gefragt wurde, ob ein Präparat *(Prospan)* ohne Gegenanzeigen, Nebenwirkungen und Wechselwirkungen überhaupt wirksam ist. In der Antwort wird ein unbekannter Wirkstoff, der in pharmakologischen Nachschlagewerken überhaupt nicht verzeichnet ist, als »sicher wirksam«, und zwar nicht expektorationsfördernd, sondern »expektorierend« bezeichnet.

Die angebliche spasmolytische Wirkung müßte m. E. nicht einfach behauptet, sondern in eine Relation zu einem positiven Standard gebracht werden (Beta-II-Agonisten). Liegen entsprechende Vergleiche nicht vor, so sollte darauf hingewiesen werden.

Die feine Unterscheidung zwischen Homöopathikum und Phytotherapeutikum erscheint mir unbefriedigend. Da wir heutzutage keine Digitalisblätter mehr verwenden, scheinen mir auch Efeublätter obsolet zu sein!

Erschienen in:
internist. prax. 32, 674 (1992)
© 1992, Marseille Verlag, München

R. WETTENGEL, Bad Lippspringe

Eichenrinde

Eichenrindenbäder zur Behandlung nässender Ekzeme?

Antwort

Die Therapie eines nässenden Ekzems, auch eines akut nässenden Analekzems, setzt sich aus der symptomatischen Sofortbehandlung und der kausalen Therapie zusammen. Akut nässende Ekzeme reagieren sehr gut auf pflanzliche Heilmittel. In den Wäldern Mitteleuropas findet man 2 Eichenarten, die *Traubeneiche (Quercus petraea:* gestielte glänzende Blätter, kurz gestielter Fruchtstand) und die *Stieleiche (Quercus robur:* kaum gestielte Blätter, lang gestielter Fruchtstand). Wirksame Teile sind die Rinden junger Äste (Frühling) und die Blätter im Juni. Eichenrinde und Blätter enthalten Gerbsäuren, die chemisch gesehen zuckerhaltige Abkömmlinge der Gallensäure sind. Die medizinischen Eigenschaften dieser Gerbstoffe sind adstringierend, antiseptisch, entzündungs- und juckreizlindernd, lokal temperatursenkend und gefäßtonisierend.

Zur symptomatischen Akuttherapie eines nässenden Ekzems setzen wir den Aufguß oder Absud von Eichenrinde mit gutem Erfolg ein. Die Patienten nehmen Sitzbäder, Vollbäder und/oder verwenden Umschläge. 100 g Eichenrinde werden in 1 Liter Wasser angesetzt und 30 Minuten gekocht. Der Extrakt wird mit 8 Liter Wasser zum Sitzbad verdünnt (3mal täglich baden), oder der Extrakt wird pur 3mal täglich als feuchte Kompresse auf das nässende Ekzem aufgelegt.

Eichenrindenabsud kann wie folgt zubereitet werden: 80 g Rinde in 1 Liter Wasser geben, 30 Minuten kochen lassen und danach absieden. Für das Sitzbad wird der Absud wieder auf 34° erwärmt. Eichenrinde sollte nicht mit eisernen Gefäßen wegen der Metallverfärbung in Berührung kommen.

Die Gerbsäuren haben chemische und physikalische Wirkungen auf die entzündlich veränderte Haut (antiinflammatorischer Effekt, Ableitung der Sekrete, Trockenlegung der erosiven und exsudativen Dermatitis). Oberflächliche Lagen des erkrankten Epithels werden gegerbt und abgestoßen. Bei wiederholter Behandlung werden tiefere Schichten der Epidermis adstringiert, so daß von den gesunden Epithellagen aus die Regeneration erfolgen kann. Die kühlende Abdunstung hat außerdem einen antipruriginösen Effekt. Zusätzlich werden die ekzematösen Hautareale durch die Bäder bzw. feuchten Kompressen schonend gereinigt. Die Behandlungsprozeduren zwingen den Patienten zur allgemeinen Ruhe. Diese behandlungsbedingte Ruhe ist bei psychogen überlagertem Analekzem für den Kranken von großem Nutzen.

Nach der Behandlung wird die Hautoberfläche luftgetrocknet. Auf die erkrankten Hautareale können nach Trocknung ein Dermatokortikoid (Creme) aufgetragen werden. Bei kurzzeitiger lokaler Kortikoidtherapie (5–7 Tage) tritt keine Atrophisierung ein. Dem Dermatokortikoid kann zur Infektionsprophylaxe ein antibakteriell und antimykotisch wirksames Antimikrobikum beigemischt werden. Auf Seifenwaschungen, Alkoholkonsum und Genuß von scharfen Gewürzen soll der Patient verzichten.

Nach dem Abklingen des akut nässenden Ekzems erfolgt die Klärung der auslösenden Ursache und deren kausale Behandlung (Ekzemprophylaxe).

Erschienen in:
tägl. prax. **33**, 138 (1992)
© 1992, Marseille Verlag, München

W. Klug, Dresden

Eukalyptus

Eucalyptus globulus (Eukalyptusblätter, Eukalyptusöl)

Arzneidroge und Inhaltsstoffe

Arzneilich verwendet werden Eukalyptusblätter. Sie enthalten 1,5–3% ätherisches Öl (Eukalyptusöl) mit dem Hauptbestandteil Cineol (1,8-Cineol, Eucalyptol; 70–95%) sowie kleine Mengen von Monoterpenen (u. a. α-Pinen, d-Limonen, p-Cymen) (s. 6, 14, 18). Eukalyptusblätter enthalten zudem reichlich Gerbstoffe (Tannine, Ellaggerbstoff), etwa 2–4% Triterpene (Ursolsäurederivate) und Flavonoide wie Quercetin und Rutin (18). In der Familie der Myrtaceae gibt es mehr als 500 Eukalyptusarten. Die größte kommerzielle Bedeutung besitzen Eucalyptus (E.) globulus, E. fruticetorum und E. smithii, außerdem noch E. amygdalina, E. citriodora, E. rostrata und E. viminalis. Manche, z. T. industriell genutzte Eukalyptusöle (z. B. aus E. viminalis) enthalten große Mengen Phellandren, das bei Inhalation irritierend wirkt (2a). Bei Hautkontakt mit Blättern verschiedener Eukalyptusarten wurde vereinzelt über Urtikaria, Dermatitis und andere Hautreaktionen berichtet (s. 2a).

Aromatisches Öl aus E. citriodora besteht im wesentlichen aus Citronellol. Frische und getrocknete Blätter mancher Eukalyptusarten (z. B. E. corynocalyx, E. cladocalyx, aber auch E. viminalis) enthalten zyanogene Glykoside, die unter bestimmten Bedingungen (z. B. Dürre) für weidende Tiere toxikologisch relevant sein können (E. cladycalix) (2a). Bei der medizinischen Verwendung von Eukalyptuszubereitungen ist die Herkunft des Ausgangsmaterials außerordentlich wichtig.

Insgesamt werden in dermatologischer Hinsicht Eukalyptusöl und Eucalyptol als allgemein nichtirritierend, nichtsensibilisierend phototoxisch eingeschätzt (experimentelle Untersuchungen; s. 2a).

Klinische Wirkungen und Wirksamkeit

Die kontrollierte klinisch-wissenschaftliche Auseinandersetzung mit Eukalyptusöl ist derzeit noch relativ beschränkt, da zur Beurteilung der Wirksamkeit hauptsächlich Berichtsammlungen vorliegen (s. 8, 11, 14). Klinische Studien, etwa zur Expektoration oder zur Anwendung bei Erkrankungen des oberen Respirationstraktes, sind fast ausschließlich mit Kombinationspräparaten durchgeführt worden, so daß keine unmittelbare Übertragbarkeit der Ergebnisse möglich ist (z. B. 3, 4, 12, 17; s. auch 14).

In den wenigen anderen Studien mit reinen Eukalyptuszubereitungen (akute Anwendung) ließ sich eine subjektive Symptomlinderung zeigen, während »objektive« Meßparameter (z. B. Rhinomanometrie) unbeeinflußt waren (2, s. 9, 14). Entsprechend den bislang vorliegenden Befunden gründet sich die klinische Anwendung bei Erwachsenen und Kindern (s. 6, 8, 9, 14, 16) in wesentlichen Aspekten auf »wissenschaftliches Erkenntnismaterial« sowie Extrapolationen aus tierexperimentellen Untersuchungen (s. 6, 14, 15).

Eukalyptusöl verursacht auf Haut und Schleimhäuten ein ausgeprägtes Kältegefühl (14). Damit kann ein Gefühl der erleichterten Atmung, zumindest im Bereich des oberen Respirationstraktes, einhergehen (2, 14). Eine Reihe von Patienten schildert auch eine erleichterte Expektoration.

Außerdem kann Eukalyptusöl, in Abhängigkeit von Dosis, Konzentration und Einwirkdauer, Reizungen von Haut und Schleimhäuten hervorrufen (14, 15), die sich in Rötung und Wärmegefühl (Hyperämie), gegebenenfalls auch Brennen, Stechen und weiteren Schädigungen äußern (14).

Sowohl bei äußerlicher wie auch innerlicher Anwendung kann die Bildung von Speichel und/oder Bronchialsekret gesteigert sein (s. 14, 19). Allerdings wird die Möglichkeit einer Sekretolyse durch ätherische Öle kontrovers diskutiert (s. 17a, 20). Mit einer erhöhten Sekretproduktion und einer gewissen lokalanästhetischen Wirksamkeit könnte die lindernde Wirkung z. B. bei Laryngitis zusammenhängen.

Außerdem sind gewisse spasmolytische, desodorierende und antiseptische sowie adstringierende (Eukalyptusblätter) Wirkungen beschrieben (s. 2a, 18, 19).

Eukalyptusöl wird u. a. als Einreibemittel kutan angewendet, um mit Hilfe der lokalen Wirkungen auf die Haut über kutisomatische und kutiviszerale Reflexbeziehungen auf Muskulatur, Gelenke, Skelettsystem, Bandapparat und viszerale Organe einzuwirken. Solche Anwendungen als Rubefaziens bzw. Kontrairritativum werden aufgrund von Erfahrungsberichten als mehr oder minder ausgeprägt wirksame Schmerzbehandlung in einer Reihe klinischer Situationen eingesetzt (6, 10, 19).

Pharmakokinetik

Die pharmakokinetischen Eigenschaften von 1,8-Cineol, einem Hauptbestandteil von Eukalyptusöl, lassen sich aus seiner Lipophilie ableiten (s. 14). Es wird rasch (innerhalb von Minuten) und in hohem Ausmaß von intakter Haut und Schleimhaut resorbiert (13, 14), bei Haut- und Schleimhautläsionen möglicherweise noch rascher und ausgeprägter. Auch in Form balneologischer Zusätze ist eine hervorragende transdermale Resorption beschrieben (14). Eine hohe Resorptionsquote ist auch nach inhalativer, oraler und rektaler Anwendung zu erwarten (14).

Nach oraler Gabe ist aufgrund eines ausgeprägten Lebermetabolismus mit einem hohen First-pass-Metabolismus zu rechnen (Hydroxilierung und/oder Glukuronidierung bzw. Sulfatierung) (14). Möglicherweise besteht ein enterohepatischer Kreislauf. Die inaktiven Metaboliten werden im wesentlichen über die Leber eliminiert. Geringe Mengen treten unverändert in Galle und Muttermilch über (14). Unverändert kann 1,8-Cineol über Lunge und Haut ausgeschieden werden.

Die Plasmaspiegel fallen initial rasch ab (rasche Verteilung in periphere Gewebekompartimente innerhalb weniger Minuten) (s. 2a, 14). Die 2. Phase der Elimination weist eine Halbwertszeit im Bereich von 30–45 Minuten auf (s. 2a, 14). Es ist ein hohes Verteilungsvolumen zu erwarten. Für andere hochlipophile Monoterpene wurden z. B. Werte von etwa 120 l/kg Körpergewicht gemessen.

Unerwünschte Wirkungen

Unerwünschte Wirkungen sind nach bestimmungsgemäßer Verwendung von Eukalyptuszubereitungen relativ selten und nicht schwerwiegend (Übelkeit, Erbrechen, Durchfall) (14, 16).

Konzentrationsabhängig kann es bei lokaler bzw. inhalativer Anwendung von Eukalyptusöl zu Rötungen von Haut und Schleimhaut kommen, außerdem zu Stechen, Brennen und Blasenbildung (14). Vereinzelt liegen Berichte über allergische Hautreaktionen vor (14). 1,8-Cineol ist als ein seltenes Kontaktallergen bekannt (7).

Intoxikation

Bei leichteren Vergiftungen treten, wenn überhaupt, in der Regel nur kurzdauernde zentralnervöse Symptome auf (Sedierung, Unruhe, Tremor, Ataxie), daneben gegebenenfalls Miosis, selten auch Mydriasis (14).

Nach oraler Aufnahme größerer Mengen des ätherischen Öls können durchaus gravierende Irritationen der gastrointestinalen Schleimhäute vorkommen: Übelkeit, Erbrechen, Bauchschmerzen, heftige, z. T »blutige« Bauchschmerzen (14). Die systemischen Wirkungen einer Überdosierung entsprechen denjenigen einer Reihe anderer ätherischer Öle: Es sind neben respiratorischen Symptomen (bis hin zu Bronchospasmus und Tachypnoe) vor allem zentralnervöse Symptome, wie Reflexabschwächung bis Reflexverlust, Erregung oder Depression bis hin zu Krampfanfällen, Koma, Atem- bzw. Kreislaufdepression (2a, 14). Bei sehr schweren Vergiftungen wurden auch Nieren- und/oder Leberschäden beobachtet (14).

Bei Erwachsenen wurden Todesfälle bereits nach der Einnahme von 4–5 ml Eukalyptusöl beschrieben (14). Nach 30 ml sollen bei unbehandelten Patienten Todesfälle wahrscheinlich sein (14). Vereinzelt wurden allerdings auch Mengen von 120–220 ml überlebt (14). Kasuistiken berichten, daß Kinder Dosen von 10 ml (3 Jahre) und 22,5 ml (8 Jahre) überlebten (14). Als mutmaßliche toxische Dosen für Erwachsene werden 10–20 ml Eukalyptusöl angesehen (5, 14).

Insgesamt liegen nur relativ wenig humantoxikologische Daten zu Eukalyptus und Eukalyptusöl vor. Nach Angaben einer Beratungsstelle für Vergiftungen treten toxische Symptome nach akzidenteller Überdosierung möglicherweise seltener auf als es die kasuistischen Beschreibungen erwarten lassen (1).

Vergiftungen durch Eukalyptusblätter sind eher unwahrscheinlich (14).

Wechselwirkungen

Aufgrund tierexperimenteller Untersuchungen (s. 2a) muß evtl. mit einer gewissen Enzyminduktion in der Leber gerechnet werden (14).

Schwangerschaft und Stillperiode

Klinische Daten über eine Anwendung während Schwangerschaft und Stillperiode liegen nicht vor. Cineol tritt in geringen Mengen in die Muttermilch über (14).

Anwendung

In der Monographie der Kommission E des Bundesgesundheitsamtes sind folgende Anwendungsgebiete aufgeführt (s. 18): Erkältungskrankheiten der oberen Luftwege.

In der Standardzulassung sind angegeben (s. 18): Erkältungskrankheiten der oberen Luftwege, Bronchitis.

Volksmedizinisch werden Eukalyptusblätter und deren Zubereitungen auch als Magen-Darmmittel (Tanningehalt?) sowie bei Blasenkrankheiten angewendet (18, 19).

Dosierungen

In der Monographie der Kommission E des Bundesgesundheitsamtes sind folgende Dosierungsempfehlungen angeführt (s. 18): Soweit nicht anders verordnet, bei innnerer Anwendung als mittlere Tagesdosis 4–6 g Droge, Zubereitungen entsprechend.

In der Standardzulassung ist angegeben (s. 18): etwa 2–3 g Droge (1 Teelöffel entspricht etwa 1,8 g Eukalyptusblätter) mit heißem Wasser (etwa 150 ml) übergießen und nach etwa 10 Minuten abseien. Soweit nicht anders verordnet, 3mal täglich eine Tasse frisch zubereitet trinken.

Zur Inhalation werden die Dämpfe des noch heißen Teeaufgusses tief eingeatmet.

Als orale Tagesdosis für Cineol werden 0,3–0,6 g genannt, Zubereitungen entsprechend (6, 14), als orale Einzeldosen für Cineol und Eukalyptusöl 0,2 g (s. 14).

Für die lokale Anwendung als Einreibung werden für Eukalyptusöl und Cineol 20%ige Konzentrationen empfohlen (s. 14).

Eukalyptusblätter werden derzeit im Gegensatz zum ätherischen Öl relativ selten angewendet. Die unterschiedlichen Dosierungsempfehlungen weisen darauf hin, daß die Dosisfindung noch nicht als abgeschlossen betrachtet werden kann.

Gegenanzeigen

Überempfindlichkeit auf Eukalyptus und seine Bestandteile sind Kontraindikationen. In der Monographie der Kommission E des Bundesgesundheitsamtes werden folgende Gegenanzeigen genannt: entzündliche Erkrankungen im Magen-Darmbereich und im Bereich der Gallenwege; schwere Lebererkrankungen. Bei Säuglingen und Kleinkindern sollten Eukalyptus-Zubereitungen nicht im Bereich des Gesichtes, speziell der Nase, aufgetragen werden (s. 18).

Literatur

1. BUNJES, R.: Ätherische Öle. In: KRIENKE, E. G., K. E. v. MÜHLENDAHL u. U. OBERDISSE (Hrsg): Vergiftungen im Kindesalter. 2. Aufl., S. 80–81. Enke, Stuttgart 1986.
2. BURROW, A., R. ECCLES u. A. S. JONES: The effects of camphor, eucalyptus and menthol on nasal resistance to airflow and nasal sensation. Acta oto-lar **96**, 157–161 (1983).
2a. CORRIGAN, D.: Eucalyptus Species. In: De SMET, P. A. G. M., K. KELLER, R. HÄNSEL u. R. F. CHANDLER (Hrsg.): Adverse effects of herbal drugs. Vol. 1, S. 125–133. Springer, Berlin-Heidelberg-New York 1992.
3. DOROW, P. u. Mitarb.: Einfluß eines Sekretolytikums und einer Kombination von Pinen, Limonen und Cineol auf die mukoziliäre Clearance bei Patienten mit chronisch obstruktiver Atemwegserkrankung. Arzneimittel-Forsch. (Drug Res) **37**, 1378–1381 (1987).
4. DOROW, P.: Welchen Einfluß hat Cineol auf die mukoziliäre Clearance? Therapiewoche **39**, 2652–2654 (1989).
5. DREISBACH, R. H. u. W. O. ROBERTSON: Handbook of poisoning. 12. Aufl. Appleton and Lange, Norwalk-Los Altos 1987.
6. HÄNSEL, R.: Phytopharmaka. Grundlagen und Praxis. 2. Aufl. Springer, Berlin-Heidelberg-New York 1991.
7. HAUSEN, B.: Allergiepflanzen – Pflanzenallergene. Handbuch und Atlas der allergie-indizierenden Wild- und Kulturpflanzen. ecomed, Landsberg-München 1988.
8. HELLENBRECHT, D. u. R. SALLER: Anwendung von Cineol. internist. prax. **27**, 757–758 (1987).
9. HELLENBRECHT, D. u. R. SALLER: Einreibemittel bei Bronchitiden oder Erkältungskrankheiten. internist. prax. **26**, 388–390 (1986).
10. HELLENBRECHT, D. u. R. SALLER: Perkutane analgetische und antiphlogistische Behandlung. In: SALLER, R. u. D. HELLENBRECHT (Hrsg): Schmerzen. Therapie in Praxis und Klinik, S. 245–261. Hans Marseille Verlag, München 1991.
11. LEWIS, W. H. u. M. P. F. ELVIN-LEWIS: Medical botany. Plants affecting man's health. Wiley, New York-London-Sydney-Toronto 1977.
12. LINSENMANN, P., H. HERMAT u. M. SWOBODA: Therapeutischer Wert ätherischer Öle bei chronisch-obstruktiver Bronchitis. Atemwegs-Lungenkr. **15**, 152–156 (1989).
13. RÖMMELT, H. u. Mitarb.: Pharmakokinetik ätherischer Öle nach Inhalation mit einer terpenhaltigen Salbe. Z. Phytother. **9**, 14–16 (1988).
14. SALLER, R., A. HELLSTERN u. D. HELLENBRECHT: Klinische Pharmakologie und Anwendung von Cineol und Menthol als Bestandteile ätherischer Öle. internist. prax. **28**, 355–364 (1988).
15. SCHILCHER, H.: Ätherische Öle – Wirkungen und Nebenwirkungen. Dtsch. Apoth. Ztg. **124**, 1433–1442 (1983).
16. SCHILCHER, H.: Phytotherapie in der Kinderheilkunde. Wissenschaftl. Verlagsges., Stuttgart 1991.
17. STAFUNSKY, M., G. E. MANTEUFFEL u. M. SWOBODA: Therapie der akuten Tracheobronchitis mit ätherischen Ölen und mit Soleinhalationen – ein Doppelblindversuch. Z. Phytother. **10**, 130–134 (1989).
17a. VOSHAAR, T. u. D. KÖHLER: Physiologie und Pathologie der bronchopulmonalen Reinigungsmechanismen. Medikamentöse und physikalische Behandlungsmöglichkeiten. internist. prax. **32**, 487–498 (1992).
18. WICHTL, M. (Hrsg): Teedrogen. Ein Handbuch für die Praxis auf wissenschaftlicher Grundlage. 2. Aufl. Wissenschaftl. Verlagsges., Stuttgart 1989.
19. WREN, R. C.: Potter's new encyclopaedia of botanical drugs and preparations. Daniel Company, Saffron Walden 1988.
20. ZIMENT, I.: Respiratory Pharmacology and therapeutics. Saunders, Philadelphia-London-Toronto 1978.

R. SALLER und D. HELLENBRECHT,
Frankfurt am Main

Gelbwurz, javanische

Curcuma xanthorrhiza bei dyspeptischen Beschwerden

Curcumae xanthorrhizae rhizoma, die *Javanische Gelbwurz* wird zur Herstellung von Mono- und Kombinationspräparaten zur Therapie von dyspeptischen Beschwerden verwendet.

Curcuma xanthorrhiza ROXB., im Ursprungsland auch als Temoe La wak bezeichnet, ist eine auf Java und in Südchina beheimatete ausdauernde krautige Pflanze mit knollig verdicktem Rhizom. Aus diesem Hauptwurzelstock wachsen zahlreiche, an ihrem Ende verdickte Wurzeln, mehrere zylindrische Nebenwurzelstöcke und kurze Sproßachsen. Diese sind unten mit Niederblättern und mit bis zu 1 m langen lanzettlichen Laubblättern besetzt. Diese umschließen einen zapfenartigen etwa 20 cm langen Blütenstand mit zahlreichen großen gelben Einzelblüten.

Als Droge dienen die knolligen, knospentragenden Rhizomstiele. Die getrocknete Droge ist graubraun und besitzt einen scharfen, bitteren Geschmack.

Inhaltsstoffe: Die Javanische Gelbwurzel enthält 6–11% eines scharf schmeckenden ätherischen, vorwiegend aus 1-Cycloisoprenmyrcen und Xanthorrhizol bestehenden Öls sowie 1–2% Curcumin und Monodesmethoxycurcumin.

Pharmakologie: Das aromatisch-scharf schmeckende ätherische Öl besitzt eine choleretische Wirkung, während die Curcumine choleretisch und cholekinetisch wirken.

Die Wirkung von Curcuma auf die Galleausschüttung beruht wahrscheinlich auf 2 verschiedenen Mechanismen. Gesichert ist, daß Cucurmin und Monodesmethoxycurcumin direkt auf die Bildung von Galleflüssigkeit und cholezystokinetisch (Galleausschüttung durch Curcuma-induzierte Kontraktion der Gallenblase) wirken. Ebenfalls nachgewiesen ist die choleretische Wirkung des ätherischen Öles. Da dieses einen aromatisch-scharfen und bitteren Geschmack hat, könnte für diesen Inhaltsstoff ein ähnlicher Wirkungsmechanismus angenommen werden wie für die Bitterstoffdrogen, d. h. Freisetzung von Gastrin, Stimulierung der Motorik von Darm und Dünndarm und Anregung der Produktion von Pankreassaft.

Zur Wirksamkeit von Curcuma xanthorrhiza liegen zahlreiche Veröffentlichungen über tierexperimentelle Untersuchungen und Erfahrungsberichte vor (1–8). Berichte zur therapeutischen Wirksamkeit von Curcumapräparationen finden sich vor allem in älteren Arbeiten (1931–1943). Die neueste klinische Studie von DORN (3) stammt aus dem Jahr 1990/91 und belegt ebenfalls die Wirksamkeit des Gesamtextrakts aus Curcuma xanthorrhiza.

Aufgrund der vorliegenden wissenschaftlichen Erkenntnis wurde am 6. 7. 1988 im Bundesanzeiger Nr. 122 folgende Positivmonographie veröffentlicht:

Bezeichnung des Arzneimittels: Curcumae xanthorrhizae rhizoma, Javanische Gelbwurz.

Bestandteile des Arzneimittels: Javanische Gelbwurz besteht aus den in Scheiben geschnittenen, getrockneten, knolligen Wurzelstöcken von Curcuma xanthorrhiza Roxburgh (Synonym: Curcuma xanthorrhiza D. DIETRICH) sowie deren Zubereitungen in wirksamer Dosierung. Die Droge enthält ätherisches Öl und Dicinnamoylmethan-Derivate.

Anwendungsgebiete: Dyspeptische Beschwerden.

Gegenanzeigen: Verschluß der Gallenwege; Gallensteine.

Nebenwirkungen: Bei längerem Gebrauch Magenbeschwerden.

Wechselwirkungen mit anderen Mitteln: Keine bekannt.

Dosierung: Soweit nicht anders verordnet: mittlere Tagesdosis 2 g Droge, Zubereitungen entsprechend.

Art der Anwendung: Zerkleinerte Droge für Aufgüsse sowie andere galenische Zubereitungen zum Einnehmen.

Wirkungen: choleretisch.

Präparate: Curcumen. Curcuma ist ferner Bestandteil von über 40 Kombinationspräparaten.

Literatur

1. BAUMANN, J. Ch., K. HEINTZE u. H.-W. MUTH: Klinische-experimentelle Untersuchungen der Gallen-, Pankreas- und Magensaftsekretion unter den phytocholagogen Wirkstoffen einer Carduus-marianus-Chelidonium-Curcuma-Suspension. Arzneimittel-Forsch. **1**, 98–101 (1971).
2. BAUMANN, J. Ch.: Über die Wirkung von Chelidonium, Curcuma, Absinth und Carduus marianus auf die Galle- und Pankreassekretion bei Hepatopathien. Med. Mschr. **4**, 173–180 (1975).
3. DORN, M.: Pharmakologische Wirkungen und therapeutischer Einsatz von Curcuma xanthorrhiza Curcumen (1991): unveröffentlicht.
4. GÄBLER, H.: Curcuma xanthorrhiza Roxburgh. Die Heilkunst **90**, 378 (1977).
5. HOLDER, G. M. u. Mitarb.: The metabolism and excretion of curcumin (1,7-Bis-[4-hydroxy-3-methoxyphenyl]-1,6-heptadiene-3,5-dione) in the rat. Xenobiotica **8**, 761–768 (1978).
6. LINÉT, O. u. Mitarb.: Über den choleretischen Effekt einiger Carbinole. Arzneimittel-Forsch. **12**, 347–352 (1962).
7. NISSEN, K.: 25 Jahre Erfahrung mit Curcuma in der Leber- und Gallenwegtherapie. Med. Klin. **3**, 93–95 (1957).
8. WAHLSTRÖM, B. u. G. BLENNOW: A study on the fate of curcumin in the rat. Acta pharmac. tox. **43**, 86–92 (1978).

H. D. REUTER, Köln

Ginkgo

Ginkgo biloba Extrakte

Ginkgo biloba Extrakt ist im Handel als Filmtabletten, Dragees, Tropfen und Ampullen zur intravenösen Applikation. Ein allgemeines Problem pflanzlicher Extrakte muß auch bei den verschiedenen Ginkgo-Präparaten beachtet werden: Die Zusammensetzung von Extrakten und damit auch die Wirkungen können stark vom Extraktionsverfahren und der weiteren Präparation abhängen. Hier können die Unterschiede zwischen verschiedenen Herstellern noch größer sein als die »nur« galenischen Unterschiede von Monosubstanzen. Insofern beziehen sich die folgenden Ausführungen auf standardisierte Ginkgo biloba Extrakte, deren Wirksamkeit in verschiedenen Therapiestudien untersucht wurde (EGb 761 in *Tebonin, Rökan, Ginkobil ratiopharm* bzw. LI 1370 in *Kaveri*). Auf andere sich im Handel befindliche Ginkgo-Präparate können die nachfolgenden Aussagen nicht ohne weiteres übertragen werden.

Als Indikation für die Anwendung von Ginkgo biloba Extrakte werden in der Roten Liste periphere Durchblutungsstörungen, Hirnleistungs-/durchblutungsstörungen und unterstützende Behandlung eines infolge eines Zervikalsyndroms beeinträchtigten Hörvermögens angegeben. Üblicherweise werden die Extrakte auf Ginkgoflavonglykoside standardisiert, enthalten aber unter anderem auch Proanthocyanide und Terpene (wie Bilobalide oder Ginkgolide) (34). Die Flavonglykoside, Bilobalide und Ginkgolide zeigen pharmakologische Effekte auf die im folgenden kurz eingegangen werden soll. Welcher der Bestandteile für die klinischen Wirkungen im einzelnen verantwortlich ist, ist nicht bekannt.

Wirkungen von Ginkgo biloba Extrakten im Tierversuch

Radioaktiv markierter EGb 761 tritt bei Ratten sehr rasch ins Blut über (Absorptionsrate 60%) und zeigt eine hohe Affinität für glanduläres und neuronales Gewebe. Die biologische Halbwertszeit liegt bei 4,5 Stunden und die Ausscheidung des zur Markierung verwandten C14 erfolgte über die Lunge (38% nach 72 Std.) und den Urogenitaltrakt (21% nach 72 Std.) (24).

Weitere Versuche an Ratten haben gezeigt, daß Ginkgo biloba Extrakt (EGb 761) das Rattengehirn gegen inkomplette Ischämie schützen kann (25). Mit EGb 761 behandelte Tiere überleben in Hypoxie signifikant länger (mehr als doppelt so lange) als nicht behandelte (6, 7). In vitro-Versuche an der Kaninchenaorta ergaben Hinweise dafür, daß EGb durch verschiedene Mechanismen (u. a. PAF-Antagonismus) die Gefäßrelaxation fördert (3).

Eine weitere Wirkung im Tierversuch, die von verschiedenen Autoren beobachtet wurde, ist eine Minderung des durch Triäthyltin-Intoxikation ausgelösten zytotoxischen Hirnödems, sowohl bei Beginn der EGb-Therapie vor als auch nach der Intoxikation (5, 25, 28). Rezeptoruntersuchungen an Ratten, die über Monate mit EGb 761 behandelt wurden, ergaben einen geringeren Verlust von Muskarin-Rezeptoren mit zunehmendem Alter als bei nicht behandelten Ratten. Andere Rezeptortypen wurden nicht beeinflußt (30).

In Verhaltensexperimenten ergab sich, daß mit EGb behandelte alte Ratten signifikant schneller und besser ein Vermeidungsverhalten erlernen als nicht behandelte. Eine andere Arbeitsgruppe konnte eine protektive Wirkung von EGb auf Schallschäden am Innenohr des Meerschweinchens nachweisen (29). In einer Studie am Innenohr von Katzen konnte mit einer Durchblutungsmessung über die Wasserstoffauswaschung aus der Cochlea gezeigt werden, daß EGb im Vergleich zu physiologischer Kochsalzlösung bei hypotensiver Ischämie zu einer signifikanten stärkeren Durchblutungssteigerung führt (22).

Klinisch experimentelle Wirkungen

Nach Injektion von 35 mg EGb 761 i.v. konnten HEISS u. ZEITLER (15) bei 12 Patienten mit Hilfe der Xenon-Clearance-Methode eine signifikante Durchblutungssteigerung des Gehirns nachweisen. Gleichsinnig ließen sich unter Gabe von Ginkgo biloba Extrakt (LI 1370) (17, 21) Besserungen der Mikrozirkulation kutan und an der Retina erkennen. Auch ließ sich Einfluß auf den Umsatz von Glukose und Sauerstoff im Gehirn aufzeigen (31). Signifikante Veränderungen der Powerspektren des Elektroenzephalogramms ließen sich jedoch bei EGb-Gabe über 4–12 Wochen nicht feststellen (11, 36).

Bei Inkubation venösen Blutes von Patienten mit EGb 761 läßt sich eine signifikante Minderung der Erythrozytenaggregation beobachten, während die Erythrozytenflexibilität unbeeinflußt blieb (10). Dieser Effekt ließ sich ebenso in vivo nachweisen (26). Auch ließ sich nach akuter i.v. Gabe von 10 ml EGb (35 mg) bei 10 Patienten mit Hirninfarkt, 8 mit peripherer Verschlußkrankheit (Stadium II) und 8 Kontrollen eine signifikante Senkung der Vollblutviskosität feststellen (16).

Bei Patienten mit schweren frischen Hirninfarkten konnte mittels oszillierendem Kapillarrheometer eine gegenüber Kontrollen mit ausschließlicher 10% Dextran 40-Therapie eine signifikante Senkung des viskösen und elastischen Parameters der Vollblutviskosität unter zusätzlicher Therapie mit EGb 761 über 10 Tage nachgewiesen werden (1).

Wirksamkeit bei bestimmten klinischen Syndromen

Periphere arterielle Verschlußkrankheit

Die periphere arterielle Verschlußkrankheit mit dem klinischen Bild der Claudicatio intermittens bietet auf einfache Weise durch Messung der Gehstrecke die Möglichkeit, durchblutungsfördernde Substanzen auf ihre Wirksamkeit zu prüfen. Eine weitere einfache klinische Prüfmöglichkeit ist die Lagerungsprobe nach RATSCHOW, bei welcher die Zeit bis zum Auftreten des ischämischen Schmerzes gemessen wird, wenn der Patient in Rückenlage die Beine in der Senkrechten hält, und die Zeit, bis nach dem Aufsetzen wieder Hautrötung und Venenrelief am herunterhängenden Bein sichtbar werden.

Zwei Doppelblindstudien mit EGb zeigen eine gegenüber Plazebo signifikante Besserung. Bei der ersten Untersuchung handelt es sich um eine Doppelblind-Cross-Over-Studie an 29 Patienten (11 Männer/18 Frauen) mit einer peripheren arteriellen Verschlußkrankheit Stadium II nach FONTAINE. Geprüft wurden die Lagerungsprobe nach RATSCHOW, Gehstrecke, Zehenstandsprobe und die Hauttemperatur. Für alle Parameter ergab sich eine signifikante Besserung bei oraler Verumgabe (160 mg/d) gegenüber Plazebo von $p < 0,0001$ nach jeweils 6 Wochen (27).

Die 2. Untersuchung war als randomisierte Doppelblindstudie mit 79 Patienten mit peripherer Verschlußkrankheit Stadium IIb nach FONTAINE angelegt. Geprüft wurden eine subjektive Schmerzskala, die Gehstrecke, der Blutfluß in den Beinen mit Hilfe der Plethysmographie und der Dopplersonographie über einen Therapiezeitraum von 24 Wochen. Es ergab sich wiederum ein signifikanter Effekt bei oraler Verumgabe (n = 44, 120 mg/d) im Vergleich zu Plazebo (n = 35) schon ab der 6. Woche für die subjektive Schmerzbeurteilung, die Gehstrecke und die plethysmographisch gemessene Ruhedurchblutung ($p < 0,001$), nicht jedoch bei der dopplersonographischen Untersuchung (4).

Läsionen des Innenohres

Therapieberichte bei akuten Hörsturz beziehungsweise bei Hörstörungen in Zusammenhang mit Zervikalsyndromen liegen in Form von 2 Mitteilungen desselben Autors als offene Therapiestudien vor, in denen eine Besserung unter EGb 761 Therapie registriert wurde. Diese Mitteilungen sind jedoch nicht verwertbar, da unklar bleibt, inwieweit es sich nicht doch um Spontanverläufe handelt (19, 20).

In einer randomisierten Doppelblindstudie an 35 Patienten mit vestibulärem Schwindel infolge eines M. MENIÈRE, einer Neuropathia vestibularis oder posttraumatisch, die über 4 Wochen mit 160 mg/d EGb 761 beziehungsweise Plazebo oral und krankengymnastisch behandelt wurden, konnte gezeigt werden, daß mit Verum behandelte Patienten eine raschere Körperstabilisierung zeigen als mit Plazebo behandelte. Das Therapieergebnis wurde posturographisch kontrolliert (14).

Zerebrale Leistungsstörungen

Zur Frage der Wirksamkeit von Ginkgo biloba Extrakten bei zerebralen Leistungsstörungen liegen etwa 40 Studien vor, die hier nur ausschnittweise dargestellt werden können.

Eine Bewertung durch international anerkannte Reviewer findet sich bei DE FEUDIS bzw. KLEIJNEN und KNIPSCHILD (8, 18). Bei 20 älteren Menschen (57–77 Jahre) konnten im Doppelblindversuch unter 3×40 mg EGb oral nach 12 Wochen eine Vigilanzsteigerung und Verkürzung der Reaktionszeit gemessen werden (11). Ebenso ließen sich bei einer größeren Gruppe älterer Menschen mit leichten zerebralen Leistungsstörungen ungeklärter bzw. verschiedener Ätiologie sowohl in offenen als auch in randomisierten Doppelblindstudien jeweils Verbesserungen unter EGb-Therapie (3×40 mg oral) für eine ganze Batterie unterschiedlicher psychologischer Tests nachweisen (2, 3, 12, 23).

Weiterhin wurde versucht, die Wirkung auf eine vom Patienten und/oder Arzt subjektiv eingeschätzte Symptomliste zu untersuchen. Hierbei ergab sich in 2 Doppelblindstudien an einem jeweils unausgelesenen Krankengut von Patienten mit chronischer zerebrovaskulärer Insuffizienz bei oraler Therapie mit 120 mg/d EGb über 30 Tage bis 52 Wochen eine gegenüber Plazebo signifikante Wirkung auf die Symptome Schwindel, Kopfschmerzen, Ohrensausen, Merkfähigkeit, Vigilanz und depressive Verstimmung (9, 32).

In mehreren randomisierten Doppelblindstudien wurde bisher an definierten Krankheitsbildern (primär degenerative Demenz, Multiinfarktdemenz) die Wirkung von EGb 761 bzw. Ll 1370 mit Hilfe validierter klinischer Skalen und einzelner Testverfahren bzw. Ratings von Begleitsymptomen nachgewiesen.

Eine Studie untersuchte über eine Behandlungszeit von 12 Wochen Patienten mit einer leichten bis mittelschweren Leistungsstörung bei primär degenerativer Demenz, wobei gleichzeitig die Wirkung von EGb 761 mit Coergocristin verglichen wurde. Dabei ergab sich, daß im Vergleich zu Plazebo unter 120 mg/d EGb 761 oral schon ab der 4. Woche eine signifikante Besserung der Summenscores der klinischen Skalen nachgewiesen werden kann ($p < 0,005$), was auf eine Besserung des Verhaltens der Patienten hinweist. Die Analyse der Einzelskalen ergab eine Änderung der Scores um 20–30%. Ebenso war eine Besserung in den zusätzlichen Testverfahren (Flimmerverschmelzungstest, Reaktionszeit, Zahlennachsprechen) in allen Fällen mindestens ab der 8. Woche nachweisbar. Ein Unterschied zwischen dem Therapieergebnis von EGb 761 und Coergocristin bestand nicht (35).

Zwei andere Studien konnten bei Patienten mit leichter bis mittelschwerer vaskulärer Demenz unter 120 mg/d EGb 761 bzw. Ll 1370 oral über 12 Wochen eine signifikante Besserung der Summenscores der klinischen Skala (SCAG) nachweisen ($p < 0,05$) (13, 33).

Schlußfolgerungen

Sowohl in tierexperimentellen als auch in klinisch-experimentellen Untersuchungen zeigen Ginkgo biloba Extrakte pharmakologische Effekte in unterschiedlichen Versuchsanordnungen, wobei ein wesentliches Wirkungsprinzip die Beeinflussung der rheologischen Eigenschaften des Blutes ist. Als eine Indikation für Ginkgo biloba Extrakte kann die Therapie der **peripheren arteriellen Verschlußkrankheit** im Stadium II angenommen werden, da hier zumindest 2 Doppelblindstudien von verschiedenen Untersuchern vorliegen, die einen signifikanten Effekt im Vergleich zu Plazebo auf Gehstrecke und andere Parameter nachweisen.

Die Therapieindikation **Hörstörungen** auf dem Boden eines Zervikalsyndroms muß als unzureichend begründet angesehen werden, zumal auch offen bleibt, inwieweit ein solches Krankheitsbild diagnostisch gesichert oder lediglich mit der Vermutung eines Zusammenhangs angenommen werden kann.

Zur Frage **zerebraler Leistungsstörungen** liegt eine größere Zahl auch international anerkannter Doppelblind-Studien vor, die alle gleichsinnig einen Effekt auf Vigilanz, testpsychologische Parameter oder subjektiv eingeschätzte Symptome (Schwindel, Kopfschmerzen, Stimmungslabilität u. a.) und international standardisierte klinische Skalen ergeben, so daß eine Wirkung auf die untersuchten Parameter in gleicher Weise als gesichert gelten kann, wie bei anderen Nootropika (z. B. Coergocristin, Naftidrofuryl, Nimodipin, Pirazetam u. a.).

Ein Vergleich entsprechender klinischer Arbeiten bei zerebralen Leistungsstörungen zeigt für alle Präparate eine Besserung der Scores der klinischen Skalen um etwa 20–30% nach 4–12 Wochen, d. h. 70–80% der Symptomatik besteht noch weiterhin.

Trotz teils überschwenglicher Wertung durch die Hersteller und Verweis auf besondere Wirkungsmechanismen, hat bisher keine der genannten Substanzen hier einen signifikanten Fortschritt erbracht, so daß die Entscheidung, ob man diese sicherlich mühevoll verifizierten Symptombesserungen als therapeutische Wirksamkeit anerkennt und welche der Präparate man dann auswählt, dem Ermessen des behandelnden Arztes überlassen bleibt.

Emotionale Einschätzungen bleiben bei diesem sehr unterschiedlichen Präparatespektrum wohl nicht aus!

Literatur

1. ANADERE, I., H. CHMIEL u. S. WITTE: Hemorheological findings in patients with completed stroke and the influence of a Ginkgo biloba extract. Clin. Hemorheol. **5**, 411–420 (1985).
2. ARRIGO, A.: Behandlung der chronischen zerebrovaskulären Insuffizienz mit Ginkgo-biloba-Extrakt. Therapiewoche **36**, 5208–5218 (1986).
3. AUGUET, M. u. Mitarb.: The pharmacological bases for the vascular impact of Ginkgo biloba extract. In: E. W. FÜNFGELD (Hrsg.): Rökan (Ginkgo biloba). Recent results in pharmacology and clinic, S. 169–179. Springer, Berlin-Heidelberg-New York 1988.
4. BAUER, U.: 6-monatige randomisierte Doppelblind-Studie zur Wirkung von Extraktum Ginkgo biloba im Vergleich zu Plazebo bei Patienten mit peripheren chronisch arteriellen Verschlußkrankheiten. Drug Res **34**, 716–720 (1984).
5. BORZEIX, M. G.: Effects of Ginkgo biloba extract on two types of cerebral edema. In: A. AGNOLI u. Mitarb. (Hrsg.): Effects of Ginkgo biloba extract on organic cerebral impairment, S. 51–56. John Libbey, London-Paris 1985.
6. CHATTERJEE, S. S. u. B. GABARD: Protective effect of an extract of Ginkgo biloba and other Hydroxyl Radical Scavengers against hypoxia, S. 483f. Abstract: 8th Intern Congress of Pharmacol (IUPHR). Tokyo, Juli 19.–24., 1981.
7. CHATTERJEE, S. S. u. G. TRUNZLER: Neue Ergebnisse aus der Ginkgo-Forschung. Ärztez. Naturheilverf. **22**, 593–604 (1981).
8. DeFEUDIS, F. V.: Ginkgo biloba extract (EGb 761): Pharmacological activities and clinical applications. Elsevier, Amsterdam-London-Paris-New York-Tokyo 1991.
9. ECKMANN, F. u. H. SCHLAG: Kontrollierte Doppelblind-Studie zum Wirksamkeitsnachweis von Tebonin forte bei Patienten mit zerebrovaskulärer Insuffizienz. Fortschr. Med. **100**, 1474–1478 (1982).
10. ERNST, E. u. A. MATRAI: Hämorheologische In-vitro-Effekte von Ginkgo-biloba. Herz/Kreisl. **18**, 358–360 (1986).
11. GEÁNER, B., A. VOELP u. M. KLASSER: Study of the long-term action of a Ginkgo biloba extract on vigilance and mental performance as determined by means of quantitative pharmacoeeg and psychometric measurements. Drug Res **35**, 1459–1465 (1985).
12. HAAN, J. u. Mitarb.: Ginkgo-biloba-Flavonglykoside. Therapiemöglichkeit der zerebralen Insuffizienz. Medsche Welt **33**, 1001–1005 (1982).
13. HALAMA, P., G. BARTSCH u. G. MENG: Hirnleistungsstörungen vaskulärer Genese. Randomisierte Doppelblindstudie zur Wirksamkeit von Ginkgo-biloba-Extrakt. Fortschr. Med. **106**, 408–412 (1988).
14. HAMANN, K.-F.: Physikalische Therapie des vestibulären Schwindels in Verbindung mit Ginkgo-biloba-Extrakt. Therapiewoche **35**, 4586–4590 (1985).
15. HEISS, W.-D. u. K. ZEILER: Medikamentöse Beeinflussung der Hirndurchblutung. Pharmakotherapia **1**, 137–144 (1978).
16. HOSSMANN, V., W. D. HEISS u. H. BEWERMEYER: Therapie des akuten ischämischen Insultes durch rheologisch wirksame Substanzen. In: Fortschritte der technischen Medizin in der neurologischen Diagnostik und Therapie, S. 455–460. Wien 1980.
17. JUNG, F. u. Mitarb.: Wirkung von Ginkgo biloba auf die kutane Mikrozirkulation. Münch. med. Wschr. **133** (Suppl 1), 44–46 (1991).
18. KLEIJNEN, J. u. P. KNIPSCHILD: Ginkgo biloba for cerebral insufficiency. Br. J. clin. Pharmacol. **34**, 352–358 (1992).
19. KOEPPEL, F. W.: Therapie mit einem vasoaktiven Phytopharmakon bei Hörstörungen, die durch ein Zervikalsyndrom bedingt sind. Therapiewoche **30**, 7216–7223 (1980).
20. KOEPPEL, F. W.: Über die Wirkung von Tebonin beim Hörverlust unbekannter Ursache und toxischer Innenohrschwerhörigkeit. Therapiewoche **30**, 5852–5854 (1980).
21. KOZA, K. D., F. D. ERNST u. E. SPÖRL: Retinaler Blutfluß nach Ginkgo-biloba-Therapie bei Fundus hypertonicus. Münch. med. Wschr. **133** (Suppl 1), 51–53 (1991).
22. MAASS, B., J. SILBERZAHN u. R. SIMON: Zur Wirkung von Ginkgo-biloba-Extrakt auf die Wasserstoff-Auswaschvorgänge an der Cochleabasis unter hypotensiver Ischämie. extractta otorhinolaryngologica **9**, 169–175 (1987).

23. MICHEL, P. F.: Chronic cerebral insufficiency and Ginkgo biloba extract. In: A. AGNOLI u. Mitarb. (Hrsg.): Effects of Ginkgo biloba on organic cerebral impairment, S. 71–76. John Libbey, London-Paris 1985.
24. MOREAU, J. P. u. Mitarb.: Absorption, distribution et elimination de l'extrait marque de feuilles de Ginkgo biloba chez le rat. La Presse Med **15,** 1458–1461 (1986).
25. OTANI, M. u. Mitarb.: Effect of an extract of Ginkgo biloba on triethyltin-induced cerebral edema. Acta Neuropathol. (Berl) **69,** 54–65 (1986).
26. RUDOFSKY, G.: Wirkung von Ginkgo-biloba-Extrakt bei arterieller Verschlußkrankheit. Fortschr. Med. **105,** 397–400 (1987).
27. SALZ, H.: Zur Wirksamkeit eines Ginkgo-biloba-Präparates bei arteriellen Durchblutungsstörungen der unteren Extremität. Therapie Gegenw. **119,** 3–10 (1980).
28. SANCESARIO, G. u. G. W. KREUTZBERG: Stimulation of astrocytes affects cytotoxic brain edema. Acta Neuropathol. (Berl) **72,** 3–14 (1986).
29. STANGE, G. u. C. D. BENNING: Beeinfußung des akustischen Traumas durch einen Ginkgo biloba Extrakt. Archs Oto-Rhino-Lar. **209,** 203–209 (1975).
30. TAYLOR, J. E.: The effects of chronic, oral Ginkgo biloba extract administration on neurotranmitter receptor binding in young and aged Fisher 344 rats. In: A. AGNOLI u. Mitarb. (Hrsg.): Effects of Ginkgo biloba extract on organic cerebral impairment, S. 31–34. John Libbey, London-Paris 1985.
31. TEA, S. u. Mitarb.: Quantifizierte Parameter zum Nachweis zerebraler Durchblutungs- und Stoffwechselsteigerung unter Ginkgo-biloba-Therapie. Therapiewoche **37,** 2655–2657 (1987).
32. VORBERG, G.: Ginkgo biloba extract (GBE): A long-term study of chronical cerebral insufficiency in geriatric patients. Clin. Tri. J. **22,** 149–157 (1985).
33. VORBERG, G., N. SCHENK u. U. SCHMIDT: Wirksamkeit eines neuen Ginkgo-biloba-Ektraktes bei 100 Patienten mit zerebraler Insuffizienz. Herz + Gefäße **9,** 936–941 (1989).
34. WEINGES, K. u. P. KLOSS: Übersicht über die Inhaltsstoffe aus den Blättern des Ginkgo-Baumes (Ginkgo biloba L.). Drug Res **18,** 537–539 (1968).
35. WEITBRECHT, W.-U. u. W. JANSEN: Primär degenerative Demenz: Therapie mit Ginkgo-biloba-Extrakt. Fortschr. Med. **104,** 199–202 (1986).
36. WEITBRECHT, W.-U. u. H. SCHULZ: EEG-Powerspektren und psychometrische Tests unter Therapie mit Ginkgo biloba bei Hirninfarkten. Eine Doppelblindstudie. Nicht publizierte Ergebnisse 1985.

W.-U. WEITBRECHT, Gummersbach

Ginseng

Ginseng – Wundermittel oder Phytopharmakon?

Beim »Echten« auch »Koreanisch« oder »Asiatisch« genannten Ginseng handelt es sich um die *Araliacee Panax ginseng* C. A. MEYER, die ursprünglich im nordöstlichen China und in Korea beheimatet ist, heute aber fast ausschließlich aus Kulturen in diesen Ländern in den Handel kommt.

Die Inhaltsstoffe der vor allem verwendeten Wurzel von Ginseng sind gut untersucht. Als wertbestimmende, das heißt wesentlich die Wirkung der Ginsengwurzel bedingende Inhaltsstoffe werden vor allem Triterpensaponine angesehen, die Ginsenoside.

Der Gesamtginsenosid-Gehalt von Pulver aus Wurzeln bzw. Seitenwurzeln des Echten Ginseng im Handel liegt etwa bei 2–3%. Dabei muß man annehmen, daß Zusammensetzung und Konzentration der Wirkstoffe in Droge und Zubereitung sehr verschieden sein können. Daher sollten Droge bzw. als Fertigarzneimittel verwendete Ginsengzubereitungen auf Wirk- bzw. Leitstoffe standardisiert werden.

In dieser Hinsicht reicht es nicht aus, auf einen bestimmten Gesamtgehalt an Ginsenosiden einzustellen, sondern auch auf ein einigermaßen konstantes Ginsenosidspektrum. Das DAB 10 fordert einen Mindest-Ginsenosidgehalt von 1,5% und zusätzlich den dc-Nachweis der Hauptginsenoside Rb_1, Rg_1, Re und Rc.

Bei entsprechenden Untersuchungen wurde gezeigt, daß z. B. die beiden Hauptglykoside Rb$_1$ und Rg$_1$ unterschiedliche, in gewisser Hinsicht gegenläufige pharmakologische Wirkungen haben: Während Rb$_1$ in relativ hohen Dosen motorisch dämpfend, etwas tranquilizerartig wirkt, weist Rg$_1$ gegen Ermüdung gerichtete, stimulierende Effekte auf. Weitere z. T. durchaus verschiedenartige Wirkungen dieser und anderer Ginsenoside ließen sich in mehr oder weniger systematisch durchgeführten Untersuchungen, vor allem aber in Tierversuchen belegen.

Nachdem es jedoch offensichtlich unwirtschaftlich ist, die einzelnen Ginsenoside zu isolieren und als Monopräparate oder exakt quantifizierte Mischungen in den Handel zu bringen, wurden verschiedene Präparate in der Art eines typischen Phytopharmakon als solche getestet.

In neuerer Zeit konnten die Parameter des Stoffwechsels und die Wirkungen von Ginsenosiden bzw. Ginsengextrakten auf Hormone und Enzyme analysiert werden.

Über Wirkungen sowohl von Ginsengextrakten als auch von Ginsengsaponinen existiert ein umfangreiches Schrifttum. Nachgewiesen wurden ZNS-stimulierende Effekte; Schutzeffekte gegen die unterschiedlichsten Noxen wie gegenüber ionisierenden Strahlen, Infektionen und Giften (Bleisalzen, Alloxan), gegen die schädlichen Auswirkungen von erschöpfendem körperlichem und psychischem Streß; Beeinflussung des Kohlenhydrat- und Lipidstoffwechsels, der RNA- und Proteinbiosynthese; immunstimulierende Wirkungen.

Schlußfolgerungen über die Wirksamkeit beim Menschen lassen viele dieser experimentellen Untersuchungen kaum zu: Anwendungsroute (häufig) peritoneal und Dosis entsprechen sehr häufig nicht der Situation beim Menschen.

Interessenten werden auf die Übersicht von SONNENBORN (1987) verwiesen, die eine differenzierte Literaturübersicht über eine Reihe neuerer Ginsengarbeiten gibt.

Eine Reihe der bei Tierversuchen erzielten Ergebnisse konnten durch Doppelblindstudien an Menschen bestätigt werden. Als Anwendungsgebiete gibt HÄNSEL (1) an:

1. Als Tonikum zur Erleichterung des körperlichen Trainings.

2. Als mildes Stimulans zur besseren Bewältigung von belastenden Situationen.

3. Zur Verminderung der Anfälligkeit gegen Infektionen.

4. Als Tonikum bei Befindlichkeitsstörungen wie Müdigkeit und Schwächegefühl.

5. Als Tonikum in der Rekonvaleszenz.

Berichte über Nebenwirkungen – Blutdrucksteigerung, Unruhezustände, Schlaflosigkeit, Morgendiarrhö, Hautausschläge, Mastalgie, Libidosteigerung – liegen ausschließlich aus den angelsächsischen Ländern vor, wo Ginseng unkontrolliert in Qualität und Dosierung eingenommen wird.

Dosierung: Tagesdosis 1–2 g Droge, entsprechend mindestens 15 mg Ginsenoside (berechnet als Ginsenosid Rg$_1$ und bestimmt nach DAB 10).

Literatur

1. HÄNSEL, R.: Phytopharmaka. Springer, Berlin 1991.
2. SONNENBORN, U.: Deutsche Apothekerzeitung **127**, 433–441 (1987).
3. SPRECHER, E.: Apotheker Journal 1987, S. 52–61.

E. SPRECHER, Hamburg

Hamamelis

Hametum Creme
(Hamamelis virginiana)

Creme bei nässenden Wunden; Destillat aus Hamamelis virginiana.

Inhaltsstoffe: Hamamelisrinde enthält bis zu 3% Hamamelistannine, Hamamelisblätter bis zu 8%. Außerdem kommen noch Cholin und Saponine vor.

Wirkung: Das wirksame Prinzip sind die Hamamelistannine. Tannine sind Gerbstoffe und werden als Spülungen bei Katarrhen, Infektionen und kleinen Wunden verwendet. Auch bei Hämorrhoidalleiden wird Hamamelisauszügen eine ausgezeichnete Wirkung zugeschrieben. Hamamelis gilt als eine der Drogen mit der größten adstringierenden Wirkung (1).

Hamamelisextrakte (besonders *Hametum-Salbe*) werden teilweise in ihrer Wirkung mit kortikoidhaltigen Zubereitungen verglichen (2). Studien zu dieser Wirkweise stehen allerdings aus.

Literatur

1. STEINEGGER, E. u. R. HÄNSEL: Lehrbuch der Pharmakognosie und Phytopharmazie, 4. Aufl., S. 413. Springer, Berlin 1988.
2. WEISS, R. F.: Lehrbuch der Phytotherapie, 6. Aufl., S. 152 u. 423. Hippokrates, Stuttgart 1985.

Erschienen in:
internist. prax. **32**, 409–410 (1992)
© 1992, Marseille Verlag, München

ILSABE BUNGE, Münster

Herbstzeitlose

Colchicin und Colchicum autumnale
(Herbstzeitlose)

Inhaltsstoffe der Herbstzeitlose

Alle Teile der Herbstzeitlose (Colchicum autumnale), vor allem jedoch die Zwiebelknollen und die Samen enthalten Colchicin (in freier Form sowie in glukosidischer Bindung, Colchicosid) sowie die chemisch verwandten Derivate Demecolcin und Colchicein (3, 7, 9). Der »Alkaloid«-Gehalt in den reifen Samen wird mit 0,2–1,2% angegeben (davon etwa 65% Colchicin, 30% Colchicosid und geringe Mengen Demecolcin), in den Knollen mit 0.1–0,6% (davon etwa 60% Colchicin) (3, 7, 9). Colchicosid kommt außer in den Samen auch in den Knollen vor (3). Das in den Knollen gefundene Colchicein entsteht sekundär leicht aus Colchicin (3).

Arzneilich werden Extrakte aus den verschiedenen Pflanzenteilen genutzt (3). Die Wirkungen der Extrakte sind im wesentlichen durch den Colchicingehalt bedingt (3, 9).

Als Handelspräparate für Colchicin stehen in der Bundesrepublik Deutschland Zubereitungen mit Extrakten aus Teilen der Herbstzeitlose zur Verfügung:

Colchicum-Dispert enthält pro Dragee 0.5 mg Gesamtalkaloide aus Semen Colchici, berechnet als Colchicin.

Colchysat Bürger (Tropfen mit 24% Ethanol) enthält einen hydroethanolischen Auszug aus frischen Herbstzeitlosenblüten, eingestellt auf 50 mg Alkaloide (Colchicin, Colchicosid, Demecolcin) pro

100 g, berechnet als Colchicin. 25 Tropfen entsprechen 0,5 mg Alkaloiden.

Pharmakologische Wirkungen

Nach Untersuchungen in vitro sowie tierexperimentellen Befunden wirkt Colchicin antichemotaktisch, antiphlogistisch und mitosehemmend (5, 6). Als Grundlage seiner Wirkungen wird u. a. eine Bindung an mikrotubuläre Proteine von polymorphkernigen Leukozyten und auch anderer mononukleärer Zellen angesehen (6). Dadurch beeinträchtigt Colchicin zahlreiche wichtige Zellfunktionen, u. a. die Mitose sowie die Chemotaxis und Adhäsionsfähigkeit der polymorphkernigen Leukozyten. Über eine Steigerung der cAMP-Spiegel in den Leukozyten soll die Degranulation der Lysosomen gehemmt und die Freisetzung von Prostaglandin E gesteigert werden (6). Darüber hinaus wurden auch hemmende Einflüsse auf die zellvermittelte Immunität beobachtet (6).

Zusätzlich zu den antimitotischen Effekten sollen die Kollagensynthese beeinträchtigt und die Aktivität der Kollagenase gesteigert werden (»antifibrosierende« Wirkung) (5, 6).

Colchicin besitzt keine direkte analgetische Wirksamkeit (5, 6, 8). Der Purinstoffwechsel wird ebenfalls nicht direkt beeinflußt (5, 6, 8).

Nach Beginn der Colchicinbehandlung der akuten Gicht nehmen Schmerzen und Schwellung innerhalb von 12 Stunden ab, eine ausgeprägte Besserung der Gelenkentzündung(en) ist innerhalb von 48 Stunden zu registrieren (klinischer Anhaltspunkt für die individuelle Überprüfung der Wirksamkeit von Colchicin bei der Gicht) (1, 6).

Pharmakokinetik

Colchicin wird aus dem Magen-Darm-Trakt rasch resorbiert (maximale Plasmaspiegel nach 0,5–2 Stunden) (5). Die orale Bioverfügbarkeit wird auf 2–40% geschätzt (5). Colchicin ist zu 50% stark an Plasmaeiweiße gebunden (5, 9). Das Verteilungsvolumen wird mit etwa 2,2 l/kg Körpergewicht angegeben (5). Colchicin wird in der Leber extensiv metabolisiert (Desacetylierung, biliäre Ausscheidung von Colchicin und Metaboliten, vermutlich enterohepatischer Kreislauf) (5). Die biologische Bedeutung der Metaboliten ist unklar. Bis zu 20% einer Dosis werden unverändert mit dem Harn ausgeschieden (5). Bei Patienten mit Lebererkrankungen (Beeinträchtigung der Leberfunktion) nimmt die Ausscheidung unveränderten Colchicins im Harn zu (5).

Die Plasmaelimination erfolgt biphasisch. Nach einer raschen Verteilungsphase (Halbwertszeit von wenigen Minuten bis eine Stunde) liegt die terminale Eliminationshalbwertszeit zwischen etwa 2–20 Stunden (s. 5).

Meßbare Colchicinkonzentrationen im Harn finden sich noch 7–10 Tage nach einer i.v. Gabe, bedeutsame Konzentrationen in den Leukozyten noch nach 10 Tagen (5). Die Pharmakokinetik weist insgesamt auf eine rasche Resorption sowie eine relativ lange Anwesenheit von Colchicin im Körper hin.

Unerwünschte Wirkungen

Gastrointestinale unerwünschte Wirkungen stehen bei therapeutischer Anwendung im Vordergrund (bis zu 80% der Patienten bei voller therapeutischer Dosierung). Häufig und vermutlich dosisabhängig sind Durchfälle, Übelkeit und Erbrechen sowie (häufig krampfartige) Bauchschmerzen (1, 5, 6). Sie können gleichzeitig erste Anzeichen der Toxizität sein. Die Durchfälle lassen sich, sofern eine Weiterbehandlung mit Colchicin erforderlich ist, durch Antidiarrhoika (z. B. Loperamid) abschwächen (5). Die u. U. starken Flüssigkeits- und Elektrolytverluste müssen ausgeglichen werden.

Selten wurden Leukopenien beobachtet, desgleichen, meist bei längerer Anwendung, Myopathien (meist mit proximaler Muskelschwäche, in der Regel nach dem Absetzen von Colchicin reversibel) und gegebenenfalls Neuropathien (u. a. durch Beeinträchtigung des axonalen Transportes, in der Regel mild und langsam reversibel), sehr selten eine Agranulozytose und aplastische Anämie (s. 5). Weitere seltene unerwünschte Wirkungen sind u. a. Hautveränderungen und Haarausfall (s. 5).

Durch Colchicin kann die Verkehrstüchtigkeit beeinträchtigt sein, desgleichen die Fähigkeit, Maschinen zu bedienen (4).

Insgesamt wird die korrekt durchgeführte Dauerbehandlung mit Colchicin als eine Therapie mit einer erstaunlich **niedrigen Prävalenz** schwerer unerwünschter Wirkungen angesehen (6).

Intoxikation mit Colchicin bzw. Colchicum autumnale

Die akute **Letaldosis** von Colchicin wird bei Erwachsenen auf etwa 20 mg geschätzt (vereinzelt möglicherweise weniger) (9). Demecolcin ist vermutlich weniger toxisch (9).

Die tödliche Dosis von Herbstzeitlose**samen** wird für Erwachsene auf etwa 5 g und für Kinder auf etwa 2 g geschätzt (9).

Frische Herbstzeitlose**blüten** enthalten, berechnet auf das Trockengewicht, 1,2–2% »Alkaloide« (davon etwa 70% als Colchicin), frische Herbstzeitlose**blätter**, ebenfalls berechnet auf das Trockengewicht, 0,15–0,4% »Alkaloide« (davon etwa 50% als Colchicin) und Herbstzeitlose**knollen** 0,1–0,3% »Alkaloide« (davon etwa 60% Colchicin) (9).

Die **Symptome** der Intoxikation beginnen durchschnittlich 2–6 Stunden nach oraler Aufnahme (5, 9). Dabei können u. a. auftreten (5, 6, 9): Brennen und Kratzen in Mund und Rachen, Speichelfluß, Schluckbeschwerden, Erbrechen, Koliken, lang anhaltende, häufig blutige Durchfälle, Albuminurie, Zeichen der Nierenschädigung (vereinzelt bis hin zu Anurie), Kreislaufstörungen, Atemnot, Zyanose, Benommenheit, Sensibilitätsstörungen, Lähmungen, Krampfanfälle, Koma.

Der Tod kann nach 1–3 Tagen durch Atemlähmung und/oder Herz-Kreislaufversagen eintreten. Wird die Intoxikation überlebt, kann es nach etwa 10–14 Tagen als Folge der Colchicinwirkungen zu Haarausfall, Myopathien, Neuropathien und Knochenmarksschädigungen kommen (5, 9).

Die **Behandlung** der Colchicinintoxikation erfolgt supportiv und symptomatisch (induziertes Erbrechen, Magenspülung, wiederholte Gabe von Aktivkohle, gegebenenfalls Gabe von salinischen Abführmitteln [enterohepatischer Kreislauf], Ersatz des Flüssigkeits- und Elektrolytverlustes, Überwachung der Herz-Kreislauf- und Atemfunktionen) (5). Eine akute Kreislaufinsuffizienz kann sich innerhalb von 24–72 Stunden nach Colchicinaufnahme entwickeln.

Hämodialyse, Hämoperfusion und Plasmaaustausch werden wegen der raschen Verteilung von Colchicin und der hohen Affinität zu intrazellulären Bindungsstellen als nicht wirksam angesehen (5). Immuntoxikotherapeutische Ansätze (Behandlung mit spezifischen Antikörpern) befinden sich im tierexperimentellen Stadium (s. 5).

Bei Vergiftungen mit größeren Mengen von Pflanzenteilen der Herbstzeitlose können die Maßnahmen der primären Giftelimination noch bis zu 24 Stunden nach Einnahme sinnvoll sein (s. 5).

Insgesamt ist die Colchicinintoxikation durch eine Multiorganbeteiligung sowie bei Aufnahme großer Mengen Colchicins durch eine schlechte Prognose gekennzeichnet (s. 5).

Wechselwirkungen

Über evtl. Wechselwirkungen sind nur wenige klinische Daten verfügbar. Möglicherweise können Inhibitoren des mikrosomalen P 450-Systems die Clearance von Colchicin vermindern und dadurch die Toxizität erhöhen (z. B. Cimetidin, Tolbutamid, u. a.) (s. 5).

Anwendungsgebiete

Die üblichen anerkannten Anwendungsgebiete Colchicin-haltiger Präparate sind (Zulassung nach dem Arzneimittelgesetz):

1. akuter Gichtanfall;
2. familiäres Mittelmeerfieber.

Zur klinischen Wirksamkeit von Colchicin bei Gicht liegen eine Reihe von Anwendungsbeobachtungen (s. 5, 6) sowie eine plazebo-kontrollierte Studie (1) vor. Vergleichende Untersuchungen mit nichtsteroidalen Antirheumatika, ebenfalls Standardmedikamenten zur Behandlung des akuten Gichtanfalls, sind bislang nicht verfügbar.

Versuchsweise Anwendung

Weitere derzeit nicht allgemein anerkannte z. T. nur auf Einzel- bzw. Anwendungsbeobachtungen gestützte Anwendungsgebiete sind (Auswahl; s. 2, 5, 6, 8, 10):

1. Langzeitprophylaxe der Gicht (rezidivierender Verlauf);
2. Prophylaxe akuter Gichtanfälle zu Beginn einer Behandlung mit Allopurinol oder Urikosurika;
3. M. BEHÇET;
4. Psoriasisarthritis;
5. Prophylaxe der Pseudogicht;
6. weitere seltene Hauterkrankungen wie z. B. Dermatitis herpetiformis und Sklerodermie.

Zur evtl. Anwendung bei primär biliärer Leberzirrhose und alkoholischer bzw. postnekrotischer Leberzirrhose liegen erste, kontrovers diskutierte Studien vor (s. 6).

Bei einer längerdauernden Behandlung bzw. Langzeitbehandlung sind regelmäßige Kontrollen des Blutbildes sowie der Nieren- und Leberfunktion erforderlich.

Dosierung beim akuten Gichtanfall

Orale Behandlung: initial 1 mg Colchicin, anschließend 0,5–1,5 mg Colchicin alle 1–2 Stunden bis zum Abklingen bzw. Nachlassen der Schmerzen (meist 4–5 mg Colchicin), bzw. zum Auftreten unerwünschter gastrointestinaler Wirkungen, bzw. zu einer maximalen Tagesdosis von 8 mg Colchicin (1, 3–6). Vereinzelt wurden bis zu 10 mg gegeben (6).

Da nach DAB 9 die Tagesmaximaldosis (TMD) für Colchicin auf 6 mg festgelegt ist, muß bei ihrem Überschreiten auf die Formalien der entsprechenden Verschreibung geachtet werden (Kennzeichnung der Überschreitung der TMD auf dem Rezept durch ein Ausrufezeichen und Wiederholung der Dosisangabe in Worten) (3). Die maximale Einzeldosis (EMD) beträgt 2 mg (3).

Dosierung zur Vorbeugung eines akuten Gichtanfalls, z. B. zu Beginn einer harnsäuresenkenden Behandlung (3, 5, 6, 10): 0,5–1,5 mg Colchicin täglich bzw. jeden 2. Tag.

Kontraindikationen

Überempfindlichkeit auf Colchicin und die anderen Inhaltsstoffe, Schwangerschaft und Stillperiode.

In Einzelberichten wird bei Männern über Fertilitätsstörungen (u. a. bis zur Azoospermie) und Schädigung der Nachkommenschaft berichtet (Trisomie) (s. 5). Andererseits liegen auch Einzelberichte über die Geburt gesunder Kinder trotz einer Behandlung mit Colchicin in der Schwangerschaft vor (s. 5). Tierexperimentell ergaben sich Hinweise auf teratogene Wirkungen (s. 5). In menschlichen Lymphozytenkulturen wurden unter Colchicin Chromosomenschädigungen berichtet (s. 5).

Ein besonderes Risiko unerwünschter bzw. toxischer Wirkungen besteht bei alten und/oder geschwächten Patienten sowie bei Patienten mit eingeschränkter Nierenfunktion. Vorsicht ist auch bei Patienten mit Magen-Darm-Erkrankungen geboten.

Literatur

1. AHREN, M. J. u. Mitarb.: Does colchicine work? The results of the first controlled study in acute gout. Aust. N. Z. J. Med. **17**, 301–304 (1987).
2. ALVARELLOS, A. u. I. SPILBERG: Colchicine prophylaxis in pseudogout. J. Rheumatol. **13**, 804–805 (1986).
3. HÄNSEL, R.: Phytopharmaka. Grundlagen und Praxis. 2. Aufl. Springer, Berlin-Heidelberg-New York 1991.
4. MÜLLER, J.: Herbstzeitlose (Colchicum autumnale). In: BÜHRING, M. u. F. H. KEMPER (Hrsg.): Naturheilverfahren und Unkonventionelle Medizinische Richtungen. Kap. 08.08, S. 1–3. Springer, Berlin-Heidelberg-New York 1992.
5. PUTTERMAN, C. u. Mitarb.: Colchicine intoxication: Clinical pharmacology, risk factors, features, and management. Semin. Arthrit. Rheumatism **21**, 143–155 (1991).
6. SCHATTNER, A.: Colchicine–expanding horizons. Post-grad. med. J. **67**, 223–226 (1991).
7. SCHNEIDER, G.: Arzneidrogen. Wissenschaftsverlag, Mannheim-Wien-Zürich 1990.
8. SEIDMAN, P., B. FJELLNER u. A. JOHANNESSON: Psoriatic arthritis treated with oral colchicine. J. Rheumatol. **14**, 777–779 (1987)
9. TEUSCHNER, E. u. U. LINDEQUIST: Biogene Gifte. Fischer, Stuttgart-New York 1987.
10. YU, T. F.: The efficacy of colchicine prophylaxis in articular gout – a reappraisal after 20 years. Semin. Arthrit. Rheumatism **12**, 256–264 (1982)

R. SALLER, Frankfurt am Main

Behandlung der Gicht mit Colchicin-haltigen Präparaten

Frage

In der Bundesrepublik sind keine reinen Colchicin-Präparate im Handel. Läßt sich eine Colchicinbehandlung (z. B. Gicht) auch mit den verfügbaren Drogenextrakten aus der Herbstzeitlose durchführen?

Antwort

Für eine Behandlung mit Colchicin stehen 2 rezeptpflichtige »Monopräparate« mit Inhaltsstoffen von Colchicum autumnale (Herbstzeitlose) zur Verfügung: *Colchicum-Dispert Dragees* und *Colchysat Bürger* Tropfen.

Colchicum-Dispert enthält pro Dragee 0,5 mg Gesamtalkaloide aus Semen Colchici, berechnet als Colchicin.

Colchysat Bürger (Tropfen mit 24% Ethanol) enthält einen hydroethanolischen Auszug aus frischen Herbstzeitlosenblüten, eingestellt auf 50 mg Alkaloide (Colchicin, Colchicosid, Demecolcin) pro 100 g, berechnet als Colchicin. 25 Tropfen entsprechen 0,5 mg Alkaloiden.

Beide Monopräparate eignen sich zur Behandlung der Gicht. Allerdings sollte, zumindest bei einer längerdauernden Behandlung, der Alkoholgehalt der Tropfen berücksichtigt werden. Von pharmazeutischer Seite wird angemerkt, daß die Tropfen möglicherweise nicht präzise genug dosiert werden können (keine Angabe des Colchicosidgehaltes; Colchicosid ist vermutlich weniger wirksam als Colchicin).

Daneben befindet sich eine Reihe von Kombinationspräparaten im Handel; diese sind nicht empfehlenswert.

R. SALLER, Frankfurt am Main

Colchicin-Langzeittherapie bei familiärem Mittelmeerfieber

C. SEVERIEN, R. WALDHERR
und S. KURUNCZI

Universitäts-Kinderklinik Bochum
(Direktor: Prof. Dr. C. MIETENS)
und Pathologisches Institut der
Universität Heidelberg
(Direktor: Prof. Dr. H. F. OTTO)

Beim familiären Mittelmeerfieber treten die ersten Krankheitszeichen bei 50–65% der Patienten bereits im ersten Lebensjahrzehnt auf (20, 26, 27). Die häufigsten Symptome sind Fieber und kolikartige Bauchschmerzen, die unter dem Bild eines akuten Abdomens und den radiologischen Zeichen eines paralytischen Ileus nicht selten zu einem chirurgischen Eingriff führen. Thoraxschmerzen sind weniger häufig, radiologisch lassen sich dabei fast regelmäßig kleine Pleuraergüsse nachweisen. Die Gelenkmanifestationen können als einfache Arthralgie, entzündliche Monoarthritis oder akute Polyarthritis auftreten und haben meist transitorischen Charakter. Vereinzelt sind jedoch Gelenkdestruktionen, insbesondere im Bereich von Hüft- und Kniegelenken, auch schon im Kindesalter beschrieben worden (15, 17). Seltener werden erysipeloide, urtikarielle Hauterscheinungen oder eine Perikarditis beobachtet (1, 20, 27).

Im akuten Schub kommt es stets zum Anstieg der Akut-Phase-Proteine (CRP, Haptoglobin, Fibrinogen), Leukozytose und BSG-Erhöhung, während im anfallsfreien Intervall, wie bei unserer Patientin, meist nur die BSG beschleunigt bleibt. Neben den genannten unspezifischen Laborbefunden kann mit dem sog. Metaraminol-Test und der Dopamin-β-Hydroxylase-Bestimmung im Plasma (3, 4) ein Nachweis versucht werden. Insbesondere bei seltener Schmerzanfallshäufigkeit ergeben sich bei positivem Ausfall wichtige Hinweise für das Vorliegen eines familiären Mittelmeerfiebers. Die Diagnose wird in der Regel jedoch nach Ausschluß differentialdiagnostisch in Frage kommender Erkrankungen vor allem aufgrund klinischer Kriterien gestellt, wobei das Ansprechen auf eine Colchicin-Therapie als ein zusätzlicher diagnostischer Hinweis gewertet werden kann (2, 10).

Eine Amyloidose kann im Rahmen eines familiären Mittelmeerfiebers in jedem Lebensalter auftreten. Der jüngste beschriebene Patient war bei der Diagnosestellung 2 Jahre alt. Die Entstehung einer Amyloidose kann zwar der Erstmanifestation der fieberhaften Schmerzepisoden um Jahre vorausgehen (FMF-Phänotyp 2), tritt aber meist erst danach auf (FMF-Phänotyp 1) (5). Klinisch relevant ist dabei die Nierenbeteiligung, nur selten führen intestinale, kardiale oder endokrine Amyloidablagerungen zu Symptomen (24, 27).

Die Nephropathie kann nach HELLER in 4 Stadien eingeteilt werden: asymptomatische Amyloidose, Proteinurie, nephrotisches Syndrom und Urämie, wobei vom Beginn der Proteinurie bis zum terminalen Nierenversagen 2–10 Jahre vergehen können (13, 27). Da eine Proteinurie bei familiärem Mittelmeerfieber auch ohne eine bestehende Amyloidose vorkommen kann, ist der sichere Nachweis nur histologisch zu führen, wobei in der Regel eine Rektumbiopsie unter Einbeziehung der Submukosa zur Diagnosestellung ausreicht (7, 26).

Histochemisch lassen sich die Amyloidablagerungen, die in der Intima der Arteriolen beginnen und sich bis zur Media ausbreiten (periretikulärer Typ), z. B. durch Kongorotfärbung und eine grüne Doppelbrechung bei polarisationsoptischer Betrachtung erfassen (5, 6). Das Ausmaß der renalen Funktionseinschränkung scheint dabei weniger vom Grad der Amyloidablagerung in den Glomeruli als vom Umfang der interstitiellen Gewebsreaktion und der sich ergebenden fibrotischen Veränderungen abzuhängen (18).

Im Jahre 1972 wurde erstmals über eine vollständige Prävention oder deutliche Verminderung von Häufigkeit und Intensität der Anfälle bei familiärem Mittelmeerfieber durch eine orale Langzeitbehandlung mit Colchicin (Tagesdosis 0,5–1,5 mg) berichtet (9). In mehreren Doppelblindstudien (8, 10, 29) konnte seitdem gezeigt werden, daß dieser günstige Effekt bei über 90% der Erkrankten erzielt werden kann, wobei ein Absetzen der Dauerbehandlung meist schon nach 2–3 Tagen zu einer Exazerbation der Anfälle führt (2, 9). Bekannt ist die hemmende Wirkung des Colchicins auf eine casein-induzierte Amyloidose aus Tierversuchen (19). Bei Patienten mit familiärem Mittelmeerfieber und Nierenamyloidose wurden zwar einige mit Remission der Proteinurie und Stabilisierung der Nierenfunktion unter Colchicin beschrieben (14, 25, 30), der sichere Nachweis einer Hemmung oder Verminderung der renalen Amyloidablagerungen durch eine Colchicin-Therapie gelang jedoch bisher nicht. Dennoch scheint eine frühzeitig einsetzende Colchicin-Dauerprophylaxe bei Kindern mit familiärem Mittelmeerfieber, angesichts der Möglichkeit, die Entstehung einer Amyloidose verhindern oder zumindest zeitlich hinauszögern zu können, angezeigt. Kontraindiziert ist dagegen der Einsatz von Steroiden, der zu einer Progredienz der Amyloidose führen kann. Ebenso scheint Vorsicht bei Diuretikagaben angebracht, die bei Patienten mit einer Nierenamyloidose und schwerem nephrotischen Syndrom oder Hypertension eine Nierenvenenthrombose auslösen können (7, 27).

Literatur beim Verfasser

Erschienen in:
pädiat. prax. **41**, 263–270 (1990/91)
© 1990/91, Marseille Verlag, München

C. SEVERIEN, R. WALDHERR und
S. KURUNCZI, Bochum

Colchicin bei familiärem Mittelmeerfieber

Die Erfahrungen mit der Colchicinprophylaxe des familiären Mittelmeerfiebers überdecken erst einen Zeitraum von gerade 10 Jahren. Verbindliches darüber, ob sie evtl. nach einer gewissen Zeit unterbrochen werden kann oder wegen des Risikos von Nebenwirkungen unterbrochen werden muß, kann man daher nicht sagen. Da Colchicin den genetischen Defekt nicht beseitigt, sondern an noch nicht sicher definierter Stelle in der Pathogenese eingreift, muß man eine Dauerbehandlung befürworten. Mögliche Risiken (Diarrhöe, Schockzustände, Knochenmarksaplasie, Haarausfall, Depressionen, Hämaturie, Oligurie, Muskelschwäche, Lähmungen) müssen angesichts des Vorteils der Amyloidverhinderung in Kauf genommen werden. Üblicherweise sind die Nebenwirkungen tolerabel und beschränken sich bei etwa 20% der Behandelten auf Durchfälle, Muskelschmerzen, Hautausschläge.

Seit einigen Jahren gibt es auch relativ günstige Erfahrungen mit der intermittierenden Prophylaxe, bei der die Patienten beim Auftreten von Prodromen einer Attacke (Anorexie, Übelkeit, Kopfschmerzen) $6\times0,6$ mg und an 2 weiteren Tagen $2\times0,6$ mg einnehmen. Für Kinder dürfte das Verfahren kaum in Betracht kommen.

Erschienen in:
tägl. prax. **26**, 696–697 (1985)
© 1985, Marseille Verlag, München

W. HÖFLER, Tübingen

Therapie der Leberzirrhose

Frage

Colchicin in der Therapie der Leberzirrhose? Anwendbarkeit in der Praxis?

Antwort

Das wasserlösliche Alkaloid der Herbstzeitlosen wird seit vielen Jahren zur Therapie des akuten Gichtanfalls eingesetzt. Es ist gekennzeichnet durch eine starke Bindung an plasmatische und zelluläre Proteine und eine langsame Elimination durch renale Ausscheidung (40% in 2 Tagen) und Desacetylierung in der Leber.

Seine Wirkung beruht hauptsächlich auf einer Störung der Polymerisation des Tubulins und dadurch Hemmung der Spindelbildung bei der Mitose und der Granulozytenbeweglichkeit. Außerdem wird die Kollagensynthese gehemmt, der Interleukin-1-Spiegel gesenkt und eine Anreicherung der Substanz in den Lymphozyten beobachtet. Klinisch resultieren eine Entzündungshemmung, eine Blockade der Zellteilung und eine Hemmung des Bindegewebsstoffwechsels.

Als Nebenwirkung kann eine Diarrhö auftreten; nur bei toxischen Dosen wurden Nierenschäden, eine Knochenmarkdepression, Haarausfall, Myopathien und eine aszendierende Paralyse beobachtet. Bei richtiger Dosierung sind Nebenwirkungen jedoch selten. Zur Behandlung der Leberzirrhose wird Colchicin niedriger dosiert (2mal 0,6 mg/d) als zur Therapie des Gichtanfalls.

Bei der Therapie der Leberzirrhose wurde Colchicin bisher in 3 randomisierten kontrollierten Doppelblindstudien bei Patienten mit primär-biliärer Zirrhose geprüft. Hierbei ergaben sich eine Besserung der Laborwerte und eine Verminderung der Mortalität. Die klinische Symptomatik wurde jedoch kaum und die histologische Aktivität praktisch nicht beeinflußt. In einer weiteren Studie an 100 Patienten mit alkoholtoxischer oder posthepatitischer Zirrhose wurde auch eine signifikante Verbesserung der Überlebensrate beschrieben. Dieses Ergebnis wurde jedoch wegen Unterschieden zwischen den verglichenen Patientengruppen stark kritisiert.

Für die Therapie der Leberzirrhose in Klinik und Praxis ergeben sich folgende Konsequenzen: Zur Therapie mit Colchicin liegen bisher nur bei primär-biliärer Zirrhose verwertbare Studien vor. Hierbei zeigten die Patienten verbesserte Laborwerte und möglicherweise auch verlängerte Überlebenszeiten. Die klinische Symptomatik wurde jedoch nicht beeinflußt. Der zugrundeliegende Immunprozeß und die Entzündung in der Leber wurden nicht gestoppt. Deshalb sind noch weitere große Studien für die Beurteilung der therapeutischen Wirkung von Colchicin bei primär-biliärer Zirrhose notwendig. Nur im Rahmen solcher Studien kann die Substanz bisher eingesetzt werden.

Für die Therapie der Leberzirrhose in der Praxis sollte Colchicin bei jetzigem Kenntnisstand n i c h t verwendet werden.

Erschienen in:
internist. prax. **30**, 199 (1990)
© 1990, Marseille Verlag, München

J. Pausch, Kassel

Holunder, schwarzer

Sambucus nigra LINNÉ (Schwarzer Holunder)

Familie: Caprifoliaceae (Geißblattgewächse)

Beschreibung der Arzneipflanze

Der bis 6 Meter hohe Strauch wächst in Auen, an Wassergräben und als Hecke in fast ganz Europa bis nach Mittelasien und Nordafrika und wurde auch nach Nordamerika eingeführt (24). Er zeichnet sich durch hellgrau-braune, längsrissige Rinde, unpaarig gefiederte Blätter und markreiche Zweige aus. Die Blütezeit ist Mai bis Juli. Die eigentümlich süßlich riechenden, gelblichweißen Blüten bilden dichte Schirmrispen (Trugdolden). Aus ihnen reifen glänzende schwarze Beeren.

Angewandte Pflanzenteile (Arzneidrogen)

Heute am bekanntesten ist der Aufguß von »gerebelten« (durch Sieben abgetrennten) Einzelblüten (Holunderblüten). Werden die Trugdolden aus arbeitstechnischen Gründen durch Schneiden zerkleinert, so enthält die Droge hohe Anteile an Blütenstandachsen. Die Blüten müssen sehr vorsichtig getrocknet werden (bei maximal 45°C). Sechs Teile frische Blüten ergeben einen Teil trockene (12). Die Droge soll vor Licht und Feuchtigkeit geschützt aufbewahrt werden, mit einer Aufbewahrungsfrist von höchstens 3 Jahren.

In der Volksmedizin werden aber durchaus sowohl Abkochungen der Rinde, Wurzeln und Blätter als auch der Saft der Beeren und die getrockneten Beeren selbst verwendet.

Geschichte der medizinischen Verwendung

Die erste botanische Beschreibung findet sich bei THEOPHRAST (370–285 v. Chr.). Doch schon die Hippokratiker empfahlen den Holunder im 5. und 4. Jahrhundert v. Chr. als abführend, harntreibend und als gynäkologisches Heilmittel (evtl. war hiermit jedoch der Zwergholunder gemeint). DIOSKORIDES und PLINIUS beschreiben im ersten nachchristlichen Jahrhundert u. a. das Auflegen von frischen Blättern zum Heilen von Entzündungen und Geschwüren.

Im Mittelalter lobte man zusätzlich die schweißtreibende und auswurffördernde Wirkung (29). Nach SCHIMPER (33) war Sambucus nigra Ende des letzten Jahrhunderts in den Pharmakopöen Deutschlands, Österreichs, Frankreichs, Hollands, Großbritanniens und der Vereinigten Staaten von Amerika (hier: Sambucus canadiensis) als »officinelles Gewächs« aufgelistet, in Frankreich sogar als eines, das in jeder Apotheke vorhanden sein mußte.

Traditionelle Anwendungsgebiete

Die Blüten von Sambucus nigra (Flores Sambuci) werden seit langer Zeit und in vielen verschiedenen Kulturen verwendet (1, 9, 13, 15, 22, 37). In der Literatur werden sie, soweit sie abgehandelt sind, durchgehend als Diaphoretikum bei fieberhaften Erkrankungen, vor allem bei Erkältungen empfohlen.

Sehr häufig wird der Tee jedoch auch als Diuretikum, Laxans (möglicherweise nur als Geschmackskorrigens für andere Laxanzien), Expektorans (Steigerung der Bronchialsekretion) und Mittel zur unspezifischen Resistenzsteigerung beschrieben (12, 13, 18, 22, 35, 38, 39).

Als Indikationen wurden in der Vergangenheit Grippe, Masern, Scharlach, Erkrankungen der Atmungsorgane wie Husten, Bronchialkatarrh, Asthma, Keuchhusten, Nieren- und Blasenleiden, Wassersucht, Gicht, Rheumatismus, Neuralgien und Verstopfung angegeben (s. 12, 13, 18, 22, 35, 38, 39). Allerdings müssen diese Indikationsangaben nicht den gleichlautenden modernen Krankheitsbegriffen entsprechen.

Außerdem können Holunderblüten aber auch zur Herstellung von Gurgelwasser bei Mund- und Halsentzündungen, von Umschlägen und Bädern bei Hautkrankheiten und als Dampf- oder Augenbad bei Augenkrankheiten verwendet werden (10, 21, 22, 26, 41).

In Teilen der Homöopathie gelten als Indikationen zusätzlich auch Hyperhidrosis und Nachtschweiß (18, 27).

Auch die Früchte (Fructus Sambuci) werden vielfach als Diaphoretikum, Diuretikum, Laxans, Expektorans und Blutreinigungsmittel erwähnt. Besonders betont wird die spezifische Wirkung des Saftes bei Neuralgien der Nervi trigemini und ischiadici (13, 16, 21, 36).

Neben der diaphoretischen, diuretischen, laxierenden und »blutreinigenden« Wirkungen (s. auch Blutreinigungstees, Rheumatees) sollen die Blätter (Folia Sambuci) auch »stoffwechselanregende« Wirkungen haben. Sie sollen daher bei der »Zuckerkrankheit« Verwendung gefunden haben (13, 36).

Die Bauern in Mexiko verwenden die Blätter lokal bei Verbrennungen und Hämorrhoiden (26). Es werden auch antiepileptische und »menstruationsfördernde« Effekte erwähnt (9).

Die Rinde (Sambuci nigrae cortex) soll nur in frischem Zustand (16, 18) wirksam sein als Laxans, Emetikum, Diuretikum, Diaphoretikum, Entzündungshemmer und Antirheumatikum. Ihre Verwendung ist aber eher in Vergessenheit geraten.

In der Homöopathie wird die Essenze cortice gegen heftiges Erbrechen verschrieben (21).

Auch die Wurzel (Sambuci nigrae radix) soll laxativ, diuretisch und emetisch wirken.

Das Holundermark wurde zur Herstellung mikroskopischer Schnitte verwendet (10).

Inhaltsstoffe

Als Inhaltsstoffe der Holunderblüten sind derzeit u.a. beschrieben (31, 32, 34, 41):

1. Ätherisches Öl (0,03-0,14%) mit einer butterartigen Konsistenz aufgrund des hohen Anteils an freien Fettsäuren (66%, davon 38% Palmitinsäure, außerdem Linolen-, Linol- und Ölsäure und gesättigte Fettsäuren) sowie Paraffine (etwa 7%, hauptsächlich ungeradzahlige n-Alkane der C-Zahl 19 bis 25);

2. Flavonoide, hauptsächlich Flavonole und deren Glykoside (1,8%), vor allem Rutin, Isoquercitrin, Quercitrin, Hyperosid und Astragalin;

3. Hydroxyphenylsäuren und deren Ester (etwa 3%), insbesondere Chlorogensäure;

4. Triterpene (etwa 1%), hauptsächlich alpha-Amyrin, außerdem beta-Amyrin und Lupeol;

5. Triterpensäuren (etwa 0,85%), darunter Ursol-, Oleanol- und 20-beta-Hydroxyursolsäure;

6. Sterole (etwa 0.1 %; frei, verestert und glykosidiert);

7. Kaffee- und Ferulasäure und deren Glukoseester;

8. Sambunigrin (in Spuren; Mandelsäure-nitril-beta-glucosid, das bei enzymatischer Hydrolyse Cyanwasserstoff abspaltet);

9. Schleime;

10. Gerbstoffe (Menge und Zusammensetzung derzeit unbekannt);

11. Mineralische Bestandteile (8–9%), mit einem hohen Anteil an Kaliumnitrat.

Die **Früchte** sollen nach zum Teil älteren Angaben unter anderem Apfel-, Zitronen-, Baldrian-, Essig-, Wein- und Gerbsäure, Zucker, ätherisches Öl, Bitterstoffe, rote Anthocyanfarbstoffe und die Vitamine A und C enthalten (13, 16, 18, 21).

Die **Blätter** enthalten angeblich besonders viel Sambunigrin (1, 3, 11, 34), dazu das Alkaloid Sambucin, Gerbstoffe, Bitterstoffe, ätherisches Öl, Harz, Provitamin A, Flavonoide und Triterpene (16, 18, 21, 42).

Als Inhaltsstoffe der **Rinde** werden in der Literatur erwähnt u.a. Harz, Gerbstoff, Cholin, Schleim, ätherisches Öl, Sambucin, Triterpene, Saponin (3, 16, 18, 19, 23) und Phytohämagglutinine (30, 42).

Überlegungen und Experimente zum Wirkungsmechanismus

In der Monographie der Kommission E des Bundesgesundheitsamtes (Phytopharmaka) (20) werden die Wirkungen von Sambuci Flos als »schweißtreibend« und »die Bronchialsekretion anregend« angegeben. Die für die Wirkungen verantwortlichen Inhaltsstoffe sind nicht eindeutig definiert.

Einige Autoren (s. z. B. 7, 16, 22, 34) meinen, die schweißtreibende Wirkung sei nur der zugeführten Menge an heißer Flüssigkeit zuzuschreiben. Das ätherische Öl der Holunderblüten sowie die Flavonglykoside würden durch ihren Geschmack und Geruch lediglich die Aufnahme einer für das induzierte Schwitzen ausreichenden Flüssigkeitsmenge erleichtern. Hingegen schreibt WEISS (39) von einer »spezifisch schweißtreibenden Wirkung von Glykosiden«, welche jedoch nicht näher spezifiziert wird. Nach BRAUN (6) sollen Empfindlichkeit/Ansprechbarkeit der das Schwitzen regulierenden Zentren durch die Gykoside erhöht werden, so daß bereits mittlere Wärmereize (z. B. heiße Flüssigkeit) zu einer erheblichen schweißtreibenden Wirkung führen.

WIECHOWSKI (40) untersuchte 1927 den Einfluß von Wärmereizen (Flüssigkeit) in Verbindung mit der Einnahme von 0,5–1g Glykosiden aus Holunder-, Linden- und Kamillenblüten (alkoholische Drogenauszüge; jeweils in 150 ml Leitungswasser) auf die Schweißsekretion von Versuchspersonen. Er fand eine deutliche Zunahme der Schweißproduktion durch die gleichzeitige Einnahme von Glykosiden aus Holunderblüten im Vergleich zur alleinigen Applikation heißen Wassers. Er stellte im Zusammenhang mit seinen Experimenten die zeitgebundene Hypothese auf, die schweißtreibende Wirkung werde indirekt hervorgerufen (Sensibilisierung von Regulationszentren bzw. bestimmten Organen auf »sympathische Reize« durch die entsprechenden Glykoside). Weiterführende präklinische und/oder klinische Experimente sind seitdem nicht erschienen.

FLAMM u. Mitarb. (13, 14) beschreiben ebenfalls diaphoretische Wirkungen, führen sie jedoch auf den Gehalt an ätherischen Ölen zurück.

MASCOLO u. Mitarb. (28) beobachteten tierexperimentell eine antiinflammatorische Wirkung (Carrageen-Ödem) und erklären diese aufgrund des Gehaltes an Ursolsäure. Auch von anderen Autoren wird auf antiinflammatorische Effekte hingewiesen (s. 42). Die Triterpene alpha- und beta-Amyrin (im Versuch aus Sambucus Formosana) bieten nach LIN u. TOME (25) bei Mäusen Schutz vor Leberschaden.

Klinische Studien

Mehrere Untersuchungen befassen sich mit der Frage der diaphoretischen Wirksamkeit. BÖTTNER u. Mitarb. (5) fanden keine eindeutige schweißtreibende Wirkung bei ihren Probanden. Sie diskutieren, ob Erkrankte mit beeinträchtigter Wärmeregulation auf Holunderblüten möglicherweise anders reagieren als gesunde Versuchspersonen.

In einer anderen Untersuchung (7) wurden Versuchspersonen in randomisierter Reihenfolge mit verschiedenen Teedrogen in unterschiedlicher Zubereitung behandelt. Das Wiegen der Tücher, in welche die Probanden gehüllt wurden (Versuch der gewichtsmäßigen Erfassung der Schweißmenge), ergab keine signifikanten Unterschiede in der Schweißproduktion, weder nach Einnahme von Holunderblütentee noch von Konzentraten aus Holunderblüten im Vergleich zur alleinigen Applikation von warmem Wasser. Aus diesen Ergebnissen wurde geschlossen, daß selbst das isolierte und hochkonzentrierte ätherische Öl weder bei Gesunden noch bei Kranken diaphoretisch wirksam sei.

Demgegenüber wurde in einer Serie von klinischen Untersuchungen an Probanden die diaphoretische Wirkung steigender Dosen von Holunderblüten in Teeform im Vergleich zu heißem Wasser geprüft (s. 2, 43). Dabei ließ sich eine im Vergleich mit heißem Wasser (jeweils 200 ml) stärkere schweißtreibende Wirkung von Holunderblütentee dokumentieren. Zudem ergab sich eine Dosisabhängigkeit der schweißtreibenden Wirkung von der eingesetzten Holunderblütenmenge.

Moderne klinische Studien über Anwendung und mögliche Bedeutung von Diaphoretika (Holunderblütentee wie auch andere Teezubereitungen; »Schwitzkuren«) bei Patienten liegen derzeit nicht vor. Auch für die anderen Anwendungsgebiete sind bislang keine modernen Untersuchungen verfügbar.

Unerwünschte Wirkungen

Bislang wurden bei sachgemäßer Anwendung nur selten von unerwünschten Wirkungen berichtet. Größere Gaben der Rinde, unreifen Beeren, Blätter, Blüten und auch des Saftes sollen »Vergiftungserscheinungen« hervorrufen können (wie z. B. Übelkeit, Erbrechen, Durchfall, Schüttelfrost, Speichelfluß, Benommenheit, Angstgefühle, Atemnot und Krämpfe) (s. 3, 16, 21, 27, 36).

KOSCH (21) beschrieb Reizwirkungen (Erythem, Bläschen, Blasen) der frischen Blüten auf der Haut. PAULO (30) beschreibt, daß das Phytohämagglutinin aus der Rinde von Sambucus nigra in hohen Dosen toxisch und möglicherweise auch teratogen sein kann.

Eine Blausäurevergiftung durch den Genuß einer großen Menge Blätter oder unreifer Beeren soll zumindest theoretisch möglich sein (Vorkommen geringer Mengen von Sambunigrin, einem Blausäureglykosid). Vergiftungsfälle wurden bislang jedoch nicht berichtet (3, 16).

Schwangerschaft und Stillperiode

Untersuchungen über die Anwendung während der Schwangerschaft und Stillperiode liegen derzeit nicht vor.

Wechselwirkungen mit anderen Arzneimitteln

Angaben über Wechselwirkungen mit anderen Arzneimitteln liegen derzeit nicht vor.

Gegenanzeigen

Überempfindlichkeit gegenüber Flores Sambuci oder deren Inhaltsstoffe.

Anwendungsgebiete

Holunderblütentee wird als schweißtreibendes Mittel bei fiebrigen Erkältungskrankheiten angewendet (u. a. »Schwitzkuren«) (20, 41). Sowohl die modernen wie auch die traditionellen Anwendungen beruhen weitgehend auf »Erfahrungswissen«.

Holunderblüten sind in zahlreichen Teemischungen und Kombinationspräparaten enthalten.

Dosierungsvorschläge

Die unzerkleinerten Blüten und galenische Zubereitungen werden für Teeaufgüsse verwendet. In der Regel wird zur Teebereitung empfohlen:

2 Teelöffel (2,5–3 g) bis 2 Eßlöffel mit etwa 150 ml (1 Tasse) kochendem Wasser übergießen, 5 (–10) Minuten ziehen lassen (nach anderen Angaben nur kurz), abseihen und den Tee dann möglichst heiß trinken, wenn nicht anders empfohlen, mehrmals täglich 1–2 Tassen (s. 12, 16, 20, 39, 41, 42). Aus Gründen der zirkadianen Rhythmik wird für die Durchführung von Schwitzkuren die 2. Tageshälfte besonders hervorgehoben (s. 41).

In der Monographie der Kommission E (Phytopharmaka) des Bundesgesundheitsamtes (20) werden als mittlere Tagesdosis für Lindenblüten 10–15 g Droge angegeben (Zubereitungen entsprechend).

Die unterschiedlichen Dosierungsvorschläge weisen darauf hin, daß die Dosisfindung noch nicht als abgeschlossen betrachtet werden kann.

Handelspräparate

Holunderblüten werden auch in Filterbeuteln, meist zu jeweils einem Gramm, angeboten. Zusätzlich kommen sie in zahlreichen Teemischungen vor und als Auszüge in einigen Fertigarzneimitteln wie z. B. Antitussiva, Abführtees und Blutreinigungsmittel.

Literatur

1. ALIEV, R. K. u. I. A. DAMIROW: Zur Kenntnis einiger Arzneipflanzen der Flora Aserbaidshans. Eine Übersicht. Pharmazie **21**, 459 (1966).
2. ALPERS, K.: Inauguraldissertation. Frankfurt am Main, in Vorbereitung.
3. BERGER, F.: Handbuch der Drogenheilkunde. Bd. 1, 2, 3 u. 5. Maudrich, Wien 1949.
4. BÖHME, H. u. K. HARTKE: Kommentar zum Deutschen Arzneibuch 7. Wissenschaftl. Verlagsges., Stuttgart 1968.
5. BÖTTNER, H., B. SCHLEGEL u. W. SCHEFFER: Z. experimentelle Medizin **108**, 477–483 (1940).
6. BRAUN, H.: Heilpflanzen-Lexikon für Ärzte und Apotheker: Anwendung, Wirkung und Toxikologie. 3. Aufl. Fischer, Stuttgart 1978.
7. CZETSCH-LINDENWALD, H. v.: Pflanzliche Arzneizubereitungen. Ein Leitfaden. 2. Aufl. Süddeutsche Apotheker Zeitung, Stuttgart 1945.
8. Deutsches Arzneibuch 7: Holunderblüten. Amtliche Ausgabe. Deutscher Apotheker Verl., Stuttgart 1965.
9. DIAZ, J. L.: Usos de las plantas medicinales de México. 1. Aufl. Istituto Méxicano para el estudio de las plantas medicinales, Mexiko 1976.
10. DIENER, H.: Fachlexikon ABC – Arzneipflanzen und Drogen. 1. Aufl. VEB Fachbuchverl., Leipzig 1987.
11. FENAROLI, G.: Fenaroli's Handbook of Flavor Ingredients. Bd. 1., 2. Aufl. CRC Press, Cleveland 1975.
12. FISCHER, G.: Heilkräuter und Arzneipflanzen. 7. Aufl. Haug, Heidelberg 1984.
13. FLAMM, S., L. KROEBER u. H. SEEL: Die Heilkraft der Pflanzen. 5. Aufl. Hippokrates, Stuttgart 1942.
14. FLAMM, S., L. KROEBER u. H. SEEL: Rezeptbuch der Pflanzenheilkunde. Die Verwendung der Heilpflanzen und Kräutertees in der täglichen Praxis. 8. Aufl. Hippokrates, Stuttgart 1942.
15. FORTUINE, R.: The Use of Medicinal Plants by the Alaska Natives. Alaska Medicine **30**, 212 (1988).
16. GESSNER, O. u. G. ORZECHOWSKI: Gift- und Arzneipflanzen von Mitteleuropa. 3. Aufl. Winter, Heidelberg 1974.
17. HÄNSEL, R. u. M. KUSSMAUL: Zwei Triterpene aus den Holunderblüten. Archiv der Pharmazie **308**, 790–792 (1975).
18. HOPPE, H. A.: Drogenkunde. Bd. 1., 8. Aufl. de Gruyter, Berlin 1975.
19. INOUE, T. u. K. SATO: Triterpenoids of Sambucus nigra and S. canadiensis. Phytochemistry **14**, 1871–1872 (1975).
20. Kommission E (Phytopharmaka) des Bundesgesundheitsamtes: Monographie: Sambuci flos (Holunderblüten). Bundesanzeiger Nr. 50 vom 13. 3. 1986.

21. KOSCH, A.: Handbuch der deutschen Arzneipflanzen. Springer, Berlin 1939.
22. KROEBER, L.: Das neuzeitliche Kräuterbuch. Die Arzneipflanzen Deutschlands in alter und neuer Betrachtung. 4. Aufl. Hippokrates, Stuttgart 1948.
23. LAWRIE, W., J. McLEAN u. A. C. PATON: Triterpenoids in the bark of elder (Sambucus nigra). Phytochemistry **3**, 267–268 (1964).
24. LEUNG, A. Y.: Encyclopedia of common natural ingredients used in food, drugs and cosmetics. Wiley-Interscience, USA-Kanada 1980.
25. LIN, C.-N. u. W.-P. TOME: Antihepatotoxic principles of Sambucus formosana. Planta medica **54**, 223–224 (1988).
26. LUNA, A.: Enciclopedia médica naturista. Bd. 1., 1. Aufl. Editores méxicanos Unidos, Mexiko 1987.
27. MANDL, E.: Arzneipflanzen in der Homöopathie. Maudrich, Wien-München-Bern 1985.
28. MASCOLO, N. u. Mitarb.: Biological Screening of Italian Medicinal Plants for Anti-inflammatory Activity. Phytotherapy Research **1**, London 1987.
29. PAHLOW, M.: Drogenkunde für Apothekerpraktikanten. Deutscher Apothekerverlag, Stuttgart 1958.
30. PAULO, E.: Effect of Phytohaemagglutinin from the Bark of Sambucus nigra on Embryonic and Foetal Development in Mice. Folia biol. **24**, Krakau 1976.
31. RICHTER, W. u. G WILLUHN: Zur Kenntnis der Inhaltsstoffe von Sambucus nigra L.: Ätherisches Öl, Alkane und Fettsäuren der Blüten. Deutsche Apotheker Zeitung **114**, 947–951 (1974).
32. RICHTER, W. u. G. WILLUHN: Zur Kenntnis der Inhaltsstoffe von Sambucus nigra L.: Bestimmung des Ursol- und Oleanolsäure-, des Amyrin- und Steringehaltes der Flores Sambuci DAB 7. Pharmazeutische Zeitung **122**, 1567–1571 (1977).
33. SCHIMPER, A. F. W.: Taschenbuch der medizinisch-pharmazeutischen Botanik und pflanzlichen Drogenkunde. Heitz, Straßburg 1886.
34. STEINEGGER, E. u. R. HÄNSEL: Lehrbuch der Pharmakognosie und Phytopharmazie. 4. Aufl. Springer, Berlin-Heidelberg-New York 1988.
35. STEINMETZ, E. F.: Codex Vegetabilis. Eigenverlag, Amsterdam 1957.
36. THURZOVÁ, L.: Lexikon der Heilpflanzen. Lingen, Köln 1986.
37. TSCHIRCH, A.: Handbuch der Pharmakognosie. 2. Bd., Tauchnitz, Leipzig 1912.
38. WAGNER, H.: Pharmazeutische Biologie. Drogen und ihre Inhaltsstoffe. 4. Aufl. Fischer, Stuttgart-New York 1988.
39. WEISS, R. F.: Lehrbuch der Phytotherapie. 7. Aufl. Hippokrates, Stuttgart 1991.
40. WIECHOWSKI, W.: Die Bedeutung der schweißtreibenden Tees. Med. Klinik **23**, 590–592 (1927).
41. WILLUHN, G.: Holunderblüten. In: WICHTL, M. (Hrsg.): Teedrogen – ein Handbuch für die Praxis auf wissenschaftlicher Grundlage. 2. Aufl. Wissenschaftl. Verlagsges., Stuttgart 1989.
42. WREN, R. C.: Potter's new encyclopedia of botanical drugs and preparations. Daniel, Saffron-Walden 1988.
43. YOUSEFI, N.: Inauguraldissertation. Frankfurt am Main, in Vorbereitung.

KATHARINA ALPERS und R. SALLER,
Frankfurt am Main

Hat Holundersaft (Sambucus nigra) eine antipyretische Wirkung?

Frage

Hat Holundersaft eine antipyretische Wirkung?

Antwort

Holundersaft für fiebernde Kinder ist ein altes, weit verbreitetes Hausmittel; ich selbst kenne dies aus meiner eigenen Kindheit.

Die hier gestellte Frage schien mir deshalb eine Nachschau in der älteren und neuen pädiatrischen und pharmakologisch-toxikologischen Literatur zu rechtfertigen. In seinerzeit gebräuchlichen Lehrbüchern über Kinderkrankheiten von JAHN (1807), J. CH. G. JÖRG (1826) und HENKE (1836) ist der Holundersaft unter den Therapieratschlägen zur Antipyrese nicht erwähnt. Desgleichen fand ich keine entsprechende Angaben in den frühen Auflagen des Handbuches der Kinderheilkunde von v. PFAUNDLER/SCHLOSSMANN (1906; 1931).

In dem Handbuch »Die Wirkung der Arzneimittel und Gifte« von K. WIBMER (1842) ist unter dem Stichwort Sambucus Nigra L. (gemeiner Flieder oder Holunder) vermerkt, daß die »erst süßlich dann unangenehm schmeckenden Beeren gelind auf Schweiß und Stuhl (purgierend) wirken«.

Hierbei bleibt offen, ob damit schweißfördernd oder schweißhemmend gemeint ist.

Die neue toxikologisch-pharmakologische Literatur nennt Holunderbeeren/saft nur im Zusammenhang mit möglichen toxikologischen Wirkungen. BRUGSCH/KLIMMER (Vergiftungen im Kindesalter, 1966); LUDEWIG/LOHS (Akute Vergiftungen, 1974); KRIENKE; V. MÜHLENDAHL/OBERDISSE (Vergiftungen im Kindesalter, 1986) verweisen auf die Möglichkeit gastrointestinaler Störungen bei überreichlichem Genuß reifer Früchte; als Wirkstoffe werden ätherische Öle und das Blausäureglykosid Sambunigrin genannt, auch auf die Verwendung reifer Beeren als Genußmittel wird hingewiesen (KRIENKE u. Mitarb.). BRUGSCH/KLIMMER verweisen darauf, daß »Fliedertee (Flor. Sambuci) als schweißtreibendes Mittel« diene. Der ausdrückliche Hinweis auf eine antipyretische Wirkung von Pflanzenbestandteilen des schwarzen Holunders ist bei keinem der Autoren zu finden.

Ich nehme an, daß die Überlieferung der antipyretischen Wirkung von Holundersaft aus verschiedenen Quellen stammt:

1. Der mäßig süße, evtl. mit etwas Zitronensaft geschmacklich angepaßte Holunderbeersaft wird vom fiebernden Kind als wohltuend empfunden.
2. Eine evtl. angeregte Transpiration kann im Sinne einer »Temperaturableitung über die Haut« wirksam werden.
3. Eine Anregung des Stuhlganges ist bei der Obstipationstendenz während fieberhaften Zuständen ohnehin erwünscht.
4. Der etwas »fremde« Geschmack und die tief-dunkelrote Farbe des Saftes sprechen mystische Rezeptoren einer Heilmittelwirkung an.

Erschienen in:
GÄDEKE, R. (Hrsg.): Fragen aus der pädiatrischen Praxis – Antworten von Experten. Band 1, S. 271–272.
© 1989, Marseille Verlag, München

R. GÄDEKE, Staufen im Breisgau

Ingwer

Ingwer (Zingiber officinale)

Einleitung

Ingwer *(Ingwerwurzel, Zingiberis rhizoma)* besteht aus dem geschälten (von den äußeren Gewebeschichten befreiten) oder ungeschälten getrockneten Rhizom (Wurzelstock) von Zingiber officinale (7, 12, 31). Der Wurzelstock ist geweihartig verzweigt; getrocknet sind die von den Seiten her zusammengedrückten Teile etwa 2 cm breit und bis 10 cm lang.

Ingwer gehört zu den Arzneidrogen und Phytopharmaka, für die einerseits eine lange Tradition therapeutischer Verwendung in verschiedenen medizinischen Kulturen und andererseits neben experimentellen Untersuchungen auch einige kontrollierte klinische Studien vorliegen.

Inhaltsstoffe

Ingwerwurzel enthält 1–2–3% ätherisches Öl (Ingweröl), mit Sesquiterpenkohlenwasserstoffen und Sesquiterpenalkoholen, vor allem Zingiberen (30%) und ß-Bisabolen (10–15%) als quantitativen Hauptbestandteilen, außerdem Zingiberol, Zingiberenol, Curcumen, Camphen, Citral, Cineol, Borneol, Linalool, Methylheptenon und andere Bestandteile (12, 16, 18, 31, 32). Zu den nicht wasserdampfflüchtigen Bestandteilen (etwa 5–8% »Harze«) gehören verschiedene Scharfstoffe wie z. B. Gingerole, Gingerdiole, Gingerdione, Dihydrogingerdione und Shogaole. Shogaole werden während der Trocknung als Dehydrierungs- und Abbauprodukte von Gingerolen gebildet. Sie sind doppelt so scharf wie die Gingerole.

Außerdem sind organische Säuren enthalten, Fette, Zucker (etwa 50%) und Schleimstoffe.

Herkunft

Ursprünglich stammt Ingwer aus Südostasien. Er wurde in historischer Zeit bereits in Indien und Südchina kultiviert und als Arzneimittel verwendet (6, 7, 16, 17, 18, 21, 22, 31). Er ist mittlerweile nur mehr als Kulturpflanze verbreitet. Vom 11.–13. Jahrhundert war Ingwer ein gängiges Importgut aus dem Osten (u. a. via Alexandria). Eine der ersten ausführlichen westlichen Beschreibungen der lebenden Pflanze stammt von Marco Polo. Zu Beginn des 16. Jahrhunderts wurde er nach Jamaica und anderen westindischen Inseln eingeführt und von dort bereits um die Mitte des 16. Jahrhunderts in großem Umfang nach Spanien exportiert (z. B. 1547 etwa 22000 Zentner) und von dort in Europa vertrieben. Die weltweiten Exporte von Jamaica aus betragen derzeit ca. 1000000 kg (32). Zur Zeit sind zudem große Mengen chinesischen Ingwers im Handel, da jamaicanischer Ingwer den pharmazeutischen Bedarf nicht decken kann. Zu einem geringeren Teil stammt Ingwer auch aus anderen tropischen Regionen, z. B. Westafrika (Nigeria).

Traditionelle Verwendung

Ingwer wurde ab dem Altertum auch in Europa als Gewürz und Arzneimittel verwendet (z. B. griechische und römische Medizin, Hildegard von Bingen, Paracelsus, Kräuterbücher des 16. und 17. Jahrhunderts) (7, 9, 17, 22). Pharmazeutisch wurde er hauptsächlich als »magenstärkendes, appetitanregendes und verdauungsförderndes Mittel« benutzt (7, 9, 17, 22). Als Gewürz wird er feingemahlen in Süßwaren verwendet, außerdem in Suppen und zu Fleischgerichten. Er ist Bestandteil von Gewürzmischungen, vor allem von Currypulver, und Geruchs- sowie Geschmackskorrigens (z. B. Mundwässer, Gurgelwässer, Zahntinkturen) (16, 18, 31). Ingwer wird auch als kandierte Frucht angeboten. Ein Extrakt wird zur Herstellung von Likören, Limonaden und anderen alkoholfreien Getränken benutzt (z. B. ginger ale) (31). Selten wird Ingwer auch in der Parfümerie verwendet.

In der ayurvedischen und auch tibetanischen Medizin wird Ingwer zur Behandlung einer Reihe neurologischer Erkrankungen und Störungen eingesetzt (7, 16, 17, 18, 22), z. B. Übelkeit, Erbrechen, bestimmte Kopfschmerzformen und Epilepsie.

In der orientalischen Medizin wird zwischen verschiedenen Zubereitungen unterschieden (siehe 7, 16, 17, 18, 34): frische Rhizome zur Behandlung von Erbrechen, Husten, abdomineller Distension und Fieber sowie getrocknetes bzw. verarbeitetes Rhizom bei abdominellen Schmerzen, Lumbago und Diarrhö. Eine solche Unterscheidung erscheint nicht ganz unlogisch, da die einzelnen Bestandteile in unterschiedlichem Ausmaß in den verschiedenen Zubereitungen enthalten sind.

Auch in der chinesischen Medizin wurde der frische Wurzelstock traditionell u. a. als schweißtreibend, hustenreizstillend und antiemetisch beschrieben, der getrocknete Wurzelstock u. a. als schleimlösend (4, 6, 21). Als »Anwendungsfälle« (4) kamen für beide Zubereitungen u. a. in Betracht: Erkältungskrankheiten, Hustenreiz, Übelkeit, Brechreiz, Darminfektionen, Schwindelerkrankungen.

Zusammenfassend finden sich in der **Volksmedizin** und der medizinischen **Tradition** folgende häufige Angaben zur weitverbreiteten Anwendung von Ingwer (4, 6, 7, 16, 17, 18, 21, 22, 33, 34): »Magenerkältung, Magen-Darm-Schmerzen, Magenkrämpfe, Magenschwäche, Magendrücken, Blähungskoliken, Anregung der Verdauung, atonische Dyspepsie mit Flatulenz, Appetitanregung, Zerdrückung von Gasen und Schleim, chronische Enteritis, Übelkeit, Erbrechen, Anwendung durch die Mutter bei Erbrechen des gestillten Säuglings«. Außerdem wird wiederholt darauf hingewiesen, daß sich Ingwer auch darüber hinaus eigne: »als schweißtreibendes Mittel (u. a. innerlich und als Einreibungen bzw. Ganzkörpereinreibungen), ableitendes Hautreizmittel, Expektorans, Aphrodisiakum, Rubefaziens bei Kopf- und Zahnschmerzen, Einreibung auf schmerzende Körperteile, Einreibung der Halsmuskulatur bei Kopfschmerzen nach Erkältung« (4, 6, 17).

Bei diesen Indikationsangaben ist allerdings zu berücksichtigen, daß »traditionelle« Krankheits- und Symptombezeichnungen nicht unbedingt mit gleichlautenden modernen Begriffen gleichgesetzt werden dürfen. Solche Begriffe stammen größtenteils aus anderen medizinischen Systemen und Nosologien (z. B. aus den weitverbreiteten humoralpathologischen Konzepten), die nicht im Sinne der modernen westlichen Medizin etwa ätiologisch und pathogenetisch begründet und definiert sind. Sie sind nicht selten rein phänomenologische Aufzählungen und eine jeweils aktuelle Beschreibung des sich präsentierenden Krankheitsbildes und dessen Änderungen.

Bei der Lektüre mancher volkstümlicher Abhandlungen ist zu beachten, daß möglicherweise nicht immer Ingwer (Zingiber officinale) sondern auch Deutscher Ingwer (Kalmus, Acorus calamus; 9) gemeint ist.

Moderne Verwendung

In der Monographie der Kommission E (Phytotherapie) des Bundesgesundheitsamtes werden folgende pharmakodynamische Wirkungen angegeben (8, 23): »Aufgrund der Scharfstoffe sind eine Förderung der Speichel- und Magensaftsekretion zu erwarten, darüber hinaus eine Steigerung des Tonus und Anregung der Darmperistaltik. Im klinischen Versuch besitzt die Droge antiemetische Wirkungen, die sich bei Bewegungskrankheit günstig auswirken.« Die Aussagen der Kommission E stützen sich auf die Bewertung des jeweils vorliegenden wissenschaftlichen »Erkenntnismaterials«, das für die Pflanzen und nicht für die einzelnen Arzneimittelspezialitäten zu Monographien aufbereitet wurde.

Als moderne Anwendungen werden in der angelsächsischen Literatur genannt (34): Antiemetikum, Karminativum, Spasmolytikum, Antiflatulens, Antitussivum, Unterdrückung der Magensaftsekretion. Außerdem wurden für Ingwer auch gewisse antikonvulsive und cholesterinsenkende Eigenschaften beschrieben (4). Einzelberichte liegen auch für Migräne vor (20).

Ingwer wird als Gewürzdroge zu den Cholagoga und Karminativa gerechnet (12, 17, 31, 37).

Experimentelle Untersuchungen

Aus Untersuchungen einzelner Inhaltsstoffe oder Stoffgruppen kann nicht zwangsläufig auf Wirkungen oder »Wirkprofil« der Arzneidroge und ihrer Extrakte sowie Zubereitungen geschlossen werden.

Für einzelne Inhaltsstoffe liegen ältere experimentelle Befunde vor: 6-Gingerol und 6-Shogaol (dem Gingerol entsprechende Anhydroverbindung) zur Hemmung der Magenperistaltik; sedierende, antipyretische, analgetische und temporär hypotensive Wirkungen von Gingerolen und Shogaolen, ebenso eine Synthesehemmung von $PGF2\alpha$ im Intestinum, die als Basis einer intestinalen Aktivitätsverminderung angesehen wird (24, 34).

Andererseits liegen eindeutige experimentelle Befunde für eine Beschleunigung der gastrointestinalen Transitzeit durch Ingwer und verschiedene Ingwerfraktionen vor, die mit den Befunden unter dem Prokinetikum Metoclopramid vergleichbar sind (4, 36; zur Wirkung von Prokinetika im Gastrointestinaltrakt s. 14). Als möglichen Wirkungsmechanismus ließen sich antiserotonerge (am intestinalen $5-HT_3$-Rezeptor) Eigenschaften von Ingwerfraktionen und Gingerolen nachweisen (35).

Ingwer hemmt, u. a. neben einer Inhibition der Prostaglandin- und Thromboxansynthese in den Thrombozyten und einer Hemmung der Prostaglandinsynthese in Nierenzellen, die Thrombozytenaggregation (1, 15, 25, 26, 27, 29). Eine Hemmung der Thromboxanbildung wurde auch nach Ingwergenuß (chinesische Mahlzeiten) beobachtet (5).

Außerdem wurden (experimentell) hepatoprotektive Wirkungen beschrieben (4, 34). Ebenfalls experimentell wurden cholagoge Effekte für Ingwer und bestimmte Inhaltsstoffe gefunden (34, 37).

Vorstellbar sind auch aufgrund experimenteller Hinweise und darauf basierender Hypothesen Wirkungen bei rheumatischen Erkrankungen (28, 34).

Auch aus dem Bereich der chinesischen Medizin liegen einige experimentelle Untersuchungen zu einer Reihe von Wirkungen vor (4, 6). So zeigte sich z. B. bei Hunden mit einer Ösophagusfistel nach Gabe eines Ingwerdekoktes ein biphasischer Verlauf der Magensekretion mit einer anfänglichen Hemmung über mehrere Stunden und einer anschließenden längerdauernden Stimulation.

In anderen Versuchen ließ sich Kupfersulfat-induziertes Erbrechen teilweise dosisabhängig durch intragastrale Applikation von Ingwer verhindern. Diese Wirkungen wurden mit Zingeron (Vanillylazeton) und Shogaol in Verbindung gebracht. Tierexperimentell konnten u. a. zudem antiinflammatorische, analgetische und gewisse analeptische Wirkungen (Vasomotoren- und Atemzentrum) gezeigt werden (4). Einzelne Inhaltsstoffe weisen in vitro antibakterielle und antiparasitäre Effekte auf (4, 6).

In allerdings größtenteils unkontrollierten Studien wurden analgetische Wirkungen (z. B. Injektion in Schmerz- bzw. Akupunkturpunkte, parenterale Gabe bei Rückenschmerzen) registriert (4). Desgleichen wurden bei oraler Anwendung eines Dekoktes lindernde Wirkungen bei Ulcera ventriculi und duodeni beobachtet (4). Ebenso liegen unkontrollierte Studien zur antiemetischen Wirksamkeit vor (4, 6).

Erfahrungsberichte liegen auch für die Anwendung (Ingwer D1) beim Dumping-Syndrom vor (Früh- und Spätphase) (38).

Klinische Studien

Die antiemetische Wirksamkeit wurde auch in kontrollierten Studien geprüft. So erwies sich z. B. Ingwerpulver (1880 mg) dem Antihistaminikum Dimenhydrinat (100 mg) sowie Plazebo bei experimenteller Kinetose als überlegen (19). Bei einer vergleichbaren Versuchsanordnung jedoch war Ingwer in einer weiteren Untersuchung nicht von Plazebo zu unterscheiden (30). Später konnte jedoch die Wirksamkeit gegen Übelkeit und Erbrechen in einer kontrollierten klinischen Studie bei Vertigo belegt werden (11).

Bei Seekadetten reduzierte Ingwer in einer plazebo-kontrollierten Untersuchung das Ausmaß der Symptome von Seekrankheit (Schweißausbrüche, Schwindel, Übelkeit, Erbrechen), während die Inzidenz insgesamt unverändert blieb (10). Bei Übelkeit und Erbrechen postoperativ erwies sich Ingwer (1 g in Kapselform) Plazebo überlegen und vergleichbar mit Metoclopramid (10 mg i.v.) (2).

Pharmakokinetik

Klinische pharmakokinetische Untersuchungen von Ingwer bzw. seinen Inhaltsstoffen liegen derzeit nicht vor. Aufgrund der physikochemischen Eigenschaften ist jedoch mit einer Resorption von Inhaltsstoffen zu rechnen. Die pharmakodynamischen Untersuchungen über die Wirkungen von Ingwer können als indirekter Hinweis angesehen werden.

Anwendung

Entsprechend der Monographie der Kommission E (Phytotherapie) des Bundesgesundheitsamtes sind folgende Anwendungsgebiete für die Arzneidroge Ingwer zugelassen (8, 23):

1. Appetitlosigkeit;
2. dyspeptische Beschwerden;
3. Verhütung der Symptome der Reisekrankheit.

Dosierung

Als Darreichungsformen sind die zerkleinerte Droge und Trockenextrakte für Aufgüsse sowie andere galenische Zubereitungen zum Einnehmen zugelassen (12, 31). Möglicherweise sind die empfohlenen Ingwerdosen zu niedrig angesetzt.

Als Antiemetikum (Erwachsene und Kinder über 6 Jahre) 0,5 g Droge etwa 30 Minuten vor Reisebeginn und anschließend alle 4 Stunden. Die mittlere Tagesdosis beträgt 2 g Droge, bzw. andere Zubereitungen entsprechend dieser Dosierung.

Als Tee (vor den Mahlzeiten): 1 Teelöffel (etwa 1,5 g) Ingwerwurzelstock auf 1 Tasse Wasser aufgießen, abgedeckt 5 Minuten ziehen lassen, abseihen.

Als Tinktur (1:5): 20 Tropfen in etwas Wasser vor den Mahlzeiten.

Im Angelsächsischen werden folgende Dosierungen empfohlen (34): 0,3–1 g getrocknete Wurzel. Dosierungen für Spezialzubereitungen finden sich in der entsprechenden Fachliteratur (z. B. 4, 6, 16, 17). In der chinesischen Medizin werden z. T. höhere Dosen empfohlen, als Tagesdosis für frischen Wurzelstock 3–15 g und für getrockneten Wurzelstock 2,5–7,5 g (4).

Unerwünschte Wirkungen

Ingwer verursacht selten eine allergische Dermatitis (3). Scharfstoffe wie Gingerol und Shogaol können hautreizend wirken (4). Weitere bedeutsame unerwünschte Wirkungen wurden bei den empfohlenen Dosierungen bislang nicht beschrieben. Unmittelbar vor dem Schlafengehen eingenommen, kann Ingwer das Träumen beeinflussen (20). Von manchen Autoren wird berichtet, daß magenempfindliche Personen Ingwer nicht so gut vertragen (33). Bei sehr hohen Dosen wurden halluzinogene Effekte beobachtet (20).

Wechselwirkungen

Derzeit sind keine Wechselwirkungen bekannt.

Anwendung während Schwangerschaft und Stillperiode

Zur Anwendung während Schwangerschaft und Stillperiode liegen keine Untersuchungen vor.

Gegenanzeigen

Als Kontraindikationen werden in der Monographie der Kommission E (Phytopharmaka) des Bundesgesundheitsamtes die Anwendung während der Schwangerschaft und bei Kindern unter 6 Jahren angegeben (8, 23). Eine weitere Gegenanzeige ist Überempfindlichkeit auf Ingwer bzw. seine Inhaltsstoffe.

Handelspräparat: *Zintona*
(1 Kapsel enthält 250 mg Ingwerwurzelstock)

Literatur

1. BACKON, J: Ginger inhibition of thromboxane synthesis and stimulation of prostacyclin: relevance for medicine and psychiatry. Medical Hypothesis **20**, 271–278 (1986).
2. BONE, M. E. u. Mitarb.: Ginger root – a new antiemetic. The effect of ginger root on postoperative nausea and vomiting after major gynaecological surgery. Anaesthesia **45**, 669–671 (1990).
3. BUFF, W. u. K. VON DER DUNK: Giftpflanzen in Natur und Garten. Parey, Berlin-Hamburg 1988.
4. CHANG, H. M. u. P. P. H. BUT (Hrsg.): Pharmacology and applications of chinese materia medica. World Scientific Publishing, Singapore-Philadelphia 1986.
5. DORSO, R. C. u. Mitarb.: Chinese food and platelets. New Engl. J. Med. **303**, 757 (1980).
6. DUKE, J. A. u. E. S. AYENSU: Medicinal plants of china. Reference Publications Inc., Michigan 1985.
7. ENNET, D.: Heilpflanzen und Drogen. Bibliographisches Institut, Leipzig 1990.
8. FINTELMANN, V., H. G. MENSSEN u. C. P. SIEGERS: Phytotherapie Manual. Hippokrates, Stuttgart 1989.
9. GESSNER, O. u. G. ORZECHOWSKI: Gift- und Arzneipflanzen von Mitteleuropa. 3. Auflage. Winter, Heidelberg 1974.
10. GRONTVED, A. u. Mitarb.: Ginger root against seasickness. A controlled trial on the open sea. Acta otolar. (Stockh.) **105**, 45–49 (1988).
11. GRONTVED, A. u. E. HENTZER: Vertigo reducing of ginger root. A controlled clinical study. J. Oto-Rhino-Laryngol. Rel. Spec. **48**, 282–286 (1986).
12. HÄNSEL, R.: Phytopharmaka. Grundlagen und Praxis. 2. Aufl. Springer, Berlin-Heidelberg-New York (1991).
13. HAUSEN, B: Allergiepflanzen – Pflanzenallergene. Handbuch und Atlas der allergie-induzierenden Wild- und Kulturpflanzen. ecomed, Landsberg-München 1988.
14. HELLENBRECHT, D. u. R. SALLER: Neue Aspekte zur Wirkungsweise und Anwendung von Metoclopramid. Fortschr. Med. **109** (Monographie 37), 1–15 (1991).
15. KIUCHI, F., M. SHIBUYA u. U. SANKAWA: Inhibitors of prostaglandin biosynthesis from ginger. Chem. pharm. Bull., Tokyo **30**, 754–757 (1982).
16. LEWIS, W. H. u. M. P. F. ELVIN-LEWIS: Medical botany. Plants affecting man's health. Wiley, New York-London-Sydney-Toronto 1977.
17. MADAUS, G.: Lehrbuch der biologischen Heilmittel. Nachdruck der Ausgabe Leipzig 1938. Olms, Hildesheim-New York 1979.
18. MORTON, J. F.: Major medicinal plants. Botany, culture and uses. Thomas, Springfield/Ill. 1977.
19. MOWREY, D. B. u. D. E. CLAYSON: Motion sickness, ginger and psychophysics. Lancet **1982/I**, 655–657.
20. MUSTAFA, T. u. K. C. SRIVASTAVA: Ginger (Zingiber officinale) in migraine headache. J. Ethnopharmacology **29**, 267–273 (1990).
21. PAULUS, E u. D. YU-HE: Handbuch chinesischer Heilpflanzen. Haug, Heidelberg 1987.
22. SCHELENZ, H.: Geschichte der Pharmazie. Unveränderter reprographischer Nachdruck der Ausgabe Berlin 1904. Olms, Hildesheim 1965.
23. SCHILCHER, H: Phytotherapie in der Kinderheilkunde. Wissenschaftl. Verlagsges., Stuttgart 1991.
24. SHOJI, N. u. Mitarb.: Cardiotonic principles of ginger (Zingiber officinale Roscoe). J. pharm. Sci **71**, 1174–1175 (1982).
25. SRIVASTAVA, K. C.: Effects of aqueous extracts of onion, garlic and ginger on platelet aggregation and metabolism of arachidonic acid in the blood vascular system: in vitro study. Prostaglandins Leukotrienes and Medicine **13**, 227–235 (1984).
26. SRIVASTAVA, K. C.: Effects of aqueous extracts of onion, garlic and ginger inhibit platelet aggregation

and alter arachidonic acid metabolism. Biochemica and Biomedica Acta **43**, 335–346 (1984).
27. SRIVASTAVA, K. C.: Isolation and effects of some ginger components on platelet aggregation and eicosanoid biosynthesis. Prostaglandins Leukotrienes and Medicine **25**, 187–198 (1986).
28. SRIVASTAVA, K. C. u. T. MUSTAFA: Ginger (Zingiber officinale) and rheumatic disorders. Med Hypothesis **29**, 25–28 (1989).
29. SRIVASTAVA, K. C.: Effect of onion and ginger consumption on platelet thromboxane production in humans. Prostaglandins Leukotrienes and Medicine **35**, 183–185 (1989).
30. STOTT, T. R. R., M. P. HUBBLE u. M. B. SPENCER: A double-blind comparative trial of powered ginger root, hyoscine hydrobromide, and cinnarizin in the prophylaxis of motion sickness induced by cross coupled stimulation. Advisory Group for Aerospace Research and Development. Conference Proceedings **372** (1984).
31. STEINEGGER, E. u. R. HÄNSEL: Lehrbuch der Pharmakognosie und Phytotherapie. 4. Aufl., Springer, Berlin-Heidelberg-New York 1988.
32. TYLER, V. E., L. R. BRADY u. J. E. ROBBERS: Pharmacognosy. 9. Aufl. Lea and Febiger, Philadelphia 1988.
33. WEISS, R. F.: Lehrbuch der Phytotherapie. 7. Aufl. Hippokrates, Stuttgart 1991.
34. WREN, R. C.: Potter's new encyclopaedia of botanical drugs and preparations. Daniel, Safron Walden 1988.
35. YAMAHARA, J. u. Mitarb.: Active components of ginger exhibiting antiserotonergic action. Phytotherapy Research **3**, 70–71 (1989).
36. YAMAHARA, J. u. Mitarb.: Gastroinestinal motility enhancing effect of ginger and its active constituents. Chem. pharm. Bull., Tokyo **382**, 430–431 (1990).
37. YAMAHARA, J. u. Mitarb.: Cholagogic effect of ginger and its active constituents. J. ethnopharmacology **13**, 217–225 (1985).
38. ZIMMERMANN, W: Phytotherapie in der Inneren Medizin. Internist **29**, 463–471 (1988).

Erschienen in:
internist. prax. **32**, 629–634 (1992)
© 1992, Marseille Verlag, München

R. SALLER und D. HELLENBRECHT, Frankfurt am Main

Anwendung von Ingwerpräparaten

Frage

Bei Reizmagen habe ich gute Erfahrungen mit Ingwer gemacht, auch bei Leberschaden soll er gut wirken. Ein Ingwerpräparat *(Zintona-Kapseln)* wird bei Reisekrankheit empfohlen. Gibt es genauere Untersuchungen über Zusammensetzung und Wirkungsweise von Ingwer?

Antwort

Ingwer besitzt eine lange Tradition als Gewürz- und Arzneidroge; darüber liegen aus den verschiedenen Medizinkulturen umfangreiche klinische Erfahrungen vor (8). Nahezu immer finden sich bei den Anwendungsgebieten Störungen des Magen-Darm-Traktes (z. B. Magendrücken, Magenschmerzen, Magenkrämpfe, Verdauungsstörungen, Dyspepsie, Appetitlosigkeit, Übelkeit, Brechreiz). Dies sind S y m p t o m e, wie sie auch bei dem neuzeitlichen nosologischen Begriff » R e i z - m a g e n « (NUD, nicht-ulzeröse Dyspepsie) vorkommen. Zum Teil vergleichbare Anwendungsgebiete wurden auch in die Monographie der Kommission E über Ingwer aufgenommen: Appetitlosigkeit, dyspeptische Beschwerden (2). Klinisch kontrollierte Studien liegen aber bislang u. W. nicht vor.

Ebenfalls eine lange transkulturelle Tradition besitzt Ingwer als A n t i e m e t i k u m zur Behandlung von Übelkeit, Brechreiz und Erbrechen (8). Zur Behandlung von Reisekrankheit und postoperativem Erbrechen liegen mittlerweile auch erste kontrollierte Untersuchungen vor, die eine antiemetische Wirksamkeit belegen (1, 3, 4, 7, 10; s. 8). Ingwer war dabei den verwendeten Dosen der Vergleichsmedikamente e b e n b ü r t i g w i r k s a m (Dimenhydrinat 100 mg bzw. Metoclopramid 10 mg) bzw. einer Plazebobehandlung überlegen. Die »Verhütung der Symptome einer Reisekrankheit« wurde als Anwendungsgebiet in die Ingwermonographie der Kommission E aufgenommen (2).

Als möglicher Wirkungsmechanismus wird u. a. ein Serotoninantagonismus (5-HT$_3$-Rezeptoren) im Gastrointestinaltrakt aufgrund experimenteller Untersuchungen angenommen (13, 14; s. 8). Ein solcher Wirkungsmechanismus spielt auch bei Prokinetika, wie z. B. Metoclopramid, eine entscheidende Rolle (6).

Für die Anwendung bei Lebererkrankungen liegen bislang keine kontrollierten Studien vor. Allerdings weisen experimentelle Studien auch auf eine mögliche hepatoprotektive Wirkung hin (12). Man muß zudem berücksichtigen, daß die Symptome und Krankheitsbeschreibungen, auf die sich die überlieferten Anwendungen beziehen, keinesfalls eindeutig modernen Krankheitsbegriffen zugeordnet werden können. So können durchaus z. B. die berichteten und behandelten Symptome wie Appetitlosigkeit, Völlegefühl und Dyspepsie etwa mit Magen- und/oder Lebererkrankungen zusammenhängen.

Zumindest ein großer Teil der Inhaltsstoffe von Ingwer (Wurzelstock) scheint mittlerweile bekannt zu sein (5, 9, 11). Ingwer enthält 1–2–3% ätherisches Öl (Ingweröl), mit Sesquiterpenkohlenwasserstoffen und Sesquiterpenalkoholen, vor allem (–) Zingiberen (30%) und β-Bisabolen (10–15%) als quantitativen Hauptbestandteilen, außerdem Zingiberol, Zingiberenol, Curcumen, Camphen, Citral, Cineol, Borneol, Linalool, Methylheptenon und andere Bestandteile. Zu den nicht wasserdampfflüchtigen Bestandteilen (etwa 5–8% »Harze«) gehören verschiedene Scharfstoffe, wie z. B. Gingerole, Gingerdiole, Gingerdione, Dihydrogingerdione und Shogaole. Shogaole werden während der Trocknung als Dehydrierungs- und Abbauprodukte von Gingerolen gebildet. Sie sind doppelt so scharf wie die Gingerole. Außerdem sind organische Säuren enthalten, Fette, verschiedene Zucker (etwa 50%) und Schleimstoffe.

Inwieweit die einzelnen Bestandteile zur Wirksamkeit bzw. zum Wirkungsmechanismus beitragen oder ob ein Synergismus und/oder Antagonismus zwischen ihnen besteht, läßt sich derzeit nicht entscheiden. Dies gilt auch für die olfaktorischen und gustatorischen Effekte von Ingwer. Möglicherweise ist für die beschriebenen Wirkungen auch die ganze Pflanze verantwortlich.

Literatur

1. BONE, M. E. u. Mitarb.: Ginger root – a new antiemetic. The effect of ginger root on postoperative nausea and vomiting after major gynaecological surgery. Anaesthesia **45**, 669–671 (1990).
2. FINTELMANN, V., H. G. MENSSEN u. C. P. SIEGERS: Phytotherapie Manual. Hippokrates, Stuttgart 1989.
3. GRONTVED, A. u. Mitarb.: Ginger root against seasickness. A controlled trial on the open sea. Acta otolar. (Stockh.) **105**, 45–49 (1988).
4. GRONTVED, A. u. E. HENTZER: Vertigo reducing of ginger root. A controlled clinical study. J. Oto-Rhino-Laryngol. and Rel. Spec. **48**, 282–286 (1986).
5. HÄNSEL, R.: Phytopharmaka. Grundlagen und Praxis. 2. Aufl. Springer, Berlin-Heidelberg-New York 1991.
6. HELLENBRECHT, D. u. R. SALLER: Neue Aspekte zur Wirkungsweise und Anwendung von Metoclopramid. Fortschr. Med. **109** (Monographie 37), 1–15 (1991).
7. MOWREY, D. B. u. D. E. CLAYSON: Motion sickness, ginger and psychophysics. Lancet **1982/I**, 655–657 (1982).
8. SALLER, R. u. D. HELLENBRECHT: Ingwer (Zingiber officinale) als Gewürz und Arzneidroge. internist. prax. (im Druck).
9. STEINEGGER, E. u. R. HÄNSEL: Lehrbuch der Pharmakognosie und Phytotherapie. 4. Aufl. Springer, Berlin-Heidelberg-New York 1988.
10. STOTT, T. R. R., M. P. HUBBLE u. M. B. SPENCER: A double-blind comparative trial of powered gingerroot, hyoscine hydrobromide, and cinnarizin in the prophylaxis of motion sickness induced by cross coupled stimulation. Advisory Group for Aerospace Research and Development. Conference Proceedings **372** (1984).
11. WAGNER, H.: Pharmazeutische Biologie. 2. Drogen und ihre Inhaltsstoffe. 4. Aufl. G. Fischer, Stuttgart-New York 1988.

12. WREN, R. C.: Potter's new encyclopaedia of botanical drugs and preparations. Daniel Company, Safron-Walden 1988.
13. YAMAHARA, J. u. Mitarb.: Active components of ginger exhibiting antiserotonergic action. Phytotherapy Res. **3**, 70–71 (1989).
14. YAMAHARA, J. u. Mitarb.: Gastrointestinal motility enhancing effect of ginger and its active constituents. Chem. pharm. Bull. **382**, 430–431 (1990).

Erschienen in:
internist. prax. **32**, 386–387 (1992)
© 1992, Marseille Verlag, München

R. SALLER und D. HELLENBRECHT,
Frankfurt am Main

Johanniskraut

Johanniskraut (Hypericum perforatum)

Drogenbeschreibung

Johanniskraut *(Hyperici herba)* besteht aus den während der Blütezeit gesammelten und getrockneten oberirdischen Teilen von Hypericum perforatum (5, 14). Johanniskraut bzw. Auszüge sind in einer Reihe von phytotherapeutischen Mono- und Kombinationspräparaten enthalten.

Traditionelle Anwendung

Johanniskraut hat eine teilweise lange traditionelle Anwendung als (adstringierende) Gerbstoffdroge (z. B. Mundspülungen, Durchfallerkrankungen), Flavonoiddroge (z. B. harntreibend), als Leber- und Gallentherapeutikum (vor allem bei Entzündungen und als Cholagogum) und zur Wundheilung bzw. Hautpflege (4, 7, 9, 14, 17, 19), außerdem, hauptsächlich aufgrund neuerer Erfahrungsberichte, als Sedativum und Anxiolytikum sowie zur Behandlung depressiver Verstimmungen (1, 4, 5, 17, 19).

Hinweise liegen auch zur Anwendung bei Frauen mit Beschwerden in der Menopause vor, außerdem zur Anwendung bei verschiedenen »rheumatischen« Beschwerden, bei Husten und Erkältungskrankheiten (19).

Traditionelle Anwendungen von Phytotherapeutika, vor allem, wenn sie bereits seit langer Zeit Verwendung finden, werden häufig mit einer »Indikationssuche« bzw. »Indikationsbegründung« entsprechend der Signaturenlehre (u. a.

nach PARACELSUS) in Verbindung gebracht. Pharmazeutisch-pharmakologisch besagt eine solche Signaturenlehre, daß man es mehr oder minder augenfällig bereits den Stoffen, Gegenständen, Pflanzen ansähe, wofür sie therapeutisch geeignet seien (phänomenologische Arzneimittelsuche und Auswahl). Tatsächlich könnten Aussehen, Farbe, Standort und Reifezeit von Johanniskraut eine Reihe der tradierten Anwendungen nahelegen.

Es ist aber in vielen Punkten und Situationen noch ungeklärt, ob die »Signatur« ein Kriterium per se oder möglicherweise auch eine Art Merkhilfe (»Eselsbrücke«) für medizinische Erfahrung darstellt. Vor allem in Zeiten, in denen die mündliche Überlieferung eine große Rolle spielt, wäre dies nicht ungewöhnlich (»Volksmedizin«).

Experimentelle Untersuchungen

Tierexperimentell wurde über Johanniskraut bzw. verschiedene Inhaltsstoffe, in z.T. unzureichend beschriebenen Versuchen über eine Reihe von Wirkungen berichtet (siehe 19), z. B.: Monoaminooxidase-Hemmung, diuretische Wirkungen, antiphlogistische Wirkungen, »Kapillarabdichtung«, Spasmolyse, anthelmintische und antibakterielle Effekte.

Inhaltsstoffe

Ätherisches Öl: 0,05–0,3% mit verschiedenen n-Alkanen als Hauptkomponenten (z. B. Methyl-2-Octan, n-Nonan, n-Octanal, n-Decanal), neben α- und β-Pinen, Cineol, Myrcen und vielen anderen. Gerbstoffe (etwa 10%). Phytosterine (Phytosterole). Phenolcarbonsäuren (u. a. Chlorogensäure, Kaffeesäure). Rote Pigmente (vom Typ des Hypericin, etwa 0,1 %, sowie hypericinähnliche Stoffe). Flavonoide (Flavonole, Flavonolglykoside, Biflavone; darunter Quercetin, u. a. auch Rutin, Hyperosid, Isoquercitrin, Quercitrin, Biapigenin).

In den frischen Blüten findet sich Hyperforin (etwa 3%), das chemisch den Hopfenbitterstoffen (Humulonen, Lupulonen) ähnelt (14). Es wird beim Trocknungsprozeß weitgehend zerstört (14).

Klinische Wirkungen und Wirksamkeit

Johanniskraut wird in der phytotherapeutischen Literatur als »pflanzliches (mildes) Antidepressivum« aufgrund zahlreicher Erfahrungsberichte diskutiert (1, 3, 5, 6a, 7, 9, 11, 11a, 17, 19). Derzeit liegen erste kontrollierte Studien vor, die eine genauere Klassifizierung von Johanniskraut und seinen möglichen Anwendungsgebieten zulassen (z. B. 4a). Allerdings ist der Begriff »Depression« z. T. unscharf gefaßt. Er darf nicht ohne weitere Überprüfung der Erfahrungen mit der in der Psychiatrie üblichen Definition (z. B. DMS III) gleichgesetzt werden. Mit einem »antidepressiven« Wirkungseintritt ist in der Regel nicht vor einer 2–3–6wöchigen Behandlung zu rechnen (17, 19).

Möglicherweise in sprachlicher Analogie zu trizyklischen »Antidepressiva« wurde Johanniskraut auch als »Antidepressivum« bei Enuresis empfohlen (17). Studien liegen jedoch für diese Anwendung nicht vor.

Von einigen Autoren werden für Johanniskraut auch sedierende Wirkungen angegeben (4, 6a, 7, 9, 10, 13, 17, 19). Es ist jedoch derzeit nicht klar, ob tatsächlich eine Sedierung erfolgt oder ob damit die »antidepressiven« Wirkungen umschrieben werden.

Im Zusammenhang mit den beschriebenen Wirkungen könnten die berichteten Anwendungen bei Angstneurosen, Schlafstörungen, Erschöpfungszuständen, Migräne, Wetterfühligkeit und anderen neurovegetativen Störungen stehen (4, 6a, 7, 9, 17, 19). Allerdings sind bislang diese Indikationen in den Erfahrungsberichten z. T. sehr unscharf und manchmal nicht nachvollziehbar definiert.

Der Wirkungsmechanismus für die klinisch potentiell bedeutsamen Wirkungen ist noch nicht geklärt, wenngleich sich experimentell z. T. für Hypericin eine Hemmung der Monoaminoxidase zeigen ließ oder darauf hingewiesen wird, daß möglicherweise auch eine vermehrte (verbesserte) »Lichtutilisation« durch Johanniskraut/Hypericin erfolgt und damit zumindest partiell eine Erklärung für antidepressive/euphorisierende Wirkungen vorliegen könnte (14, 17, 19). Derzeit ist jedoch noch nicht geklärt, welche Inhaltsstoffe für Wirkungen und Wirksamkeit verantwortlich sind.

Johanniskrautöl (Rotöl) wurde über lange Zeit aufgrund von Erfahrungsberichten zur äußerlichen Anwendung bei Wunden und Verbrennungen eingesetzt (möglicherweise wegen der Gerbstoffe), ebenso zur symptomatischen Behandlung bei Krampfadern (4, 5, 7, 9, 10, 11, 11a, 17). Die Anwendung von Johanniskrautöl sollte aber andere sinnvolle Erstmaßnahmen (z. B. Kühlung) nicht ersetzen. Summarisch wird auch über die lokale Behandlung bei Sonnenbränden berichtet (11). Anschließend ist mindestens für einige Stunden Sonnenbestrahlung zu vermeiden.

Für die Anwendung von Johanniskrautöl bei dyspeptischen Beschwerden – erwähnt sind auch erosive Gastritis und Ulzera – liegen derzeit nur summarische Erfahrungsberichte vor, desgleichen für die Verwendung in Klysmen bei Proktitis (17). In verschiedenen Ländern wird Johanniskraut als Gerbstoffdroge aufgrund langer Erfahrungen zu Mundspülungen, z. B. bei Stomatitis und Gingivitis verwendet (14). Klinische Untersuchungen zu den experimentell gefundenen antibakteriellen und möglicherweise auch virustatischen Wirkungen liegen derzeit nicht vor.

Pharmakokinetik

Erste klinisch-pharmakokinetische Untersuchungen nach der Einmalgabe eines Johanniskrautextraktes weisen auf eine Resorption von Hypericin mit maximalen Plasmakonzentrationen nach 2–3 Stunden hin sowie eine Plasmahalbwertszeit von etwa 6 Stunden (8).

Unerwünschte Wirkungen

Mit Ausnahme der Hinweise auf eine mögliche Photosensibilisierung liegen derzeit keine Berichte über bedeutsame unerwünschte Wirkungen vor. Johanniskraut und seine alkoholischen wie öligen Auszüge enthalten das photosensibilisierend wirkende Naphtodianthronderivat Hypericin und vergleichbare Verbindungen (Hypericine).

In veterinärmedizinischen Arbeiten wurde über eine erhöhte Lichtempfindlichkeit und damit einhergehende Toxizität berichtet, wenn die Tiere (z. B. Weidetiere wie Schafe, Rinder, Pferde) Johanniskraut gefressen hatten (3, 4, 11a, 15, 16). Als Symptome bzw. Folgen wurden beobachtet: Rötung und Schwellung der betroffenen Hautpartien bis hin zur Blasenbildung, vor allem der Lippen und Augenlider. Bakterielle Infektionen der verletzten Partien können sich entwickeln. Entzündungen an der Schnauze können zur Verweigerung jeglicher Futteraufnahme führen. Bei betroffenen Tieren folgten Speichelfluß, Erregung, Schwanken, pendelartige Kopfbewegungen bis hin zu Kollaps und Tod. Betroffen waren offensichtlich nur die hellhäutigen, nicht aber die dunkelhaarigen Tiere. Über die Mengen aufgenommenen Johanniskrautes lassen sich keine Angaben machen. Möglicherweise lag eine sehr hohe Aufnahme oder auch eine Überdosierung vor (15). Dafür könnte auch sprechen, daß bei einer Auslösung durch geringe Mengen eigentlich wesentlich mehr Tiere betroffen sein müßten (15).

Bei Schafen ließ sich beobachten, daß die Symptome sich mit der Menge des aufgenommenen Johanniskrauts verschlimmerten, desgleichen mit der Zahl der Tage, an denen sie Johanniskraut erhielten, sowie der Zeitdauer der Lichteinwirkung (15). An bewölkten Tagen besserten sich die Symptome. Insgesamt war eine Empfindlichkeit noch bis 2 Wochen nach der letzten Aufnahme nachweisbar. Offensichtlich war zudem eine ausreichende systemische Resorption erforderlich (orale Aufnahme), da diese Reaktionen durch Hautkontakt alleine nicht ausgelöst werden konnten (15). Dies unterscheidet die Johanniskrautempfindlichkeit z. B. von Furocumarinen, die bereits nach Resorption durch die Haut photosensibilisieren können (15, 16). Der genaue Mechanismus der photodynamischen Wirkungen von Johanniskraut ist derzeit noch unbekannt (15, 16).

Bei Mäusen mit etwa 20 g und Ratten mit etwa 100 g Körpergewicht traten nach 0,1–0,5 mg bzw. 1–10 mg Hypericin und entsprechender Bestrahlung innerhalb von Stunden bis Tagen letale Wirkungen auf (15), z. B. bei Ratten nach 1–2 mg Hypericin s.c. bzw. oral innerhalb von 1–2 Stunden (16).

Für die Anwendung in der Phytotherapie wurden Warnungen vor Lichtempfindlichkeit im Zusammenhang einer Behandlung mit Johanniskraut ausgesprochen (2, 11), vor allem für hellhäutige Personen. Darauf muß z. B. auch bei der Anwendung von Solarien geachtet werden. Allerdings wurden bislang eindeutige Beobachtungen von Photosensibilität beim Menschen (auch im Laufe der jahrhundertelangen Anwendung) nicht beschrieben (3, 15), wenngleich HAUSEN (6) auf Kasuistiken hinweist.

In einer klinisch-experimentellen Studie an 40 Probanden wurde nach 8tägiger Behandlung mit einem Johanniskraut-haltigen Kombinationspräparat und nachfolgender Bestrahlung im Vergleich zu Plazebo keine bedeutsame Zunahme der Photosensibilisierung gefunden (18). Die empfohlene Tagesmaximaldosis von 1 mg Hypericin bedeutet auf Gewichtsbasis (Patient mit 70 kg) einen »Sicherheitsfaktor« von 10^3–10^4 im Vergleich zu den untersuchten Labortieren (15). Allerdings ist eine unmittelbare Übertragbarkeit tierexperimenteller Daten auf Menschen nicht gegeben.

Ethanolische Extrakte aus Johanniskraut und auch Johanniskrautöl zeigten in Kurzzeittestsystemen eine genotoxische Aktivität, die nicht auf Hypericin, sondern auf Quercetin zurückzuführen war (3, 11a, 12). Zudem sind mutagene Wirkungen von Quercetin im Ames-Test (Salmonella typhi-murium) nachgewiesen (12). Kanzerogenitätsstudien mit Quercetin an verschiedenen Tieren waren nahezu ausschließlich negativ (3, 12). Quercetin kommt weit verbreitet in Pflanzen vor und wird mit pflanzlicher Nahrung (z. B. Obst, Gemüse) regelmäßig aufgenommen (3, 12). Im Vergleich zur Nahrungsaufnahme sind die dem Körper durch Einnahme von Johanniskraut-Zubereitungen oder anderen Flavonoiddrogen zugeführten Quercetinmengen eher als gering anzusehen (12).

Wechselwirkungen

Derzeit sind keine Wechselwirkungen bekannt.

Schwangerschaft und Stillperiode

Derzeit liegen keine Angaben über eine Anwendung während Schwangerschaft und Stillperiode vor.

Anwendung

Für Johanniskraut (geschnittene Droge, Drogenpulver, flüssige und feste Zubereitungen zur oralen Anwendung) sind bei innerlicher Anwendung folgende Indikationen zugelassen: psychovegetative Störungen, depressive Verstimmungszustände, Angst und/oder nervöse Unruhezustände; für ölige Zubereitungen dyspeptische Beschwerden (1, 2, 5, 11).

Zur äußerlichen Anwendung sind flüssige und halbfeste Zubereitungen und Präparate mit fetten Ölen zugelassen: Behandlung und Nachbehandlung von scharfen und stumpfen Verletzungen, Myalgien, Verbrennungen 1. Grades (2, 11).

Dosierungen

Als mittlere Tagesdosis für innere Anwendung werden derzeit 2–4 g Droge bzw.

0,2–1 mg Gesamthypericin in anderen Darreichungsformen empfohlen (2, 11). Die Dosisfindung kann derzeit noch nicht als abgeschlossen angesehen werden. Die Herstellerangaben für Einzel- bzw. Tagesdosen unterscheiden sich z. T. erheblich. Für einige neu eingeführte Präparate, die z. T. unter kontrollierten Bedingungen untersucht wurden, liegen im Vergleich zu älteren Präparaten deutlich höhere Dosisempfehlungen vor.

Teezubereitungen: 2mal täglich 1 Tasse (2, 11). Teeaufguß: 1 Teelöffel (etwa 1,5 g) Johanniskraut auf 1 Tasse Wasser heiß-siedend aufgießen und abgedeckt 10 Minuten ziehen lassen, abseihen (2, 11).

Feste Formen: 2mal täglich entsprechend der Inhaltsstoffe von 4 g Droge (2, 11).

Äußere Anwendung: Mit fettem Öl gewonnenes Hypericumöl (»Rotöl«) in halbfesten Formen mehrmals täglich auftragen (2, 11).

Die Dosierungen basieren auf Erfahrungen. Dosis-Wirkungs-Beziehungen wurden bislang nicht untersucht.

Gegenanzeigen: Mit Ausnahme einer Überempfindlichkeit auf Johanniskraut und seine Inhaltsstoffe werden derzeit keine Gegenanzeigen beschrieben (2, 11).

Handelspräparate und Herstellerangaben zur Dosierung (Tab. 22)

Die Präparate enthalten unterschiedliche Mengen eines Trockenextraktes. Dieser ist auf Hypericin bzw. Gesamthypericin standardisiert. Die Wahl einer Substanz bzw. einer Substanzgruppe oder eines Stoffgemisches als Standard bedeutet nicht, daß diese auch zweifelsfrei die einzigen oder wesentlichen Wirksubstanzen sind. Präparate mit der gleichen Menge an Standardsubstanz müssen nicht die gleiche Menge der anderen Inhaltsstoffe auf-

Tab. 22
Handelspräparate mit Herstellerangaben

Handelspräparat	Trockenextrakt mg	Standard	Inhalt mg	Tagesdosis mg
Aristoforat	120–180	Ges. Hypericin	0,25	0,25–1,00
Cesradyston 200	200	Ges. Hypericin	0,24	0,48–0,96
Esbericum		Ges. Hypericin	0,25	0,25–1,00
Hyperforat	40	Hypericin	0,05	0,30
Jarsin	300	Ges. Hypericin	0,36	1,08
Neuroplant	85–95	Ges. Hypericin	0,25	0,5–0,75
Psychotonin M	50	Ges. Hypericin	0,22–0,32	0,66–0,99

weisen. Die einzelnen Extrakte können sich je nach Herstellungsverfahren qualitativ und quantitativ unterscheiden.

Neben diesen Präparaten mit Extrakten wird Johanniskraut auch in anderen Zubereitungen angeboten. So enthalten z. B. *Kneipp Pflanzendragees Johanniskraut 300R* 300 mg der getrockneten Droge.

Johanniskraut befindet sich auch in verschiedenen Teepräparaten auf dem Markt (Teezubereitung als wäßriger Auszug).

Johanniskraut ist außerdem in einer Vielzahl von Kombinationspräparaten mit einer unterschiedlich großen Anzahl von Kombinationspartnern enthalten (z. B. Kava Kava, Valeriana officinalis), die sich in der Roten Liste in verschiedenen Hauptgruppen finden (z. B. Psychopharmaka, Hypnotika/Sedativa, aber auch Cholagoga und Gallenwegstherapeutika oder Lebertherapeutika).

Literatur

1. FAUST, V.: Phytopharmaka mit psychotroper Wirkung. internist. prax. **30**, 589–593 (1990).
2. FINTELMANN, V., H. G. MENSSEN u. C. P. SIEGERS: Phytotherapie-Manual. Hippokrates, Stuttgart 1989.
3. FROHNE, D: Phytopharmaka: Nutzen ohne Risiko – oder Risiko ohne Nutzen? internist prax. (in Vorb.)
4. GESSNER, O. u. G. ORZECHOWSKI: Gift- und Arzneipflanzen von Mitteleuropa. 3. Aufl. Winter, Heidelberg 1974.
4a. HALAMA, P.: Wirksamkeit eines Johanniskrautextraktes (Li 160) bei depressiver Verstimmung. Nervenheilkunde **10**, 250–253 (1991).
5. HÄNSEL, R.: Phytopharmaka. Grundlagen und Praxis. 2. Aufl. Springer, Berlin-Heidelberg-New York 1991.
6. HAUSEN, B.: Allergiepflanzen – Pflanzenallergene. Handbuch und Atlas der allergie-induzierenden Wild- und Kulturpflanzen. ecomed, Landsberg-München 1988.
6a. HOBS, C.: St. John's Wart-Hypericum perforatum L. HerbalGram **18/19**, 24–33 (1989).
7. KROEBER, L.: Das neuzeitliche Kräuterbuch. Band I., 4. Aufl. Hippokrates (1948).
8. LAUDAN, D. u. W. D. HÜBNER: Hochdosierter Johanniskrautextrakt zur Behandlung leichter bis mittelschwerer depressiver Verstimmungen. 3. Phytotherapie-Kongreß, 3.–6. 10. 1991, Deutsche Gesellschaft für Phytotherapie, Lübeck-Travemünde (Abstraktband, P 22).
9. MADAUS, G.: Lehrbuch der biologischen Heilmittel. Nachdruck der Ausgabe Leipzig 1938. Olms, Hildesheim-New York 1979.
10. SCHILCHER, H.: Ätherische Öle. – Wirkungen und Nebenwirkungen. Dtsch. Apoth. Ztg. **124**, 1433–1442 (1984).
11. SCHILCHER, H.: Phytotherapie in der Kinderheilkunde. Wiss. Verlagsges., Stuttgart 1991.
11a. SCHIMMER, O.: Hypericum perforatum, Johanniskraut. Vom Nutzen und Risiko einer alten Arzneipflanze. therapeutikon **2**, 76–81 (1989).
12. SCHIMMER, O.: Substanzen mit gentoxischer, kanzerogener und teratogener Potenz in Pflanzen und pflanzlichen Arzneimitteln. internist. prax. **32**, 609–619 (1992).
13. SCHMIDT, U. u. U. KUHN: Einfluß von Johanniskrautextrakt auf die kognitive Leistung. 3. Phytotherapie-Kongreß, 3.–6. 10. 1991, Deutsche Gesellschaft für Phytotherapie, Lübeck-Travemünde (Abstraktband, P24).
14. STEINEGGER, E. u. R. HÄNSEL: Lehrbuch der Pharmakognosie und Phytotherapie. 4. Aufl., Springer, Berlin-Heidelberg-New York 1988.
15. STOCK, S., u. J. HÖLZL: Ist Johanniskraut phototoxisch? Med. Mo. Pharm. **14**, 304–306 (1991).
16. TEUSCHNER, E. u. U. LINDEQUIST: Biogene Gifte. Fischer, Stuttgart-New York 1987.
17. WEISS, R. F.: Lehrbuch der Phytotherapie. 7. Aufl. Hippokrates, Stuttgart 1991.
18. WIENERT, V., R. CLASSEN u. K. O. HILLER: Zur Frage der Photosensibilisierung von Hypericin in einer Baldrian-Johanniskraut-Kombination – eine klinisch-experimentelle, plazebokontrollierte Vergleichsstudie. 3. Phytotherapie-Kongreß, 3.–6. 10. 1991, Deutsche Gesellschaft für Phytotherapie, Lübeck-Travemünde (Abstraktband, P23).
19. WREN, R. C.: Potter's new encyclopaedia of botanical drugs and preparations. Daniel, Safron-Walden 1988.

Erschienen in:
internist. prax. **32**, 689–694 (1992)
© 1992, Marseille Verlag, München

R. SALLER und D. HELLENBRECHT,
Frankfurt am Main

Johanniskraut zur Phasenprophylaxe von Depressionen?

Frage

Für das johanniskrauthaltige Präparat *Esbericum* wird mit einer prophylaktischen Wirkung bei der Entwicklung einer Depression geworben (»Damit aus der depressiven Stimmung keine Depression wird«). Gibt es für eine solche Wirksamkeit nachvollziehbare Belege bzw. klinische Studien?

Antwort

Es müssen verschiedene Ebenen auseinandergehalten werden:

1.
Eine »depressive Stimmung« ist ein Symptom, eine »Depression« ist eine nosologisch konkret beschreibbare Krankheit, auch wenn die Klassifikationen ständig im Fluß sind (ICD-10, DSM-III-R usw.). Man kann also nicht beides gleichsetzen, nicht einmal in der Werbung.

2.
Pflanzliche Arzneimittel mit psychotroper Wirkung werden nach einer Zeit der ungerechtfertigten Vernachlässigung inzwischen kritisch, aber durchaus konstruktiv beurteilt und vermehrt eingesetzt.

Dabei gilt es, ihre Möglichkeiten, aber auch Grenzen zu beachten. Gefahren ergeben sich in der Regel nur, wenn ihre therapeutische Potenz falsch eingesetzt wird. Dazu zählt nicht nur eine Fehldiagnose mit entsprechend falsch plazierter Therapie, sondern auch eine durchaus richtige Diagnosestellung mit dem Wunsch, das eigentlich dafür zuständige Psychopharmakon durch besser verträgliche Pflanzenmittel zu ersetzen. Dies erleichtert zwar den Beginn der Therapie und sichert erst einmal die Einnahmezuverlässigkeit des Patienten, führt aber auf Dauer zu keiner Linderung des Beschwerdebildes und gefährdet vielleicht sogar den Betroffenen (z. B. Depression mit verstärkter Suizidalität).

Deshalb sollte man diese Substanzen nicht erneut in Frage stellen, nur weil man sie als bequeme Alternativpräparate zu mißbrauchen versucht, wo eigentlich differentielle Psychopharmaka (z. B. Antidepressiva, Neuroleptika) angezeigt wären.

So gesehen ergibt sich aus dem bisherigen Kenntnisstand für die psychotropen Pflanzenmittel ein Indikationsbereich, der sich vor allem der Befindensschwankungen und leichteren seelischen Störungen (Angst, innere Unruhe, depressive Verstimmungen) mit psychosomatisch interpretierbaren Beschwerden sowie psychosozialen Folgen annimmt. Sollte sich im Laufe der Zeit ein mittelschweres bis schweres Bild abzeichnen, muß die Medikation umgehend angepaßt werden. Nur so wird es auf Dauer möglich sein, pflanzliche und synthetische Arzneimittel mit psychotroper Wirkung gemeinsam zu nutzen.

3.
Zur Phasenprophylaxe (meist endogener depressiver Zustände – bisweilen alternierend mit manischen Episoden) sind bisher nur die Lithiumsalze und Carbamazepin anerkannt. Die Valproinsäure steht zur Diskussion. Eine sog. phasenübergreifende antidepressive Vorbeugung durch eine längerfristige bis Dauermedikation mittels Antidepressiva wird zwar gelegentlich praktiziert, jedoch meist aus einer bestimmten Notlage heraus (z. B. Nebenwirkungen oder Wirkungslosigkeit der eigentlichen Phasenprophylaktika). Sie hat jedoch bestimmte Nachteile, die sie nicht grundsätzlich empfehlenswert erscheinen läßt (z. B. Begleiterscheinungen).

Johanniskrauthaltige Präparate mit ihrer durchaus stimmungsstabilisierenden und milden antidepressiven Wirkung (für leichtere bis gegebenenfalls mittelschwere depressive Zustände, insbesondere psychogener Genese) haben zwar keine relevanten Begleiterscheinungen und können deshalb auch längerfristig gegeben werden. Von einer eigentlichen phasenprophylaktischen Wirkung aber ist bisher nichts bekannt.

Schlußfolgerung

Psychotrope Phytopharmaka haben in ihrem anerkannten Indikationsbereich eine große Zukunft. Allerdings wächst auch die Zahl der Anbieter und damit der Konkurrenzdruck. Und unter diesem Aspekt geht nicht selten auch ein untadeliger Informationsstil verloren. Deshalb sollten nicht nur Ärzteschaft und Patienten, sondern auch die Hersteller diese Grenzen respektieren lernen.

Literatur beim Verfasser

V. FAUST, Ravensburg-Weißenau

Johanniskraut in der Behandlung von AIDS

Frage

In verschiedenen Presseberichten wird eine Hochdosisbehandlung mit Johanniskrautzubereitungen bei HIV-Infektionen bzw. bei AIDS propagiert. Gibt es hierfür klinisch relevante wissenschaftliche Literatur?

Anwort

Derzeit liegen keine hinreichend geplanten und durchgeführten Studien vor, die eine Wirksamkeit von Johanniskrautzubereitungen (u. a. Tee) oder Hypericin, einem Inhaltsstoff von Johanniskraut mit aromatischer polyzyklischer Dionstruktur, bei Patienten mit HIV-Infektionen, ARC oder AIDS belegen würden. Ebenso fehlen ausreichende Untersuchungen, um den Dosisbereich einer solchen »Hochdosistherapie« genauer definieren zu können.

Die bisher veröffentlichten Berichte, in denen zur Frage der Wirksamkeit von Hypericum bzw. Hypericin Stellung genommen wurde (1, 6; s. auch 2), können am ehesten als (unkontrollierte) Serien klassifiziert werden. Sie sind z. T. nur anekdotenhaft strukturiert und entsprechen insgesamt nicht dem Standard moderner klinischer Forschung (je nach Bericht z. B. kleine Patientengruppen, unvollständige Patienten- und Befunddokumentation, kurze Beobachtungszeiträume, unklare Beobachtungssituationen, wie etwa eine Vermischung von Perioden mit und ohne Behandlung, Verwendung von Surrogatparametern [nur Labordaten], kein Vergleich mit Kontrollgruppen, z. B. historische Kontrollen, gleichzeitige andere bzw. etablierte Behandlungen) (s. auch 4).

Angaben über evtl. Wechselwirkungen mit antiretroviralen Medikamenten liegen nicht vor.

Bei einem Teil der mit Johanniskraut behandelten Patienten wird auf subjektive Besserungen hingewiesen (z. B. Stimmungsaufhellung). Solche Einflüsse könnten mit den antidepressiven Wirkungen von Johanniskraut zusammenhängen (s. 5). Sie beweisen keine spezifischen antiviralen oder immunologischen Wirkungen.

Neben der bislang nicht belegten Wirksamkeit fehlen derzeit auch hinreichende präklinische Untersuchungen (z. B. Pharmakologie, Toxikologie). Die bisher veröffentlichten in vitro-Untersuchungen und tierexperimentellen Befunde (z. B. 3, 7; s. auch 4) sind als Grundlage für eine klinische Anwendung nicht ausreichend, selbst in ihrer insgesamt begrenzten Aussagekraft umstritten und in ihren Ergebnissen widersprüchlich.

Derzeit kann die versuchsweise Anwendung von Johanniskraut und seinen Zubereitungen bzw. Hypericin **allenfalls** als eine zusätzliche supportive Maßnahme angesehen werden (s. auch 4). Die Indikation einer spezifischen Anwendung bei HIV-Infektionen bzw. AIDS ist vom Bundesgesundheitsamt nicht zugelassen.

Literatur

1. JAMES, J.: Hypericin/St. Johns Wort: Experience so far. AIDS treatment news **74**, 1–6 (1989).
2. KOCHEN, M.: Alternative und außerhalb der Schulmedizin liegende Behandlungsformen. In: JÄGER, H. (Hrsg.): AIDS und HIV-Infektionen. Ecomed, Landsberg-München-Zürich 1989.
3. MERUELO, D., G. LAVIE u. D. LAVIE: Therapeutic agents with dramatic antiretroviral activity and little toxicity at effective doses: aromatic polycyclic diones hypericin and pseudohypericin. Proc. Natn. Acad. Sci. USA **85**, 5230 (1988).
4. PETERS, H. D.: Sondergutachten aus aktuellem Anlaß: Johanniskraut bei AIDS-Patienten? In: BÜHRING, M. u. F. H. KEMPER (Hrsg.): Naturheilverfahren und Unkonventionelle Medizinische Richtungen. Kapitel 08.04, S. 1–4. Springer, Berlin-Heidelberg-New York 1992.
5. SALLER, R. u. D. HELLENBRECHT: Johanniskraut (Hypericum perforatum). internist. prax. **32**, 689–694 (1992).
6. STEINBECK, A. u. Mitarb.: Analyse einer Hypericin-Behandlung mit 18 ARC/AIDS-Patienten, darunter 13 mit Hämophilie A über einen Zeitraum von 20 Monaten. In: LANDBECK, I. SCHARRER u. W. SCHRAMM (Hrsg.): 21. Hämophilie-Symposium, S. 77, Hamburg 1990. Springer, Berlin-Heidelberg-New York. 1991.
7. WERNET, P. u. Mitarb.: Dramatische HIV-Suppression durch synthetisches Mycoporphyrin in vitro. 2. Deutscher AIDS-Kongreß, Berlin. Abstraktband, Abstrakt Nr. 356, 1989.

R. SALLER, Frankfurt am Main

Kamille

Chamomilla recutita L. (Echte Kamille)

Arzneidroge und Inhaltsstoffe

Die Echte Kamille (Chamomilla recutita L., Matricaria recutita L.) ist eine seit dem Altertum bekannte und dokumentierte Arzneipflanze aus Familie der Asteraceae (Compositae). Neben der offizinellen Stammpflanze Chamomilla recutita (Matricaria recutita L). gibt es weitere, der Echten Kamille sehr ähnliche Asteraceen, die sich botanisch und vor allem chemisch z. T. erheblich voneinander unterscheiden (14, 28, 34).

Arzneilich verwendet werden die Kamillenblüten (Chamomillae flos, Matricariae flos). Sie bestehen aus den getrockneten Blütenköpfchen von Matricaria recutita L.

Die Echte Kamille ist in ganz Europa und im Mittelmeerraum heimisch. Nach Nordamerika wurde sie eingeschleppt. Sie wird in Spanien, Ägypten und Argentinien, aber auch in Deutschland, der Tschechoslowakei, Bulgarien, Indien und Australien in Monokulturen angebaut. Der Verbrauch an Kamillenblüten nimmt weiterhin zu, so daß mittlerweile mehr als 60% (mehr als 4000 Tonnen Mitte der 80iger Jahre) des Bedarfes importiert werden müssen (Hauptlieferant Argentinien). Bei mancher Importware ist ein zunehmender Anteil von Verfälschungen (besonders durch Anthema cotula) zu beobachten.

Mit den Inhaltsstoffen der Kamillenblüte liegt ein ganzer Wirkstoffkomplex vor, der erst in seiner Gesamtheit den vollen therapeutischen Effekt der Kamillenbehandlung ausmacht. Dabei unterliegen die Inhaltsstoffe der Matricaria recutita L. qualitativ und quantitativ einer natürlichen Variabilität (12, 17, 28, 31, 39, 40).

Die therapeutisch nutzbaren Kamilleninhaltsstoffe werden grob in 2 Gruppen, die lipophilen und die hydrophilen Inhaltsstoffe unterschieden.

Lipophile Inhaltsstoffe

Hierzu gehören die Einzelkomponenten des ätherischen Öls, das zu 0,4%–2% (Zuchtarten bis zu 3% [17, 37]) aus Kamillenblüten gewonnen werden kann (40), Cumarine, methoxylierte Flavonaglyka sowie Phytosterole. Die Kommission E des Bundesgesundheitsamtes fordert für »Matricariae flos« (Kamillenblüten) einen Mindestgehalt von 0,4% an ätherischem Öl (20).

Die pharmakologisch bedeutendsten lipophilen Einzelkomponenten des ätherischen Kamillenöls sind:

1. Chamazulen/Matricin
2. (–)-a-Bisabolol (INN: Levomenol)
3. Bisaboloide: (–)-a-Bisabololoxid A, B und C sowie (+)-Bisabolonoxid A
4. En-In-Dicycloether (syn. Spiroether)
5. Anthecotulid (toxikologisch-allergologische Bedeutung!; in den zur arzneilichen Anwendung kultivierten Pflanzen bislang nicht entdeckt, jedoch in einigen Wildpflanzen sowie in Importware aus Argentinien, Ägypten und Chile (s. 8b))
6. Lipophile Flavonaglyka
7. Weitere Monoterpenkohlenwasserstoffe
8. Weitere Sesquiterpenkohlenwasserstoffe

Hydrophile Inhaltsstoffe

Hierzu gehören die hydrophilen Flavonoide, Schleim, Phenylcarbonsäuren, Aminosäuren und Cholin (28).

Die pharmakologisch bedeutendsten hydrophilen Einzelkomponenten des ätherischen Öls sind:

1. Luteolin
2. Apigenin
3. Quercetin
4. Schleimstoffe
5. Cholin

Darüber hinaus werden noch weitere lipophile und hydrophile Inhaltsstoffe angegeben: Myrcen, Geraniol und Cadinen, n-Caprinsäure, Perilalkohol, Triacontan, Caprylsäure, Salizylsäure sowie einen Bitterstoff, Fettsäuren, Nikotinsäure, Chlorogensäure, Vitamin B_1 und C, Aminosäuren, Phenylcarbonsäuren, Fruktose, Carotinoide, Matricarianol, Chrysoeriol, Quercimeritrin, Patulitrin u. a. m. (6, 12, 28).

Pharmakologische Wirkungen und Hypothesen zum Wirkungsmechanismus

Die Kamillenzubereitungen werden wegen ihrer traditionell bekannten und in tierexperimentellen sowie in vitro-Untersuchungen gefundenen antiphlogistischen (vor allem lokal antiphlogistischen), spasmolytischen und karminativen Wirkungen angewendet.

Weitere Eigenschaften der Kamillenblüten und ihrer Zubereitungen, wie antiseptische, antimikrobielle, bakteriostatische, fungistatische und immunstimulierende Effekte sowie antipyretische, mild sedative, analgetische, lokalanästhetische, granulationsfördernde und desodorierende Wirkungen und eine gewisse Anti-Histamin- und Anti-Serotonin-Wirkung sind beschrieben und z. T. experimentell belegt (4, 5, 8, 8b, 10–12, 14, 17, 28, 29, 34, 36, 37, 40).

Antiphlogistische Wirkung

Einzelne Inhaltsstoffe des Kamillenöls mit tierexperimentell ermittelter antiinflammatorischer Wirkung sind Matricin/Chamazulen, Bisabolol/Bisaboloide, En-In-Dicycloether und verschiedene Flavonoide (1, 5, 7, 21, 22, 28, 40).

Als Wirkmechanismen werden Prostaglandinsynthesehemmung, Anti-Histamin- und Anti-Serotonin-Wirkung sowie Radikalfängereigenschaften (Abfangen von Sauerstoffradikalen) diskutiert.

Auch für das ätherische Öl der Kamille als einem Vielstoffgemisch aus Mono- und Sesquiterpenen, wurden experimentelle Hinweise auf eine Hemmung der Prostaglandinsynthese gefunden (35, 36).

Spasmolytische Wirkungen

Zahlreiche Untersuchungen am isolierten Tierdarm belegen die spasmolytische Wirkung der Flavonoide (hier besonders des Apigenins), der Bisaboloide und des Spiroethers (3–7, 28, 31, 40). In vitro (glatte Muskulatur von Trachea bzw. Ileum) wurden auch für das Kamillenöl spasmolytische Wirkungen an der glatten Muskulatur der Atemwege sowie des Magen-Darm-Traktes dokumentiert (s. 3).

Ulkusprotektive bzw. -kurative Wirkungen

Die in vitro bekannte dosisabhängige antipeptische Wirkung (Modell der »Albuminverdauung«) erfolgt nicht über die Beeinflussung des Magensaft-pH (kein säuresekretionshemmender Effekt der Kamillenextrakte) (5). Im Tierversuch wirkt (–)-a-Bisabolol in verschiedenen Ulkus-Modellen antiulzerogen (40) und ulzerokurativ (28, 34).

Antibakterielle, antivirale und antimykotische Wirkungen

Bakteriostatische und bakterizide Wirkungen der Kamille wurden verschiedentlich in vitro gefunden (z. B. alkoholischer Kamillenextrakt bei Bacillus subtilis, Staphylococcus aureus, B-Streptokokken, Streptococcus faecalis, Escherichia coli, Klebsiella pneumoniae und Pseudomonas aeruginosa, Candida albicans, Microsporum canis, Trichophyton rubrum und Trichomonas vaginalis) (5, 28).

Das ätherische Öl der Kamille soll in vitro Bakterientoxine (Staphylokokken und Streptokokken) inaktivieren können (4, 17, 28). In Zellkulturen konnte nachgewiesen werden, daß der Kamillenextrakt eine gewisse antivirale Wirkqualität aufweist und die Replikation und RNS-Synthese von Herpes- und Polioviren hemmt (5, 40).

Wirkungen auf das Immunsystem

Immunologisch wirksam sollen die Schleim- und Bitterstoffe sein. Diese sollen nach in vitro- und in vivo-Untersuchungen die unspezifische Abwehr (Makrophagen, Granulozyten, große granulierte Lymphozyten) über eine Phagozytosesteigerung stimulieren (vor allem durch die Polysaccharide, 4-O-Me-Glucuronoxylan) (5, 8, 13, 40).

Wirkungen auf das Zentralnervensystem

Im Tierversuch konnte gezeigt werden, daß wäßrige Kamillenzubereitungen den Aktivitätszustand des Zentralnervensystems im Sinne einer Dämpfung beeinflussen können (5, 28, 40).

Wirkungen auf die Haut

(–)-a-Bisabolol förderte tierexperimentell die Epithelisierung und Granulation verletzter Haut (5) und senkte die Hauttemperatur eines UV-Licht-Erythems (Beeinflussung der Kapillaraktivität?) (40).

Antipyretische Wirkungen

(–)-a-Bisabolol wirkt im Tierversuch dosisabhängig antipyretisch (5). Ebenso ist für das Chamazulen eine fiebersenkende Wirkung im Tierversuch dokumentiert (5, 28).

Analgetische Wirkungen

Chamazulen wirkt schwach analgetisch sowie lokalanästhetisch (5, 28). Der native Inhaltsstoff der Kamille Matricin wirkt ebenfalls analgetisch (21, 40).

Wirkungen auf die Blutgefäße

Die Kamillen-Flavone wirken im Tierversuch protektiv antiödematös (direkte »gefäßabdichtende« Wirkung) (31). Zudem beeinflußt das (–)-a-Bisabolol direkt die Kapillaraktivität. Kalziumantagonistische Effekte werden diskutiert.

Sekretolytische Wirkungen

Aufgrund tierexperimenteller Hinweise (in vitro-Untersuchungen an Flimmerepithelien) werden wie für einige andere terpenhaltige ätherische Öle auch für das terpenhaltige Kamillenöl sekretolytische Wirkungen diskutiert (11, 28, 30).

Hypothesen zum Wirkungsmechanismus

Zum Wirkungsmechanismus ätherischer Öle liegen eine Reihe von experimentellen Studien (s. 8b, 11, 28, 29, 32, 36, 38, 40), u. a. in vitro-Untersuchungen an Zellmembranen (s. 32) vor. Ätherische Öle besitzen in hoher Dosierung unspezifische Effekte durch »Reizwirkungen« bis hin zu Membranschädigungen. Sie wirken in mittlerer Dosierung, in gewisser Hinsicht vergleichbar den Lokalanästhetika membranstabilisierend (u. a. »membranabdichtend«). In niedriger Dosierung sollen spezifischere Effekte durch einen Einbau einzelner Bestandteile in Zellmembranen ausgeübt werden. Sie sollen dann »lokalisiert« biologische Mechanismen beeinflussen können.

Postulierte Wirkungsmechanismen auf molekularer Ebene sollen die Beeinflussung der Ionenpermeabilität der Zellmembranen sein, mit einer Hemmung des Ca^{++}-Einstroms. Daraus resultieren spasmolytische und lokalanästhetische Wirkungen sowie eine Hemmung der Effekte von Entzündungsmediatoren, die aus Zellen freigesetzt werden, die Entzündungen verursachen und/oder unterhalten können. Mit diesen Effekten sowie der Hemmung der Prostaglandinsynthese wird die antiphlogistische Wirksamkeit in Verbindung gebracht (s. 32).

Klinische Wirkungen und Wirksamkeit

Im Gegensatz zur Verfügbarkeit von z. T. umfangreichen experimentellen Befunden und zahlreichen Erfahrungsberichten sind kontrollierte klinische Untersuchungen bislang kaum veröffentlicht worden.

Zum therapeutischen Einsatz der Kamille bei der Akutbehandlung der Erkältungskrankheit liegen 2 klinische Studien vor:

In einer kontrollierten Studie wurde die Wirksamkeit von Dampfinhalationen mit phytotherapeutischen Teezubereitungen geprüft. Es konnte gezeigt werden, daß Infuse von Kamillenblüten symptomlindernd wirksam und reinen Wasserdampfinhalationen ohne phytotherapeutischen Zusatz überlegen waren (27, 33).

In einer weiteren kontrollierten klinischen Studie wurde die symptomlindernde Wirksamkeit einer Dampfinhalation mit alkoholischem Kamillenextrakt (Kamillenkonzentrat) in heißem Wasser bei Patienten mit einer Erkältungskrankheit untersucht (2, 27a, 27b). Im klinischen Akutversuch linderten die Dampfinhalationen mit steigenden Dosierungen des alkoholischen Kamillenkonzentrates als Zusatz dosisabhängig über mehrere Stunden ausgeprägt die verschiedenen Symptome der Erkältungskrankheit. Aus den klinischen Daten ließ sich eine partielle Dosis-Wirkungs-Kurve erstellen (2, 27a, 27b).

Aufgrund der derzeitigen Datenlage gründet sich die Anwendung von Kamillenblüten und deren Zubereitungen in weiten Bereichen auf meist unkontrolliert erhobene klinische Erfahrung.

Unerwünschte Wirkungen

Unerwünschte Wirkungen scheinen nach bisherigen Erfahrungen in der Regel eher selten und nicht schwerwiegend zu sein. Auch in den kontrollierten Studien waren unerwünschte Wirkungen mild und selbstlimitierend (leichter Schwindel, Brennen in den Augen, Benommenheit, unangenehmer Geruch, »Überempfindlichkeit«, Schleimhautbrennen, »zu hohe Konzentration«). Ihre Inzidenz scheint dosisabhängig zu sein (2).

Tierexperimentell ließ sich eine akute Toxizität nur bei Verwendung sehr hoher Dosen von Kamillenöl nachweisen (s. 8b).

Allergien

Allergische Reaktionen auf die Echte Kamille scheinen bei therapeutischer Anwendung extrem selten zu sein.

Typ I-Reaktionen

Als Allergen für Typ I-Reaktionen kommt das schwach sensibilisierende Desacetylmatricarin in Betracht (15). Die Literatur verzeichnet angeblich bis zum Jahr 1984 nur 3 eindeutig dokumentierte allergische Sofortreaktionen auf die reine Echte Kamille (8a, 8b, 9, 23). Insgesamt wurden nur bei sehr wenigen Individuen, die Kamillentee (häufigste Form der Kamillenanwendung) tranken, Kamillendampf einatmeten oder dem Staub der getrockneten Pflanze exponiert waren, entsprechende Symptome beobachtet (z. B. Rhinokonjunktivitis, Bronchitis, Asthma, anaphylaktische Reaktionen, Dyspnoe, s. 8b).

Eine unspezifische Hyperreagibilität des Respirationstraktes scheint auf nicht-immunologischer Basis durch länger andauernde Teestaubexposition ausgelöst werden zu können, wobei sich unter diesen Stäuben auch Kamille befand (s. 8b).

Kreuzreaktionen bei bekannter Allergie auf Beifußpollen, Chrysanthemen, Sellerie, Anis und Kamille können bei 40% auftreten. Diese Reaktionen beruhen auf einem allergenen Strukturmerkmal der in Asteraceae vorkommenden Sesquiterpene (α-Methylgruppe in exocyclischer Stellung am Laktonring) (9, 14, 23). Das in der Echten Kamille vorkommende Sesquiterpen Matricin ist nicht sensibilisierend. Ihm fehlt die Methylgruppe am Laktonring (23).

Typ IV-Reaktion – Kontaktallergie

Von über 50 publizierten Berichten über Kamillen-Kontaktallergien (Jahresende 1984) betreffen 20 Berichte eindeutig nicht die Echte Kamille. In 12 Beiträgen, in denen die Echte Kamille in Betracht kommt, bleiben bei 8 von diesen 12 Publikationen noch Fragen offen (9, 14, 28). Die Zahl der sicher durch Echte Kamille verursachten Kontaktallergiefälle liegt insgesamt unter 20. Die »kontaktsensibilisierende Potenz« der Echten Kamille ist daher außerordentlich gering. Sie wurde größenordnungsmäßig, bei täglicher wohl millionenfacher topischer Anwendung, mit der äußerst geringen allergenen Wirksamkeit topischer Glukokortikoide gleichgesetzt (14).

Das ursächliche Kontaktallergen ist das lineare Sesquiterpenlakton Anthecotulid, das in der Echten Kamille nur im chemischen Typ B in geringen Spuren (0,003–0,01%), wenn überhaupt, nachzuweisen ist (15, 28). Drei Handelsmuster von Matricariae flos PH.EUR.III argentinischer Provenienz enthielten 3,7–12 mg Anthecotulid in 100 g Droge (9). Die Stinkende Hundskamille (Anthemis cotula L.) ist für einen üblicherweise hohen Gehalt an Anthecotulid bekannt (8b). Bei den oben erwähnten 20 Berichten über Allergien handelte es sich eindeutig um Sensibilisierungen gegen Anthemis-Arten, vor allem gegen die Stinkende Hundskamille (Anthemis cotula L.) (9, 15), die Acker-Hundskamille (Anthemis arvensis L.) (23)

und die Römische Kamille (Anthemis nobilis L.). Diese Anthemidae können von unerfahrenen Sammlern leicht mit der Echten Kamille verwechselt werden.

Im Zusammenhang mit den weitaus meisten der berichteten allergischen Reaktionen handelt es sich um verunreinigte, verwechselte, vermischte oder verfälschte Kamillenprodukte (9, 15, 23, 24, 28).

Liegt jedoch tatsächlich eine Kontaktallergie auf Kamille mit einer Überempfindlichkeit auf Anthecotulid vor, so ist in der Regel mit Kreuzreaktionen mit anderen sesquiterpenhaltigen Pflanzen zu rechnen (8b). Kreuzreaktionen wurden z. B. mit Chrysanthemen, Gewöhnlicher Schafgarbe, Rainfarn und Margerite beobachtet (s. 8b). Bei Kompositenallergikern sind relativ häufig Kreuzreaktionen auf die Echte Kamille zu registrieren (s. 8b).

Eine Kontaktallergie entwickelt sich, wenn das sensibilisierende Agens über die Haut in den Körper gelangt. Daher wird für Individuen mit einer Kamillensensibilisierung das Risiko des Auftretens allergischer Hautreaktionen durch das Trinken von Kamillentee als sehr gering angesehen (8b). Durch das Trinken von Kamillentee entwickelt sich in der Regel keine Überempfindlichkeit vom verzögerten Typ, da die möglicherweise enthaltenen Kontaktallergene, z. B. Anthecotulid und vielleicht auch Herniarin, nicht wasserlöslich sind und daher als lipophile Inhaltsstoffe bei der Teezubereitung nicht extrahiert werden (8b).

Kamillenpollenallergien (Pollinosen) werden durch die Kamillenblütenpollen verursacht. Pollinotiker, die fast auf das gesamte Korbblütlerpollenspektrum allergisch reagieren, können möglicherweise auch auf Kamillenfertigarzneimittel reagieren, da nicht völlig auszuschließen ist, daß lösliche Antigene auch in Extrakten enthalten sein können (28).

Wechselwirkungen

Derzeit sind keine Wechselwirkungen beschrieben.

Schwangerschaft und Stillperiode

Zur Anwendung in der Schwangerschaft und Stillperiode liegen keine klinischen Untersuchungen vor.

Anwendung

In der Monographie der Kommission E des Bundesgesundheitsamtes (20) sind folgende Anwendungsgebiete genannt:

Äußerlich: Haut- und Schleimhautentzündungen sowie bakterielle Hauterkrankungen einschließlich der Mundhöhle und des Zahnfleisches. Entzündliche Erkrankungen und Reizzustände der Luftwege (Inhalationen). Erkrankungen im Anal- und Genitalbereich (Bäder und Spülungen).

Innerlich: gastro-intestinale Spasmen und entzündliche Erkrankungen des Gastro-Intestinal-Traktes.

In der Standardzulassung werden folgende Anwendungen genannt: Magen-Darm-Beschwerden; Reizung der Mund- und Rachenschleimhaut sowie der oberen Atemwege (38).

Weitere Anwendungen der Kamille in Klinik und Praxis:

Zur Anwendung in Klinik und Praxis kommen alkoholische Kamillenextrakte, die sowohl hydrophile wie auch lipophile Wirkstoffe der Kamillenblüten enthalten. Kontrollierte klinische Untersuchungen liegen für diese Indikationen derzeit nicht vor.

Erfahrungsberichte (Auswahl) liegen u. a. in folgenden Bereichen vor:

Dermatologie
Spülung unterminierter Wundränder, Gewebetaschen und Fistelgänge, Sitzbäder, entzündliche Schleimhäute, akut nässende Dermatosen verschiedenster Genese, Kontaktdermatitiden, allergische Exantheme, Intertrigo, Ulcus cruris, Ekzeme, Dermatitis statica, Reinigung infizierter Wunden und Geschwüre, Abszesse, Furunkel, Brandwunden, Dekubitalulzera, zur Epithelisierung und Anregung sowie Förderung der Granulation (z. B. nach Dermabrasio), zur Desodorierung nekrotischen Gewebes, Neurodermitis, Akne vulgaris, dyshidrotisches und seborrhoisches Ekzem, Erkrankungen des äußeren Analbereichs wie Pruritus ani, perineales Ekzem und äußere Fistelung, bakterielle Hauterkrankungen und Panaritien (5, 17, 20, 22, 28, 31, 34, 37, 40).

Stomatologie
Gingivitis, Stomatitis ulcerosa und aphthosa, alle entzündlichen Erkrankungen in der Zahn-, Mund- und Kieferheilkunde, Dampfbäder bei radikalchirurgischen Kieferhöhlenoperationen, Behandlung der Paradontose, Mundgeruch, habituelle Aphthen und Zahnschmerzen (5, 11, 12, 17, 20, 28, 29, 31, 34, 40).

Hals-Nasen-Ohren-Heilkunde
Ösophagitis, bei Störungen der Speichelsekretion, Kieferhöhlenspülungen, Dampfinhalationen bei Sinusitiden, Pharyngitis, Laryngitis, Mundtrockenheit, entzündliche Nasenschleimhaut, Otitis externa und Ohrenschmerzen (5, 11, 17, 18, 20, 28, 29, 31, 40).

Strahlentherapie
Schleimhautreaktionen des Enddarms (Einläufe), schmerzhafte Hautläsionen, Strahlenerytheme, Strahlendermatitis (5, 28).

Pulmologie
Inhalationsbehandlung der chronischen Bronchitis mit oder ohne Obstruktion (5, 11, 17, 20, 28, 29).

Pädiatrie
Protektive Behandlung von Haut und Schleimhaut, Windeldermatitis (auch mit Candida albicans-Superinfektion), Säuglingsekzeme, periorale Dermatitis, Impetigo contagiosa, Dampfinhalationen bei Si-

nusitis, Pflege der empfindlichen Haut im Ano-Genitalbereich, Zahnen, Karminativum und Spasmolytikum bei Erkrankungen des Magen-Darm-Traktes (5, 12, 28, 40).

Gynäkologie
Bartholinitiden, Vulvitis, Mastitis, Sitzbäder zur postoperativen Behandlung und Therapie entzündlicher Erkrankungen (5, 28, 37).

Gastroenterologie
Akute Gastritis und Enteritis, Colitis, Einläufe bei Reizzuständen des Dickdarms, Magendrücken, Völlegefühl, Aufstoßen, Sodbrennen, Appetitlosigkeit, Brechreiz, Erbrechen, Magenerosionen, Magengeschwür, Spasmen und Koliken des Magen-Darm-Traktes sowie der Gallenwege (5, 11, 12, 17, 20, 28, 31, 34, 37).

Traditionelle Anwendungen
Die volksmedizinische Überlieferung verwendet den Kamillentee aus Kamillenblüten innerlich bei schmerzhaften, mit Krämpfen verbundenen Magen- und Darmstörungen sowie bei entzündlichen Magen- und Darmerkrankungen und bei »Frauenleiden« (17, 18, 28).

Äußerliche Indikationen der Volksmedizin für Kamilleanwendungen sind heiße Kompressen bei schlecht heilenden Wunden, Sitzbäder bei Abszessen, Furunkeln, Hämorrhoiden und »Frauenkrankheiten«, Mundspülungen bei Entzündungen des Mund- und Rachenraumes, Kamillendampfbad bei Akne vulgaris und schließlich Inhalationen bei Schnupfen und Bronchitis (17, 18, 28).

Kamillenzubereitungen

Kamillentee
Die gebräuchlichste Zubereitung von Kamillenblüten ist der Kamillentee. Durch die Extraktion mit Wasser gewinnt man in erster Linie die wasserlöslichen polaren Inhaltsstoffe der Kamille, weniger die stark wirksamen Bestandteile des ätherischen Öls (14, 24). Das ätherische Kamillenöl verbleibt zu 70–85% im Aufgußrückstand (4, 31).

Die u. a. auch spasmolytisch wirksamen Flavonoide mit verminderter Hydrophilie, insbesondere das besonders wirksame, nicht glykosidische Apigenin, sind im Teeaufguß kaum nachzuweisen. Das Apigenin liegt im Kamillentee in Konzentrationen unterhalb der Nachweisgrenze von 0,025 ppm vor (19).

Alkoholische Kamillenextrakte

Die umfassendste Extraktion der Kamillenblüten stellt der alkoholisch-wäßrige Auszug aus Kamillenblüten dar. In ihm finden sich sowohl die wasserlöslichen als auch die lipophilen Inhaltsstoffe (14). Ab einem Alkoholgehalt von 40 Vol.%, sind die lipophilen Inhaltsstoffe der Kamille, insbesondere das (−)-a-Bisabolol und das Matricin, in alkoholischen Auszügen in pharmakologisch relevanten Mengen enthalten (28). Ein 50%iger Isopropylalkohol liefert eine Extraktionsausbeute von 50–70% des ätherischen Öls (21).

Die Echte Kamille ist u. a. in einer Vielzahl von pharmazeutischen und kosmetischen Fertigpräparaten sowie Hygieneartikeln enthalten, z. B. Arzneimittel mit bzw. ohne Rezeptpflicht, Lokaltherapeutika, Tinkturen, medizinische Seifen, Shampoos, Haarkuren, Badezusätze (die alleinige Angabe »Kamille« bedeutet nicht unbedingt »Echte Kamille«!).

Dosierung

Wie bei einer Reihe anderer Phytopharmaka kann die Dosisfindung noch nicht als abgeschlossen angesehen werden.

In der Monographie der Kommission E des Bundesgesundheitsamtes (20) ist folgende Dosierung empfohlen:

Ein gehäufter Eßlöffel voll Kamillenblüten (etwa 3 g) wird mit heißem Wasser (etwa 150 ml) übergossen, zugedeckt und nach 5–10 Minuten durch ein Teesieb abgeseiht bzw. filtriert. Soweit nicht anders verordnet, wird bei Erkrankungen im Magen-Darm-Bereich 3–4mal täglich eine Tasse frisch bereiteter Tee zwischen den Mahlzeiten getrunken.

Bei Entzündungen der Schleimhaut im Mund- und Rachenbereich wird mit dem frisch bereiteten Tee mehrmals täglich gespült oder gegurgelt.

In der **Standardzulassung** wird empfohlen:

Ein gehäufter Eßlöffel voll Kamillenblüten wird mit heißem Wasser (etwa 150 ml) übergossen und nach 5–10 Minuten durch ein Teesieb abgeseiht bzw. filtriert. Soweit nicht anders verordnet, wird bei Erkrankungen im Magen-Darm-Bereich 3–4mal täglich eine Tasse frisch bereiteter Teeaufguß warm zwischen den Mahlzeiten getrunken.

Zur Bereitung eines Dampfbades werden 1–2 Eßlöffel voll Kamillenblüten mit heißem Wasser übergossen.

Bei Entzündungen der Schleimhaut im Mund- und Rachenbereich wird mit dem frisch bereiteten Tee mehrmals täglich gespült oder gegurgelt.

Bei Entzündungen der oberen Atemwege werden die Dämpfe des frisch bereiteten Teeaufgusses eingeatmet.

Für die Anwendung der Dampfinhalation mit Kamillenkonzentrat (naturreiner alkoholischer Gesamtauszug aus Kamillenblüten): 3 Eßlöffel (etwa 39 ml)/Liter Wasser (etwa 75°C) 3–4mal täglich (27a, 27b).

Je nach Hersteller werden für kamillenhaltige Fertigarzneimittel für die innerliche und äußerliche Anwendung unterschiedliche Dosierungen empfohlen.

Gegenanzeigen

Überempfindlichkeit auf Kamille, deren Inhaltsstoffe und Zubereitungen (u. a. Alkohol). In der Standardzulassung wird darauf hingewiesen, daß der Teeaufguß nicht im Bereich des Auges angewendet werden darf.

Literatur

1. AMELLAL, M. u. Mitarb.: Inhibition of Mast Cell Histamine Release by Flavonoids and Biflavonoids. Planta Medica **51**, 16–20 (1985), Kurzfassung in : Z. Phytother. **1**, Forum Phytotherapeuticum, 27 (1986).

2. BESCHORNER, M.: Kontrollierte klinische Studie zur Beschreibung von Dosis-Wirkungs-Beziehungen bei der symptomlindernden Therapie der unkomplizierten Erkältungskrankheit. Inaugural-Dissertation, Frankfurt/Main: in Vorbereitung.

3. BRANDT, W.: Spasmolytische Wirkung ätherischer Öle. Z. Phytother. **2**, 33–39 1988).

4. CARLE, R.: Pflanzliche Antiphlogistika und Spasmolytika, Vortrag 2. 10. 1987, 13. Seminarkongreß der Bundesapothekerkammer, Berchtesgaden. Z. Phytother. **3**, 67–76 (1988).

5. CARLE, R. u. O. ISAAC: Die Kamille – Wirkung und Wirksamkeit. Sonderdruck aus Z. Phytother. **3**, 67–77 (1987).

6. CHRUBASIK, S. u. J. CHRUBASIK: Kompendium der Phytotherapie. Hippokrates, Stuttgart 1983.

7. CZYGAN, F.-C.: Kamillenflavone mit antiphlogistischer Wirkung. Z. Phytother. 6, Phytotherapie aktuell, 9 (1985).

8. Die Kamille als Immunstimulans. therapeutikon 3, 424–425 (1989).

8a. HAUSEN, B.: Allergiepflanzen – Pflanzenallergene. Handbuch und Atlas der allergie-induzierenden Wild- und Kulturpflanzen. ecomed., Landsberg-München 1988.

8b. HAUSEN, B.: Sesqiterpene Lactones – Chamomilla recutita. In: De SMET, P. A. G. M. u. Mitarb. (Hrsg.): Adverse effects of herbal drugs. Vol. 1. S. 243–248. Springer, Berlin-Heidelberg-New York. 1992.

9. HAUSEN, B. M., E. BUSKER u. R. CARLE: Über das Sensibilisierungsvermögen von Compositenarten. Planta medica 3, 205–284 (1984).

10. HÄNSEL, R.: Pflanzliche Sedativa. Z. Phytother. **1**, 14–19 (1990).

11. HÄNSEL, R.: Phytopharmaka. Grundlagen und Praxis. 2. Aufl. Springer, Berlin-Heidelberg-New York 1991.

12. HOPPE, H. A.: Drogenkunde Band 1 Angiospermen. 8. Aufl., S. 692–695. de Gruyter, Berlin-New York 1975.

13. INTORP, H.-W. u. D. NOLTE: Immunabwehr des Respirationstraktes. Dustri-Verlag, Dr. Karl Feistle, München-Deisenhofen 1987.
14. KLASCHKA, F., L. MAIWALD u. R. PATZLET-WENCZLER: Wirkungsweise und Anwendungsformen der Kamille. Interdisziplinäres Kamillen-Symposium Frankfurt/Main 1987. Grosse, Berlin 1987.
15. KLASCHKA, F. u. R. PATZELT-WENCZLER: Das allergene Potential der Kamille vom Typ IV in Externa. Allergologie **3**, 100–103 (1988).
16. Kneipp Kamillen-Konzentrat : Produktinformation zu Kneipp Kamillen-Konzentrat. Kneipp Werke, Würzburg (DF R-12).
17. LUPPOLD, E.: Matricaria chamomilla. Pharmazie in unserer Zeit **3**, 65–70 (1984).
18. MADAUS, G.: Lehrbuch der biologischen Heilmittel. Mediamed, Ravensburg (1988).
19. MIETHING, H. u. W. HOLZ: Wirkstoffe in wäßrigen Kamillenaufgüssen. Pharmazie **44**, 784–785 (1989).
20. Monographie: Matricariae flos (Kamillenblüten). Bundesanzeiger 228 (1984).
21. NAHRSTEDT, A.: Phytopharmaka.: Zubereitungsformen und Inhaltsstoffe. Z. Phytother. **3**, 83–86 (1989).
22. NISSEN, H. P., H. BILTZ u. H. W. KREYSEL: Profilometrie, eine Methode zur Beurteilung der therapeutischen Wirksamkeit von Kamillosan Salbe. Z. Hautkr. **63**, 184–190 (1988).
23. OTT, A.: Haut und Pflanzen. Fischer, Stuttgart-Jena-New York 1991.
24. REUTER, H. D.: Phytotherapeutika bei grippalem Infekt und Erkältungskrankheiten: Teil 2 – Eine der Hauptindikationen ist die symptomatische Behandlung. Natura **1**, 706–718 (1990).
25. RÖMMELT, H. u. Mitarb.: Pharmakokinetik Ätherischer Öle nach Inhalation mit terpenhaltigen Salben. Z. Phytother. **9**, 14–16 (1988).
26. SALLER, R. u. Mitarb.: Praktische Pharmakologie. 2. Aufl. Schattauer, Stuttgart-New York 1983.
27. SALLER, R. u. Mitarb.: Häusliche Inhalation mit Kamille, Pfefferminze, Lindenblüte oder heißem Wasser bei akuter Erkältungskrankheit. Abstracts Vorbeugen und heilen, 2. Tagung der Gesellschaft für Phytotherapie, Münster 1988.
27a. SALLER, R. u. Mitarb.: Behandlung unkomplizierter Erkältungskrankheit mit Kamillenkonzentrat. Dosisabhängige Symptomlinderung durch phytotherapeutische Dampfinhalation. therapeutikon **4**, 680–691 (1990).
27b. SALLER, R. u. Mitarb.: Dose-dependency of symptomatic relief of complaints by chamomile steam inhalation in patients with common cold. Eur. J. Pharmacol. **183**, 728–729 (1990).
28. SCHILCHER, H.: Die Kamille. Wissenschaftl. Verlagsges., Stuttgart 1987.
29. SCHILCHER, H.: Pharmakologie und Toxikologie ätherischer Öle. Therapiewoche **36**, 1100–1112 (1986).
30. STAFUNSKY, M., G. E. v. MANTEUFFEL u. M. SWOBODA: Therapie der akuten Tracheobronchitis mit ätherischen Ölen und mit Soleinhalation – ein Doppelblindversuch. Z. Phytother. **4**, 130–134 (1989).
31. STEINEGGER, E. u. R. HÄNSEL: Lehrbuch der Pharmakognosie und Phytotherapie. 4. Aufl. Springer, Berlin-Heidelberg-New York 1988.
32. TEUSCHER, E. u. Mitarb.: Untersuchungen zum Wirkungsmechanismus ätherischer Öle. Z. Phytother. **3**, 87–92 (1990).
33. TRAVERS, H.-W.: Kontrollierte klinische Studie zur symptomlindernden Therapie mit Lindenblüten-, Pfefferminze- und Kamillentee-Inhalationen bei unkomplizierten Erkältungskrankheiten der oberen Luftwege. Inaugural-Dissertation, Frankfurt/Main 1989.
34. WAGNER, H.: Drogen und ihre Inhaltsstoffe. Pharmazeutische Biologie. Fischer, Stuttgart-New York 1988.
35. WAGNER, H. u. M. WIERER: In vitro-Hemmung der Prostaglandinbiosynthese durch ätherische Öle, phenolische Verbindungen und Knoblauchinhaltsstoffe. Z. Phytother. **1**, 11–13 (1988).
36. WAGNER, H., M. WIERER u. R. BAUER: In vitro-Hemmung der Prostaglandin-Biosynthese durch ätherische Öle und phenolische Verbindungen. Planta medica, 184–187 (1986).
37. WICHTL, M.: Kamille. In.: HARTKE, K. u. E. MUTSCHLER (Hrsg.): DAB 9 Kommentar Band 2 mit wissenschaftlichen Erläuterungen. Wissenschaftl. Verlagsges., Stuttgart, Govi-Verlag, Frankfurt/Main 1987.
38. WICHTL, M.: Teedrogen. 2. erweiterte und vollständig überarb. Aufl., Wissenschaftl. Verlagsges., Stuttgart 1989.
39. WREN, R. C.: Potter's new encyclopaedia of botanical drugs. Daniel Company Limited, Saffron Walden, 1973.
40. WREN, R. C.: Potter's new cyclopaedia of botanical drugs and preparations. S. 70–71. Daniel Company Limited, Saffron Walden, 1988.

M. BESCHORNER, Brachttal, und R. SALLER, Frankfurt am Main

Kamillosan-Creme (äthanolischer Kamillenblütenextrakt)

Die schwach antiinflammatorische Wirkung von Extrakten aus Kamillenblüten ist seit langem bekannt. Jetzt wird neben *Guajazulen-Salbe Homburg* von derselben Firma eine Creme mit einem standardisierten Kamillenblütenextrakt zur Ekzemtherapie angeboten. Empfohlen wird die Nachbehandlung verschiedener Ekzemformen im Anschluß an eine lokale Kortikoidtherapie. Bei Säuglingen und Kleinkindern sind auch bei großflächiger Anwendung keine Nebenwirkungen zu befürchten, wenn man von seltenen Überempfindlichkeiten gegenüber Bestandteilen der Cremegrundlage absieht.

Kamillosan-Creme dürfte sich insbesondere zur Nachbehandlung der atopischen Dermatitis (Neurodermitis) eignen.

Erschienen in:
internist. prax. **24**, 554 (1984)
© 1984, Marseille Verlag, München

A. WISKEMANN, Hamburg

Keuschlamm

Vitex agnus-castus (Keuschlamm)

Droge und Inhaltsstoffe

Mönchspfeffer oder Keuschlammfrüchte sind die reifen getrockneten Früchte von Vitex agnus-castus (arzneilich verwendeter Pflanzenteil), einem im Mittelmeerraum beheimateten Strauch aus der Familie der Verbenaceae (Eisenkrautgewächse). Definierte Inhaltsstoffe sind die glykosidischen Monoterpene vom Typ der C_9-Iridoide, insbesondere Agnusid und Aucubin, lipophile Flavone, hauptsächlich Casticin sowie ätherische und fette Öle.

Klinische Wirkungen und Wirksamkeit

Vitex agnus-castus (getrocknete reife Früchte) besitzt, vor allem im Mittelmeerraum, eine lange Geschichte kultischer und arzneilicher Verwendung. Bei der medizinischen Verwendung finden sich wiederholt Hinweise auf »Unterleibsleiden«, Menstruationsstörungen sowie auf Verschreibungen als Emmenagogum und Laktagogum (5, 6, 10).

In neuerer Zeit grenzt sich die Anwendung auf prämenstruelles Syndrom, Mastodynie und (1, 3, 4, 6, 9, 13) bestimmte Menstruationsstörungen ein. Die Anwendung beruht auf klinischen Erfahrungsberichten sowie einigen Anwendungsbeobachtungen (3, 6, 9). Kontrollierte klinische Studien liegen bislang nicht vor. Auch für die diskutierte Anwendung bei klimakterischen Beschwerden und bei mangelhafter Stilleistung sind derzeit keine klinischen Studien vorhanden.

Häufig werden als Belege für klinische Wirksamkeit in den Symptombereichen Mastodynie und prämenstruelles Syndrom Anwendungsbeobachtungen und »Therapiestudien« Agnus-castus-haltiger Kombinationspräparate herangezogen. Sie weisen z. T. verblüffende methodische Mängel auf (8, 11).

In unterschiedlich ausführlich dokumentierten Serien (unkontrollierte Anwendungsbeobachtungen) wurde der mögliche Einfluß Agnus-castus-haltiger Präparate festzustellen versucht (s. 12). Eindeutige Schlußfolgerungen lassen sich aber aus diesen Untersuchungen nicht ziehen.

Der mögliche Wirkungsmechanismus von Vitex agnus-castus und seinen Zubereitungen kann derzeit noch nicht als geklärt angesehen werden. Erste tierexperimentelle Untersuchungen weisen jedoch darauf hin, daß Vitex agnus-castus die Prolaktinfreisetzung hemmen könnte und damit möglicherweise dopaminerge Wirkungen besitzt (7). Ein Angriffspunkt könnte im Bereich der laktotropen Zellen der Hypophyse liegen. Mit der Beeinflussung einer andauernd bzw. zeitweilig vorhandenen Hyperprolaktinämie könnten die in den Erfahrungsberichten und Anwendungsbeobachtungen zusammengefaßten Wirkungen, z. B. bei prämenstrueller Mastodynie, verschiedenen Formen der Mastopathie sowie einer Corpus-luteum-Insuffizienz erklärt werden. Allerdings sind die bisherigen experimentellen Untersuchungen nicht umfassend genug. Zudem ist noch nicht geklärt, ob und inwieweit sich die experimentell ermittelten Ergebnisse auf die Situation bei Frauen bzw. Patientinnen übertragen lassen.

Pharmakokinetik

Derzeit liegen keine klinischen Untersuchungen zur Pharmakokinetik vor.

Unerwünschte Wirkungen

Vereinzelt wurden juckende urtikarielle Exantheme beschrieben (3, 4). Außerdem wird auf Berichte einer Verkürzung oder Verlängerung der Zwischenräume bei den Menstruationsblutungen hingewiesen (s. 5, 6).

Wechselwirkungen

Gestagene heben möglicherweise Wirkungen von Vitex agnus-castus auf (3). Tierexperimentell ergaben sich in vitro an Hypophysenzellkulturen von Ratten Hinweise auf eine Aufhebung der dopaminergen Wirkungen durch Verwendung von Haloperidol, einem Dopaminantagonisten (7).

Schwangerschaft und Stillperiode

Klinische Untersuchungen über eine Anwendung während Schwangerschaft und Stillperiode liegen derzeit nicht vor. Aufgrund von Erfahrungsberichten soll Vitex agnus-castus eine laktogoge Wirksamkeit in der Stillperiode (bei »ungenügender Stilleistung«) besitzen (3, 6, 9, 13).

Anwendung

In der Monographie der Kommission E des Bundesgesundheitsamtes werden folgende Anwendungsgebiete genannt: prämenstruelles Syndrom, Mastodynie, Menstruationsstörungen infolge primärer und/oder sekundärer Gelbkörperinsuffizienz (2).

Die ebenfalls aufgeführten Indikationen wie mangelhafte Stilleistung und klimakterische Beschwerden werden sehr kontrovers diskutiert.

Dosierung

Die empfohlene Tagesdosis nach der Monographie der Kommission E des Bundesgesundheitsamtes beträgt 20 mg Droge (2). In Herstellerangaben finden sich höhere Dosisempfehlungen. Derzeit kann die Dosisfindung noch nicht als abgeschlossen betrachtet werden.

Literatur

1. British Herbal Medicine Association: British Herbal Pharmacopoeia. Lane House, Cowling 1983.
2. FINTELMANN, V., H. G. MENSSEN u. C. P. SIEGERS: Phytotherapie Manual. Hippokrates, Stuttgart 1989.
3. HAAS, H.: Arzneipflanzenkunde. Wissenschaftsverlag, Mannheim-Wien-Zürich 1991.
4. HÄNSEL, R.: Phytopharmaka. Grundlagen und Praxis. 2. Aufl. Springer, Berlin-Heidelberg-New York 1991.
5. HAHN, G., A. MAYER u. H. SOICKE: Mönchspfeffer, Teil 1. notabene medici **4**, 233–236 (1986).
6. HAHN, G., A. MAYER u. H. SOICKE: Mönchspfeffer, Teil 2. notabene medici **5**, 297–301 (1986).
7. JARRY, H. u. Mitarb.: Agnus castus als dopaminerges Wirkprinzip in Mastodynon N. Z. Phytother. **12**, 77–82 (1991).
8. KUBISTA, E., G. MÜLLER u. J. SPONA: Behandlung der Masthopathie mit zyklischer Mastodynie: Klinische Ergebnisse und Hormonprofile. Gynäk. Rdsch. **26**, 65–79 (1986).
9. LAURITZEN, C.: Stellungnahme zum Präparat Mulimen-Tropfen. gynäkol. prax. **13**, 683–687 (1989).
10. MADAUS, G.: Lehrbuch der biologischen Heilmittel. Nachdruck der Ausgabe Leipzig 1938. Olms, Hildesheim-New York 1979.
11. MEYL, C.: Therapie des prämenstruellen Syndroms. therapeutikon **5**, 518–525 (1991).
12. PROPPING, D., T. KATZORKE u. L. BELKIEN: Diagnostik und Therapie der Gelbkörperschwäche in der Praxis. Therapiewoche **38**, 2992–3001 (1988).
13. WREN, R. C.: Potter's new encyclopaedia of botanical drugs and preparations. Daniel Company, Saffron Walden 1988.

R. Saller und Corinna Vogt-Hell,
Frankfurt am Main

Knoblauch

Praktische und klinische Bedeutung von Trockenextrakten aus Knoblauch

Knoblauchpulver wird neben wäßrigen und öligen Knoblauchauszügen in einer Vielzahl von Präparaten angeboten (beispielhafte Auswahl ohne Anspruch auf Vollständigkeit: *Carisano, Ilja Rogoff Forte, Kwai* [in der Roten Liste 1992 nicht mehr enthalten], *Sapec*). Bei Knoblauchpulver in Drageeform wird eine Standardisierung auf die Menge enthaltenes Allicin angestrebt, in der Regel zwischen 1000 und 2500 µg/Dragee.

Das stark riechende Allicin wird durch das Enzym Allinase aus dem geruchlosen Alliin umgewandelt. Das Enzym Allinase wird durch Pressen von Knoblauch freigesetzt, z. B. durch den Kauvorgang. Im Gegensatz zu öligen Auszügen enthalten nur die Pulverpräparate wie der frische Knoblauch die 3 genannten Stoffe. Bei der Extraktion von Allicin aus Knoblauch wird abhängig von der Verfahrensweise eine Reihe weiterer sulfidhaltiger Substanzen gewonnen, die einerseits für den typischen Knoblauchgeruch verantwortlich sind, andererseits im einzelnen noch nicht alle charakterisiert sind, bzw. die Wirkungen dieser Komponenten sind im einzelnen noch nicht untersucht.

Wenig bekannt ist bisher auch über Resorption dieser Substanzen, Stoffwechselwege, Entstehung von Metaboliten und ihre Ausscheidung beim Menschen. Erste Untersuchungen an Ratten liegen vor.

Darüber hinaus besteht das Problem, daß zwar aus Knoblauch verschiedene wirksame Bestandteile isoliert wurden, jedoch Knoblauchfertigpräparate, die geruchlos sind, neben dem Verlust der sulfidhaltigen Substanzen auch einen Wirkverlust zeigen. Allicin, dem die stärkste pharmakologische Wirkung zugewiesen wird, kann auch nach oraler Einnahme hoher Mengen ebensowenig wie seine sulfidhaltigen Metaboliten im menschlichen Blut oder Harn gemessen werden.

Knoblauch galt bereits in alten Hochkulturen wie in Ägypten vor 3500 Jahren als ein Heilmittel und wurde auch im Mittelalter bei uns eingesetzt. Es wurde verwendet zur Behandlung von Herzerkrankungen, Kopfschmerzen, Tumoren, Infektionserkrankungen und allen möglichen anderen Erkrankungen. In neuerer Zeit wurde eine Reihe von Studien durchgeführt zum Einfluß von Knoblauch auf verschiedene Risikofaktoren, die mit der koronaren Herzerkrankung und der Atherosklerose assoziiert sind (6, 8). Dementsprechend sind Knoblauchpulverpräparate sowie andere galenische Zubereitungen von Knoblauch und seine Kombinationen mit anderen Pflanzenextrakten in der Roten Liste unter den Gruppen Geriatrika, Lipidsenker und Arteriosklerosemittel zu finden.

Während Studien unter Verwendung von großen Mengen frischen Knoblauchs (0,25–1 g/kg Körpergewicht, das entspricht etwa 7–28 Zehen pro Tag) günstige Einflüsse zeigten mit einer Senkung der Serumlipide, einer Erhöhung der fibrinolytischen Aktivität und einer Hemmung der Thrombozytenaggregation (Übersicht in [8]), sind die Ergebnisse von Untersuchungen mit käuflich erhältlichen Knoblauchextrakten widersprüchlich.

Diese widersprüchlichen Ergebnisse betreffen in erster Linie die cholesterinsenkende Wirkung. Die Gründe dafür liegen erstens in der Verwendung von Präparaten mit unterschiedlichen Extraktionsverfahren in den früheren Studien (8), wobei Wirksubstanzen während der Extraktion verlorengegangen sein mögen. Darüber hinaus finden sich zu den meisten Knoblauchfertigpräparaten keine eindeutigen Angaben über die Zusammensetzung bezüglich der verschiedenen Komponenten aus Knoblauch; diese mögen auch in Abhängigkeit von Witterung und Anbaugebiet erheblich schwanken.

Zweitens ist die mangelnde Aussagekraft der Studien auf methodische Probleme wie fehlende Randomisierung, fehlende Blindung, keine Plazebokontrolle zurückzuführen. Daher wurden in den letzten Jahren Untersuchungen zur cholesterinsenkenden Wirkung von Knoblauch durchgeführt unter Verwendung von auf Allicin standardisierten Knoblauchpulverpräparaten.

Die wichtigste Untersuchung stammt von MADER (12), der 261 randomisierte Patienten in eine doppelblinde, plazebokontrollierte multizentrische Studie über 4 Monate einschloß. Sie ergab einen signifikanten Abfall der Gesamtcholesterinkonzentration um 12% in der Verumgruppe gegenüber 3% in der Plazebogruppe, die entsprechende Senkung bei den Triglyzeriden betrug 17% gegenüber 2%.

Auch hier fallen einige methodische Probleme auf: In den untersuchten Gruppen waren alle Fettstoffwechselstörungen vertreten, rund 1/5 der Patienten war überhaupt nicht klassifizierbar, LDL- und HDL-Cholesterin wurden nicht gemessen, ein »cross-over«-Design bei so heterogenen Gruppen fehlt.

In einer Übersicht von BIMMERMANN u. Mitarb. (2) zeigte nur eine von 7 weiteren plazebokontrollierten Studien mit Knoblauchpulverpräparaten und Knoblauchölmazeraten an insgesamt 318 Patienten eine cholesterinsenkende Wirkung. In einer weiteren Übersicht (3) zeigten nur 2 weitere von 6 plazebokontrollierten Studien einen signifikanten cholesterin- und triglyzeridsenkenden Effekt.

Auch wenn erste Tierversuche eine Hemmung der Cholesterinbiosynthese durch hohe Konzentrationen eines standardisierten Knoblauchpulvers in Leberzellen erkennen lassen (4), so konnte diese Wirkung nicht auf Alliin oder Allicin zurückgeführt werden, somit bleibt der Wert der Standardisierung von Fertigpräparaten auf diese Extraktionsprodukte fraglich. Eine andere Gruppe fand eine Hemmung der HMG-CoA Reduktase durch die Substanz Diallyldisulfid bei der Untersuchung von verschiedenen sulfidhaltigen Bestandteilen aus Knoblauchöl (9). Welche von diesen Substanzen in Knoblauchpulver enthalten sind, ist nicht bekannt.

Ähnlich verhält es sich mit der **blutdrucksenkenden** Wirkung von Knoblauchextrakten (6). In einer kontrollierten Studie fiel der Blutdruck signifikant von 171/102 auf 152/89 mmHg nach 3 Monaten Einnahme eines Knoblauchpulvers (1). Meist wurden jedoch keine signifikanten Senkungen der Blutdruckwerte gefunden, jedoch eine Besserung subjektiver Symptome wie Kopfschmerzen, Schwindel, Angina pectoris und Wohlbefinden.

Bezüglich der **fibrinolytischen** Aktivität zeigten ausnahmslos alle Studien unter Verwendung von hohen Dosen frischen Knoblauchs (s. o.) eine günstige Erhöhung dieses mit der Atherosklerose assoziierten Faktors. Bei einmaliger Gabe von Knoblauchextrakten wurden signifikante Anstiege der fibrinolytischen Aktivität gefunden (8).

Bei Gabe von Knoblauchpulver über 12 Wochen fand LUTOMSKI (11) keine Änderung, in einer anderen Studie mit Knoblauchpulver über 4 Wochen konnten HARENBERG u. Mitarb. (5) einen signifikanten Abfall des Fibrinogens und einen Anstieg der Fibrinolyse an 20 Patienten mit koronarer Herzkrankheit nachweisen, allerdings war auch diese Untersuchung nicht kontrolliert. Darüber hinaus gibt es keine eindeutigen experimentellen Ergebnisse, die den Angriffspunkt von Knoblauchinhaltsstoffen in der Fibrinolyse zeigen.

Auch die hemmende Wirkung auf die **Thrombozytenaggregation** in vivo konnte eindeutig nur mit hohen Mengen frischen Knoblauchs nachgewiesen werden (8). Während frühere Untersuchungen mit verschiedenen Knoblauchextrakten keine Hemmung der Thrombozytenaggregation fanden, zeigt wenigstens eine neuere plazebokontrollierte, doppelblinde Studie eine signifikante Verminderung der Thrombozytenaggregation unter Verwendung von Knoblauchpulver (7). Kürzliche in vitro-Untersuchungen führten die Thrombozytenaggregationshemmende Wirkung von Knoblauchpulverpräparaten, die genauso ausgeprägt war wie bei frischem Knoblauch, auf das enthaltene Allicin und andere sulfidhaltige Substanzen zurück (10).

Zusammenfassend kann daher zum jetzigen Zeitpunkt festgestellt werden, daß unvollständig geklärte Anhaltspunkte für eine günstige Wirkung von Knoblauchpulver auf Risikofaktoren vorliegen, die mit der Atherosklerose assoziiert sind. Die Ergebnisse der bisherigen Studien sind aus verschiedensten methodischen Gründen widersprüchlich, neuere günstigere Untersuchungen müssen untermauert werden. Für einen therapeutischen oder präventiven Einsatz von Knoblauchpulverpräparaten fehlt bisher die wissenschaftliche Unterstützung, insbesondere stehen Untersuchungen zur Verminderung von Morbidität und Mortalität der Atherosklerose durch Knoblauchpräparate aus.

Literatur

1. AUER, W. u. Mitarb.: Hypertension and hyperlipidaemia: garlic helps in mild cases. Br. J. clin. Pract. Symp. Suppl. 44/suppl. **69**, 3–6 (1990).
2. BIMMERMANN, A. u. Mitarb.: Über die Wirksamkeit von Knoblaucharzneistoffen auf die Lipide des Blutes. Med. Welt, Sonderheft **7a**, 14–15 (1991).
3. BROSCHE, T. u. D. PLATT: Knoblauch als pflanzlicher Lipidsenker. Neuere Untersuchungen mit einem standardisierten Knoblauchtrockenpulver-Präparat. Fortschr. Med. **108**, 703–706 (1990).

4. GEBHARDT, R.: Inhibition of cholesterol biosynthesis by a water-soluble garlic extract in primary cultures of rat hepatocytes. Drug Res. **41**, 800–804 (1991).

5. HARENBERG, J., C. GIESE u. R. ZIMMERMANN: Effect of dried garlic on blood coagulation, fibrinolysis, platelet aggregation and serum cholesterol levels in patients with hyperlipoproteinemia. Atherosclerosis **74**, 247–249 (1988).

6. KENDLER, B. S.: Garlic (Allium sativum) and onion (Allium cepa): a review of their relationship to cardiovascular disease. Prev. Med. **16**, 670–685 (1987).

7. KIESEWETTER, H. u. Mitarb.: Effect of garlic on thrombocyte aggregation, microcirculation, and other risk factors. Int. J. clin. Pharm. Ter. Tox. **29**, 151–155 (1991).

8. KLEIJNEN, J., P. KNIPSCHILD u. G. TERRIET: Garlic, onions and cardiovascular risk factors. A review of the evidence from human experiments with emphasis on commercially available preparations. Br. J. clin. Pharmacol. **28**, 535–544 (1989).

9. KUMAR, R. V. u. Mitarb.: The nature of inhibition of 3-hydroxy-3-methylglutaryl CoA reductase by garlic-derived diallyl disulfide. Biochim. Biophys. Acta **1078**, 219–225 (1991).

10. LAWSON, L. D., D. K. RANSOM u. B. G. HUGHES: Inhibition of whole blood platelet-aggregation by compounds in garlic clove extracts and commercial garlic products. Thromb. Res. **65**, 141–156 (1992).

11. LUTOMSKI, J.: Klinische Untersuchungen zur therapeutischen Wirksamkeit von Ilja Rogoff Knoblauchpillen mit Rutin. Z. Phytotherapie **5**, 938–942 (1984).

12. MADER, F. H.: Treatment of hyperlipidaemia with garlic-powder tablets. Evidence from the German Association of General Practitioners' multicentric placebo-controlled double-blind study. Drug Res. **40**, 1111–1116 (1990).

B. G. JACOB und P. SCHWANDT, München

Knoblauchpulver-Dragees *(Carisano)*

Knoblauchpulver-Dragees haben einen standardisierten Gehalt Alliin, einer Organo-Schwefelverbindung des Knoblauchs. In der Regel werden Dosierungen von 600 mg Alliin pro Tag empfohlen, was etwa einer Menge von 1800 mg Frischknoblauch entspricht.

Mit solchen Präparaten sind günstige Effekte auf Blutfettstörungen in kontrollierten Studien gesehen worden. Bei der Prüfung gegen Plazebo waren die Patienten (Diätbedingungen, mögliche genetische Ursachen der Blutfettstörungen) allerdings nicht ausreichend charakterisiert. Die durchschnittliche Senkung des Gesamtcholesterins lag bei 10%, die der Triglyzeride bei 13%. Weitere günstige Effekte fanden sich im Sinne einer leichten Blutdrucksenkung und im Sinne einer verbesserten Fließfähigkeit des Blutes (Literatur: Dt. Apoth.-Ztg. **129**, 1989, Suppl. 15).

Obwohl somit »antiatherosklerotische« Effekte von Knoblauchpräparaten durchaus denkbar sind, ist vor einer Vereinfachung der Problematik der Behandlung von Risikofaktoren von Herz-Kreislauferkrankungen (»der natürliche Lipidregulierer«) zu warnen. In der Regel sollten eine gründliche ärztliche Untersuchung einer präventiven Therapiemaßnahme vorausgehen. Die Mehrzahl von Fettstoffwechselstörungen lassen sich durch risikolose Ernährungsumstellung beseitigen. Deren Nutzen ist wissenschaftlich belegt und unbestritten (Literatur: Presse-Statement American Heart Association und National Heart, Lung and Blood Institute, New Orleans, USA, 14. November 1989). Eine zusätzliche Verabreichung von Knoblauchdragees (oder Fischölkapseln) mag sinnvoll sein. Ein Ersatz für etablierte Lipidsenker (wenn diese z. B. bei genetischer

Hypercholesterinämie unumgänglich sind) sind sie nicht.

Erschienen in:
internist. prax. **30**, 577 (1990)
© 1990, Marseille Verlag, München

P. WEISWEILER, München

Lindenblüten

Winterlinde
(Tilia platyphyllos Scopoli, Tilia parvifolia EHRHART)
Sommerlinde
(Tilia cordata MILLER, Tilia grandifolia EHRHART)

Familie: Tiliaceae

Beschreibung der medizinisch verwendeten Linden

Die beiden bei uns heimischen und medizinisch verwendeten Arten bilden stattliche Bäume mit dichter, gerundeter Krone, weit ausladenden Ästen und duftenden Blüten. Die Winterlinde wird 15–35 Meter und die Sommerlinde 15–25 Meter hoch. Sie können 600 und mehr Jahre alt werden. Die Sommerlinde blüht etwa 14 Tage früher, hat etwas dunklere gelbbraune Blüten und größere Blätter, die auf ihrer Unterseite in den Nervenwinkeln weißliche Haarbüschel tragen, während die Haarbüschel bei der Winterlinde rotbraun gefärbt sind. Der trugdoldige Blütenstand besteht bei der Sommerlinde aus 3–7 und bei der Winterlinde aus 3–16 unscheinbaren gelblich-weißen Einzelblüten.

Angewandte Pflanzenteile (Arzneidrogen)

Flores Tiliae (Lindenblüten) bestehen aus den getrockneten ganzen oder zerkleinerten Blütenständen zusammen mit ihrem zungenförmigen, pergamentartigen Hochblatt (Bractee) von Tilia cordata und Tilia platyphyllos. Die Blüten sollen 1 bis höchstens 4 Tage nach dem Aufblühen gesammelt werden, da dann der Wirkstoffgehalt am größten sei (24) – bei der Sommerlinde Mitte bis Ende Juni und der Winterlinde Anfang Juli. Das Erntegut soll in dünner Schicht, und ohne Wenden, im Schatten, beziehungsweise bei höchstens 40°C, vorsichtig getrocknet werden. Vier Teile frische Blüten ergeben einen Teil trockene (15). Die Droge riecht schwach aromatisch und hat einen süß-schleimigen, angenehmen Geschmack. Sie soll vor Licht und Feuchtigkeit geschützt, möglichst nur bis zur nächsten Ernte (31, 32), maximal jedoch 3 Jahre, aufbewahrt werden.

Medizinische Verwendung finden außer den Blüten vor allem die Lindenholzkohle, aber auch die Blätter und der Rindenbast.

Geschichte der medizinischen Verwendung

Im Gegensatz zu Blättern und Bast scheinen Lindenblüten erst ab dem 16. Jahrhundert in medizinischem Gebrauch zu sein (16, 21, 32). Ende des 19. Jahrhunderts waren sowohl Tilia grandifolia als auch T. parvifolia in den Pharmakopöen Deutschlands, Österreichs, Hollands und Frankreichs als »officinelles Gewächs« aufgelistet (29).

Traditionelle Anwendung

Die traditionelle Anwendung gründet sich auf Überlieferungen und unkontrollierte Beobachtungen.

Als Wirkungen des Aufgusses von Lindenblüten werden allgemein angegeben als diaphoretisch, sedierend, spasmolytisch, antitussiv, adstringierend, diuretisch und schmerzstillend (12, 13, 16, 19, 21, 23, 32, 39). Der Infus wird angewandt zum Schwitzen bei Erkältungskrankheiten, gegen Husten, als Beruhigungsmittel, zum Einschlafen, bei Magenverstimmung, Kopfschmerzen, »Rheuma«, Nieren- und Blasenleiden und zur Steigerung der Gallensekretion (9, 13, 14, 18, 19, 23, 28, 30, 33, 40). Das Trinken von Lindenblütentee soll auch der Steigerung der körpereigenen Abwehr und somit zur Vorbeugung vor allem gegen Erkältungskrankheiten dienen (24, 35, 37). WREN (40) erwähnt zusätzlich eine blutdrucksenkende und DUKE (13) eine hämostatische Wirkung.

Aufgrund ihres angenehmen Geschmacks sind Lindenblüten auch als Bestandteil von Haustees und als Aromatikum geschätzt (12, 14).

Ein Extrakt aus Lindenblüten wird für Mund- und Gurgelwässer verwendet (12, 19, 21), außerdem als Badezusatz in der Behandlung von Erkältungskrankheiten (37) sowie von trockener und schuppiger Haut (30).

Das durch Destillation gewonnene Lindenblütenwasser soll, lokal angewendet, angeblich den Haarwuchs fördern und Sommersprossen und Runzeln beseitigen (21, 32).

Lindenholzkohle kann, fein pulverisiert, andere Stoffe bis zum 90fachen ihrer eigenen Stoffmenge binden und soll sich somit, innerlich angewandt, zur Beseitigung von Durchfall, Blähungen und üblem Mundgeruch und äußerlich als Streupulver zur Behandlung eitriger, schlecht heilender Wunden eignen (16).

Den Lindenblättern werden diaphoretische und diuretische Wirkungen nachgesagt (20, 23)

Der aus dem Bast gewonnene Schleim wurde zur Behandlung von Wunden und Geschwüren benutzt (16).

Inhaltsstoffe der Lindenblüten

Lindenblüten enthalten nach bisherigen Untersuchungen (30, 36, 39):

1. Flavonolglykoside (etwa 1%), darunter vor allem Quercetinglykoside (u. a. Rutin, Hyperosid, Quercitrin und Isoquercitrin) und Kämpferolglykoside (u. a. Astragalin und Tilirosid);

2. Flavonoide vom Bicatechintyp (dimere Proanthocyanidine);

3. Phenolcarbonsäuren (u. a. Chlorogen- und Kaffeesäure);

4. Gerbstoffe (etwa 2%) vom Catechin- und Gallocatechintyp;

5. Schleimstoffe (etwa 10%), vor allem Arabinogalaktane;

6. Ätherisches Öl (etwa 0,04%) mit bislang mehr als 70 identifizierten Komponenten (u. a. 1,8-Cineol, Linalool, Campher, Carvon, Geraniol, Thymol, Carvacrol, Benzylalkohol, 2-Phenylalkohol, Anethol, 2- Phenylethylacetat und 2-Phenylethylbenzoat als Hauptinhaltsstoffe der leichtflüchtigen Komponente) (8).

Der Aromaträger des ätherischen Öls ist derzeit unbekannt. Vermutlich hängt der charakteristische Geruch von mehreren Verbindungen ab.

Die Blätter sollen unter anderem Vitamin C, Xantophyll und Tiliacin enthalten (2), die Rinde Vanillin und einen phytosterinartigen Bestandteil (32).

Experimentelle Befunde und Hypothesen zum Wirkungsmechanismus

Da die Wirkstoffe für die diaphoretische Wirkung von Lindenblüten derzeit nicht eindeutig bekannt sind, nimmt eine Reihe von Autoren an, die schweißtreibende Wirkung sei nur der zugeführten Menge an heißer Flüssigkeit zuzuschreiben. Das ätherische Öl und die Flavonglykoside würden aufgrund ihres Geschmacks und Geruchs lediglich die Aufnahme der für das induzierte Schwitzen notwendigen Flüssigkeitsmenge erleichtern (10, 18, 21, 30).

WEISS (35) hingegen schreibt von einer »spezifisch schweißtreibenden Wirkung von Glykosiden«, welche allerdings nicht näher spezifiziert wird. BRAUN (7) spekulierte, ob die Glykoside die Empfindlichkeit der das Schwitzen regulierenden Zentren verstärken, so daß bereits mittlere Wärmereize (z. B. Aufnahme von warmer bzw. heißer Flüssigkeit) zu einer erheblichen schweißtreibenden Wirkung führen.

WIECHOWSKI (38) untersuchte 1927 den Einfluß von Wärme in Verbindung mit der Einnahme von 0,5–1g der Glykoside aus alkoholischen Drogenauszügen aus Holunder-, Linden- und Kamillenblüten (jeweils in 150 ml Leitungswasser) auf die Schweißsekretion von Versuchspersonen. Im Vergleich zur gleichen Menge heißen Wassers fand er eine deutliche Steigerung der Schweißproduktion durch die gleichzeitige Gabe von Glykosiden aus Lindenblüten. Er vermutete, das Schwitzen beruhe nicht auf einer unmittelbaren Wirkung, sondern darauf, daß die enthaltenen glykosidischen Substanzen den Organismus oder isolierte Organe für »sympathische Reize«, insbesondere den »Adrenalinreiz«, empfindlicher machen würden.

FLAMM u. Mitarb. bestätigen die Ergebnisse von WIECHOWSKI durch eigene Beobachtungen im klinischen Alltag, schreiben jedoch die sekretionsfördernde Wirkung dem Gehalt an ätherischen Ölen zu (16, 17).

Lindenblüten sollen als Schleimdroge lokal reizmildernd, adsorbierend und kühlend wirken (30). Die Schleimstoffe sollen »bloßliegende« Nervenendigungen »abdecken«, auf diese Weise den »Entzündungsvorgang« mildern und unter anderem dadurch die Reizschwelle für den Hustenreflex im trockenen, entzündeten Pharynx beeinflussen (hustendämpfend). Wegen ihrer absorbierenden Wirkung sollen Schleimdrogen angeblich pathologische Zersetzungsprodukte im Darm neutralisieren können.

Mit dem Gehalt an Proanthocyaniden wird die adstringierende und schwach hämostatische Wirkung zu erklären versucht (30). Durch Eiweißausfällung soll sich eine schützende Membran bilden. Die Wachstumbedingungen für Bakterien sollen dadurch beeinträchtigt werden.

In Mexiko untersuchten CONTRERAS u. Mitarb. (9) den bereits von der indianischen Urbevölkerung geschätzten hypnotischen Effekt der Lindenblüten. Sie fanden im Tierexperiment (mit Mäusen) eine dosisabhängige Verlängerung des Spontanschlafs und eine Verstärkung der Wirkung von Pentobarbital. Die pulverförmige Fraktion des Methanolextraktes besaß bei Katzen jedoch keine Auswirkungen auf die Schlafphasen.

Dieses Ergebnis stützt die Ansicht von BUCHBAUER und JIROVETZ (8), die sedierende Wirkung beruhe auf dem Gehalt an flüchtigen Verbindungen im ätherischen Öl der Lindenblüten (z. B. Benzylalkohol, Linalool, Linalylacetat und Geraniol). Die Autoren berichten über eine Motilitätsabnahme bei Mäusen nach Inhalation des ätherischen Öles.

Klinische Untersuchungen und Studien

WEISS (35) und PAHLOW (24) erwähnen Befunde, die Pädiater an der Universität von Chicago erhoben haben. Die Untersucher behandelten von 55 an Grippe erkrankten Kindern eine Gruppe mit Lindenblüten, Acetylsalicylsäure und Bettruhe, eine zweite zusätzlich mit Sulfonamiden und eine dritte nur mit Chemotherapeutika. Sie fanden, daß die Kinder der ersten Gruppe am schnellsten gesundeten. Allerdings läßt diese Studie, abgesehen von der mehr als problematischen Verwendung von Sulfonamiden, keine eindeutigen Aussagen über die Wirksamkeit von Lindenblüten zu.

In weiteren Untersuchungen wird über die diaphoretische Wirksamkeit kontrovers berichtet. BÖTTNER u. Mitarb.(6) fanden keine eindeutige diaphoretische Wirkung bei ihren Versuchspersonen. Sie diskutieren jedoch, ob Erkrankte mit beeinträchtigter Wärmeregulation durch Lindenblüten anders beeinflußt werden als gesunde Versuchspersonen.

CZETSCH-LINDENWALD (10) behandelte gesunde und kranke Versuchspersonen in randomisierter Reihenfolge mit mehreren Teedrogen (u. a. Lindenblüten) in verschiedener Zubereitung. Er fand keine signifikanten Unterschiede in der diaphoretischen Wirksamkeit (gemessen an der Gewichtszunahme der Tücher, in welche die Probanden eingehüllt waren). Aus den Befunden wurde geschlossen, daß selbst die isolierten Öle der Lindenblüten in hoher Konzentration unwirksam sind.

In einer Serie von klinischen Untersuchungen an Probanden wurde die diaphoretische Wirkung steigender Dosen von Lindenblüten in Teeform im Vergleich zu heißem Wasser geprüft (1, 3, 34; s. auch 27). Zumindest bei höheren Dosierungen (4 g und 10 g Flores Tiliae auf 200 ml Wasser) ließ sich eine im Vergleich mit heißem Wasser stärkere schweißtreibende Wirkung dokumentieren. Zudem ergaben sich Hinweise auf eine mögliche Dosisabhängigkeit.

Moderne klinische Studien über Anwendung und mögliche Bedeutung von Diaphoretika (Lindenblütentee wie auch andere Teezubereitungen) bei Patienten liegen derzeit nicht vor.

Dampfinhalationen mit Lindenblütentee erwiesen sich in einer kontrollierten Studie bei Patienten mit einer akuten Erkältungskrankheit im Vergleich zu reinen Wasserdampfinhalationen als deutlich überlegen symptomlindernd wirksam (26).

Weitere klinische Studien sind derzeit nicht verfügbar.

Unerwünschte Wirkungen

Bislang wurde bei sachgemäßer Anwendung nur selten und vereinzelt über unerwünschte Wirkungen berichtet.

Da die Linde anemophil (windblütig) ist, massenhaft Pollen produziert, und in unseren Breiten einen großen Bestand aufweist, hat sie jedoch praktische Bedeutung als Allergenquelle für Pollinosen (z. B. Heuschnupfen) bei disponierten Patienten (30). PICARDO u. Mitarb. (25) beschreiben eine Patientin, die nach dem Benutzen eines Shampoos, das einen Tiliaextrakt enthielt, eine ernsthafte Kontaktdermatitis entwickelte – möglicherweise nach vorausgegangener aerogener Sensibilisierung.

Der Gebrauch von zu alten Blüten soll eine »narkotische« Intoxikation hervorrufen können (22). Verschiedentlich wird – allerdings ohne ausreichende Spezifizierung – vor »Herzschädigungen« bei zu häufiger Anwendung gewarnt und Patienten mit Herzproblemen abgeraten, die Droge zu verwenden (13, 23, 24, 37).

Schwangerschaft und Stillperiode

Untersuchungen über die Anwendung während Schwangerschaft und Stillperiode liegen derzeit nicht vor.

Wechselwirkungen mit anderen Arzneimitteln

Angaben über Wechselwirkungen mit anderen Arzneimitteln liegen derzeit nicht vor.

Kontraindikationen

Überempfindlichkeit gegenüber Lindenblüten bzw. ihren Inhaltsstoffen.

Derzeitige Anwendung

Auch die derzeitige Anwendung von Lindenblüten beruht weitgehend auf »Erfahrungswissen«.

Laut Standardzulassung: Milderung des Hustenreizes bei Katarrhen der Atemwege; fieberhafte Erkältungskrankheiten, bei denen eine Schwitzkur erwünscht ist (39).

In der Monographie der Kommission E des Bundesgesundheitsamtes ist angegeben: Katarrhe der oberen Luftwege, insbesondere mit trockenem Reizhusten. Lindenblütentee ist ein altes Volksheilmittel. Es wird vor allem zur unterstützenden Behandlung bei Schwitzkuren angewendet, was selbstverständlich normale Kreislaufverhältnisse veraussetzt (s. 14a).

Dosierung

Die Dosierungsangaben sind häufig relativ unpräzise. Dies könnte mit dem weitverbreiteten Hausgebrauch und der noch nicht abgeschlossenen klinischen Erforschung zusammenhängen. Insgesamt kann die Dosisfindung derzeit nicht als geklärt angesehen werden.

Der Kommentar des DAB 7 (5) und die »Pharmazeutische Stoffliste« des Arzneibüros der Bundesvereinigung deutscher Apothekerverbände (2) schlagen 1 g pro Tasse Aufguß vor.

Im Kommentar des DAB 9 (36) sind als Dosierung 2 g pro Tasse angegeben.

Auch die meisten anderen Autoren empfehlen 1–2 Teelöffel, einen Eßlöffel oder 3–5 g pro Tasse (15, 16, 37).

Nach WILLUHN (39) entspricht ein Teelöffel Lindenblüten etwa 1,8 g. Er empfiehlt, zur Teezubereitung etwa 2 g Lindenblüten mit kochendem Wasser zu übergießen oder mit kaltem Wasser anzusetzen, kurz zum Sieden zu erhitzen und nach 5–10 Min. durch ein Teesieb zu seihen.

PAHLOW (24) schlägt vor, als Schwitztee 2 Teelöffel mit ¼ Liter Wasser zu übergießen und heiß zu trinken. Zur Vorbeugung soll der Tee nur halb so stark aufgebrüht und lauwarm getrunken werden.

Nach der Standardzulassung sollen etwa 1–2 Teelöffel (2–4 g) voll Lindenblüten mit etwa 150 ml siedendem Wasser übergossen und nach etwa 5 Minuten durch ein Teesieb gegeben werden. Soweit nicht anders verordnet, sollen mehrmals täglich, besonders in der 2. Tageshälfte, 1–2 Tassen frisch bereiteter Teeaufguß so heiß wie möglich getrunken werden (s. 39).

In der Monographie der Kommission E des Bundesgesundheitsamtes wird empfohlen: Tagesdosis 2–4 g, Zubereitungen entsprechend. Zur Teezubereitung 1 Teelöffel (etwa 1 g) auf 1 Tasse Wasser heiß aufgießen, 15 Minuten ziehen lassen, abseihen (14a).

Für die orale Anwendung der **Lindenholzkohle** sollen 1–2 Eßlöffel des Pulvers in Wasser oder auch Milch eingerührt eingenommen werden (16).

Qualitätsnormen

Da auch zahlreiche andere Lindenarten in Parks und an Alleen kultiviert werden und die Bäume häufig bastardisieren, ist die Verwechslungsgefahr bei der Ernte ziemlich groß. Vor allem die Blütenstände der Silberlinde, Tilia tomentosa MÖNCH, sollen nicht verwendet werden, da sie minderwertiger seien (was von HOLMAI [s. 4] bestritten wurde) und das Infus aufgrund seines niedrigeren Gerbstoff- und hohen Schleimgehaltes weniger angenehm rieche und schmecke (5, 22, 37). Minderwertig ist die Droge auch, wenn die Blütenstände vom Rußtaupilz befallen sind (33).

Handelspräparate

Lindenblüten werden abgepackt in Filterbeuteln (meist zu 1–1,5 g) verkauft. Vielfach sind Lindenblüten Bestandteil von Erkältungs-, Blasen- und Beruhigungstees. Ein Extrakt aus den Lindenblüten wird verwendet für Salben, Tropfen und weitere Teemischungen. Lindenblätter kommen in Leber-Galle- und Magen-Darm-Teemischungen vor. Auch Lindenkohle und Lindenbastextrakt sind im Handel erhältlich.

Literatur

1. ALPERS, K.: Inauguraldissertation. Frankfurt am Main, in Vorbereitung.
2. Arzneibüro der Bundesvereinigung deutscher Apothekerverbände: Pharmazeutische Stoffliste. 7. Aufl. Werbe- und Vertriebsgesellschaft deutscher Apotheker mbH, Frankfurt/M. 1987.
3. BARTSCH, J.: Inauguraldissertation zur Erlangung des Doktors der Medizin des Fachbereiches Humanmedizin der Johann-Wolfgang-Goethe-Universität, Frankfurt/Main 1992.
4. BERGER, F.: Handbuch der Drogenheilkunde. Bd. 1. Maudrich, Wien 1949.
5. BÖHME, H. u. K. HARTKE: Kommentar zum Deutschen Arzneibuch 7. Wissenschaftl. Verlagsges., Stuttgart 1968.
6. BÖTTNER, H., B. SCHLEGEL u. W. SCHEFFER: Z. experimentelle Medizin **108**, 477–483 (1940).
7. BRAUN, H.: Heilpflanzen-Lexikon für Ärzte und Apotheker: Anwendung, Wirkung und Toxikologie. 3. Aufl. Fischer, Stuttgart 1978.
8. BUCHBAUER, G. u. L. JIROVETZ: Ätherisches Lindenblütenöl. Aromastoffanalyse. Deutsche Apotheker Zeitung **132**, 748–750 (1992).
9. CONTRERAS, C. M., C. CORTINAS de NAVA u. L. A. BARRAGAN: Avances en el mecanismo de acción de fármacos. Masson, Barcelona-Mexiko 1984.
10. CZETSCH-LINDENWALD, H. v.: Pflanzliche Arzneizubereitungen. Ein Leitfaden. 2. Aufl. Süddeutsche Apotheker Zeitung, Stuttgart 1945.
11. Deutsches Arzneibuch 10: Lindenblüten. Amtliche Ausgabe. Deutscher Apothekerverlag, Stuttgart 1991.
12. DIENER, H.: Fachlexikon ABC – Arzneipflanzen und Drogen. 1. Aufl. VEB Fachbuchverl., Leipzig 1987.
13. DUKE, J. A.: CRC handbook of medicinal herbs. CRC press, Boca Raton, Florida 1986.
14. FENAROLI, G.: Fenaroli's Handbook of Flavor Ingredients. Bd. 1., 2. Aufl. CRC Press, Cleveland 1975.
14a. FINTELMANN, V., H. G. MENSSEN u. C. P. SIEGERS: Phytotherapie Manual. Hippokrates, Stuttgart 1989.
15. FISCHER, G.: Heilkräuter und Arzneipflanzen. 7. Aufl. Haug, Heidelberg 1984.
16. FLAMM, S., L. KROEBER u. H. SEEL: Die Heilkraft der Pflanzen. 5. Aufl. Hippokrates, Stuttgart 1942.
17. FLAMM, S., L. Kroeber u. H. Seel: Rezeptbuch der Pflanzenheilkunde. Die Verwendung der Heilpflanzen

und Kräutertees in der täglichen Praxis. 8. Aufl. Hippokrates, Stuttgart 1942.
18. GESSNER, O. u. G. ORZECHOWSKI: Gift- und Arzneipflanzen von Mitteleuropa. 3. Aufl. Winter, Heidelberg 1974.
19. HOPPE, H. A.: Drogenkunde. Bd. 1., 8. Aufl. de Gruyter, Berlin 1975.
20. Kommission E (Phytopharmaka) des Bundesgesundheitsamtes: Monographie: Tiliae folium (Lindenblätter). Bundesanzeiger Nr. 164 vom 1. 9. 1990.
21. KROEBER, L.: Das neuzeitliche Kräuterbuch. Die Arzneipflanzen Deutschlands in alter und neuer Betrachtung. 4. Aufl. Hippokrates, Stuttgart 1948.
22. LIST, P. H. u. L. HÖRHAMMER: Tilia. In: LIST, P. H. u. Mitarb. (Hrsg.): Hagers Handbuch der pharmazeutischen Praxis Teil C: T–Z, S. 180–184. 4. Neuausgabe. Springer, Berlin-Heidelberg-NewYork 1979.
23. LUNA, A.: Enciclopedia médica naturista. Bd. 1., 1. Aufl. Editores méxicanos Unidos, Mexiko 1987.
24. PAHLOW, M.: Das große Buch der Heilpflanzen. Gräfe & Unzer, München 1979.
25. PICARDO, M. u. Mitarb.: Contact urticaria from Tilia (lime). Contact Dermatitis **19**, 72–73 (1988).
26. SALLER, R. u. Mitarb.: Häusliche Inhalation mit Kamille, Pfefferminze, Lindenblüte oder heißem Wasser bei akuter Erkältungskrankheit. 2. Jahrestagung der Deutschen Gesellschaft für Phytotherapie, Münster, 20. bis 22.10. 1988 (Abstraktband).
27. SALLER, R. u. Mitarb.: Kontrollierte Untersuchungen zur diaphoretischen Wirksamkeit verschiedener pflanzlicher Teepräparate. Z. phys. Med. Baln. Med. Klim. **18**, 308–309 (1989).
28. SCHÄFER-KORTING, M.: Lindenblüten. Pharmakologische Eigenschaften. In: HARTKE, K. u. E. MUTSCHLER (Hrsg.): DAB-neun-Kommentar. 2. Bd., S 2156. Wissenschaftl. Verlagsges., Stuttgart 1987.
29. SCHIMPER, A. F. W.: Taschenbuch der medizinisch-pharmaceutischen Botanik und pflanzlichen Drogenkunde. Heitz, Strassburg 1886.
30. STEINEGGER, E. u. R. HÄNSEL: Lehrbuch der Pharmakognosie und Phytopharmazie. 4. Aufl. Springer, Berlin-Heidelberg-New York 1988.
31. THURZOVÁ, L.: Lexikon der Heilpflanzen. Lingen, Köln 1986.
32. TSCHIRCH, A.: Handbuch der Pharmakognosie. 2. Bd., Tauchnitz, Leipzig 1912.
33. WAGNER, H.: Pharmazeutische Biologie. Drogen und ihre Inhaltsstoffe. 4. Aufl. Fischer, Stuttgart-New York 1988.
34. WALTER, G.: Inauguraldissertation zur Erlangung des Doktors der Medizin des Fachbereichs Humanmedizin der Johann-Wolfgang-Goethe-Universität, Frankfurt/Main 1991.
35. WEISS, R. F.: Lehrbuch der Phytotherapie. 7. Aufl. Hippokrates, Stuttgart 1991.
36. WICHTL, M.: Lindenblüten. In: HARTKE, K. u. E. MUTSCHLER (Hrsg.): DAB-neun-Kommentar, S. 2153–2156. Wissenschaftl. Verlagsges., Stuttgart 1987.
37. WIDMAIER, W.: Pflanzenheilkunde. Geschichte – Praxis – Rezepturen. WBV Biologisch-Medizinische Verlagsges., Bonn 1986.
38. WIECHOWSKI, W.: Die Bedeutung der schweißtreibenden Tees. Medsche Klin. **23**, 590–592 (1927).
39. WILLUHN, G.: Lindenblüten. In: WICHTL, M.(Hrsg.): Teedrogen – ein Handbuch für die Praxis auf wissenschaftlicher Grundlage. 2. Aufl. Wissenschaftl. Verlagsges., Stuttgart 1989.
40. WREN, R. C.: Potter's new encyclopedia of botanical drugs and preparations. Daniel, Saffron-Walden 1988.

KATHARINA ALPERS und R. SALLER,
Frankfurt am Main

Maiglöckchen

Convallaria majalis (Maiglöckchen)

Arzneidroge und Inhaltsstoffe

Arzneilich verwendet wird das Maiglöckchenkraut (Herba Convallariae, Convallariae Herba). Es besteht aus den getrockneten, während der Blütezeit gesammelten, oberirdischen Pflanzenteilen von Convallaria majalis (d. h. den langstieligen Blättern und der Blütentraube) (4).

Standardisiertes Maiglöckchenpulver (Convallariae majalis herba, Maiglöckchenkraut), das aus dem pulverisierten Maiglöckchenkraut hergestellt wird, enthält 0,2–0,3% herzwirksame Glykoside (Cardenolide, bislang über 35) (4, 8). Etwa 40–50% entfallen auf Convallatoxin und etwa 20% auf Convallatoxolol (3, 8). Sie sind chemisch und pharmakologisch partiell mit Strophanthin vergleichbar. Daneben kommen noch mehr als 30 andere Glykoside vor (3, 4, 9). Außerdem enthält Maiglöckchenkraut Steroidsaponine (etwa 0,025%), Flavonoide und verschiedene Säuren (u. a. Chelidonsäure) (7).

Klinische Wirkungen und Wirksamkeit

Kontrollierte klinische Studien zur Wirksamkeit von Maiglöckchenkraut und seinen Zubereitungen als »Monopräparat« liegen bislang nicht vor. Die Anwendung basiert daher weitgehend auf unterschiedlich ausführlich dokumentierten Berichten.

Aufgrund der Inhaltsstoffe und experimenteller pharmakologischer Untersuchungen ist allerdings mit vergleichbaren Wirkungen und zumindest qualitativ vergleichbarer Wirksamkeit wie bei Strophanthin und Digitalisglykosiden zu rechnen (z. B. positive Inotropie, Besserung einer Herzinsuffizienz) (8). Ob und in welchem Ausmaß direkte Auswirkungen auf das kardiale Erregungs- und Reizleitungssystem vorkommen (1), ist klinisch noch nicht hinreichend geklärt.

Zur Frage, ob Convallaria majalis aufgrund des Glykosidgemisches und der Zusatzstoffe etwa ein z. B. qualitativ oder auch quantitativ partiell unterschiedliches Wirkungsspektrum besitzt gegenüber Monosubstanzen (einzelne Herzglykoside), liegen bislang keine klinischen Studien vor.

Der Wirkungsmechanismus von Maiglöckchenkraut bei Herzinsuffizienz ist vermutlich demjenigen von Digoxin vergleichbar (siehe auch in vitro-Untersuchungen zur positiv inotropen Wirkung an menschlichen Herzmuskelstreifen mit einem Kombinationspräparat aus Scillae bulbus, Convallariae folium, Oleandri folium, Adonidis herba [5a]).

Pharmakokinetik

Die herzwirksamen Glykoside sind relativ hydrophil (8). Pharmakokinetische Daten liegen, wenngleich noch unvollständig, bislang nur für Convallatoxin vor. Seine Resorptionsquote ist relativ gering (Hydrophilie). Sie beträgt 5–10% (3, 4). Sie scheint jedoch größeren Schwankungen zu unterliegen (8, s. auch 1). Als Abklingquote wurden etwa 50% errechnet (3). Die Ausscheidung der herzwirksamen Glykoside erfolgt vermutlich überwiegend renal (8), so daß bei Einschränkungen der Nierenfunktion Vorsicht angebracht ist.

Die in Convallaria majalis als Begleitstoffe vorkommenden Steroidsaponine (Furostanoltyp) verhindern das Auskristallisieren verschiedener herzwirksamer Glykoside, die kristallisiert in Wasser unlöslich wären (4). Außerdem scheinen sie die Resorption zu fördern (4).

Unerwünschte Wirkungen

Aufgrund der Inhaltsstoffe ist mit unerwünschten Wirkungen wie bei Strophanthin und Digitalisglykosiden zu rechnen (8).

Bei bestimmungsgerechter Einnahme wurden Übelkeit, Erbrechen und verschiedene Formen von Herzrhythmusstörungen (überwiegend wohl bradykarde Formen) beobachtet (1, 4, 8, 9).

Für die Convallaria-Saponine werden lokale Reizwirkungen beschrieben (2). Auf solchen Reizwirkungen könnten z. T. auch die gelegentlich auftretenden Diarrhoen beruhen (8).

Bei Überdosierung bzw. Intoxikation (d. h. nach Einnahme größerer Mengen) muß mit einem klinischen Bild vergleichbar wie bei Digitalisglykosiden (Digoxin, Digitoxin) gerechnet werden (9; s. 5). Allerdings dürften die unerwünschten bzw. toxischen Wirkungen in der Regel rascher abklingen als bei Digoxin und Digitoxin. Die Behandlung erfolgt wie bei den Digitalisglykosiden (s. 5). Ob die Anwendung von Fab-Antikörpern (siehe Oleander) hilfreich ist, ist unbekannt. Vermutlich ist ein Behandlungsversuch bei schweren Intoxikationen sinnvoll.

Wechselwirkungen

Es ist prinzipiell mit Wechselwirkungen wie bei Digitalisglykosiden zu rechnen (9; s. 5). Hypokaliämie und Kaliumverluste (z. B. Diuretika, Laxanzienabusus, Langzeitgabe von Kortikosteroiden) können erwünschte und vor allem unerwünschte Wirkungen steigern.

Schwangerschaft und Stillperiode

Klinische Daten über eine Anwendung während Schwangerschaft und Stillperiode liegen nicht vor.

Im Gegensatz zu Monopräparaten (Digoxin, Digitoxin) ist bei herzwirksamen Phytotherapeutika zu berücksichtigen, daß sie neben herzwirksamen Glykosiden auch eine Reihe anderer, z. T. noch unbekannter Inhaltsstoffe enthalten.

Anwendung

Als Anwendungsgebiete sind in der Monographie des Bundesgesundheitsamtes zugelassen (1): Leichte Belastungsinsuffizienz (NYHA-Stadien I–II). Altersherz. Chronisches Cor pulmonale.

Dosierungen

Als Dosisempfehlung ist in der Monographie der Kommission E des Bundesgesundheitsamtes angegeben (1): mittlere Tagesdosis: 0,6 g eingestelltes Maiglöckchenpulver.

Andere Empfehlungen für die orale Anwendung lauten (4):

		Einzeldosis (g)	Tagesdosis (g)
Droge		0,2	0,6
Tinktur	(1 : 10)	2,0	6,0
Tinktur	(1 : 5)	1,0	3,0
Fluidextrakt	(1 : 1)	0,2	0,6
Trockenextrakt	(4 : 1)	0,05	0,15

Diese Tagesdosen entsprechen in ihrer Wirkung etwa 1,2 mg reinen Convallatoxins (4). Die orale Erhaltungsdosis wird auf etwa 2–3 mg Convallatoxin geschätzt (3, 4). Insofern sind die empfohlenen Dosen relativ niedrig angesetzt (siehe Monographie und Tabelle).

Convallaria majalis oder seine Bestandteile sind als Monopräparat (Fertigarzneimittel mit einem Spezialextrakt) verfügbar und in einer Reihe von Kombinationspräparaten enthalten.

Eingestelltes Maiglöckchenkraut (Convallariae pulvis normatus) wird aus pulverisiertem Maiglöckchenkraut hergestellt (4). Durch Verschneiden von Drogenpulver mit niedrigerem oder höherem Wirkwert wird es so eingestellt, daß es einem Gehalt von 0,2% Convallatoxin entspricht (4). Dadurch wird für 1 g Pulver ein Wirkwert von 5460 Meerschweincheneinheiten (MSE) errechnet (4). Die Tagesdosis der Droge (0,6 g) bzw. der in der Tabelle aufgeführten galenischen Zubereitungen entsprechen etwa 3300 MSE (entsprechend 1,2 mg reinen Convallatoxins).

Gegenanzeigen

Überempfindlichkeit auf Convallaria majalis bzw. deren Bestandteile. Im Prinzip wie bei Digitalisglykosiden. Digitalisintoxikation. Kaliummangelzustände. Da die Wirkungen von Digitalisglykosiden und Convallaria majalis als additiv angesehen werden müssen, sollte keine gleichzeitige Behandlung durchgeführt werden.

Nicht standardisierte Produkte sollten nicht verwendet werden. Ihre Wirkwerte liegen oft weit über den Werten für eingestelltes Maiglöckchenkraut (s. 4).

Literatur

1. FINTELMANN, V., H. G. MENSSEN u. C. P. SIEGERS: Phytotherapie Manual. Hippokrates, Stuttgart 1989.
2. FROHNE, D. u. H. J. PFÄNDER: Giftpflanzen. Ein Handbuch für Apotheker, Ärzte, Toxikologen. Wissenschaftl. Verlagsges., Stuttgart-New York 1987.
3. HAAS, H.: Arzneipflanzenkunde. Wissenschaftsverlag, Mannheim-Wien-Zürich 1991.
4. HÄNSEL, R.: Phytopharmaka. Grundlagen und Praxis. 2. Aufl. Springer, Berlin-Heidelberg-New York 1991.
5. SALLER, R. u. Mitarb.: Praktische Pharmakologie. Eigenschaften gebräuchlicher Medikamente. 2. Aufl. Schattauer, Stuttgart-New York 1983.
5a. SCHWINGER, R. H. G. u. E. ERDMANN: Die positiv inotrope Wirkung von Miroton. Experimentelle Untersuchungen zur Erstellung einer Konzentrations-Wirkungs-Kurve für Miroton und Digoxin. Z. Phytother. **13**, 91–95 (1992).
6. WEISS, R. F.: Lehrbuch der Phytotherapie. 7. Aufl. Hippokrates, Stuttgart 1991.
7. SCHNEIDER, G.: Arzneidrogen. Wissenschaftsverlag, Mannheim-Wien-Zürich 1990.
8. TEUSCHNER, E. u. U. LINDEQUIST: Biogene Gifte. Fischer, Stuttgart-New York 1987.
9. WREN, R. C.: Potter's new encyclopaedia of botanical drugs and preparations. Daniel Company, Saffron Walden 1988.

R. SALLER, M. SCHEPPING und
D. HELLENBRECHT, Frankfurt am Main

Mariendistel

Leberschutzpräparate (Silymarin, Silibinin, Flavonoide)

Frage

Gibt es einen Nachweis für die Wirksamkeit sog. Leberschutzpräparate? Ist eine Wirksamkeit für Flavonoide *(Legalon)* erbracht?

Antwort

Flavonoide werden seit langem in der Behandlung von Leberkrankheiten eingesetzt. Diese Substanzgruppe wird häufig auch als Leberschutzpräparate bezeichnet, da sie in Tierexperimenten toxische Leberschäden verhindern kann. Der Mechanismus dieser Schutzwirkung gegenüber Toxinen ist im Detail nicht geklärt, jedoch können diese Substanzen die Aufnahme von Toxinen (z. B. Phalloidin) in die Leberzelle hemmen oder können freie Radikale, wie sie beim Abbau bestimmter Toxine entstehen (z. B. Kohlenstofftetrachlorid), binden und unschädlich machen. Der Nachweis der Wirksamkeit von Flavonoiden in der Behandlung von Lebererkrankungen bei Menschen ist schwierig. Aufgrund der vorliegenden Studien sind Flavonoide in der Behandlung akuter oder chronischer entzündlicher Lebererkrankungen wirkungslos.

Bei toxischen Hepatopathien sprechen zahlreiche Untersuchungen für eine eindeutige Wirksamkeit von Flavonoiden. So kann nach Ingestion von grünem Knollenblätterpilz durch rechtzeitige Gabe von Silibinin *(Legalon-SIL)* eine Leberschädigung vermieden oder zumindest mitigiert werden. Bei Patienten mit alkoholinduzierter Leberzirrhose konnte in einer randomisierten prospektiven Studie eine deutliche Senkung der Letalität durch Gabe von 420 mg Silymarin *(Legalon)* tägl. erzielt werden. In dieser Studie hielten etwa ⅔ der Patienten die empfohlene Alkoholabstinenz nach gestellter Diagnose nicht ein. Somit scheint die Behandlung mit Silymarin alkoholtoxische Effekte auf die Leber zu verhindern.

Vereinzelte Berichte in der Literatur lassen vermuten, daß durch Silymarin medikamentös induzierte Leberschäden (wie z. B. durch INH) verhindert werden können. Diese letzte Beobachtung müßte jedoch durch eine kontrollierte prospektive Studie überprüft werden.

Aufgrund der vorliegenden Daten ist somit der therapeutische Einsatz von Flavonoiden bei toxischen Hepatopathien sinnvoll, sofern eine weitere Exposition mit dem Toxin (z. B. Alkohol) nicht verhindert oder vermieden werden kann.

Erschienen in:
internist. prax. **28**, 153–154 (1988)
© 1988, Marseille Verlag, München

P. Ferenci, Wien

Silymarin bzw. Silibenin aus Mariendistel *(Legalon)*

Frage

Der Beitrag »Untersuchungen zum Wirkungsmechanismus von Silibinin« von J. Sonnenbichler u. I. Zetl (Hoppe-Seyler's Z. physiol. Chem. **365**, 555–566 [1984]) soll die Wirkung von Legalon beweisen. Trifft dies zu?

Antwort

Wichtig für die Beantwortung dieser Frage ist die genauere Festlegung, was unter »Wirkung von *Legalon*« zu verstehen ist? Ich nehme an, daß hiermit der Nachweis einer günstigen Beeinflussung des Verlaufs akuter und/oder chronischer Lebererkrankungen gemeint ist.

Die Beantwortung der Frage möchte ich unter 2 Teilaspekten vornehmen:

1. Wie ist die Frage im Hinblick auf den Einfluß von Silibinin auf tierexperimentelle Formen einer Leberschädigung zu beantworten?

2. Wie im Hinblick auf akute und/oder chronische Lebererkrankungen beim Menschen?

Zu 1.
In der erwähnten Arbeit wurde nachgewiesen, daß die intraperitoneale Applikation von Silibinin innerhalb von 8 Stunden zu einer deutlichen Stimulierung der RNA-Synthese im Zellkern führt. Durch entsprechende biochemische Analysen wurde darüber hinaus gezeigt, daß insbesondere die ribosomalen Ribonukleinsäuren vermehrt gebildet und in die Ribosomen eingebaut werden. Damit wurden Ergebnisse der gleichen Gruppe im in vivo-Experiment bestätigt, die in vorangehenden Arbeiten an in vitro-Modellen erhoben wurden (6, 7).

Mit diesen biochemischen Befunden wurde keineswegs belegt, daß Silibinin eine günstige Wirkung auf tierexperimentell erzeugte Leberschäden hat. Vom Ansatz der Untersuchung her können die erhaltenen Ergebnisse nur eine (Teil-)Erklärung für eine günstige Wirkung von Silibinin geben, die mit anderen experimentellen Ansätzen nachgewiesen wurde. Eine solche günstige Wirkung auf tierexperimentelle Formen einer Leberschädigung wurde in mehreren Arbeiten aus den 70er Jahren nachgewiesen. Es würde den Rahmen dieser Stellungnahme sprengen, diese Arbeiten im einzelnen zu referieren (Übersicht z. B. in 8).

In diesen älteren Arbeiten wurde nachgewiesen, daß der hepatotoxische Effekt von Tetrachlorkohlenstoff, Galactosamin, Thioacetamid und Phalloidin durch eine Vorbehandlung mit Silymarin/Silibinin teilweise oder vollständig antagonisiert werden kann. Der Mechanismus dieser »Schutzwirkung« ist bisher im einzelnen nicht geklärt. Vermutlich ist er bei den unterschiedlich ansetzenden Hepatotoxinen nicht gleichartig.

Wie oben erwähnt, könnte ein Teil der »Schutzwirkung« von Silibinin auf eine Stimulierung der ribosomalen RNS-Synthese zurückzuführen sein. Andere Erklärungsmöglichkeiten bestehen in einer Interferenz von Silibinin mit der Aufnahme, dem Metabolismus oder der Ausscheidung der erwähnten Toxine.

Zu beachten ist, daß die Gabe von Silibinin vor oder mit dem Gift erforderlich ist, um die »Schutzwirkung« zu zeigen, während eine günstige Wirkung auf die Entstehung und den Verlauf der Leberschädigung nach Toxingabe nicht mehr zu erkennen ist.

Zu 2.
Rückschlüsse von den Ergebnissen tierexperimenteller Untersuchungen, die unter

Verwendung dosisabhängig wirksamer, direkt hepatotoxischer Stoffe erhalten wurden, auf die Verhältnisse bei den zahlreichen ätiologisch verschiedenartigen Lebererkrankungen des Menschen sind nicht oder nur mit großen Einschränkungen möglich (1).

Eine Ausnahme sind wahrscheinlich Intoxikationen mit den oben genannten direkt hepatotoxischen Substanzen. In Frage kommen hier allerdings nur eine Tetrachlorkohlenstoffintoxikation und eine Phalloidinintoxikation durch Knollenblätterpilze.

Bei einer Intoxikation mit Tetrachlorkohlenstoff ist wegen der raschen Resorption des Toxins die erforderliche Gabe von Silibinin vor der Aufnahme des Giftes praktisch nicht möglich. Bei der verzögerten Resorption von Phalloidin nach versehentlichem Genuß von Knollenblätterpilzen ist mit größerer Wahrscheinlichkeit auch mit einer günstigen Wirkung von Silibinin zu rechnen. Die Gabe der Substanz bei Knollenblätterpilzvergiftung wurde daher, gestützt auf Einzelbeobachtungen und bei der Auswertung einer großen Zahl von Intoxikierten, empfohlen (4, 5).

Das Spektrum auslösender Ursachen für Lebererkrankungen beim Menschen ist außerordentlich vielfältig. Als Beispiel sei daran erinnert, daß das Bild einer chronisch aktiven Hepatitis durch so unterschiedliche ätiologische Faktoren, wie Viren (Virushepatitis Typ B und C), Autoimmunprozesse (»lupoide« Hepatitis, primär biliäre Zirrhose), eine größere Anzahl von Arzneimitteln (z. B. Methotrexat, Oxyphenysatin, Methyldopa), angeborene Stoffwechseldefekte (z. B. M. WILSON) und durch Alkoholabusus verursacht werden kann (1).

Die Pathomechanismen, die für die Leberzellschädigung bzw. -nekrose verantwortlich sind, weisen von einem ätiologischen Faktor zum anderen, wie kaum anders zu erwarten, sehr große Unterschiede auf (2, 9).

Mit besserer Kenntnis der Pathogenese der ätiologisch verschiedenartigen Formen einer chronisch aktiven Hepatitis wird auch zunehmend klarer, daß für die ätiologisch verschiedenartigen Formen einer chronisch aktiven Hepatitis spezifische medikamentöse oder andere Behandlungsverfahren erforderlich sind (2, 9). Mit zunehmendem Stand der Erkenntnis wird es immer weniger wahrscheinlich, daß einzelne Arzneimittel gefunden werden, die eine günstige Wirkung auf den Krankheitsverlauf mehrerer oder gar aller ätiologisch unterschiedlicher Formen der chronisch aktiven Hepatitis haben. Ähnliche Argumente gelten auch für die ätiologisch verschiedenartigen Formen akuter Lebererkrankungen und das Endstadium aller chronischen Lebererkrankungen, die Zirrhose.

Ausgehend von den vorgenannten Überlegungen, ist es erforderlich, für jede der ätiologisch verschiedenartigen Formen akuter oder chronischer Lebererkrankungen in am besten plazebokontrollierten, prospektiven klinischen Studien den therapeutischen Nutzen von Silibinin auf den Krankheitsverlauf zu prüfen. Aus den 60er und 70er Jahren liegen die Ergebnisse mehrerer Therapiestudien mit Silibinin (damals Silymarin) bei verschiedenen Formen akuter und chronischer Lebererkrankungen vor.

Die Ergebnisse waren uneinheitlich, die Mehrzahl der Studien auch von der Studienplanung und -durchführung unzulänglich. Eine eingehende Wiedergabe und kritische Wertung der Ergebnisse dieser Studien kann im Rahmen dieser Stellungnahme nicht erfolgen.

Beachtenswert ist jedoch das Ergebnis einer kürzlich publizierten, plazebokontrollierten Doppelblind-Studie zum Einfluß von Silibinin/Silymarin auf den Krankheitsverlauf bei Patienten mit Zirrhose (3). In dieser Studie wurde eine signifikante Verbesserung der mittleren Überlebensrate nach 2 und 4 Jahren beobachtet. Bei der Auswertung von Untergruppen zeigt es sich, daß die Differenz auf eine Verbesserung der Überlebensrate der Patienten mit Alkoholzirrhose zurückzuführen war (3).

Da ein Teil der Patienten mit Alkoholzirrhose weiter trank, läßt sich aufgrund der Ergebnisse der Studie nicht entscheiden, ob der günstige Einfluß von Silibinin/Silmyarin vorwiegend dann zu erwarten ist, wenn der schädigende Einfluß durch Alkohol persistiert, oder ob auch Patienten mit Alkoholzirrhose, die abstinent geworden sind, von der Behandlung profitieren. Die Klärung dieser Frage durch eine weitere kontrollierte Studie wäre dringend wünschenswert, da die Alkoholabstinenz unverändert die wirksamste Therapie und das wichtigste Therapieziel bei Patienten mit chronischen, alkoholinduzierten Lebererkrankungen ist.

Zusammenfassend kann die Frage folgendermaßen beantwortet werden: Mit den in dem zitierten Beitrag wiedergegebenen Ergebnissen kann der therapeutische Nutzen von Silibinin *(Legalon)* nicht bewiesen werden. Die Ergebnisse können jedoch eine (Teil-)Erklärung dafür sein, daß eine Behandlung mit dem Medikament zu einer signifikanten Verbesserung der Überlebensrate bei Patienten mit Alkoholzirrhose führt.

Literatur

1. BODE, J. C.: Arzneimittel für die Indikation Lebererkrankungen. In: DÖLLE, W., B. MÜLLER-ÖERLINGHAUSEN u. U. SCHWABE (Hrsg.): Grundlagen der Arzneimitteltherapie – Entwicklung, Beurteilung und Anwendung von Arzneimitteln, S. 202–211. Bibliographisches Institut, Mannheim 1986.
2. CZAJA, A. J. u. E. R. DICKSON (Hrsg.): Chronic active hepatitis – the Mayo Clinic experience. Dekker, New York 1987.
3. FERENCI, P. u. Mitarb.: J. Hepatol. **9**, 105–113(1989).
4. FLOERSHEIM, G. L. u. Mitarb.: Schweiz. med. Wschr. **112**, 1164–1177 (1982).
5. LARCAN, A. u. Mitarb.: Med. Chir. Dig., Supp. **2**, 13–20 (1975).
6. MACHICAO, F. u. J. SONNENBICHLER: Hoppe-Seyler's Z. physiol. Chem. **358**, 141–147 (1977).
7. SONNENBICHLER, J., J. MATTERSBERGER u. H. ROSEN: Hoppe-Seyler's Z. physiol. Chem. **357**, 1171–1180 (1976).
8. VOGEL, G. u. Mitarb.: Arzneimittel-Forsch. (Drug Res.) **25**, 179–188 (1975).
9. WRIGHT, R. u. G H. MILLWARD-SADLER: Chronic hepatitis. In: WRIGHT, R., G. H. MILLWARD-SADLER, K. G. M. M. ALBERTI u. S. KARRAN (Hrsg.): Liver and biliary disease. 2. Aufl., S. 821–860. Bailliére Tindall/Saunders, London 1985.

Erschienen in:
internist. prax. **31,** 605–607 (1991)
© 1991, Marseille Verlag, München

J. CH. BODE, Stuttgart

Meerzwiebel

Urginea (Scilla) maritima (Meerzwiebel)

Arzneidroge und Inhaltsstoffe

Die Meerzwiebel gehört zu den am längsten bekannten Arzneipflanzen. Nach DAB 9 besteht sie aus den raschgetrockneten Zwiebelschuppen der weißschaligen Varietät von Urginea maritima (3, 10). Sie enthält ein Gemisch herzwirksamer Steroidglykoside (als Scillaren bezeichnet; vermutlich mehr als 25 Einzelglykoside) vom Bufadienolid-Typ (0,15–2%). Die Hauptglykoside sind Scillaren A (Vorläufer-Glycosid) und Proscillaridin A (Proscillaridin; Glykosid), die etwa ⅔ der Gesamtglykosidfraktion ausmachen (3, 10). Scillaren A ist das Aglycon (Genin) von Proscillaridin A. Das restliche ⅓ wird gelegentlich als Scillaren B bezeichnet.

Außerdem finden sich als Begleitstoffe Schleimstoffe (u. a. Glukogalaktane) sowie weitere Kohlenhydrate (u. a. Fruktosane) und zudem Flavonoide, Anthocyane und verschiedene Säuren (3, 10).

Eingestelltes Meerzwiebelpulver entspricht in seiner Wirksamkeit 0,2% Proscillaridin (3).

Proscillaridin A wird in Monopräparaten angewendet. Derzeit findet sich der Gesamtextrakt aus Meerzwiebel in verschiedenen Kombinationspräparaten.

Klinische Wirkungen und Wirksamkeit

Kontrollierte klinische Studien zur Wirksamkeit der therapeutischen Anwendung (siehe 6) liegen bislang nicht vor.

Unter unkontrollierten Studienbedingungen wurden z.B. Hinweise auf positiv inotrope Wirkungen gefunden. So fand sich z.B. bei 20 Patienten mit Herzinsuffizienz der NYHA-Stadien II (n = 18) und III (n = 2) nach Einmalgabe von 15 g Scilla-Extrakt (1 g Extrakt entsprechend 0,1 mg genuine Glykosidkomplexe) ein mittlerer Anstieg der linksventrikulären Ejektionsfraktion von 33,5% auf 36,7% (1).

Aufgrund der Inhaltsstoffe, experimentellen pharmakologischen Untersuchungen und klinischen Beobachtungen ist mit vergleichbaren Wirkungen und, zumindest in qualitativer Hinsicht, vergleichbarer Wirksamkeit wie bei Strophanthin und anderen Digitalisglykosiden zu rechnen (z. B. positive Inotropie, Verbesserung einer Herzinsuffizienz) (3–5, 9, 10). Ob und in welchem Ausmaß Urginea maritima definierte Auswirkungen auf das kardiale Erregungs- und Reizleitungssystem besitzt, ist klinisch noch nicht hinreichend geklärt.

Zur Frage, ob Urginea maritima als Gemisch von Glykosiden und Zusatzstoffen ein qualitativ oder auch quantitativ partiell unterschiedliches Wirkungsspektrum im Vergleich zu den Monosubstanzen (einzelne Herzglykoside) aufweist, liegen bislang keine klinischen Studien vor.

Pharmakokinetik

Die Steroidglykoside werden unvollständig, individuell nicht sicher voraussagbar und u.U. mit erheblichen Schwankungen aus dem Gastrointestinaltrakt resorbiert (15–30–50%; Scillaren z. B. im Mittel mit etwa 15%, Proscillaridin A z. B. 20–30%) (3, 5, 10). Zumindest für Proscillaridin A ist ein First-pass-Metabolismus in der Darmwand beschrieben, desgleichen ein enterohepatischer Kreislauf (5).

Der Metabolismus ist komplex. Die Ausscheidung erfolgt vermutlich biliär (3). Es wird eine relativ rasche Abklingquote beschrieben (etwa 50% pro Tag) (3). Andererseits wird für Proscillaridin A eine mittlere Halbwertszeit von etwa 40 Stunden berichtet (8). Bei alten Patienten mit Herzinsuffizienz wurden Halbwertszeiten von 19–209 gemessen, allerdings mit älteren Methoden (s. 5), so daß im Alter möglicherweise mit einer verlängerten Ausscheidung gerechnet werden sollte.

Die nichtrenale Clearance von Proscillaridin A wird mit 1,0 (d. h. vollständig) angegeben (8). Bei Patienten mit Niereninsuffizienz fand sich für Meproscillarin (Methyläther von Proscillaridin A) bei Patienten mit eingeschränkter Nierenfunktion keine Verlängerung der Halbwertszeit (5). Möglicherweise muß daher die Dosis nicht verändert werden (3). Jedoch ist eine sorgsame Überwachung der entsprechenden Patienten empfehlenswert.

Unerwünschte Wirkungen

Es ist mit unerwünschten Wirkungen, vergleichbar denjenigen der Digitalisglykoside, zu rechnen. Beschrieben wurden bislang z. B. Magenbeschwerden, Übelkeit, Erbrechen, Durchfälle und unregelmäßiger Puls (2, 3).

Intoxikation

Bei Überdosierung bzw. Intoxikation muß mit einem vergleichbaren klinischen Bild wie bei Digitalisglykosiden (Digoxin, Digitoxin) gerechnet werden (s. 7). Allerdings dürften die unerwünschten bzw. toxischen Wirkungen in der Regel rascher abklingen als bei Digoxin und Digitoxin. Die Behandlung erfolgt wie bei den Digitalisglykosiden (s. 7).

Wechselwirkungen

Es ist prinzipiell mit vergleichbaren Wechselwirkungen wie bei Digitalisglykosiden zu rechnen (s. 7). Hypokaliämie und Kaliumverluste (z. B. Diuretika, Laxanzienabusus, Langzeitgabe von Kortikosteroiden) können erwünschte Wirkungen und vor allem unerwünschte Wirkungen steigern.

Schwangerschaft und Stillperiode

Derzeit liegen keine klinischen Untersuchungen über eine Anwendung während Schwangerschaft und Stillperiode vor.

Anwendung

In der Monographie des Bundesgesundheitsamtes sind u. a. folgende Anwendungsgebiete angegeben (2): leichte Formen der Herzinsuffizienz, auch bei eingeschränkter Nierenfunktion.

Dosierungen

In der Monographie des Bundesgesundheitsamtes sind folgende Empfehlungen angegeben (2):

Mittlere Tagesdosis 0,1–0,15 g eingestelltes Meerzwiebelpulver, Zubereitungen entsprechend.

Vergleichbare, jedoch detailliertere Empfehlungen lauten (3):

Einzeldosis (g)	Tagesdosis (g)
0,1	0,1–0,5
1,0	1–5
0,025	0,025–0,125

Als weitere Anhaltspunkte für die Dosierung können folgende Angaben für Proscillaridin A gelten: als orale Aufsättigungsdosen 2,5 mg/d, als Dauerbehandlungen 2 mg/d (4).

Gegenanzeigen

Überempfindlichkeit auf Meerzwiebel und seine Bestandteile. Im Prinzip wie bei Digitalisglykosiden. Digitalisintoxikation. Kaliummangelzustände.

Da die Wirkungen von Digitalisglykosiden und Urginea maritima als additiv angesehen werden müssen, sollte keine gleichzeitige Behandlung durchgeführt werden.

Nicht standardisierte Produkte sollten nicht verwendet werden.

Literatur

1. EICHSTÄDT, H. u. Mitarb.: Die positiv inotrope Wirkung eines Scilla-Extraktes nach Einmal-Applikation. Z. Phytother. 12, 46–50 (1991).
2. FINTELMANN, V., H. G. MENSSEN u. C. P. SIEGERS: Phytotherapie Manual. Hippokrates, Stuttgart 1989.
3. HÄNSEL, R: Phytopharmaka. Grundlagen und Praxis. 2. Aufl. Springer, Berlin-Heidelberg-New York 1991.
4. REYNOLDS, J. E. F. (Hrsg.): Martindale – The Extrapharmacopoeia. 29. Aufl. Pharmaceutical Press, London 1989.
5. SALLER,.R. u. Mitarb.: Praktische Pharmakologie. Eigenschaften gebräuchlicher Medikamente. 2. Aufl. Schattauer, Stuttgart-New York 1983.
6. SPEIGHT, T .M. (Hrsg.): Avery's Drug treatment. Principles and practice of clinical pharmacology and therapeutics. 3. Aufl. Adis Press, Auckland-Manchester-Langhorne-Sydney-Hong Kong 1987.
7. TEUSCHNER, E. u. U. LINDEQUIST: Biogene Gifte. Fischer, Stuttgart-New York 1987.
8. WEISS, R. F.: Lehrbuch der Phytotherapie. 7. Aufl. Hippokrates, Stuttgart 1991.
9. WICHTL, M.: Phytopharmaka bei Herz-Kreislauf-Beschwerden. Dt. Apoth. Ztg. 130, 1251–1256 (1990).
10. WREN, R. C.: Potter's new encyclopaedia of botanical drugs and preparations. Daniel, C. W. Company, Safron Walden 1988.

R. SALLER, M. SCHEPPING und
D. HELLENBRECHT, Frankfurt am Main

Myrte

Gelomyrtol forte – ein pflanzliches Sekretolytikum

Gelomyrtol forte enthält in einer dünndarmlöslichen Kapsel 0,3 g Myrtol, d. h., ätherische Öle aus der Myrtenpflanze. Eine Kapsel enthält wenigstens 20 mg alpha-Pinen, 75 mg Limonen und 75 mg Cineol. Außerdem sind Myrtenol, Dipenten und Camphen neben anderen Stoffen enthalten.

Zur Kinetik liegen folgende Erkenntnisse vor: Nach etwa zwei Stunden wird im Akutversuch ein maximaler Serumspiegel erreicht, wobei die Hauptbestandteile Werte zwischen etwa 230–430 ng/l aufweisen. Die Serumeliminations-Halbwertszeit liegt bei etwa 3 Stunden. Während ein kleiner Teil an Glukuronsäure gebunden und renal eliminiert wird, scheint ein größerer Anteil exhaliert zu werden. Jedenfalls lassen sich die ätherischen Bestandteile in der Ausatemluft mit Konzentrationen bis zu 500 ng/l wiederfinden.

Anhand umfangreicher toxikologischer und klinischer Studien läßt sich eindeutig eine sehr große therapeutische Breite nachweisen. Dem entspricht die geringe, nahezu fehlende Nebenwirkungsquote. Im Beipackzettel findet sich nur ein Hinweis auf Risiken: Es könnten »vorhandene Nieren- und Gallensteine in Bewegung gesetzt werden«.

Folgende Wirkungen werden vom Hersteller genannt und durch diverse Literaturstellen gestützt:

1. es »löst eingedickte, festsitzende Sekrete«,

2. es »fördert den Abtransport« des Sekretes,
3. es kommt zur »Desodorierung der Atemluft«,
4. man vermutet eine »Anregung der körpereigenen Infektionsabwehr« und
5. in vitro besitzt es »antibakterielle Eigenschaften«.

Zu 1.
Der Nachweis einer sekreto- oder mukolytischen Wirkung einer Substanz in vitro und in vivo ist apparativ sehr aufwendig und nur durch ein geeignetes Studiendesign möglich. Immer muß der Nachweis einer besseren Wirkung als Plazebo erbracht werden, die Patienten dürfen keine Medikamente mit sekretolytischen Nebenwirkungen (wie Theophyllin, β_2-Adrenergika) einnehmen und sollten sich in einem stabilen Krankheitsstadium befinden. Ein weiteres Problem ist die notwendige Messung der Sputumviskosität, für die eine Reihe von Meßanordnungen mit jeweils beschränkter Aussagekraft zur Verfügung stehen.

Die vorliegenden Untersuchungen von DOBROWOLSKI (1974 und 1977), von STRAEHLER-POHL u. BURMEISTER (1978) oder KREUTLE (1980) erfüllen keines der genannten Kriterien. Die sekreto- oder mukolytische Wirkung bei Sinusitiden oder Bronchitiden wurde nach rein klinischen Kriterien ohne Plazebogruppen beurteilt, die von DOBROWOLSKI verwendete Methode zur Viskositätsmessung ist anfechtbar. Der, wie man zugeben muß, schwierige Nachweis einer sekreto- und mukolytischen Wirkung von *Gelomyrtol forte* Kapseln wurde nicht erbracht.

Zu 2.
Die Gesamtheit aller Schleimtransport- und Reinigungsvorgänge im Bronchialsystem wird mukoziliäre Clearance genannt. Sie ist heute gut objektivierbar (Teflonpartikel-Wanderungsgeschwindigkeit oder Inhalationsszintigraphie mit Kleinstpartikeln) und für eine Reihe von Substanzen liegen auch schon Ergebnisse vor. Die zu *Gelomyrtol* vorliegenden Publikationen haben diesen Punkt nicht untersucht.

Zu 3.
Die desodorierende Wirkung konnten wir selbst an 5 Patienten mit eitrigen Bronchitiden und Lungenabszeß nachvollziehen.

Zu 4.
Eine Verbesserung der Körperabwehrlage wird von vielen Substanzen behauptet. Zumindest für ätherische Öle ist ein Nachweis unseres Wissens bisher nicht erbracht worden.

Zu 5.
MÜLHENS (1973) und WILDE (1973) zeigten in vitro eine antibakterielle und mykozide Wirkung. MÜLHENS verwendete dabei *Gelomyrtol*-Emulsionen und zeigte bei einem Konzentrationsbereich von 0,02 bis 2,0% Myrtol eine deutliche Hemmwirkung auf Staphylococcus aureus, E. coli, Candida albicans, Streptococcus hämolyticus, Pneumokokken Typ II und Klebsiella pneumoniae. WILDE gibt keine genauen Konzentrationen an.

Jedenfalls scheint es unerklärlich, wie eine Substanzgruppe, deren maximale Serumspiegel unter 500 ng/l nach 0,3 g einer oralen Gabe *Gelomyrtol forte* liegen und die nicht kumulieren wird (Halbwertszeit etwa 3 Std.), im Gewebe oder im Sekret an die von MÜLHENS oder WILDE verwendeten Konzentrationsbereiche kommt. Bei einem wahrscheinlich eher zu niedrig geschätzten Faktor von 10^5 zwischen den in vitro-Tests und den vermuteten Gewebsspiegeln (die gute Exhalierbarkeit spricht gegen eine Anreicherung in den Schleimhäuten) kann keine antibakterielle Wirkung in vivo angenommen werden.

Gelomyrtol forte ist also ein Medikament, für das ein wissenschaftlich gesicherter Wirknachweis fehlt. Dies gilt aber nicht nur für Myrtol, eine ganze Reihe anderer Präparate blieb bisher den sekretolytischen, mukolytischen oder sekretomotorischen Wirknachweis schuldig. Die hier vorgebrachten Einwände sprechen natürlich nicht gegen eine andere, vielleicht in langjähriger Praxis gewonnene Überzeugung.

Wir meinen jedoch, gerade bei einer Medikamentengruppe, deren Wirkung sich z. B. oft nicht von der 2 Litern heißen Tees objektiv unterscheiden läßt, ist die Behauptung einer substanzspezifischen Wirkung mit größter Sorgfalt zu prüfen. Für die sekretolytische Therapie heißt dies andererseits, daß man nachgewiesen wirksame Substanzen bevorzugen sollte und auch deren Effekt immer kritisch im Auge behalten wird.

Literatur

1. DOBROWOLSKI, L. A.: Dauerbehandlung des bronchitischen Syndroms mit Gelomyrtol forte. Der informierte Arzt **2**, 153–167 (1974).
2. DOBROWOLSKI, L. A.: Vergleichende Untersuchungen mit drei Wirkstoffen beim chronischen bronchitischen Syndrom. Der Deutsche Apotheker **29**, 438–440 (1977).
3. KREUTLE, O.: Die Behandlung akuter und chronischer Sinusitiden mit Gelomyrtol forte. Therapiewoche **30**, 2109–2111 (1980).
4. MÜLHENS, K. J.: Untersuchungen über die bakteriostatische und bakterizide Wirkung von Gelomyrtol. Therapiewoche **23**, 2981–2984 (1973).
5. STRAEHLER-POHL, H. J. u. G. BURMEISTER: Anwendung von Gelomyrtol forte bei Sinusitiden. Z. Allgemeinmed. **54**, 611–615 (1978).
6. WILDE, W. Aerosol-Wirkung des atherischen Öls Myrtol. Ärztl. Prax. **25**, 3101–3103 (1973).
Basisinformationen der Fa. G. Pohl-Boskamp, Postfach 80, D-2214 Hohenlockstedt.

Erschienen in:
internist. prax. **25**, 198–200 (1985)
© 1985, Marseille Verlag, München

M. SCHMIDT, Würzburg

Nachtkerze

Nachtkerzenöl bei Neurodermitis

Frage

Nachtkerzenöl – Oenothera biennis – bei atopischem Ekzem?

Antwort

Nachtkerzenöl wird aus Samen der Nachtkerze *(Oenothera biennis)* gewonnen. Die Pflanze ist als Stolzer Heinrich (Hessen), als Härekraut (Nahegebiet) sowie als Schinkenwurz bekannt. Im angelsächsischen Sprachgebiet wird sie als »eveningprimrose« bezeichnet.

Das Nachtkerzenöl nimmt eine Mittelstellung zwischen Mohn- und Leinöl ein.

Das in der Homöopathie als Antidiarrhoikum empfohlene und neuerdings in Kosmetika eingearbeitete Nachtkerzenöl wird unter anderem zur Behandlung von Patienten mit atopischer Dermatitis und Ichthyosis vulgaris empfohlen. Die Behandlungsergebnisse bei der atopischen Dermatitis sind widersprüchlich und nicht überzeugend, wobei darauf hingewiesen werden muß, daß eigene Erfahrungen nicht existieren. Die Ätiopathogenese des endogenen Ekzems bzw. der atopischen Dermatitis ist jedoch derart vielschichtig und ungeklärt, daß Hinweise auf Behandlungserfolge mit einem bestimmten »Spezifikum« mit äußerster Zurückhaltung beurteilt werden müssen.

Die zur Verfügung stehende Literatur läßt n i c h t den Schluß zu, daß Nachtkerzenöl eine Bereicherung des therapeutischen Arsenals der atopischen Dermatitis darstellt.

Literatur

1. BECKER, H.: Das Öl der Nachtkerze Oenothera biennis, eine Quelle therapeutisch und diätetisch interessanter Fettsäuren (Efamol^R). Z. Phytotherapie Heft **2**, 3–15 (1983).
2. CHALMERS, R. J. G. u. S. SHUSTER: Evening primrose seed oil in ichthyosis vulgaris. Lancet **1983/I**, 236–237.
3. WRIGHT, S. u. J. L. BURTON: Oral evening-primrose-seed oil improves atopic eczema. Lancet **1982/II**, 1120–1122.

Erschienen in:
internist. prax. **33**, 188 (1986)
© 1986, Marseille Verlag, München

TH. FUCHS, Göttingen

Nachtkerzenöl bei Neurodermitis

Frage

Im Lancet (Nov. 20, 1982, S. 1120–1122) wurde über den Einsatz von Nachtkerzenöl oral bei Neurodermitis berichtet.

Wie ist die Wirksamkeit dieses Präparates bei der atopischen Dermatitis kritisch zu beurteilen? Liegen weitere Erfahrungen vor? Gibt es bereits Dosierungsrichtlinien für verschiedene Altersgruppen (z. B. Säuglinge und Kleinkinder)? Birgt diese Therapie Gefahren?

Antwort

Bei der Antwort muß ich vorausschicken, daß ich in Deutschland von niemandem weiß, der mit Nachtkerzenöl ernst zu nehmende Erfahrungen gesammelt hat; ich muß mich daher auf eine Berichterstattung und auf meine subjektive Meinung beschränken.

WRIGHT u. BURTON haben im Lancet vom 20. Nov. 1982, S. 1120–1122, über eine positive Wirkung von Nachtkerzenöl bei Patienten mit Neurodermitis berichtet. 99 Patienten, davon 60 Erwachsene und 39 Kinder, mit Neurodermitis mäßigen bis schweren Grades wurden jeweils 3 Monate lang mit Nachtkerzenöl oral oder mit Plazebo im Rahmen einer gekreuzten plazebokontrollierten Doppelblindstudie behandelt. 5 Dosierungsgruppen wurden gebildet, wobei alle pädiatrischen Patienten in die niedrig dosierte Gruppe eingeteilt waren.

Die Dosierung betrug bei diesen Kindern 1 Kapsel mit 360 mg Linolsäure und 45 mg γ-Linolensäure. Von einem der Untersucher wurde das Ekzem vor der Behandlung und alle 3 Wochen während der Einnahme von Nachtkerzenöl oder Plazebo beurteilt. Der einzige unter der Therapie im Kindesalter sich bessernde Parameter war der Juckreiz, der mit einer statistischen Signifikanz $p<0,05$ besser auf die Gabe von Nachtkerzenöl als auf die Gabe von Plazebo ansprach. Die übrigen Parameter wie Hautschuppung, Hautrötung und die allgemeine Beurteilung des Hautzustandes haben sich nur bei den mit höheren Dosen behandelten Erwachsenen gebessert.

Interessante Wirkungsprinzipien werden von den Autoren diskutiert:

1. Die essentiellen Fettsäuren spielen eine wichtige Rolle bei metabolischen Vorgängen an allen Zellmembranen und dienen als Prekursoren von Prostaglandinen.

2. Die γ-Linolensäure wird beim Menschen in bedeutsamen Mengen nur während der Zeit der Muttermilchernährung zugeführt, in der Zeit also, in der sich die Neurodermitis noch kaum manifestiert.

3. Die Umwandlung von Linolsäure in γ-Linolensäure, die mit Hilfe von δ-6-Desaturase stattfindet, ist bei Neurodermitikern gestört.

Obwohl bei einigen Erwachsenen eine deutliche Besserung der Neurodermitis unter der oralen Anwendung von Nachtkerzenöl erreicht wurde, muß betont werden, daß dieselbe Substanz in einer etwas niedrigeren Dosierung bei Kindern nur zu einer Verringerung des Juckreizes führte. Der 2. Nachteil der Studie liegt in der kurzen Behandlungszeit; der Verlauf der Neurodermitis ist äußerst mannigfaltig, spontane Schübe und Remissionen sind bekannt. Ferner fällt auf, daß die bereits 1981 in Lancet berichtete therapeutische Beeinflussung von Neurodermitis durch Gabe von Nachtkerzenöl nur von einer Arbeitsgruppe gepriesen wurde.

Eine endgültige Beurteilung der therapeutischen Wirksamkeit ist deshalb erst nach Durchführung von langfristigen und kontrollierten Studien möglich. Bis dahin ist die Anwendung von Nachtkerzenöl ein theoretisch möglicher, aber nicht ausreichend belegter Angriffspunkt bei der Therapie der Neurodermitis.

Erschienen in:
internist. prax. **33**, 101–102 (1986)
© 1986, Marseille Verlag, München

R. Urbanek, Wien

Nachtkerzenöl (Epogam) bei Neurodermitis

Frage

Bestehen schon Erfahrungen mit Epogam (Nachtkerzenöl) in der Therapie der Neurodermitis?

Antwort

Wir setzen Epogam seit etwa ½ Jahr bei Kindern mit Neurodermitis ein. Epogam ist ein oral einzunehmendes Präparat, das γ-Linolensäure in Form von Keimöl aus speziell ausgewählten Arten der Nachtkerze enthält. Die Ratio für diese Therapie beruht auf dem Nachweis, daß Blutspiegel von γ-Linolensäure und ihre Metaboliten bei Patienten mit atopischem Ekzem herabgesetzt sind. Ernstere Nebenwirkungen sind bisher nicht beobachtet worden.

In der Produktmonographie der Firma sind 9 doppelblinde plazebokontrollierte Studien mit Epogam zitiert, die nach mehrwöchiger Behandlungsdauer eine gute Besserung des objektiven Hautzustandes und des Juckreizes ergaben. Unsere eigenen Erfahrungen bei allerdings manchmal sehr schweren Ekzemen waren z. T. enttäuschend. Einzelne deutliche Besserungen rechtfertigen jedoch nach unserer Meinung den v e r s u c h s w e i s e n E i n s a t z dieses harmlosen Präparates über einen Zeitraum von 2–3 Monaten.

Erschienen in:
GÄDEKE, R. (Hrsg.): 212 neue, noch unveröffentlichte Fragen und Antworten aus der pädiatrischen Praxis. Band 3, S. 224.
© 1991, Marseille Verlag, München

R. MADELEYN, Filderstadt-Bonlanden

Zur Therapie der atopischen Dermatitis mit Nachtkerzenöl bzw. γ-Linolensäure (z. B. Epogam)

Frage

Ein neues Therapiekonzept der Neurodermitis hat die Gabe von γ-Linolensäure (z. B. Epogam) zum Inhalt. Um sich und die Patienten unabhängiger von teuren Medikamenten zu machen: In welchen Nahrungsmitteln ist γ-Linolensäure oder Arachidonsäure enthalten? Wie hoch wäre der tägliche Bedarf? Wie wäre ein Speiseplan zu gestalten? Werden industrielle Säuglingsnahrungen durch Beigabe von γ-Linolensäure ergänzt?

Antwort

Das »neue Therapiekonzept« mit ungesättigten Fettsäuren wurde bereits in den 30er und 40er Jahren erprobt und wieder verlassen. Ausgehend von einer Einzelbeobachtung griffen WRIGHT u. BURTON (9) diese Linie wieder auf und fanden einen Behandlungserfolg bei Erwachsenen, nicht aber bei Kindern. Auch in einer Reihe weiterer Studien (4) wird von klinischen Erfolgen unter der Gabe von γ-Linolensäure berichtet, wobei der Unterschied zu Plazebo zwar oft statistisch signifikant, aber absolut gesehen gering ist und eine Reduktion des Juckreizes um 25% als »besonders eindrucksvolles« Ergebnis (7) gewertet wird. Es trat auch nicht in allen Studien mit klinischem Erfolg dabei eine Abnahme des Juckreizes auf (3). Immer war auch der Einsatz externer Kortikoide erlaubt, der zumindest nicht einheitlich kontrolliert bzw. berücksichtigt wurde. Die kontrollierte Studie mit der bisher größten Patientenzahl zur Frage der Wirkung der γ-Linolensäure fand keinen Unterschied zwischen Verum und Plazebo (1).

Die Annahme, bei Atopikern liege eine Minderfunktion des Enzyms δ-6-Desaturase in der Leber und demzufolge ein Mangel an Enzymprodukten vor, geht von einer Arbeit von MANKU u. Mitarb. (2) aus, die im Vergleich zu Nicht-Atopikern die Substrate dieses Enzyms (Linolsäure und α-Linolensäure) im Plasma erhöht fanden, die Enzymprodukte (γ-Linolensäure bzw. Dihomogammalinolensäure sowie Eicosatetra- und Pentaensäuren) aber erniedrigt. Eine weitere Arbeit (8) fand eine ähnliche Fettsäurekonstellation, während 3 andere Autoren (1, 5, 6) keinen diesbezüglichen Unterschied zwischen Atopikern und Nicht-Atopikern finden konnten.

Das Therapieprinzip γ-Linolensäure kann demzufolge z. Zt. weder von der theoretischen Ableitung noch vom beobachteten klinischen Effekt als überzeugend bezeichnet werden. Will man trotzdem diesem Weg folgen, kann man den dadurch ausgelösten Therapiekosten (2,32–4,64 DM pro Tag je nach Dosis) allerdings kaum ausweichen, da in den zur Verfügung stehenden pflanzlichen und tierischen Nahrungsmitteln in erster Linie Linolsäure (Omega-6) und als Linolensäure die Omega-3-Variante α-Linolensäure enthalten sind. γ-Linolensäure ist in nennenswerten Mengen nur im Samenöl der Nachtkerze, der schwarzen Johannisbeere und des Borretsch enthalten. Säuglingsnahrungen werden mit Linolsäure, nicht aber mit dem Folgeprodukt γ-Linolensäure (Omega-6) angereichert.

Literatur

1. BAMFORD, J. T. M. u. Mitarb.: Atopic eczema unresponsive to evening primrose oil (Linoleic and γ-linolenic acid). J. Am. Acad. Dermatol. **13**, 959–965 (1985).
2. MANKU, M. S. u. Mitarb.: Essential fatty acids in the plasma phospholipids of patients with atopic eczema. Br. J. Derm. **110**, 643–648 (1984).
3. MEIGEL, W. u. Mitarb.: Additive orale Therapie der atopischen Dermatitis mit ungesättigten Fettsäuren. Z. Hautkr. **62**, Suppl. 1, 100–103 (1987).
4. MORSE, P. F. u. Mitarb.: Meta-analysis of placebo-controlled Studies of the efficacy of Epogam in the treatment of Atopic eczema. Relationship between plasma essential fatty acid changes and Clinical response. Br. J. Derm. **121**, 75-90 (1989).
5. NISSEN, H. P. u. Mitarb.: Veränderungen im Plasma-Lipid-Muster bei Patienten mit Neurodermitis-Beeinflussung durch Applikation ungesättigter Fettsäuren. Fat. Sci. Technol. **90**, 261–271 (1988).
6. SCHALIN-KARRILA, M. u. Mitarb.: Evening primrose oil in the treatment of atopic eczema: effect on clinical status, plasma phospholipid fatty acids and circulating blood prostaglandins. Br. J. Derm. **117**, 11–19 (1987).
7. SPRINGER, G.: Atopisches Ekzem Folge einer metabolischen Störung. TW Pädiatrie **3**, September/Oktober 1990.
8. STRANNEGARD, J.-L. u. Mitarb.: Essential Fatty Acids in Serum Lecithin of Children with Atopic Dermatitis and in Umbilical Cord Serum of Infants with High or Low IgE Levels. Int. Archs Allergy appl. Immun. **82**, 422–423 (1987).
9. WRIGHT, S. u. J. L. BURTON: Oral evening-primrose-seed oil improves Atopic eczema. Lancet **1982/II**, 120–121.

Erschienen in:
internist. prax. **31**, 832–833 (1991)
© 1991, Marseille Verlag, München

H. REBMANN, Tübingen

γ-Linolensäure (z. B. *Epogam)* bei atopischer Dermatitis

Erschienen in:
internist. prax. **32**, 663 (1992)
© 1992, Marseille Verlag, München

H. REBMANN, Tübingen

Frage

In letzter Zeit wird von der Firma *Beiersdorf* das Medikament *Epogam* zur Behandlung der Neurodermitis beworben. Vorgestellt wird ein kausales Wirkprinzip; die mitgelieferten wissenschaftlichen Informationen überzeugen nicht. Bei Tagestherapiekosten von etwa DM 7,– stellt sich die Frage: Was ist dran an *Epogam?*

Antwort

MANKU u. Mitarb. fanden im Plasma von Atopikern Linolsäure und α-Linolensäure erhöht, γ-Linolensäure, Dihommogammalinolensäure sowie Eicosatetra- und -pentaensäuren erniedrigt. Sie schlossen daraus auf eine Minderfunktion des Enzyms δ-6-Desaturase, dessen Substrate die o. g. erhöhten, und dessen Produkte die o. g. erniedrigten Stoffe darstellen. STRANNEGARD fand eine ähnliche Fettsäurekonstellation, während 3 andere Arbeitsgruppen dies nicht bestätigen konnten.

Klinische Studien kamen ebenfalls zu uneinheitlichen Ergebnissen; die beobachteten Wirkungseffekte waren nie ausgeprägt. Eine neuerliche Literaturdurchsicht ergab keine neuen Gesichtspunkte, d. h., es liegen keine weiteren Studien vor. Anekdotische Erfahrungen, die mir bekannt wurden, sei es mündlich oder als Leserzuschriften an Zeitschriften, enthielten keine Erfolgsberichte.

Für mich bleibt, daß das Therapieprinzip »γ-Linolensäure« w e d e r von der theoretischen Ableitung n o c h von den beobachteten klinischen Effekten ü b e r z e u g t.

Behandlung des prämenstruellen Syndroms (u. a. Nachtkerzenöl)

Frage

Neuerdings werden Cis- und Gamma-Linolensäure als Therapie des prämenstruellen Syndroms angeboten. Aber auch Vitamin B₆ (Präparat *Bonasanit)* soll helfen. F r a g e : Entwickeln diese Substanzen Wirkungen, die über einen Plazeboeffekt hinausgehen?

Antwort

Ursachen und Entstehungsweise des prämenstruellen Syndroms sind noch immer nicht völlig geklärt. Dies ist vermutlich auch der Grund, warum es so zahlreiche unterschiedliche Behandlungsempfehlungen gibt.

Zur Frage der therapeutischen Wirkung verschiedener Medikamente liegt eine große Zahl von Untersuchungen vor. An ihnen ist meistens problematisch, daß sie nicht alle als Doppelblindstudie gegen Plazebo durchgeführt wurden und daß das Krankheitsbild selber wahrscheinlich aus mehreren sich überlagernden Syndromen besteht, die alle eine starke psychosomatische Komponente haben. Fast immer gibt es eine deutliche Plazebowirkung auf die meisten Symptome, d. h., auch pharmakodynamisch unwirksame Präparate können bei einem Teil der Patientinnen zu einer gewissen Besserung der typischen Symptome führen.

Hoch ungesättigte Fettsäuren

Cis- und Gamma-Linolensäure sollen eine Rolle in der Synthese der Prostaglandine, insbesondere des Prostaglandins E1 spielen. Pyridoxin, das Vitamin B₆, ist ein Co-Faktor für die Umsetzung von Linolsäure über die Homo-Gamma-Linolensäure zu Prostaglandin E1. Prostaglandine sollen nach Meinung einiger Forscher in der Entstehung des prämenstruellen Syndroms eine Rolle spielen (z. B. HOROBIN, 1983). Von HOROBIN (Kentville, Kanada), ferner von BRUSH, 1983, 1984, aus der gynäkologischen Abteilung des St. Thomas-Hospital Medical School in London, England, liegen Einzel- und Doppelblind-Crossover-Studien vor, in denen die Wirksamkeit hoher Dosen von Cis- und Gamma-Linolensäure wahrscheinlich gemacht wurde.

Auch Prof. Dr. A. OECKERMAN (Lund, Schweden), Abteilung Klinische Chemie, hat eine plazebokontrollierte Doppelblindstudie an 36 Frauen mit Wirkungen über Plazebo hinaus mitgeteilt (1984, Vortrag in Frankfurt/M.).

CAROLINE SHREEVE hat in ihrem Buch: »Die Tage vor den Tagen«, erschienen im *F. Ehrenwirth-Verlag* München (Original: The Premenstrual Syndrome, *Cent Publishers,* 1983) ausführlich zum prämenstruellen Syndrom und zu den Behandlungswirkungen hoch ungesättigter Fettsäuren positiv Stellung genommen.

Ich selbst kann mich hierzu nicht äußern, da ich mit dieser Substanz über keine eigenen Erfahrungen verfüge.

Die Cis- und Gamma-Linolensäure müßte nach den Angaben der Literatur bis zum Beweis des Gegenteils als wahrscheinlich wirksam angesehen werden. Das Präparat ist ziemlich teuer und kann, da es sich um ein Diätetikum handelt, nicht über die Kasse abgerechnet werden.

Pyridoxin

Das Vitamin B₆ nimmt eine Schlüsselstellung in der Verstoffwechselung der Steroidhormone, im Tryptophan-Metabolismus, in der Biogenese von Serotonin, ferner im Stoffwechsel hoch ungesättigter Fettsäuren und in der Prostaglandin-Biogenese ein.

In der Literatur gibt es eine Reihe von kontrollierten Studien, in denen ein günstiger Effekt des Vitamin B_6 gefunden wurde. STOKES u. MENDELS (1972) fanden in einer kleinen kontrollierten Studie eine deutliche Besserung prämenstrueller Beschwerden durch Pyridoxin (1977) und berichteten in einer großen Studie, jedoch ohne Plazebovergleich, über eine Besserung der prämenstruellen Syndrome in der Mehrzahl der Patientinnen. Auch TAYLOR u. JONES, DAY u. Mitarb. (1979), HARGROVE (1980), MATTES u. MARTIN (1982), ABRAHAM u. HARGROVE (1980), ABRAHAM (1983) und BARR (1984) fanden mit Vitamin B_6 in kontrollierten Studien signifikante Besserungen des prämenstruellen Syndroms. In einer großen kontrollierten Studie sahen WILLIAMS u. Mitarb. (1985) eine Besserung des Gesamtbefindens. KENDALL u. SCHURR (1987) fanden eine Besserung der vegetativen Symptome, warnen aber vor möglichen Nebenwirkungen (sensorische Neuropathie). Dagegen sahen HAGEN u. Mitarb. (1985) keine Wirkung, allerdings nur mit 100 mg Pyridoxin einmal pro Tag.

Um uns selbst ein Urteil bilden zu können, haben wir eine Doppelblind-Studie gegen Plazebo mit Vitamin B_6 in hoher Dosis von 2mal 200 mg an 60 Patientinnen durchgeführt. Die typischen Beschwerden des prämenstruellen Syndroms wurden durch das Vitamin B_6 wirksam beeinflußt. Insbesondere depressive und aggressive Verstimmungen, Brustbeschwerden und Ödeme wurden hochsignifikant gebessert. Dagegen zeigte das Plazebo keine ausgeprägten therapeutischen Effekte. Kein Einfluß des Verum fand sich auf Partnerschaftsprobleme, Sexualität, psychische Probleme, Kopfschmerzen und Unterleibsbeschwerden.

Beurteilte man den subjektiven Eindruck der Patienten, so vermerkten 75% der mit hohen Dosen Vitamin B_6 behandelten Patientinnen subjektiv eine deutliche Besserung ihrer prämenstruellen Beschwerdesymptomatik. Bei den Plazebopatientinnen waren es dagegen nur 10%. Demnach ist festzustellen, daß Vitamin B_6 in hoher Dosis eine signifikante günstige Wirkung beim prämenstruellen Syndrom ausübt.

Literatur beim Verfasser

Erschienen in:
tägl. prax. **31**, 520–521 (1990)
© 1990, Marseille Verlag, München

C. LAURITZEN, Ulm

Nachtschatten, bittersüßer

Cefabene-Tropfen
(Solanum Dulcamarae)

ILSABE BUNGE, Münster

Adjuvans bei chronischen Ekzemen. Alkoholischer Auszug aus *Stipites Dulcamarae* (Stengelspitzen des *bittersüßen Nachtschattens*).

Inhaltsstoffe: Glykoalkaloide, die sich vom Solasodin, dem 5,6-Dihydrosolasodin und dem 5,6-Dihydromatidin ableiten; außerdem Proto-Saponine.

Wirkung: Dem Solasodin werden antiallergische, antiphlogistische und analgetische Wirkungen zugeschrieben (2). Auch FISCHER u. KRUG berichten über die positive Wirkung des Tees aus Solanum Dulcamarae bei chronischen Hautleiden (1). R. F. WEISS schreibt in seinem Lehrbuch dem Auszug aus Stipites Dulcamarae eine dermatotrope Wirkung zu durch unspezifische Umstimmung des Stoffwechsels (4). Allerdings liegen keine neueren Untersuchungen oder Studien zur Wirksamkeit vor.

Dosierung: 0,25 g bis höchstens 1 g.

Literatur

1. FISCHER, G. u. E. KRUG: Heilkräuter und Arzneipflanzen, 6 Aufl., S. 53. Haug, Heidelberg 1980.
2. MÜLLER-DIETZ, H.: Arzneipflanzen in der Sowjetunion, 6. Folge. Berichte des Osteuropa-Institutes an der FU-Berlin, Heft 44, 43–48 (1972).
3. STEINEGGER, E. u. R. HÄNSEL: Lehrbuch der Pharmakognosie und Phytopharmazie, 4. Aufl., S. 221–222. Springer, Berlin 1988.
4. WEISS, R. F.: Lehrbuch der Phytotherapie, 6. Aufl., S. 327 u. 406. Hippokrates, Stuttgart 1985.

Oleander

Nerium oleander (Oleander)

Arzneidroge und Inhaltsstoffe

Arzneilich werden Oleanderblätter (Oleandri folium, getrocknete Laubblätter von Nerium Oleander) verwendet. Sie enthalten eine Fraktion herzwirksamer Glykoside (etwa 1% Cardenolide) mit vielen Einzelkomponenten (bislang etwa 30 isoliert) (2, 3, 10). Mengenmäßig dominiert unter ihnen Oleandrin, dessen Aglycon dem Gitoxigenin aus Digitalis purpurea ähnelt. Oleandrigenin ist chemisch eng mit Gitoxigenin verwandt.

Klinische Wirkungen und Wirksamkeit

Die bisherige Kenntnis von Inhaltsstoffen und die klinische Erfahrung lassen Wirkungen wie bei einer Behandlung mit Digoxin als sehr wahrscheinlich erwarten (s. auch 2, 3). Diese Annahme und die Interpretation klinischer Empirie (s. 11) werden durch die Kasuistiken über Intoxikationen mit Oleander (z. B. Blätter, Auszüge) gestützt (z. B. Kreuzreaktion im RIA mit Digoxin, klinisches Bild wie bei Digoxinintoxikation, Wirksamkeit der Behandlungsmaßnahmen wie bei Digoxin) (1, 4–6, 8–10).

Der Wirkungsmechanismus von Oleanderblättern bei Herzinsuffizienz ist vermutlich demjenigen von Digoxin vergleichbar (siehe auch in vitro-Untersuchungen zur positiv inotropen Wirkung an menschlichen Herzmuskelstreifen mit einem Kombinationspräparat aus Scillae bulbus, Convallariae folium, Oleandri folium, Adonidis herba, 7a).

Kontrollierte klinische Untersuchungen zur digitalisähnlichen Wirksamkeit von Oleanderblättern als Monopräparat liegen allerdings bislang nicht vor.

Pharmakokinetik

Klinische Untersuchungen zur Pharmakokinetik der Droge bzw. ihrer Bestandteile sind derzeit nicht verfügbar. Daß eine klinisch bedeutsame Resorption erfolgt, belegen die beobachteten klinischen erwünschten und bei Überdosierung toxischen Wirkungen.

Unerwünschte Wirkungen

Mit unerwünschten Wirkungen, vergleichbar Digoxin und anderen Digitalisglykosiden, ist zu rechnen (s. 7).

Überdosierungen und Intoxikationen sind gekennzeichnet durch Übelkeit, Erbrechen, Kopfschmerzen, Durchfälle, Zyanose, Dyspnoe, Bradykardie, Arrhythmien und zunehmende Herzschwäche bis hin zur Herzlähmung (1, 10).

Über Intoxikationen durch die Einnahme von selbst gesammelten Oleanderblättern oder selbst angefertigten Teepräparaten aus Oleanderblättern liegen eine Reihe gut dokumentierter Kasuistiken vor (4–6, 8, 9). Bei diesen Patienten zeigte sich das typische Bild einer Digitalisintoxikation mit z. B. Unwohlsein, Übelkeit, Erbrechen, Bauchkrämpfen, Bradykardien, verschiedenen Tachyarrhythmien. Die Oleanderglykosidspiegel reagierten mit dem RIA für Digoxin, so daß in der Regel toxisch erhöhte Digoxinspiegel nachweisbar waren.

Die Behandlung bestand in symptomatischen Maßnahmen (s. auch 4–6, 8) und ausreichend langer klinischer Überwachung. Zum Teil wurden empirisch Fab-Digoxin-Antikörper benutzt (5, 6, 9). Nach ihrer Anwendung schwanden die kardialen Symptome rasch. Ihre Anwendung kann bei schweren Intoxikationen vermutlich lebensrettend sein.

Durch Oleanderextrakte wurden in der Vergangenheit Aborte induziert. Hier spielen möglicherweise oxytocinähnliche Wirkungen eine Rolle (10).

Wechselwirkungen

Prinzipiell ist mit Wechselwirkungen wie bei Digoxin zu rechnen.

Schwangerschaft und Stillperiode

Klinische Daten über die Anwendung während Schwangerschaft und Stillperiode liegen nicht vor. Im Gegensatz zu Monopräparaten (Digoxin, Digitoxin) ist bei Phytotherapeutika zu berücksichtigen, daß neben herzwirksamen Glykosiden auch eine Reihe anderer z. T. noch unbekannter Inhaltsstoffe enthalten ist.

Anwendung

Bislang werden Zubereitungen bei leichten Formen von Herzinsuffizienz eingesetzt (s. 2, 3, 11).

Für weitere überlieferte Anwendungen (z. B. Herz-Kreislauflabilität, vegetativ-funktionelle Herzbeschwerden, Kreislaufregulationsstörungen, Wetterfühligkeit, zerebrale Durchblutungsstörungen, Orthostase-Syndrom) (s. 3, 11) liegen bislang weder klinische Studien noch kontrollierte Erfahrungsberichte vor.

Nerium Oleander ist in einer Reihe von Kombinationspräparaten enthalten.

Dosierungen

Hinreichende klinische Untersuchungen zur Dosierung von Oleanderblättern als phytotherapeutisches »Monopräparat« liegen derzeit nicht vor. Auch bei Kombinationspräparaten mit Oleanderblättern als einem der »Inhaltsstoffe« kann die Dosisfindung derzeit nicht als abgeschlossen angesehen werden.

Gegenanzeigen

Im Prinzip wie bei Digitalisglykosiden. Digitalisintoxikation. Kaliummangelzustände.

Überempfindlichkeit auf Nerium oleander oder seine Bestandteile.

Da die Wirkungen von Digitalisglykosiden und Nerium Oleander als additiv angesehen werden müssen, sollte keine gleichzeitige Behandlung durchgeführt werden.

Nicht standardisierte oder selbst hergestellte Auszüge und Produkte sollten nicht verwendet werden.

Literatur

1. FROHNE, D. u. H. J. PFÄNDER: Giftpflanzen. Ein Handbuch für Apotheker, Ärzte, Toxikologen und Biologen. 3. Aufl. Wissenschaftl. Verlagsges., Stuttgart 1986.
2. HAAS, H.: Arzneipflanzenkunde. Wissenschaftsverlag, Mannheim-Wien-Zürich 1991.
3. HÄNSEL, R.: Phytopharmaka. Grundlagen und Praxis. 2. Aufl. Springer, Berlin-Heidelberg-New York 1991.
4. HAYNES, B. E., H. A. BESSON u. W. D. WIGHTMAN: Oleander tea: herbal draught of death. Ann. Emerg. Med. **14,** 350–353 (1985).
5. MESA, M. D. u. Mitarb.: Digitalis poisoning from medicinal herbs. Two different mechanisms of production. Rev. Esp. Cardiol. **44,** 347–350 (1991).
6. ROMANO, G. A. u. G. MOMBELLI: Intoxikation mit Oleanderblättern. Schweiz. med. Wschr. **120,** 596–597 (1990).
7. SALLER, R. u. Mitarb.: Praktische Pharmakologie. Eigenschaften gebräuchlicher Medikamente. 2. Aufl. Schattauer, Stuttgart-New York 1983.
7a. SCHWINGER, R. H. G. u. E. ERDMANN: Die positiv inotrope Wirkung von Miroton. Experimentelle Untersuchungen zur Erstellung einer Konzentrations-Wir-

kungs-Kurve für Miroton und Dogoxin. Z. Phytother. **13**, 91–95 (1992).

8. SHAW, D. u. J. PEARN: Oleander poisoning. Med. J. Aust. **1979/II**, 267–269.

9. SHUMAIK, G. M., A. W. WU u. A. C. PING: Oleander poisoning: treatment with digoxin-specific Fab antibody fragments. Ann. Emerg. Med. **17**, 732–735 (1988).

10. TEUSCHNER, E. u. U. LINDEQUIST: Biogene Gifte. G. Fischer, Stuttgart-New York 1987.

11. WEISS, R. F.: Lehrbuch der Phytotherapie. 7. Aufl. Hippokrates, Stuttgart 1991.

R. SALLER und D. HELLENBRECHT, Frankfurt am Main

Passionsblume

Passiflora incarnata (Passionsblume)

Arzneidroge und Inhaltsstoffe

Passiflora incarnata ist in Nord-, Mittel- und Südamerika heimisch. Sie wird in verschiedenen tropischen und subtropischen Gegenden kultiviert. Arzneilich angewendet wird Passiflorae herba (Passionsblumenkraut). Sie bestehen aus den getrockneten blattreichen Schlingtrieben mit Ranken (sowie evtl. Blüten und jungen Trieben) (s. 4, 12a).

Hauptinhaltsstoffe sind Flavonoide (bis 2,5%), vor allem Vitexin, aber auch Saponarin, Orientin u. a. Außerdem sind nachgewiesen Maltol (0,05%), Cumarin, Umbilliferon, kleine Mengen zyanogener Glykoside und Spuren eines in seiner Zusammensetzung derzeit noch unbekannten ätherischen Öles. Ob Harmanalkaloide (z. B. Harmin) enthalten sind, ist unklar. Zur Diskussion der Inhaltsstoffe siehe 4, 10, 12a.

Traditionelle Verwendung

Passiflora incarnata wurde in verschiedenen Ländern Europas und Amerikas traditionell als Nervensedativum (u. a. neurovegetative Störungen) zur Linderung von Schlaflosigkeit, zur Behandlung bestimmter Krampfanfälle und spastischer Erkrankungen, verschiedener Neuralgien und auch Epilepsieformen sowie als Spasmolytikum eingesetzt (2, 3, 5, 11, 12a, 13). Im angelsächsischen Bereich wird zudem auf gewisse hypotensive und herzfrequenzsenkende Wirkungen hingewiesen (13). Die überlieferten Indikationsangaben dürfen nicht unreflektiert mit evtl. gleichlautenden modernen nosologischen Begriffen gleichgesetzt werden.

Klinische Wirkungen und Wirksamkeit

Aus tierexperimentellen Untersuchungen liegen Hinweise auf sedierende z. T. auch spasmolytische Wirkungen einzelner Inhaltsstoffe (s. 2, 4, 7) sowie gewisse analgetische, sedierende und antikonvulsive Wirkungen eines Fluidextraktes vor (9, s. 4, 10, 12a). Inwieweit sich diese Befunde auf die Situation von Patienten übertragen lassen, bzw. als Hinweise für eine klinische Wirksamkeit angesehen werden können, ist unklar.

Die derzeitige therapeutische Anwendung von Passiflorae herba (z. B. nervöse Unruhezustände, psychosomatische Störungen, Einschlafstörungen) bei Erwachsenen und Kindern erfolgt auf »empirischer« und traditioneller Basis sowie aufgrund »wissenschaftlich aufbereiteten Erkenntnismaterials« (z. B. Anwendungsbeobachtungen) (s. 1, 3, 4, 6, 8, 11–13).

Klinische Untersuchungen zur Wirksamkeit liegen derzeit nicht vor (s. auch 1, 4, 7, 8). Insgesamt werden die beruhigenden und sedierenden Eigenschaften in den bislang verwendeten Dosierungen meist als gering ausgeprägt eingeschätzt (1, 4, 10–12). Ob bei der Anwendung in Kombinationspräparaten synergistische bzw. additive Wirkungen oder Wirksamkeit mit anderen Kombinationspartnern vorhanden sind, ist bislang noch ungeklärt.

Pharmakokinetik

Untersuchungen zur Pharmakokinetik mit Präparaten aus Passiflora liegen nicht vor.

Unerwünschte Wirkungen

Bedeutsame unerwünschte Wirkungen sind derzeit nicht bekannt.

Wechselwirkungen

Hinweise auf Wechselwirkungen mit anderen Pharmaka liegen nicht vor.

Schwangerschaft und Stillperiode

Über die Anwendung während Schwangerschaft und Stillperiode sind zur Zeit keine klinischen Daten vorhanden.

Anwendung

In der Monographie der Kommission E des Bundesgesundheitsamtes sind als Anwendungsgebiete genannt: nervöse Unruhezustände (s. 12a).

In der Standardzulassung werden als Anwendungsgebiete aufgeführt: nervöse Unruhe, leichte Einschlafstörungen, nervös bedingte Beschwerden im Magen- und Darmbereich (s. 12a).

Dosierungen

In der Monographie der Kommission E des Bundesgesundheitsamtes werden als mittlere Tagesdosis 6 g Passiflora-incarnata-Kraut angegeben, Zubereitungen entsprechend (s. 4, 12a).

In der Standardzulassung wird empfohlen: 2–3 g Passionsblumenkraut mit heißem Wasser (etwa 150 ml) übergießen und nach etwa 10 Minuten abseihen. Soweit nicht anders verordnet, 2–3mal täglich und eine halbe Stunde vor dem Schlafengehen 1 Tasse frisch bereiteten Tees trinken (s. 12a).

Andere Empfehlungen lauten (12a): 2 g fein geschnittener Droge mit kochendem Wasser übergießen und nach etwa 5 – 10 Minuten abseihen, 2–3 Tassen tagsüber oder vor dem Schlafengehen 1–2 Tassen (1 Teelöffel entspricht etwa 2 g Droge).

Im Zusammenhang mit der noch nicht hinreichend geklärten Wirksamkeit kann auch die Dosisfrage noch nicht als abgeschlossen angesehen werden.

Gegenanzeigen

Mit Ausnahme einer offensichtlich seltenen Überempfindlichkeit auf Passiflora incarnata bzw. deren Inhaltsstoffe sind zur Zeit keine Gegenanzeigen bekannt.

Literatur

1. FAUST, V.: Phytopharmaka mit psychotroper Wirkung. internist. prax. **30**, 589–593 (1990).
2. HAHN, G., A. MAYER u. H. SOICKE: Passionsblume. notabene medici **11**, 937–944 (1983).
3. HAMACHER, H.: Schlaf- und Beruhigungsmittel in der Selbstmedikation. Deutsche Apothekerzeitung **124**, 1769–1777 (1983).
4. HÄNSEL, R.: Phytopharmaka. Grundlagen und Praxis. 2. Aufl. Springer, Berlin-Heidelberg-New York 1991.
5. LEWIS, W. H. u. M. P. F. ELVIN-LEWIS: Medical botany. Plants affecting man's health. Wiley & Sons, New York-London-Sidney-Toronto 1977.
6. SCHILCHER, H.: Phytotherapie in der Kinderheilkunde. Wissenschaftl. Verlagsges., Stuttgart 1991.
7. SCHIMMEL, K.: Pflanzliche Sedativa. Therapiewoche **34**, 4117–4127 (1984).
8. SENGUPTA, C., P. GROB u. H. STÜSSI: Medikamente aus Heilpflanzen. Unionsverlag, Zürich 1991.
9. SPERONY, E. u. A. MINGHETTI: Neuropharmacological activity of extracts from passiflora incarnata. Planta medica **58**, 80–89 (1988).
10. STEINEGGER, E. u. R. HÄNSEL: Lehrbuch der Pharmakognosie und Phytotherapie. 4. Aufl. Springer, Berlin-Heidelberg-New York 1988.
11. TYLER, V. E., L. R. BRADY u. J. E. ROBBERS: Pharmacognosy. 9. Aufl. Lea & Febiger, Philadelphia 1988.
12. WEISS, R. F.: Lehrbuch der Phytotherapie. 7. Aufl. Hippokrates, Stuttgart 1991.
12a. WICHTL, M. (Hrsg): Teedrogen. Ein Handbuch für die Praxis auf wissenschaftlicher Grundlage. 2. Aufl. Wissenschaftl. Verlagsges., Stuttgart 1989.
13. WREN, R. C.: Potter's new encyclopaedia of botanical drugs and preparations. Daniel Company, Saffron Walden 1988.

R. SALLER und D. HELLENBRECHT,
Frankfurt am Main

Pfefferminze

Pfefferminzöl als Darmtherapeutikum

Frage

Ist die Wirksamkeit von Pfefferminzöl beim Colon irritabile klinisch ausreichend gesichert?

Antwort

Die Pfefferminze ist seit langem als Darmtherapeutikum bekannt und meist empirisch eingesetzt worden. Als Wirkungsmechanismus wurden ein krampflösender sowie ein choleretischer Effekt angenommen (1). REES u. Mitarb. (2) hatten erstmals in einer kontrollierten Studie die schmerzlindernde Wirkung von Pfefferminzöl bei Patienten mit Reizdarm-Syndrom beschrieben. Als primäre Reaktion wurden eine lokale Spasmolyse und damit eine verminderte Motilität vermutet.

WILDGRUBE (3) untersuchte den Effekt von Pfefferminzöl bei 40 Patienten und fand· im Vergleich zu Plazebo eine verlängerte oro-zökale Transitzeit, eine verminderte Stuhlfrequenz und einen verminderten Blähbauch, bezogen auf die Differenz des morgens und abends gemessenen Bauchumfangs.

Diese Ergebnisse könnten zu dem Schluß führen, daß Pfefferminzöl die ideale Therapie bei Reizdarm-Syndrom sei. Aus prinzipiellen Überlegungen ist diese Schlußfolgerung zum gegenwärtigen Zeitpunkt jedoch nicht gerechtfertigt.

A r g u m e n t 1: nicht definierte Kollektive. Patienten mit Colon irritabile klagen über verschiedenartige abdominelle Beschwerden wie postprandiales Völlegefühl, Übelkeit, aufgetriebenen Leib, hörbare Darmgeräusche und Flatulenz, zumeist verbunden mit Stuhlunregelmäßigkeiten und gelegentlichem Schleimabgang. Die Diagnose beruht gleichwohl auf dem Ausschluß organisch manifester Magen-Darm-Krankheiten. Ferner sind weder die Inzidenz dieser funktionellen Störung noch die Gründe bekannt, weswegen der Betroffene einen Arzt aufsucht.

Argument 2: keine Langzeitstudien. Für einen zeitlich eng beschränkten Zeitraum wurden ebenso wie für Pfefferminzöl auch für andere Medikamente, seien es motilitätswirksame, spasmolytische oder anxiolytische Pharmaka, ein günstiger Effekt gefunden. Demgegenüber zeigt die empirische Erfahrung, daß sich Patienten mit Reizdarm immer wieder zur Behandlung einstellen. Ein nachhaltiger Effekt ist also nicht bekannt.

Argument 3: dosisabhängiger Effekt für Pfefferminzöl nicht bewiesen. Üblicherweise wird für ein Medikament ein Dosis-Wirkungsprofil gefordert. Dazu gibt es m. E. bisher keine Untersuchungen.

Argument 4: es ist nicht bewiesen, daß Pfefferminzöl unschädlich ist. Pfefferminzöl, direkt auf die Haut aufgebracht, führt zu einem lokalen Erythem. WILDGRUBE fand Patienten, die über einen »mentholähnlichen« Effekt bei der Defäkation klagten. Über weitere Auswirkungen auf den Magen-Darmtrakt, seien sie nun günstig oder mit unerwünschten Wirkungen verbunden, sind bisher keine Untersuchungen publiziert worden.

Zusammenfassend läßt sich daher nur feststellen: Pfefferminzöl kann bei Patienten mit Reizdarm-Syndrom in einer Kurzzeittherapie beschwerdelindernd sein. Bisher sind weder der Wirkmechanismus, noch die erforderliche Dosis und auch nicht die möglichen Nebenwirkungen hinreichend bekannt.

Literatur

1. HÄNSEL, R. u. H. HAAS: Therapie mit Phytopharmaka. Springer, Berlin-Heidelberg-New York 1983.
2. REES, W. D., B. K. EVANS u. J. RHODES: Br. med. J. 2, 835–838 (1979).
3. WILDGRUBE, H. J.: Naturheilpraxis 5, 591–596 (1988).

H. J. WILDGRUBE, Hanau

Rauschpfeffer

Kava-Extrakte
(z. B. *Laitan 100*)

Patienten mit nervösen Angst-, Spannungs- und Unruhezuständen sowie damit verbundenen psychovegetativen Beschwerden stellen den Arzt immer wieder vor Therapieprobleme. Der Einsatz von Benzodiazepinen wie auch niedrig dosierten Neuroleptika oder Antidepressiva wird bei diesen Patienten wegen der Suchtpotenz oder der ausgeprägten Nebenwirkungen dieser Substanzgruppen zunehmend kritisch beurteilt. Hier bietet die Anxiolyse mit einem pflanzlichen Arzneimittel wie dem hochdosierten, auf Kavapyrone standardisierten Kava-Spezialextrakt WS 1490 *(Laitan 100 Kapseln* mit 100 mg Kava-Spezialextrakt) eine wirksame Alternative.

Der Kava-Spezialextrakt wird aus dem *Wurzelstock von Piper methysticum,* die offizielle botanische Bezeichnung für die im Südseeraum beheimatete Kava-Pflanze, gewonnen. Der Wurzelstock der Kava-Pflanze enthält 3,5–8% eines Gemisches wirksamkeitsbestimmender Kavapyrone. Kavapyrone besitzen sedierende, antikonvulsive, zentral-muskelrelaxierende und anxiolytische Eigenschaften, die den Benzodiazepinen vergleichbar sind. Im Vergleich zu Benzodiazepinen tritt die anxiolytische Wirkung der Kavapyrone etwas verzögert ein, meist am Ende der ersten Therapiewoche; dafür wurde ein Abhängigkeitspotential für Kavapyrone bisher weder bei volkstümlichem Gebrauch noch arzneilicher Verwendung beobachtet.

Die bei Angst- und Spannungszuständen häufig bestehenden Schlafstörungen werden ebenfalls durch das Präparat *Laitan 100* günstig beeinflußt im Sinne einer Förderung der Schlafbereitschaft sowie Verbesserung der Schlafqualität, ohne jedoch im engeren Sinne hypnotische Effekte auszulösen. Eine negative Beeinflussung der REM-Phase oder des Tiefschlafes wurde unter der Therapie mit *Laitan 100* nach 3 x 100 mg Spezialextrakt nicht festgestellt.

Eine Beeinträchtigung der Fahrtüchtigkeit infolge Beeinflussung des Vigilanzniveaus, wie sie häufig nach Psychopharmaka zu beobachten ist, wurde für *Laitan 100* in einer Probandenstudie in der Standarddosierung (3 x 100 mg/d) ausgeschlossen.

Sowohl in neueren klinischen Studien sowie in einer nach Einführung des Präparates im Jahre 1991 durchgeführten Anwendungsbeobachtung an mehr als 4000 Patienten konnte die gute Verträglichkeit des Präparates dokumentiert werden. Nebenwirkungen traten bei 1,5% der behandelten Patienten auf, sie bestanden in leichten Magen-Darm-Beschwerden oder allergischen Hautreaktionen; die bei volkstümlichem Gebrauch von Kava-Getränken beschriebene Gelbfärbung der Haut und Hautanhangsgebilde wurde nicht beobachtet. Da für die Anwendung dieses neuen Kava-Spezialextraktes in Schwangerschaft und Stillzeit noch keine ausreichenden Erfahrungen vorliegen, gelten diese zunächst als Kontraindikationen. Die Anwendung im Kindesalter (unter 12 Jahren) kann derzeit ebenfalls nicht empfohlen werden, da vom Hersteller noch keine Therapieerfahrungen und Dosisempfehlungen benannt werden.

Die anxiolytische Behandlung mit *Laitan* bei depressiven Verstimmungen erfordert in jedem Falle eine exakte Diagnose mit Ausschluß einer endogenen Depression und Gefahr der Suizidalität.

C.-P. Siegers, Lübeck

Ringelblume

Ringelblumenblüten (Calendulablüten)

Die wahrscheinlich bereits in der Antike als Heilmittel verwendeten, von der Asteraceae *Calendula officinalis L.* gewonnenen Ringelblumenblüten stammen heute ausschließlich von kultivierten Pflanzen. Die Blütendroge wird in erster Linie als Externum in Form von galenischen Zubereitungen (Aufgüsse, Tinkturen), aber auch Salben als Wundheilmittel bei Entzündungen der Haut und der Rachenschleimhaut, bei schlecht heilenden Wunden, Furunkeln, Brandwunden und auch Quetschungen verwendet.

Beginnend von 1818 an bis heute, sind die Calendulablüten fortlaufend chemisch analysiert worden. Als Inhaltsstoffe wurden ätherisches Öl (0,1–0,4%) mit Mono- und Sesquiterpenketonen sowie Carotinoid-Abbauprodukten mit Enonstruktur, Flavonoide (0,3–0,8%), Triterpenalkohole und -ester, saure mono- und bisdesmosidische Triterpensaponine (u. a. Calenduloside), Carotinoide und Xanthophylle (= Carotinoide), das Xanthophyllabbauprodukt Loliolid mit Laktonstruktur, Cumarine, Polyacetylene, Gerbstoffe u. a. m. identifiziert (1).

Trotz dieser intensiven chemischen Analyse ist das eigentliche Wirkprinzip der Blütendroge bis heute nicht geklärt. Ohne weitere Begründung wurde vermutet, daß die wundheilende Wirkung auf synergistischen Effekten des ätherischen Öls und der hier in vergleichsweise hoher Konzentration auftretenden Carotinoide beruht. Analogiegründe sprechen in der Tat dafür, das wundheilende Prinzip in den Carotinoiden und ihren Abbauprodukten zu suchen, die chemisch dem Vitamin A nahestehen, dem granulationsfördernde Eigenschaften zukommen.

In einer Reihe von in vitro- und in vivo-Untersuchungen (Nager) wurden für verschiedene Extrakte u. a. antibakterielle, antifungische und antiphlogistische Wirkungen nachgewiesen (1). Vor kurzem wurde für eine unverdünnte, mit 60%igem Ethanol hergestellte Calendulablütentinktur (Verhältnis Droge/Tinktur 1 : 10) bei topischer Anwendung in verschiedenen Wundmodellen an der Ratte (Schnittwunden und Flächenwunden) hochsignifikante Wundheilungseffekte nachgewiesen (2), wobei u. a. eine Verkürzung der Epithelisierungsphase und positive Effekte auf die Kollagenreifungsphase beobachtet wurden. Klinische Prüfungen zur Wirksamkeit der Calendulablüten und ihrer Zubereitungen liegen nicht vor.

Von der vom Bundesgesundheitsministerium berufenen Zulassungs- und Aufbereitungskommission für den humanmedizinischen Bereich, phytotherapeutische Therapierichtung und Stoffgruppe, der sog. Kommission E, in der unabhängige Sachverständige aus Pharmakologie, Toxikologie, Pharmazie, Medizinstatistik, Klinik und Praxis zusammenarbeiten, ist die lokale Anwendung der Calendulablüten bei entzündlichen Veränderungen der Mund- und Rachenschleimhaut sowie bei Wunden, auch mit schlechter Heilungstendenz (Ulcus cruris), positiv bewertet worden (Monographie Calendulae flos, Bundesanzeiger Nr. 50 vom 13. 3. 1987). Als Wirkung wurde von der Kommission die Förderung der Wundheilung anerkannt. Diese Bewertung basiert auf dem vorliegenden wissenschaftlichen Erkenntnismaterial, wozu auch das nach wissenschaftlichen Kriterien aufbereitete ärztliche Erfahrungsmaterial gezählt wurde.

Dosierung

Da über die wirksamkeitsbestimmenden Inhaltsstoffe der Calendulablüten keine Klarheit herrscht, wird von der Kommission E bei der für die Wirksamkeit notwendigen Dosierung ausschließlich auf eine definierte Menge an Droge Bezug genommen. Sie basiert weitgehend auf den Erfahrungen der wissenschaftlichen Medizin der vornaturwissenschaftlichen Ära (»Materia Medica«), die nur galenische Zubereitungen kannte.

Für Umschläge sind Aufgüsse aus 1–2 g Droge auf eine Tasse Wasser (150 ml) oder 1–2 Teelöffel (2–4 ml) Tinktur auf 250–500 ml Wasser zu verwenden. Die gesamte Droge ist hierbei der Arzneistoff, dessen Qualität durch entsprechende Monographien festgelegt ist.

Calendula-Salben als Fertigarzneimittel haben in 100 g eine 2–5 g Blütendroge entsprechende Drogenzubereitung zu enthalten. Die Droge ist hierbei quasi nur Rohstoff und die daraus hergestellte Drogenzubereitung (Extrakt) der Arzneistoff. Je nach Herstellungsverfahren der Drogenzubereitung können somit unterschiedliche Arzneistoffe in den verschiedenen Calendula-Salben vorliegen. Als Arzneistoffe kommen hierbei Auszüge mit Ethanol oder Mischungen von Ethanol und Wasser (Tinkturen, Fluidextrakte) sowie Auszüge mit fetten Pflanzenölen (»Calendulaöl«) zur Anwendung. In welcher Konzentration die einzelnen Inhaltsstoffe der Blütendroge in diesen unterschiedlichen Zubereitungen jeweils vorliegen, ist bisher noch nicht untersucht worden.

Die bereits vorliegende Standardzulassung der Calendulablüten (1209.99.99) sieht für den Wortlaut der Packungsbeilage bei Abgabe der Blütendroge für die äußere Anwendung als Aufguß zum Spülen, Gurgeln oder für Umschläge eine Dosierung von 2–3 g Droge (etwa 1–2 Teelöffel voll) vor, die mit heißem Wasser (etwa 150 ml) übergossen und nach 10 Minuten durch ein Teesieb gegeben werden. Durch in der Droge vorliegende Lösungsvermittler (u. a. Saponine) gelangen auch bei dieser Zubereitung lipophile Inhaltsstoffe in den heißen wäßrigen Auszug. Ihre Konzentration ist jedoch bisher analytisch noch nicht bestimmt worden.

Innerliche Anwendung

Die heute nur noch gelegentlich erfolgende innerliche Anwendung der Calendulablüten ist weitgehend ein Erbe der außerhalb der wissenschaftlichen Heilkunde betriebenen Volksmedizin. Diese ist charakterisiert durch ihre Neigung zur Häufung in der Kombination von Arzneidrogen (Polypragmasie) und zur Ausweitung der Anwendung auf sehr viele Anwendungsgebiete (d. h. lange Indikationslisten, »Indikationslyrik«).

Calendulablüten werden so innerlich als Antiphlogistikum, Spasmolytikum und Choleretikum, vor allem in der Kombination mit anderen Drogen u. a. bei Cholezystitis, Cholangitis, Gastritis, Zystitis und Spasmen des Verdauungstraktes verwendet, sowohl als Tee als auch als Bestandteil einiger Fertigarzneimittel. Früher wurden sie volksmedizinisch darüber hinaus als Diaphoretikum, Diuretikum, Anthelmintikum und Emmenagogum gebraucht.

Ringelblumen sind Bestandteil in vielen Fertigteemischungen (u. a. Blasen- und Nieren-, Gallen-, Magen- und Darmtee, Erkältungs- und Beruhigungstee), in denen sie nur den Stellenwert einer Schmuckdroge einnehmen. Eine wissenschaftliche Begründung für die Wirksamkeit der Calendulablüten bei der innerlichen Anwendung ist bis heute nicht gegeben.

Literatur

1. WILLUHN, G.: Ringelblumen. In: WICHTL, M (Hrsg.): Teedrogen. Ein Handbuch für die Praxis auf wissenschaftlicher Grundlage. 2. Aufl. Wiss. Verlagsges., Stuttgart 1989.
2. RAO, S. G. u. Mitarb.: Fitoterapia **62**, 508 (1991).

Erschienen in:
internist. prax. **32**, 685–686 (1992)
© 1992, Marseille Verlag, München

G. WILLUHN, Düsseldorf

Roßkastanie

Die orale Gabe von Roßkastaniensamenextrakt *(Venostasin)* bei der chronisch-venösen Insuffizienz

Wirksamkeitsbelege stichhaltig und nachvollziehbar?

P. S. SCHÖNHÖFER, H.-H. WILLE und M. FUCHS

Institut für Klinische Pharmakologie,
Zentralkrankenhaus
St.-Jürgen-Straße, Bremen
(Direktor: Prof. Dr. P. S. SCHÖNHÖFER)

Einleitung

Roßkastaniensamenextrakte, nachstehend mit »RKSE« abgekürzt, enthalten chemisch nicht vollständig definierte Stoffgemische (25), die beim Präparat *Venostasin* auf den Escingehalt, ebenfalls ein Stoffgemisch, standardisiert sind. Vom Hersteller wird das Präparat vorwiegend zur Behandlung der chronisch-venösen Insuffizienz, nachstehend mit »CVI« abgekürzt, empfohlen, aber auch bei Schwangerschaftsvarikosis, Thrombophlebitis und nächtlichen Wadenkrämpfen (13). Andere Anwendungsformen sollen auch bei Hämorrhoiden, Dysmenorrhoe und Prostatabeschwerden eingesetzt werden (Rote Liste 1991).

Die therapeutische Wirksamkeit bzw. der therapeutische Nutzen von RKSE bei der Behandlung der CVI wird in herstellerunabhängigen Arzneimittelinformationen überwiegend in Zweifel gezogen (1, 2, 8, 9, 19, 22, 23, 29). Im angelsächsischen Ausland wird die deutsche Vorliebe für derartige Venentherapeutika belächelt (7). Andererseits versucht der Hersteller schon seit 1969, kritische Beurteilungen seiner RKSE-Präparate durch Klagedrohungen und Klagen gegen Autoren zu unterdrücken (21). Dabei stützt er sich auf eine Übersichtsarbeit von HITZENBERGER (10) und auf 7 Studien (3, 6, 16, 18, 20, 26, 27).

Es stellt sich die Frage, ob diese Studien geeignet sind, eine therapeutische Wirksamkeit von Roßkastaniensamenextrakten bei chronisch-venöser Insuffizienz zu belegen.

Pathophysiologische und methodische Vorbemerkungen

Die entscheidenden Faktoren für die Entstehung einer CVI sind primär oder sekundär auftretende Störungen des venösen Rückstroms infolge einer mechanischen Behinderung des Blutflusses durch Venenverschluß- bzw. -verengung oder durch Verschlußstörungen der Klappen des Venensystems.

Die Venenklappen schließen sich, wenn der körpernahe Blutdruck höher ist als in der Peripherie. Sie verhindern dadurch, daß das Blut vom Körper in die Beine zurückströmt. Werden die Muskeln des Beines oder der Wade kontrahiert, dann werden die Venen zusammengedrückt. Dadurch steigt der Blutdruck in den Venen an, die Venenklappen öffnen sich zum Körper hin, und das Blut wird so zum Körper transportiert (venöser Rückstrom) (24).

Sind die Venenklappen verschlußunfähig, dann kann der gerichtete Rückstrom nicht mehr erfolgen, das Blut staut sich in den Beinen, und das Beinvolumen kann durch das intravasale Volumen um 8–10% zunehmen. Verschlußunfähig werden Venenklappen entweder durch eine Zerstörung im Rahmen von Entzündungen (Thrombophlebitis), durch Thrombosenbildung oder durch (angeborene) Wandschwäche der Venen mit Erweiterung und daraus resultierender Verschlußunfähigkeit.

Bei Venenwandschwäche kann die statische Blutfülle in den Venen wesentlich mehr als 10% des Gewebsvolumens ausmachen. Dieser Zustand macht sich subjektiv als Schwellungs-, Spannungs- oder Schweregefühl in den Beinen bemerkbar, das bei Entlastung wie Hochlegen der Beine abnimmt. Das Ausmaß dieser Beschwerden ist jedoch von Patient zu Patient sehr variabel, es scheint keine hinreichende Korrelation zwischen den Beschwerden und der Ausprägung der CVI zu bestehen.

Durch den venösen Blutrückstau in den Beinen kommt es zum Abpressen von Flüssigkeit und zellulären Bestandteilen in das Gewebe. Diese extravasale Volumenzunahme beträgt unter experimentellen Bedingungen (künstlicher Rückflußstau durch Blutdruckmanschette mit 60 mmHg) ungefähr 1 bis maximal 3% des Gewebevolumens pro Stunde (3) und ist reversibel, wenn das Bein durch Hochlagerung entlastet wird.

Bei andauerndem venösem Blutrückstau (CVI) ohne Entlastung können durch den Flüssigkeitsaustritt Ödeme im Gewebe entstehen. Dabei kann es zur Ausfällung und Ablagerung von Blutbestandteilen wie Fibrin im Gewebe kommen, die nur langsam abtransportiert oder abgebaut werden können (5). Solche Gewebsveränderungen können ebenso wie eine Behinderung des Flüssigkeitsaustausches zwischen Gefäßsystem und Gewebe wirken und zu Störungen des Sauerstoff- sowie Nährstofftransports im Gewebe führen.

Die Folge sind Gewebsverhärtungen und Gewebsnekrosen mit venösen Ulcera (4, 5, 24).

Je nach Ausprägungsgrad der Erkrankung wird die CVI in 3 Stadien eingeteilt:

Stadium I: Stauungszeichen im Fußknöchelbereich ohne trophische Störungen.

Stadium II: Stauungszeichen im Fußknöchelbereich mit trophischen Störungen wie Pigmentverschiebungen und Indurationen.

Stadium III: Florides oder abgeheiltes Ulcus cruris.

Aus dem derzeitigen pathophysiologischen Kenntnisstand leiten sich die Therapieziele bei der Behandlung der CVI ab:

Wiederherstellung der Venenklappenfunktion

Das oberste Ziel einer wirksamen Behandlung ist die Wiederherstellung der Verschlußfähigkeit der Venenklappen. Dies wird nur durch eine konsequente Kompressionsbehandlung erreicht, unterstützt durch Bewegung zur Aktivierung der Muskelpumpe und durch häufiges Hochlagern des Beines zur Entleerung des Blutstaus in den Venen: »Die einzige Therapie bei dieser Erkrankung ist der exakt dosierte Kompressionsverband« (1, 2, 4, 5, 19).

Theoretisch könnten venentonisierende Arzneimittel geeignet sein, die Verschlußfähigkeit der Venenklappen wiederherzustellen. Jedoch ließ sich selbst für Dihydroergotamin, die Substanz mit der vergleichsweise ausgeprägtesten venentonisierenden Wirkung, keine ausreichende Wirksamkeit bei der CVI belegen (1, 2).

Verhinderung und Ausschwemmung von Ödemen

Zur Verhinderung der Ödembildung in den Beinen könnte theoretisch die Gabe von Diuretika sinnvoll sein. Aus der ausschwemmenden Wirkung kann jedoch nicht auf einen therapeutischen Nutzen bei der CVI geschlossen werden, denn Diuretika können durch Flüssigkeitsentzug die Blutviskosität erhöhen und dadurch den Abfluß des Blutes in den Venen erschweren sowie die Gefahr einer Thrombose durch Stillstand des Blutflusses erhöhen. Deshalb haben sich Diuretika bei der CVI nur bei kurzfristiger Anwendung als Mittel zur Ödemverkleinerung vor der Anpassung an Kompressionsverbände als zweckmäßig erwiesen (8, 19).

Die regelmäßige wöchentliche Anwendung ist hinsichtlich des therapeutischen Nutzens umstritten und nur bei besonders schweren Erkrankungen erwägenswert, wenn die Kompressionsbehandlung alleine nicht zum Ziele führt (1, 2, 19).

Zur Verhinderung der Ödembildung in den Beinen könnte theoretisch auch die Gabe von Mitteln sinnvoll sein, die den Flüssigkeitsaustritt aus den Gefäßen vermindern (Ödemprotektiva). Dabei müßte jedoch zunächst nachgewiesen werden, daß durch die Behinderung des Flüssigkeitsaustausches in das Gewebe nicht der für die Gewebsversorgung notwendige Sauer- und Nährstofftransport beeinträchtigt wird, da dadurch die Krankheitsentwicklung begünstigt würde.

Hieraus ergeben sich als **Wirksamkeitskriterien** für eine rationale Arzneimitteltherapie also folgende Forderungen:

1.
Es muß anhand von klinischen Studien gezeigt werden, daß eine venentonisierende Wirkung mit einer Wiederherstellung des venösen Rückflusses oder der Venenklappenfunktion korreliert.

2.
Es muß an Patienten mit CVI nicht nur nachgewiesen werden, daß eine klinisch deutliche Volumenabnahme der Beine unter der Therapie erzielt wird, sondern es muß gleichzeitig gezeigt werden, daß trophische Störungen wie Indurationen und Pigmentverschiebungen gebessert werden oder Gewebsnekrosen mit Geschwürsbildung besser abheilen.

Aus den dargelegten Kriterien für die Beurteilung der Wirksamkeit von Venentherapeutika ergibt sich, daß venentonisierende Wirkungen an isolierten Venen oder im Tierversuch nicht ausreichen, um eine Wirksamkeit bei CVI zu belegen. Desgleichen sind errechnete Minderungen des Flüssigkeitsaustritts in das Gewebe (sog. kapilläre Filtrationskoeffizienten) für den Nachweis der therapeutischen Wirksamkeit ohne Aussagekraft, wenn nicht gleichzeitig bei Patienten mit CVI unter Alltagsbedingungen gezeigt wird, daß neben der Abnahme des Beinvolumens die trophischen Störungen beschleunigt abheilen.

Eine Hemmung des Flüssigkeitsaustausches zwischen Gefäßen und Gewebe kann auch mit einer unerwünschten Behinderung des Nähr- und Sauerstofftransports einhergehen, so daß die Hemmung des Flüssigkeitsübertritts gleichzeitig die trophischen Störungen im Gewebe verstärken kann (5).

Studien an kleinen Zahlen von Patienten sind unzureichend für eine Aussage über die Wirksamkeit, wenn allein subjektive Prüfparameter, wie die Schwellung der Beine (Ödeme), das Schweregefühl in den Beinen, Wadenkrämpfe oder Juckreiz bestimmt werden, da die Ausprägung dieser Symptome nicht nur von der Fluktuation des Krankheitsverlaufs, sondern auch von äußeren Faktoren wie z. B. Luftfeuchtigkeit, Außentemperatur, Kleidung oder von individuellen Belastungsfaktoren wie Stehen abhängt (17, 28).

Beurteilung der vorgelegten wissenschaftlichen Daten

Die Ergebnisse der von dem Hersteller als Beleg für die Wirksamkeit vorgelegten Studien sowie der Untersuchungen von Jansen u. Wienert (11) sowie Lochs u. Mitarb. (15) sind in Tab. 23 zusammengefaßt. Es wurden die für die Beurteilung der therapeutischen Wirksamkeit wesentlichen Aussagen einer venentonisierenden Wirkung und einer Volumenabnahme des Beines ausgewertet.

Venentonisierende Wirkung

Hitzenberger (10) berichtet über pharmakologische, meist tierexperimentelle Untersuchungen zur venentonisierenden Wirkung von RKSE, allerdings wurden diese meist nicht mit RKSE, sondern mit Escin durchgeführt. Diese Gleichsetzung ist verwunderlich, denn üblicherweise behauptet der Hersteller, daß hinsichtlich RKSE »die gemeinsame Abhandlung unter dem Begriff Aescin falsch und irreführend« sei (14). Unabhängig davon läßt sich aus den von Hitzenberger (10) dargestellten Daten keine Aussage zur venentonisierenden Wirksamkeit von RKSE ableiten, da klinische Studien am Menschen keinen Anhalt für eine therapeutisch relevante venentonisierende Wirkung bei Probanden (15) oder am Patienten mit CVI (3, 20) geben.

»Ödemprotektive« Wirkung

Bisler, H. u. Mitarb. (3)

Zum Nachweis einer ödemprotektiven Wirkung von RKSE, nicht aber zum Nachweis der therapeutischen Wirksamkeit, wurde bei Patienten mittels Venenverschluß-Plethysmographie in einem 20 Minuten dauernden Stauversuch die Volumenzunahme des Beines in Abhängigkeit von der Zeit bestimmt, und zwar vergleichend unter Plazebogabe und 3 Stunden nach oraler Zufuhr von 600 mg RKSE.

Nach Anlegen eines Staudrucks von 60 mmHg kam es schnell zu einer 8–10%igen Zunahme des Beinvolumens infolge der dadurch ausgelösten venösen Füllung. Nach der initialen Zunahme des intravasalen Volumens nahm das Beinvolumen innerhalb von 20 Minuten zusätzlich um 0,9–1,0 ml pro 100 ml Gewebe zu. Diese extravasale Volumenzunahme führten die Autoren auf den durch den venösen Stau ausgelösten Flüssigkeitsübertritt in das Gewebe zurück (kapilläre Filtration).

In der Behandlungsgruppe mit 600 mg RKSE lag vor der Einnahme die extravasale Volumenzunahme des Beines unter den Meßbedingungen bei 1,1 ml pro 100 ml Gewebe, 3 Stunden nach der Einnahme von 600 mg RKSE bei 0,87 ml pro 100 ml Gewebe. Die Gabe von RKSE führte also zu einer Minderung des Beinvolumens um 0,23 ml pro 100 ml Gewebe.

Bewertung: Einer derartig minimalen Veränderung des Beinvolumens unter der Behandlung mit RKSE ist kaum ein klinischer Wert zuzuordnen. Um trotzdem einen bedeutenden therapeutischen Effekt geltend machen zu können, definierten die Autoren einen speziellen »kapillären Filtrationskoeffizienten«, setzten dadurch den Flüssigkeitsaustritt zu Beginn der Behandlung (1,1 ml/100 ml Gewebe) gleich 100 und berechneten die prozentuale Veränderung gegen den Wert 3 Stunden nach der Gabe von RKSE, der 0,87 ml/100 ml Gewebe betrug. So ließ sich die Veränderung des Absolutwertes von 0,23 ml pro 100 ml Beinvolumen als eine 22%ige Hemmung der kapillären Filtration ausdrücken, eine Angabe, die dem Leser der Studie einen vermeintlich relevanten »Therapie-Effekt« vorzuspiegeln vermag.

Jansen, W. u. V. Wienert (11)

Unter den gleichen Meßbedingungen wie bei Bisler u. Mitarb. (3) wurde die ödemprotektive Wirkung von 600 mg RKSE oral in Vergleich zu 10 mg Escin intravenös an 11 Probanden in einem Crossover-Design überprüft. Es wurde eine verfeinerte Meßtechnik für die Bestimmung des Beinvolumens verwendet. Es fand sich kein Effekt von RKSE hinsichtlich einer Abnahme des Beinvolumens.

Bewertung: Die Ergebnisse von BISLER u. Mitarb. (3) waren nicht reproduzierbar.

Studien zur therapeutischen Wirksamkeit

RUDOFSKY, G. u. Mitarb. (20)

Es wurde an 39 Patienten mit CVI neben den subjektiven Symptomen wie Schweregefühl, Juckreiz und Wadenkrämpfe wöchentlich über 4 Wochen plethysmographisch das Volumen des Unterschenkels bestimmt. 19 Patienten erhielten 600 mg RKSE täglich und 20 ein Plazebo. Nach 4 Wochen fand sich weder in der Plazebo- noch in der Behandlungsgruppe eine relevante Veränderung des Volumens der Beine. Am Ende der Behandlungsdauer hatte das Beinvolumen in der Plazebogruppe 1253 ± 37 auf 1301 ± 32 ml zugenommen, in der Behandlungsgruppe von 1337 ± 29 ml auf 1309 ± 34 ml abgenommen.

Bewertung: Die Veränderungen der Beinvolumina um +3,2%, in der Plazebogruppe und um −2,6% in der Behandlungsgruppe sind so geringfügig, daß daraus keine klinische Bedeutung abgeleitet werden kann. Auch eine venentonisierende Wirkung ließ sich nicht nachweisen.

NEISS, A. u. C. BÖHM (18)

Die Publikation enthält die Auswertung einer Feldstudie an 226 Patienten, bei der als Prüfparameter nur die subjektive Therapiebeobachtung in 6 Arztpraxen erfaßt wurde, und zwar in Form von Symptomen wie z. B. Ödem, schmerzhafte Spannung, Wadenkrämpfe, Juckreiz. Es wurde kein objektiver Wirksamkeitsparameter erfaßt oder ausgewertet.

Bewertung: Aus Mangel an objektiven Daten erscheint eine Aussage zur Wirksamkeit nicht möglich.

STEINER, M. u. H. G. HILLEMANNS (27)

Es wurden 20 Patienten nach Cross-over-Design 2 Wochen mit 600 mg RKSE behandelt, von denen nur 7 an CVI litten. Die Beinvolumina wurden plethysmographisch bestimmt. Meßdaten werden unzureichend angegeben. Plazebobehandlung veränderte die Beinvolumina nicht. Die Verumgabe bewirkte eine Volumenabnahme um 114 bzw. 126 ml, die aber bei nachfolgender Plazebophase wieder verlorenging.

Bewertung: Die Angabe von notwendigen Bezugsparametern wie Gesamtvolumen des Beines und intravasales Volumen fehlen. Wegen mangelhafter Datenangabe und nicht nachvollziehbaren bzw. nicht erläuterten Befunden ist die Studie nicht beurteilbar.

LOHR, E. u. Mitarb. (16)

Es wurden 74 Patienten über 8 Wochen beobachtet, von denen 36 täglich 600 mg RKSE erhielten. Mittels Plethysmographie wurde als »Hauptprüfvariable« das Beinvolumen bestimmt. In der Plazebogruppe nahm der Medianwert des Beinvolumens von 1433 ml auf 1414 ml ab, in der Behandlungsgruppe war die Abnahme geringer, und zwar von 1387 auf 1372 ml. Wurden Ödeme durch Hängenlassen der Beine provoziert, dann nahm während der Beobachtungszeit der Medianwert des Beinvolumens in der Plazebogruppe von 1454 auf 1438 ml, in der Verumgruppe von 1437 auf 1391 ml ab.

Bewertung: Unter Bedingungen des normalen Tagesablaufs ließ sich in der Studie kein Unterschied der Beinvolumina zwischen Plazebo und RKSE nachweisen. Diese Aussage wird durch die künstliche Ödemprovokation nicht relativiert, da auch dabei nur klinisch irrelevante Effekte dokumentiert werden.

STEINER, M. (26)

Es wurden 50 Patientinnen mit CVI in einer Studie mit Cross-over-Design für 2 Wochen mit 600 mg RKSE behandelt. Die Beinvolumina wurden plethysmographisch vor und nach der Behandlung bestimmt. In den Plazebophasen nahmen die Beinvolumina von 1825 auf 1835 ml bzw. von 1836 auf 1851 ml zu, in den Behandlungsphasen von 1839 auf 1823 ml bzw. 1838 auf 1811 ml ab. Einen relevanten Unterschied in dem Flüssigkeitseinstrom bei Belastung (stehende Position) konnten die Autoren ebenfalls nicht nachweisen.

Bewertung: Die relativen Volumenänderungen pro 100 ml Gewebe betragen in der Plazebogruppe 0,5 bzw. 0,8 ml Zunahme, in der Behand-

Autoren	Studien				Venen-Tonus	Änderung des Beinvolumens (ml/100 ml Gewebe)		Bemerkung
	Art	Dauer (Tage)	Pat. n	Dosis RKSE		RKSE	Plazebo	
Lochs u. Mitarb. (15)	einfach blind	1	20 (Prob.)	100	kein Effekt	–	–	Wirkstoffvergleich vs. Escin
Bisler u. Mitarb. (3)	doppelblind crossover	1	22	600	kein Effekt	–0,23	±0	
Jansen u. Wienert (11)	offen crossover	1	11 (Prob.)	600	–	±0	±0	Wirkstoffvergleich vs. Escin
Neiss u. Böhm (18)	Feldstudie crossover	20	226	600	–	–	–	Nur subjektive Prüfparameter
Rudofsky u. Mitarb. (20)	doppelblind	28	39	600	kein Effekt	–2,6	+3,2	
Steiner u. Hillemanns (27)	doppelblind crossover	14	20	600	–	(–127,4)	(?)	Nicht beurteilbar (fehlende Daten)
Steiner (26)	doppelblind crossover	14	50	600	–	–0,9	+0,7	
Lohr u. Mitarb. (16)	doppelblind	56	74	600	–	–1,1	–1,3	
Diehm u. Mitarb. (6)	doppelblind	42	40	900	–	–4,8	+0,3	Nicht beurteilbar (fehlende Daten)

Tab. 23
Design und Ergebnisse der Studien zur Wirksamkeit von Roßkastaniensamenextrakten

lungsgruppe 0,9 bzw. 1,0 ml Abnahme. Eine deutliche Änderung der Beinvolumina, Verminderung des Flüssigkeitseinstroms in das Gewebe und damit ein verwertbarer therapeutischer Effekt wird unter der Behandlung mit RKSE nicht dokumentiert.

DIEHM, C. u. Mitarb. (6)

Je 20 Patienten mit CVI wurden über 6 Wochen mit 900 mg RKSE oder Plazebo behandelt. Neben subjektiven Parametern wurden in 2wöchigem Abstand die Beinvolumina gemessen. In der Plazebogruppe, die von Anfang an höhere Beinvolumina zeigte und deshalb mit der Behandlungsgruppe nicht vergleichbar war, kam es während der Beobachtungszeit zu keiner wesentlichen Zu- oder Abnahme des Beinvolumens (vorher 1628±63, nachher 1625±56 ml). In der Behandlungsgruppe nahm das Beinvolumen von 1575±44 auf 1510±94 ml ab.

Bewertung: Die Angaben sind aufgrund mangelhafter Präsentation der Daten und fehlender Übereinstimmung der Ausgangswerte der Vergleichsgruppen eingeschränkt beurteilbar. Die Volumenabnahme in der Behandlungsgruppe beträgt unter der Annahme der für das Präparat besten Bedingungen 4,1 ml pro 100 ml Gewebe. Daraus läßt sich kein relevanter therapeutischer Effekt ableiten.

Diskussion

Die vorliegenden klinischen Studien zur venentonisierenden und ödemprotektiven Wirkung von RKSE erscheinen nicht geeignet, die Zweifel an einer therapeutischen Wirksamkeit des Präparates *Venostasin retard* zu beseitigen.

Die Firma *Klinge* behauptet in ihrer Gebrauchsinformation zu *Venostasin retard* (12), daß das Präparat

»*die Gefäßmuskulatur strafft (tonisiert), den Venenquerschnitt verringert und damit den Abstrom von venösem Blut und die Blutzirkulation in den kleinsten Gefäßen fördert*«.

In den vorgelegten Untersuchungen ließ sich keine venentonisierende Wirkung bei Probanden oder insbesondere bei Patienten mit CVI bestätigen. Zwei Studien wiesen ausdrücklich auf das Fehlen eines venentonisierenden Effektes von RKSE bei Patienten mit CVI hin (3, 20). Die Befunde, auf die HITZENBERGER (10) verweist, sind entweder tierexperimentelle Daten oder Befunde mit Escin, das nach Auffassung des Herstellers nicht mit RKSE verglichen werden darf.

Auch eine ödemprotektive Wirkung von RKSE ist mehr als zweifelhaft, denn positiven Befunden (3) stehen gegenteilige Beobachtungen (11) gegenüber. Darüber hinaus ist das Ausmaß der Hemmung des Flüssigkeitsübertritts in das Gewebe mit 0,23 Vol% verschwindend und liegt bei nur $1/30$–$1/40$ der Volumenabnahme, die durch Hochlagerung des Beines und Entleerung der venösen Stauung zu erreichen ist.

Die klinische Relevanz des ödemprotektiven Effektes von RKSE wird nicht dadurch positiviert, daß BISLER u. Mitarb. (3) einen »kapillären Filtrationskoeffizienten« definieren, mit dem spezifisch der Flüssigkeitsübertritt in das Gewebe erfaßt werden soll. Man kann sich des Eindrucks nicht erwehren, daß mit derartigen definitorischen Maßnahmen bezweckt werden soll, eine therapeutisch fragwürdige 0,23%ige Verminderung des Beinvolumens in einen vermeintlich therapeutisch bedeutsamen 22%igen Hemmeffekt der Extravasation bei CVI umzuformulieren.

Die vorgelegten klinischen Studien an Patienten mit CVI belegen u. E. in bezug auf das Beinvolumen keine relevante therapeutische Wirksamkeit:

1. Eine Studie enthält überhaupt keine objektiven Befunde zur Beurteilbarkeit der Wirksamkeit (18).

2. Zwei Studien sind aufgrund von Mängeln in der Präsentation der Daten und nicht nachvollziehbarer Angaben nicht beurteilbar (6, 27).

3. Eine Studie zeigt keinerlei Volumenminderung unter der Behandlung (16).

4. Zwei Studien zeigen, daß der therapeutische Effekt nicht mehr als ±3% des Beinvolumens beträgt und damit in einem Bereich unterhalb der üblichen Volumenschwankung der Extremität bei CVI angesiedelt ist (20, 26).

Die inhaltliche Analyse der Studien zeigt also, daß eine venentonisierende Wirkung nicht faßbar ist und der insgesamt zweifelhafte, aber in einigen Studien geltend gemachte »ödemprotektive« Effekt nur eine Größenordnung erreicht, die uns therapeutisch irrelevant erscheint, zumal sie weit unter der Volumenminderung liegt, die durch Hochlagern der Beine und Entlastung des venösen Staus zu erreichen ist. Es fehlen Belege für eine Wiederherstellung der Venenklappenfunktion und eine verbesserte Abheilung trophischer Störungen, die wesentliche Ziele der Therapie bei CVI sind (4, 5).

Aus diesen Gründen erscheint die Behauptung, daß die therapeutische Wirksamkeit von RKSE nachgewiesen sei (10), nicht nachvollziehbar. Bei diesem Sachverhalt erscheint es bedenklich, daß der Hersteller negative Bewertungen seiner Produkte mit gerichtlichen Verfahren zu unterdrücken sucht (14, 21). Sollte dies üblich werden, dann würde nicht nur die herstellerunabhängige Beurteilung arzneitherapeutischer Strategien, sondern auch prinzipiell die Freiheit von Forschung und Lehre auf dem Gebiet der Arzneimitteltherapie in Frage gestellt.

Zusammenfassung

Ziel der Behandlung bei der chronisch-venösen Insuffizienz ist die Wiederherstellung der Klappenfunktion und die Verhinderung bzw. Abheilung venöser Ulzera. Für Roßkastaniensamenextrakte wie *Venostasin retard* liegen keine Studien vor, die eine Beeinflussung dieser Zielparameter der Therapie belegen. In den vorliegenden Studien finden sich auch keine Belege für eine venentonisierende Wirkung. Eine therapeutische Wirksamkeit, die sich in einer klinisch relevanten Volumenabnahme der unteren Extremität unter einer längerfristigen Behandlung (bis 8 Wochen) dokumentiert, ist den Studien nicht zu entnehmen. Nur in 2 Studien betragen die Unterschiede zwischen Plazebo- und Behandlungsgruppe maximal 4,5% des Beinvolumens. Solche Volumenänderungen entsprechen den üblichen Tagesschwankungen des Beinvolumens bei der CVI und sind geringer als die 8–10%ige Volumenabnahme infolge Entlastung der venösen Blutfülle bei Hochlagern der Beine.

Literatur

1. Arzneimittelkommission der deutschen Ärzteschaft. Rationale Therapie bei Venenerkrankungen. Arzneiverordnungen in der Praxis, Heft 1, 8–12 (1986).

2. Arzneimittelkommission der deutschen Arzteschaft: Arzneiverordnungen (16. Aufl.), S. 345–348. Deutscher Ärzteverl., Köln 1988.

3. BISLER, H. u. Mitarb.: Wirkung von Roßkastaniensamenextrakt auf die transkapilläre Filtration bei chronischer venöser Insuffizienz. Dt. med. Wschr. **111**, 1321–1329 (1986).

4. BROWSE, N. L.: Venous ulceration. Br. med. J. **286**, 1920–1922 (1983).

5. BROWSE, N. L. u. K. G. BURNAND: The cause of venous ulceration. Lancet **1982/II**, 243–245.

6. DIEHM, C. u. Mitarb.: Clinical efficacy of edema protection in patients with venous edema due to chronic venous insufficiency. In: DAVY, A. u. R. STEMMER (Hrsg.): Phlebologie 89, S. 712–715. J. Libbey Eurotext 1989.

7. DUKES, M. N. G.: The doctor and his therapeutic responsibilities. Conf. on Clin. Pharmacol. Therap., London, August 1980.

8. FÜLGRAFF, G. u. D. PALM: Pharmakotherapie – Klinische Pharmakologie (7. Aufl.), S. 126–127. Fischer, Stuttgart 1989.

9. FÜLGRAFF, G. u. K. QUIRING: Arzneimitteltherapie – Was gibt es Neues? (2. Aufl.), S. 124. Fischer, Stuttgart 1989.

10. HITZENBERGER, G.: Die therapeutische Wirksamkeit des Roßkastaniensamenextraktes. Wien. med. Wschr. **139**, 385–389 (1989).
11. JANSEN, W. u. V. WIENERT: Beeinflussung der kapillären Filtration durch Aescin. Phlebol. Proktol. **18**, 201–203 (1989).
12. Klinge Pharma GmbH. Gebrauchsinformation Venostasin retard, 1, 1363, A-8821 Eu.
13. Klinge Pharma GmbH. Fachinformation Venostasin retard, Stand Juli 1990.
14. Landgericht München 9 0 2231/90, Urteil vom 30. 3.1990.
15. LOCHS, H., H. BAUMGARTNER u. H. KONZETT: Zur Beeinflussung des Venentonus durch Roßkastanienextrakte. Arzneimittel-Forsch. **24**, 1347–1350 (1974).
16. LOHR, E. u. Mitarb.: Ödemprotektive Therapie bei chronischer Veneninsuffizienz mit Ödemneigung. Münch. med. Wschr. **128**, 579-581 (1986).
17. MAKUCH, R. W. u. M. F. JOHNSON: Some Issues in the Design and Interpretation of »Negative« Clinical Studies. Arch. Intern. Med. **146**, 986–989 (1986).
18. NEISS, A. u. C. BÖHM: Zum Wirksamkeitsnachweis von Roßkastaniensamenextrakt bei varikösem Symptomenkomplex. Münch. med. Wschr. **118**, 213–216 (1976).
19. NN: Wie ist die optimale systemische oder lokale Therapie des Ulcus cruris? Arzneimittelbrief **21**, 73–76 (1987).
20. RUDOFSKY, G. u. Mitarb.: Ödemprotektive Wirkung und klinische Wirksamkeit von Roßkastaniensamenextrakt im Doppelblindversuch. Phlebol. Proktol. **15**, 47–54 (1986).
21. SCHÖNHÖFER, P. S.: Litigations and criticism about drugs. Lancet **1990/II**, 120.
22. SCHWABE, U. u. D. PAFFRATH: Arzneiverordnungs-Report 89, S. 410. Fischer, Stuttgart 1989.
23. SCHWABE, U. u. D. PAFFRATH: Arzneiverordnungs-Report 90, S. 11, 388. Fischer, Stuttgart 1990.
24. SIEGENTHALER, W.: Klinische Pathophysiologie (6. Aufl.), S. 744–748. Thieme, Stuttgart 1987.
25. STEINEGGER, E. u. R. HÄNSEL: Lehrbuch der Pharmakognosie und Phytopharmazie (4. Aufl.), S. 685–688. Springer, Berlin 1988.
26. STEINER, M.: Clinical efficacy of edema protection in peripheral venous edemas due to CVI. In: DAVY, A. u. R. STEMMER (Hrsg.): Phlebologie 89, S. 734–737. J. Libbey Eurotext, 1989.
27. STEINER, M. u. H. G. HILLEMANNS: Untersuchungen zur ödemprotektiven Wirkung eines Venentherapeutikums. Münch. med. Wschr. **128**, 551–552 (1986).
28. ÜBERLA, K.: Wie viele Patienten braucht man für eine Therapiestudie. Münch. med. Wschr. **124**, 437–440 (1982).
29. WOLFF, H. P. u. T. R. WEIHRAUCH: Internistische Therapie 1988 (7. Aufl.), S. 761. Urban & Schwarzenberg, München 1988.

Erschienen in:
internist. prax. **31**, 773–780 (1991)
© 1991, Marseille Verlag, München

P. S. SCHÖNHÖFER, H.-H. WILLE und M. FUCHS, Bremen

Sadebaum

Juniperus sabina (Sadebaum)

Frage

Ist die Anwendung von Phytotherapeutika aus Juniperus sabina (Sadebaum) vertretbar? Welche Indikationen kommen in Frage? Mit welchen unerwünschten bzw. toxischen Wirkungen muß gerechnet werden?

Antwort

Juniperus sabina, der Sadebaum, enthält ein ätherisches Öl mit stark toxischen Terpenkomponenten sowie Lignane vom Podophyllotoxintyp. Er wurde früher als – nicht ungefährliches – Abortivum verwendet und soll (deshalb?) nicht selten in (Nonnen-)Klostergärtchen zu finden gewesen sein. Die getrockneten und pulverisierten Zweigspitzen (Summitates Sabinae) werden heute noch gelegentlich – ähnlich wie das Podophyllinharz – äußerlich gegen Condylomata acuminata eingesetzt. Vorsichtsmaßnahmen, z. B. Schutz der angrenzenden Haut, sind wegen der nekrotisierenden Wirkung erforderlich.

Im derzeitigen Arzneischatz gibt es wegen der hohen Toxizität des Sadebaums keine allopathischen Präparate. Lediglich 3 Präparate enthalten Juniperus sabina in homöopathischer Verdünnung.

D. FROHNE, Kiel

Sägepalme

Sägepalmen-Früchte-Extrakt (Sabal serrulatum; *Remigeron*)

Das Präparat *Remigeron* enthält ein lipophiles Extrakt aus den Früchten der Zwergsägepalme (Sabal serrulatum) und wird, wie viele andere pflanzliche Präparate, angeboten zur Behandlung der gutartigen Prostatavergrößerung (benigne Prostatahyperplasie).

Zu diesem Präparat gibt es keine pharmakologischen oder klinischen Untersuchungen. Die Firma bezieht sich auf Untersuchungen mit einem anderen Präparat aus der gleichen Pflanze, das unter dem Namen *Permixon* in Frankreich im Handel ist. Die Identität der beiden Präparate wurde nach Angaben der Firma »intern verifiziert«.

Über die Pathogenese des Prostataadenoms werden in den Annoncen für dieses Präparat falsche Angaben gemacht. Hier wird behauptet, DHT (Dihydrotestosteron) finde sich im Adenomgewebe in 5fach höherer Konzentration als im gesunden Prostatagewebe. Diese falsche Aussage beruht auf Untersuchungen an Autopsiematerial. Durch Analysen von operativ gewonnenem und sofort untersuchtem Gewebe wurde inzwischen festgestellt, daß kein Unterschied in der DHT-Konzentration zwischen Adenomknoten und gesundem Prostatagewebe besteht und somit nicht richtig ist, daß das männliche Geschlechtshormon oder seine Umwandlungsprodukte an der Pathogenese der Prostatahyperplasie wesentlich beteiligt sind.

Durch Androgenentzug kann aber eine Atrophie des Drüsenepithels der Prostata und somit eine Verkleinerung der Drüse erreicht werden. Nach den Untersuchungen von BARTSCH u. ROHR (1979) nimmt allerdings bei der Entstehung der gutartigen Prostatahyperplasie das Volumen des Stromas um das 4fache, das der Drüsen aber nur um das Doppelte zu. So kann durch Androgenentzug nur eine 25–50%ige Verkleinerung erwartet werden.

Durch eine (medikamentöse) Kastration wird der Harnfluß oft verbessert. Dieser Effekt ist jedoch beim einzelnen Patienten nicht sicher reproduzierbar. Die Nebenwirkungen Impotenz und Hitzewallungen sind in der Regel nicht akzeptabel.

Der Wirkstoff aus dem Extrakt der Zwergsägepalme hat nach französischen Untersuchungen nachgewiesene Effekte auf den Androgenstoffwechsel und -rezeptor. Angaben über eine Impotenz bei der klinischen Anwendung fehlen. Die Erfahrungen mit dem französischen Präparat beruhen auf einer doppelblinden Studie an 2 französischen Krankenhäusern. Hier wurde in der Verum-Gruppe ein geringer Anstieg des Harnflusses von 5 auf 8 ml/Sek. (Normalwert >15 ml/Sek.) beschrieben und ein Rückgang des Restharns von 94 auf 55 ml. Derartige Erfahrungen werden auch von anderen pflanzlichen Präparaten beschrieben, die in den Androgenstoffwechsel nicht eingreifen.

Zusammenfassend kann *Remigeron*, wie andere Phytotherapeutika, eine geringe symptomatische Verbesserung bei der benignen Prostatahyperplasie im Stadium I (schwacher Harnstrahl ohne Restharnbildung) erreichen. Bei der Wahl des Präparates sollte nicht zuletzt auf den Behandlungspreis geachtet und die objektive Therapiekontrolle nicht vergessen werden.

Erschienen in:
internist. prax. **28,** 553 (1988)
© 1988, Marseille Verlag, München

N. SCHMELLER, Lübeck

Sägepalmen-Frucht enthaltende Phytotherapeutika (Sabal serrulatum) bei benigner Prostatahyperplasie

Frage

Sind Präparate mit Sabal serrulatum (Sägepalme; z. B. *Talso)* wirksam bei urologischen Erkrankungen?

Antwort

Der Einsatz von Präparaten, die Extrakte der Sägepalmen-Frucht enthalten, fällt unter den Begriff »Phytotherapie«. Phytotherapeutische Präparate wurden schon im Altertum zur Behandlung von Beschwerden verwendet, die im Zusammenhang mit einer gutartigen Vergrößerung der Prostata (benigne Prostatahyperplasie, BPH), auftreten können.

Hierzu gehören irritative Beschwerden (Pollakisurie, Harndranggefühl, Nykturie) und obstruktive Symptome (verzögerter Miktionsbeginn, schwacher Harnstrahl, Restharn, Nachträufeln nach der Miktion).

Die derzeit vorwiegend in Deutschland, Frankreich, Italien, Spanien und Japan zur Behandlung der BPH eingesetzten Phytotherapeutika enthalten Extrakte aus verschiedenen Pflanzen, so z. B. der Sägepalme (Sabal serrulatum), Blättern bzw. Wurzeln der Brennessel (Urtica dioica et urens), Kürbiskernen (Cucurbito pepo), der südafrikanischen Pflanze Hypoxis rooperi, der Zitterpappel (Populus tremula), des roten Sonnenhutes (Echinacea purpurea), von Roggenpollen (Secale cereale) und des afrikanischen Pflaumenbaumes (Pygeum africanum). Bei einigen Präparaten handelt es sich um Kombinationsarzneimittel.

Die wirksame Substanz und der Wirkmechanismus der Phytotherapeutika sind nicht genau bekannt. Der postulierte günstige Effekt wird von den meisten Herstellern auf den Gehalt an Phytosterinen zurückgeführt, wobei die Sitosterine angeblich die wichtigsten Substanzen darstellen sollen. Nach einigen Autoren sollen die Sitosterine in den Prostaglandinstoffwechsel eingreifen und die prostatische Prostaglandinsynthese inhibieren, wobei die Reduktion der BPH-assoziierten Symptome mit einem dekongestiven und antiinflammatorischen Effekt in Zusammenhang gebracht wird. Die dafür angeführten Laborbefunde zur Prostaglandinsynthese wurden jedoch mit Wirkstoffkonzentrationen durchgeführt, die in vivo nicht zu erreichen sind.

Als weitere Wirkmechanismen werden diskutiert: Eine Senkung des Serum- und Prostatacholesterins (bei der BPH ist die intraprostatische Cholesterinkonzentration erhöht), eine Reduktion des sexualbindenden Globulins und neuerdings bei Extrakten aus Sabal serrulatum nach Angaben der Herstellerfirmen auch eine Hemmung der 5-α-Reduktase.

Überzeugende wissenschaftliche Beweisführungen für den jeweiligen angenommenen Wirkungsmechanismus liegen derzeit nicht vor.

Für einen direkten Effekt auf das Wachstum der Prostata ließen sich mit den verschiedenen im Handel befindlichen Pflanzenextrakten, deren genaue Bestandteile oft nicht bekannt sind bzw. nicht angegeben werden, wissenschaftlich und klinisch bisher keine überzeugenden Beweise führen.

Viele der verfügbaren P u b l i k a t i o n e n zum Einsatz von Phytotherapeutika sind nach den heute üblichen Standards für klinische Studien u n z u r e i c h e n d und hinsichtlich ihrer Aussagefähigkeit p r o b l e m a t i s c h.

Den meisten Studien fehlen die Kontrollgruppen, die Behandlungszeiten waren meist zu kurz. Die Beurteilung jeder medikamentösen Behandlung der BPH wird erschwert durch den bekannten, hohen »Plazeboeffekt«, der nach Literaturangaben 60% beträgt. Zur Beurteilung der subjektiven Besserungssymptomatik standen bisher kaum geeignete Score-Systeme zur Verfügung.

Von den objektiven, teilweise urodynamischen Parametern (maximale Flußrate, Restharn) erreichten wenige nach phytotherapeutischer Behandlung zwar statistische Signifikanz, aber die Relevanz der Ergebnisse für den pathophysiologischen Ablauf der Symptomatik wurde nicht belegt. Der N u t z e n für den Patienten erscheint somit vor allem langfristig f r a g l i c h.

So imponiert z. B. eine publizierte 30%ige Verbesserung der maximalen Harnflußgeschwindigkeit nach Verabreichung von Phytotherapeutika zwar als statistisch signifikanter Behandlungserfolg, der Nutzen und Wert einer Erhöhung von 9 auf 12 ml/Sek. dürfte jedoch für den Patienten klinisch wenig bedeutsam sein (»der Patient pinkelt sich nicht mehr auf die Schnürsenkel, sondern ›nur‹ noch auf die Schuhspitze«). Vergleichsweise wird mit der transurethralen Resektion der BPH eine Steigerung der Flußrate von etwa 300% erzielt.

Auch wenn die verschiedenen Phytotherapeutika weitgehend nebenwirkungsfrei sind, sollte der Einsatz überdacht werden, da z. B. der Umsatz der meistverkauften Phytotherapeutika in der »alten« Bundesrepublik 1987 über 143 Mill. DM betrug und das Resumée im Arzneiverordnungsreport 1990 nach wie vor lautete »...auch die zahlreichen Pflanzenextrakte und β-sitosterinhaltigen Präparate, die zur Behandlung der benignen Prostatahyperplasie angeboten werden, können nur als r e l a t i v t e u r e P l a z e b o s angesehen werden...«.

Aufgrund sogenannter »Positivmonographien« sind Phytotherapeutika in

Praktische und klinische Bedeutung eines Extraktes aus Sabal serrulatum (Sägepalme): *Talso/Talso Uno*

Deutschland von der Kommission E des Bundesgesundheitsamtes zur Behandlung der BPH zugelassen. Diese Kommission beurteilt die Wirksamkeit von Arzneimitteln auch dann positiv, wenn keine therapeutisch ausreichenden klinischen Studien vorliegen, sondern »anderes wissenschaftliches Erkenntnismaterial«, beispielsweise solches aus der Erfahrungsheilkunde. Es sei jedoch erwähnt, daß z. B. in den USA die Federal Drug Administration (FDA) aufgrund fehlender Wirksamkeitsnachweise den Verkauf von Phytotherapeutika zur Behandlung der BPH untersagt hat.

Erschienen in:
internist. prax. **32**, 390–392 (1992)
© 1992, Marseille Verlag, München

K. DREIKORN, Bremen

Die benigne Prostatahyperplasie (BPH) betrifft etwa 60% aller Männer über 60 Jahre, von denen aber nur etwa die Hälfte behandelt werden muß. In fortgeschrittenen Krankheitsstadien ist eine kausale Therapie bisher nur operativ möglich. Für Patienten mit geringen bis mäßigen Beschwerden durch die vergrößerte Prostata (Stadium II und III nach VAHLENSIECK) bieten sich jedoch auch konservativ-medikamentöse Maßnahmen an. Am weitesten verbreitet sind dabei die sog. Phytotherapeutika. Da für die Pathogenese der BPH intraprostatische Hormonstoffwechseländerungen verantwortlich gemacht werden, stehen die möglichen antiandrogenen Wirkungen einiger Phytotherapeutika im Mittelpunkt des Interesses.

Wirkungsmechanismus von *Talso/Talso Uno*

Charakteristische Inhaltsstoffe des *Extraktes aus Früchten der Sägepalme* (Sabal serrulatum) sind verschiedene Sterole (etwa 0,3%), höhere Fettalkohole (etwa 0,2%) sowie Fettsäuren (etwa 92%), die antiandrogen, antiödematös und antiphlogistisch wirken.

Das Enzym 5-alpha-Reduktase katalysiert in der Prostatazelle die Umwandlung von Testosteron in Dihydrotestosteron (DHT). In der Prostata stellen DHT und sein Abbauprodukt das eigentliche androgene Wirkhormon dar. Die antiandrogene Wirkung besteht in einer Hemmung der 5-alpha-Reduktase, die für das Sabalfrucht-Extrakt *Talso* (Hersteller: *Sanofi Pharma*, München) bisher nur tierexperimentell nachgewiesen wurde, wobei SCHWEIKERT (1992) zeigen konnte, daß die Hemmung der 5-alpha-Reduktase um so stärker ausfällt, je lipophiler das zur Herstellung des Extraktes verwendete Extraktionsmittel ist.

Auch die antiphlogistische Komponente, die durch Hemmung der beiden wichtigsten Entzündungsmediatoren Lipoxy- und Cyclooxygenase zustande kommt, findet in der sauren lipophilen Fraktion statt. Die ebenfalls im pharmakologischen Modell belegte antiödematöse Wirkung des Extraktes wird als eine den Krankheitsverlauf günstig beeinflussende Komponente betrachtet, wobei der Nutzen bisher nicht bewiesen werden konnte.

Die klinische Wirkung besteht in einer gegenüber Plazebo signifikanten Verbesserung der irritativen Miktionssymptome Nykturie, Dysurie und Pollakisurie, sowie einer Verminderung der Restharnvolumina.

Therapeutische Erfahrungen

Zur Beurteilung der klinischen Effektivität von *Talso* bzw. *Talso Uno* liegen mehrere Beobachtungsstudien vor, deren Ergebnisse noch in diesem Jahr veröffentlicht werden sollen. Danach wurden etwa 2000 Patienten mit BPH im Stadium II und III nach VAHLENSIECK 3 Monate lang mit dem Sabalfrucht-Extrakt behandelt. Aus allen Studien läßt sich als Ergebnis eine deutliche Verbesserung der irritativen und obstruktiven Begleitsymptome der BPH ableiten. Auch die Restharnvolumina gingen um 20–40% des Ausgangswertes zurück, und die Stärke des Harnstrahls nahm zu.

In einer plazebokontrollierten Doppelblindstudie mit 40 Patienten konnten MATTEI u. Mitarb. (1990) bereits nach 30 Tagen signifikante Verbesserungen der Miktionssymptomatik und der Restharnentwicklung in der Verum-Gruppe im Vergleich zu Plazebo nachweisen.

Zusammenfassende Beurteilung

Mit dem Sabalfrucht-Extrakt *(Talso/Talso Uno)* läßt sich eine akzeptable Verbesserung der irritativen und obstruktiven Miktionssymptome beim BPH-Patienten erreichen. Der Wirkmechanismus entfaltet sich über eine bisher lediglich experimentell nachweisbare antiandrogene Wirkung durch Hemmung der 5-alpha-Reduktase. Die klinischen Ergebnisse sind vergleichbar mit den Erfolgen anderer Phytopharmaka bei der Behandlung der BPH. Sie belegen den Wert der Phytotherapie in den Frühstadien der BPH (Stadium II und III nach VAHLENSIECK).

Literatur beim Verfasser

D. BACH, Bocholt

Salbei

Salvia officinalis (Salbei)

Einleitung und Geschichte

Salbeiarten besitzen eine lange Geschichte als Arzneidrogen (z. B. altägyptische, griechisch-hellenistische, römische, mittelalterliche Medizin) (s. 2, 4, 5, 7). Es ist jedoch nicht immer klar, ob mit Salbei die entsprechenden Pflanzen nach der LINNÉschen Klassifizierung gemeint waren (2). Auch aus diesem Grund ist daher der Rückgriff auf die traditionelle Erfahrung als Begründung für die klinische Anwendung problematisch.

Arzneidroge und Inhaltsstoffe

Arzneilich verwendet werden die Salbeiblätter sowie deren Zubereitungen. Salbeiblätter bestehen aus den frischen oder getrockneten Laubblättern von Salvia officinalis LINNÉ sowie deren Zubereitungen.

Salbeiblätter enthalten 1–2,5% ätherisches Öl (14a), das zu etwa 35–60% aus Thujon besteht und daneben noch ca. 20% Monoterpene (vor allem Cineol) sowie geringe Mengen Sesquiterpene. Außerdem sind 3–7% Gerbstoffe (u. a. Rosmarinsäure) enthalten, Bitterstoffe vom Diterpentyp (u. a. Carnosol), 1–3% Flavonoide (u. a. Luteolin) und Triterpene.

Salvia officinalis LINNÉ (z. B. echter Salbei, Gartensalbei) unterscheidet sich in seinen Inhaltsstoffen qualitativ und quantitativ von anderen Salbeiarten. So enthalten z. B. die Blätter des dreilappigen Salbeis (Salvia triloba, griechischer Salbei) 2–3% ätherisches Öl, das bis zu mehr als 60% aus Cineol und nur zu etwa 5% aus Thujon besteht (14a).

Klinische Wirkungen und Wirksamkeit

Im Gegensatz zu den mittlerweile relativ umfangreichen experimentellen in vitro- und in vivo-Untersuchungen über pharmakologische Wirkungen (s. 1, 2, 4) liegen nur partiell und vereinzelt kontrollierte Studien bzw. Erfahrungsberichte als Grundlage der therapeutischen Verwendung vor (antidiaphoretische, antiphlogistische, expektorierende, verdauungsfördernde Wirkungen) (2, 4–6, 9, 10, 13, 14). Ferner ist in solchen Studien Salbei zumeist mit anderen Bestandteilen kombiniert, so daß keine direkten Rückschlüsse auf Wirkungen, Wirksamkeit und unerwünschte Wirkungen möglich sind. Die Anwendung stützt sich zum größten Teil auf Empirie und »wissenschaftliches Erkenntnismaterial«.

Salbeizubereitungen werden als **schweißhemmende Medikamente** eingesetzt (z. B. bei krankheitsbedingtem Schwitzen, aber auch feuchten Händen, Fuß- und Achselschweiß sowie psychosomatisch verursachtem Schwitzen) (2, 4, 5, 9, 13, 14). Dabei sollen z. B. Salbeiöldosierungen <0,01 g schweißhemmend und Dosen >0,1 g eher schweißtreibend wirken (5). Kontrollierte klinische Studien hierzu wurden jedoch nicht veröffentlicht. In einer Pilotstudie zur Diaphorese mit verschiedenen Teezubereitungen erwies sich Salbeitee (3 g) als nicht schweißtreibend, tendenziell sogar als schweißhemmend (8).

In der Monographie der Kommission E sind die pharmakologischen Wirkungen von Salbeiblättern folgendermaßen charakterisiert (3a): Aufgrund der Inhaltsstoffe sind adstringierende und sekretionsfördernde Wirkungen zu erwarten, dagegen aber eine Hemmung der Schweißdrüsensekretion. Das ätherische Öl wirkt darüber hinaus bakterizid und fungi- sowie virustatisch.

Die häufigste Anwendung (z. B. Gurgelmittel, Zahnpasten, Salbeibonbons) erfolgt als Mund- und Rachentherapeutikum bei entzündlichen Prozessen im Mund- und Rachenraum sowie des Zahnfleisches (z. B. Gingivitis, Stomatitis, Pharyngitis, Laryngitis) (2, 6, 10, 13, 14). Als Wirkungskomponenten bzw. partieller Wirkungsmechanismus werden neben antiphlogistischen Eigenschaften gewisse hautreizende und antiseptische Wirkungen des ätherischen Öls sowie adstringierende Effekte der Rosmarinsäure diskutiert (2, 6).

Als Gewürzmittel soll Salbei die Verdaulichkeit mancher Nahrungsmittel steigern (z. B. Fisch, Lamm, Leber) und aufgrund antioxidativer Wirkungen die Haltbarkeit, vor allem von in Nahrungsmitteln enthaltenen Fetten, erhöhen (2).

Pharmakokinetik

Klinische Arbeiten zur Pharmakokinetik von Salvia officinalis und seinen Zubereitungen liegen derzeit nicht vor. Es ist jedoch aufgrund der physikochemischen Eigenschaften von Inhaltsstoffen (z. B. Borneol, 1,8-Cineol, Kampher, Pinenen und Thujon als Mono- und Sesquiterpene, Diterpenen, Triterpenen, Flavonoiden und Rosmarinsäure) und in Analogie zu tierexperimentellen Studien mit einer bedeutsamen Resorption zu rechnen.

Unerwünschte Wirkungen

Bedeutsame unerwünschte Wirkungen sind bei bestimmungsgemässem Gebrauch von Salbei (z. B. als Gewürz oder Arzneidroge) in der Regel nicht zu erwarten (12). Die Anwendung z. B. als Haustee zum Dauergebrauch könnte problematisch sein (12). Bei einzelnen Patienten ließen sich nach dem Verzehr von Kopfsalat mit reichlich frischem Salbei vorübergehende Sehstörungen und Parästhesien beobachten (2).

Sehr große Mengen (mehr als 15 g pro Dosis) oder eine kontinuierliche langfristige Aufnahme können z. B. zu Mundtrockenheit, Schweißausbrüchen, Hitzegefühl, Herzjagen oder Schwindel führen (2, 3, 5, 14a). Als Wirkungsmechanismus wird aufgrund von in vitro-Untersuchungen eine Hemmung der Acetylcholinesterase durch Thujon, einem wesentlichen Bestandteil des Salbeiöls, diskutiert (s. 2).

Selten kann durch Salbei eine Dermatitis verursacht werden (auch beim Gebrauch als Gewürz) (2). Beim häufigen Gebrauch von Salbeiextrakten zum Gurgeln wurde vereinzelt die Entwicklung einer Stomatitis beobachtet (2, 4). Ebenfalls kasuistisch wurde ein (allergisches) Uvulaödem beschrieben (4).

Intoxikationen

Schwere akute Intoxikationen (vor allem durch reichliche Aufnahme von Salbeiöl) sind durch die Thujonwirkungen charakterisiert (3, 12). Sie traten nur nach mißbräuchlicher Anwendung großer Mengen von Salbei bzw. Salbeiöl auf, z. B. zu Abtreibungszwecken. Als toxische Dosen Salbeiöl wurden 2 g und mehr beschrieben (5).

Als Symptome einer schweren Thujonvergiftung sind z. B. beschrieben (3, 5, 12): Erbrechen, Durchfälle, Gastroenteritis, zentrale Erregung und Krämpfe, Nierenschäden, Herzmuskelblutungen. Die Behandlung der Überdosierung erfolgt neben induziertem Erbrechen bzw. Magenspülung sowie Gabe von Aktivkohle und salinischen Abführmitteln symptomatisch (3).

Vergiftungen sind u.U. auch nach Einreibungen mit Salbeiöl möglich (5).

Wechselwirkungen

Bedeutsame Wechselwirkungen mit anderen Arzneimitteln sind derzeit nicht bekannt.

Schwangerschaft und Stillperiode

Untersuchungen über die Anwendung während Schwangerschaft und Stillperiode liegen nicht vor. Allerdings sollten während der Schwangerschaft weder das reine ätherische Öl noch alkoholische Extrakte eingenommen werden.

In der Volksmedizin wurde Salbei dazu benutzt, die Milchsekretion zu hemmen (2). Wenngleich keine klinischen Untersuchungen veröffentlicht sind, sollte doch in der Stillperiode auf eine größere Salbeiaufnahme (z. B. auch von reichlich mit Salbei gewürzten Speisen und Salbeitee) verzichtet werden (2).

Anwendung

In der Monographie der Kommisssion E des Bundesgesundheitsamtes werden genannt (3a, 14a):

In n e r e Anwendung: Dyspeptische Beschwerden. Vermehrte Schweißsekretion.

Ä u ß e r l i c h e Anwendung: Zum Gurgeln, Spülen und zu Pinselungen bei Entzündungen der Mund- und Rachenschleimhaut.

Traditionelle und empirisch begründete Anwendungsgebiete sind (s. 14, 14a, 15): als Antiphlogistikum bei Entzündungen im Mund- und Rachenraum (meist als Gurgelmittel), bei Verdauungsstörungen, Blähungen und Entzündungen der Darmschleimhaut sowie bei Durchfällen (meist als Tee), als Antihidrotikum.

Dosierungen

In der Monographie der Kommission E des Bundesgesundheitsamtes werden empfohlen (3a):

In n e r e Anwendung: 1–1,5 g Droge bzw. 1–2 Tropfen des ätherischen Öls auf eine Tasse als Aufguß mehrmals täglich nach Bedarf.

Ä u ß e r l i c h e Anwendung: Zum Gurgeln und Spülen 2,5 g Droge bzw. 2–3 Tropfen des ätherischen Öls auf 100 ml Wasser als Aufguß bzw. 5 g alkoholischer Auszug auf 1 Glas Wasser. Zur Pinselung unverdünnten alkoholischen Auszug auf die entzündeten Schleimhautpartien auftragen.

Andere Dosisempfehlungen lauten (14a): bei Magen-Darm-Beschwerden 1,5–2 g feingeschnittene Droge mit kochendem Wasser übergießen und nach 5 Minuten abseihen (1 Teelöffel entspricht etwa 1,5 g Droge); zum Gurgeln 3 g feingeschnittene Droge mit kochendem Wasser übergießen und nach 10 Minuten abseihen; gegen Nachtschweiß 3 g feingeschnittene Droge mit kochendem Wasser übergießen und nach 10 Minuten abseihen und das Getränk abkühlen lassen.

Gegenanzeigen

Mit Ausnahme einer Überempfindlichkeit auf Salvia officinalis und seine Inhaltsstoffe sowie den Einschränkungen während Schwangerschaft und Stillperiode sind derzeit keine Gegenanzeigen bekannt.

Literatur

1. BRANDT, W: Spasmolytische Wirkung von ätherischen Ölen. Z. Phytother. **9**, 33–39 (1988).
2. BRIESKORN, C. H.: Salbei – seine Inhaltsstoffe und sein therapeutischer Wert. Z. Phytother. **12**, 61–69 (1991).
3. BUFF, W. u. K. von der DUNK: Giftpflanzen in Natur und Garten. Parey, Berlin-Hamburg 1988.
3a. FINTELMANN, V., H. G. MENSSEN u. C. P. SIEGERS: Phytotherapie Manual. Hippokrates, Stuttgart 1989.
4. GESSNER, O. u. G. ORZECHOWSKI: Gift- und Arzneipflanzen von Mitteleuropa. 3. Auf. Winter Universitätsverlag, Heidelberg 1974.
5. HAHN, G., A. MAYER u. H. SOICKE: Salbei. notabene medici **10**, 828–851 (1983).
6. HÄNSEL, R.: Phytopharmaka. Grundlagen und Praxis. 2. Aufl. Springer, Berlin-Heidelberg-New York 1991.

7. MADAUS, G.: Lehrbuch der biologischen Heilmittel. Nachdruck der Ausgabe Leipzig 1938. Olms, Hildesheim-New York 1979.
8. SALLER, R. u. Mitarb.: Kontrollierte Untersuchungen zur diaphoretischen Wirksamkeit verschiedener pflanzlicher Teepräparate. Z. Phys. Med. Baln. Med. Klim. **18,** 308–309 (1989).
9. SCHILCHER, H.: Phytotherapie in der Kinderheilkunde. Wissenschaftl. Verlagsges., Stuttgart 1991.
10. SENGUPTA, C., P. GROB u. H. STÜSSI: Medikamente aus Heilpflanzen. Unionsverlag, Zürich 1991.
12. STEINEGGER, E. u. R. HÄNSEL: Lehrbuch der Pharmakognosie und Phytotherapie. 4. Aufl. Springer, Berlin-Heidelberg-New York 1988.
13. TEUSCHNER, E. u. U. LINDEQUIST: Biogene Gifte. G. Fischer, Stuttgart-New York 1987.
14. WEISS, R. F.: Lehrbuch der Phytotherapie. 7. Aufl. Hippokrates, Stuttgart 1991.
14a. WICHTL, M. (Hrsg): Teedrogen. Ein Handbuch für die Praxis auf wissenschaftlicher Grundlage. 2. Aufl. Wissenschaftl. Verlagsges., Stuttgart 1989.
15. WREN, R. C.: Potter's new encyclopaedia of botanical drugs and preparations. Daniel Company, Saffron Walden 1988.

R. SALLER und D. HELLENBRECHT,
Frankfurt am Main

Sonnenhut

Pflanzliche Immunstimulation (Echinacea purpurea)

Frage

Ist die Wirkung von *Echinacin* als Immunstimulans eindeutig belegt?

Antwort

Die bekannte »Infektanfälligkeit« von älteren Säuglingen und Kleinkindern ist physiologisch und hängt zusammen mit dem Verlust der passiv übertragenen (mütterlichen) Antikörper in den ersten Lebensmonaten. Insbesondere beim Eintritt in den Kindergarten kommt es erneut zu einer Zunahme vorwiegend viraler Infekte; 5–10 Infekte pro Jahr gelten im Kleinkindesalter als üblich. Der Wunsch, diesen eigentlich als sinnvolle Adaptation zu deutenden Vorgang einer vermehrten Infektneigung »durch Stärkung der körpereigenen Abwehr« zu beeinflussen, wird häufig von den Eltern an den Kinderarzt herangetragen. Dabei gibt es 2 mögliche Ansatzpunkte für ein therapeutisches oder prophylaktisches Eingreifen:

1. Gabe von menschlichem Immunglobulin (auf deren Problematik hier nicht eingegangen werden soll);

2. Stimulation des körpereigenen Immunsystems durch pflanzliche, homöopathische, chemisch definierte und durch Aufarbeitung von Bakterien gewonnene Präparate.

Unter den als pflanzliche Immunstimulanzien angebotenen Medikamenten gilt (neben *Contramutan* und *Esberitox*) das *Echinacin* als wichtigstes. Es handelt sich dabei um eine Preßsaftzubereitung aus

Echinacea purpurea (roter Sonnenhut). Das Präparat wird zur externen, oralen und i.m. (bis 1988 auch i.v.) Therapie angeboten.

Klinische Anwendung fand das Präparat, basierend auf Erfahrungen der amerikanischen Volksmedizin (dort wurden vorwiegend Echinacea-angustifolia-Präparationen benutzt), seit über 50 Jahren bei einer Vielzahl von Indikationen. Zur Beurteilung seiner Wirksamkeit sei hier nur auf neuere Studien eingegangen, die derzeitigen wissenschaftlichen Anforderungen genügen. Diese betreffen vor allem in vitro-Untersuchungen.

BAUER u. Mitarb. (1) konnten bei per-oraler Anwendung von Echinacea-Wurzelextrakten bei Mäusen eine signifikante Steigerung der Phagozytoserate nachweisen. An der isolierten Rattenleber fand sich unter Echinacea ebenfalls eine Steigerung der Erythrozytenphagozytose (7). Bei lokaler Anwendung wurde eine Fibroblastenvermehrung beobachtet (4). Durch i.v.-Injektion von *Echinacin* ließ sich der Properdinspiegel anheben (2). Kontrollierte Studien über die immunstimulierende Wirkung von *Echinacin* beim Menschen liegen nur vereinzelt vor. So konnten COEUGNIET u. KÜHNAST (3) zeigen, daß die adjuvante (zur Lokaltherapie mit Econazolnitrat) *Echinacin*-Gabe die Rezidivhäufigkeit der vaginalen Candidamykose drastisch senkt. Gleichzeitig fanden die Autoren unter *Echinacin*-Therapie, unabhängig von der Applikationsart, nach 10 Wochen eine Steigerung der zellvermittelten Hautreaktion vom verzögerten Typ (im *Multitest Mérieux*). MÖSE (5) fand nach i.v.-Applikation von Echinacin eine Erhöhung der Phagozytoseaktivität bei unbeeinflußten natural-killer-cells.

Faßt man die vorliegenden Ergebnisse zusammen, so kann die Aktivierung von Makrophagen, die Stimulation von Granulozyten sowie die proliferative Wirkung auf Lymphozyten durch *Echinacin* als belegt gelten. Die klinischen Studien hingegen reichen nicht aus, um *Echinacin* für die Therapie bzw. Prophylaxe rezidivierender Infekte im Kindesalter zu empfehlen. Gegen die parenterale Anwendung spricht zunächst die Möglichkeit anaphylaktischer Reaktionen. Aber auch bei oraler Gabe muß bei der Anwendung von *Echinacin* beachtet werden, daß der Nachweis einer proliferativen Wirkung auf Lymphozyten und ein stimulierender Effekt auf Makrophagen nicht ohne weiteres als ein gezielter Effekt auf das Immunsystem gedeutet werden darf. Bis zum Beweis des Gegenteils muß zumindest diskutiert werden, ob diese Effekte auch Ausdruck einer ungezielten mitogenen Wirkung eines potentiellen Karzinogens sind (6).

In diesem Zusammenhang kommt die Frage der Arzneimittelsicherheit von pflanzlichen Immunstimulanzien auf. Eine in vitro nachweisbare Wirksamkeit auf das immunologische System zeigt auch eine andere Medikamentengruppe, deren Einsatz als Immunstimulans aber nicht in Frage kommt: Befunde von WAGNER u. Mitarb. (8) belegten für verschiedene Zytostatika in extrem hohen Verdünnungen (Pikogramm/ml-Bereich) stark immunstimulierende Wirkungen.

Literatur

1. BAUER, R. u. Mitarb.: Arzneimittel-Forsch. **38**, 276 (1988).
2. BÜSING, K.-H. u. G. THÜRINGEN: Allergie Asthma **4**, 30 (1958).
3. COEUGNIET, E. u. R. KÜHNAST: Therapiewoche **36**, 3352 (1986).
4. KOCH, F. E. u. H. UEBEL: Arzneimittel-Forsch. **3**, 16 (1953).
5. MÖSE, J. B.: Med. Welt **34**, 1463 (1983).
6. SCHÖNHÖFER, P. S. u. W. SCHULTE-SASSE: Dt. med. Wschr. **114**, 1804 (1989).
7. VÖMEL, Th.: Arzneimittel-Forsch. **35**, 1437 (1985).
8. WAGNER, H. u. Mitarb.: Arzneimittel-Forsch. **38**, 273 (1988).

Erschienen in:
internist. prax. **31**, 163–164 (1991)
© 1991, Marseille Verlag, München

D. KARITZKY, Leverkusen

Knochenmarksschädigung durch Echinaceapräparate?

Frage

Sind Ihnen toxische Schädigungen des Knochenmarkes nach längerer Einnahme von Echinaceapräparaten bekannt?

Beobachtung: 56jähriger Patient, 20 Jahre Therapie bei Wabenlunge (histologisch gesichert) mit Echinacea durch eine Heilpraktikerin. Jetzt entzündlich-toxische Knochenmarksreaktion im Punktat und Panzytopenie.

Antwort

Knochenmarksschädigungen durch Echinaceapräparate sind mir weder aus eigener Erfahrung noch aus der Literatur bekannt. Da pathologische Immunreaktionen nach heutigem Kenntnisstand eine wichtige Rolle beim Zustandekommen der Panmyelopathie (aplastische Anämie) spielen, ist die Auslösung einer solchen Knochenmarksschädigung theoretisch denkbar, wenn die Substanz parenteral verabreicht wird. Dabei kann es durchaus zu entzündlichen Allgemeinreaktionen kommen.

Kaum vorstellbar sind allerdings kumulative Langzeitwirkungen, so daß die Angabe, daß der Patient bereits 20 Jahre Echinaceapräparate erhält, die Auslösung der jetzigen Erkrankung durch diese Medikamente praktisch ausschließt.

Die Beschreibung der hämatologischen Befunde reicht allerdings nicht aus, um zu erkennen, um was für ein Krankheitsbild es sich handelt. Da es keinerlei für Medikamententoxizität spezifische Knochenmarkveränderungen gibt, bleibt unklar, was mit der Bezeichnung »entzündlich-toxische Knochenmarksreaktion« gemeint ist. Zur Erklärung der Panzytopenie ist bei allen Patienten, bei denen sich aus dem Aspirat keine eindeutige Diagnose, z. B. eine aleukämische Leukämie, stellen läßt, eine Histobiopsie des Knochenmarks notwendig.

Erschienen in:
internist. prax. **31**, 575–576 (1991)
© 1991, Marseille Verlag, München

H. Heimpel, Ulm

Ermsech (Kombinationspräparat mit Echinacea purpurea)

Das Präparat *Ermsech* wird in der Roten Liste unter der Überschrift »Pflanzliche Antiallergika« geführt. Die Zusammensetzung ist wie folgt angegeben: Calciumlactat 300 mg, Pulver aus Echinacea purp. 50 mg.

Als Indikationen werden genannt: Allergische Erkrankungen, Steigerung der Abwehrkräfte. Die Dosierung ist nur für Heuschnupfen spezifiziert und wird mit 3mal 2 Kapseln im akuten Stadium gegeben. Danach genügt angeblich die halbe Dosis.

Ermsech gehört zur Gruppe der Altpräparate, die z. T. über Jahrzehnte im »Arzneimittelschatz« mitgeführt werden und mitunter beachtliche Umsätze erzielen. Pharmakologische Daten und dokumentierte klinische Wirkungen pflegen dürftig zu sein oder fehlen völlig. Entsprechend sind Zusammensetzung und Dosierung mehr oder weniger zufällig und willkürlich, die beanspruchte Indikation so vage wie möglich.

Diese Aussagen gelten auch für das hier besprochene Präparat. Die Ansicht, daß Kalzium antiallergische Eigenschaften hätte, war nie gut begründet und ist längst widerlegt. Für Echinacea gibt es keine Dokumentation antiallergischer Wirkungen. Man geht wohl nicht fehl in der Annahme, daß auch die Kombination beider Substanzen die beanspruchte Indikation nicht erfüllen kann. Dabei ist nun offensichtlich, daß ein ernstgemeinter Anspruch auch gar nicht besteht. Wer soll eine »Steigerung der Abwehrkräfte« schon beweisen oder widerlegen und mit welchen Methoden?

Auch der Sammelbegriff »allergische Erkrankungen« ist ein weites Feld, und diese Unbestimmtheit der Indikation ist beabsichtigt: Man braucht sich nicht festzulegen. Ärgerlich ist allerdings, daß für die Pollenallergie eine besondere Dosierung empfohlen wird. Damit kann der Eindruck erweckt werden, daß Therapiestudien vorliegen, die eine Dosis-Wirkungsbeziehung nachweisen. Davon kann sicherlich keine Rede sein.

Fazit: **Die Verordnung ist nicht zu empfehlen.**

Erschienen in:
internist. prax. **31,** 400–401 (1991)
© 1991, Marseille Verlag, München

R. Wettengel, Bad Lippspringe

Thymian

Thymian bei Erkrankungen des oberen Respirationstraktes

Frage

Thymianhaltige Präparate werden als wirksame Behandlung bei Erkrankungen des oberen Respirationstraktes angeboten. Welche Wirkungen und Indikationen von Thymian (Thymi herba) können als gesichert angesehen werden? Welche Zubereitungen und Dosierungen sollten verwendet werden? Mit welchen unerwünschten Wirkungen ist zu rechnen?

Antwort

Thymian oder *Thymiankraut* ist im derzeit gültigen Deutschen Arzneibuch (DAB 10) als Monographie *(Thymi herba)* aufgeführt. Die getrocknete Droge stammt von den beiden Lippenblütler-(Lamiaceen-)Arten Thymus vulgaris und Thymus zygis, die vor allem in den Mittelmeerländern beheimatet sind.

Das Kraut enthält 1,0–2,5% (nach DAB 10 mindestens 1,2%) ätherisches Öl mit den Hauptkomponenten Thymol (Anteil: 30–70%) und Carvacrol (3–15%).

Dieses ätherische Öl ist für die Nutzung des Thymians als Expektorans und als Bronchospasmolytikum (z. B. bei akuten und chronischen Bronchitiden – auch bei Keuchhusten –, allgemein bei Katarrhen des oberen Respirationstraktes) verantwortlich. Es steigert die Sekretion und erhöht die Transportfunktion der Zilienbewegungen in den Bronchien.

Das wird zum einen reflektorisch vom Magen aus bewirkt, zum anderen durch den direkten Einfluß auf die Bronchialschleimhaut, da das ätherische Öl zum Teil über die Lunge ausgeschieden wird. Hinzu kommt noch der antiseptische und antibakterielle Effekt des Thymols. Es wirkt nämlich gegenüber vielen Mikroorganismen 25mal stärker als Phenol. Trotzdem ist Thymol wegen seiner geringeren Wasserlöslichkeit gewebsfreundlicher als Phenol (zusammenfassende Literatur bei WICHTL, M. [Hrsg.]: Teedrogen. 2. Aufl. Wissenschaftl. Verlagsges., Stuttgart 1989).

Unerwünschte Nebenwirkungen sind bei bestimmungsgemäßer Anwendung des Thymians und der daraus hergestellten Präparate nicht bekannt und auch nicht zu erwarten.

Genutzt wird die Teedroge in geschnittener und gepulverter Form (Teeaufgüsse: 1 Teelöffel voll – etwa 1,5 g – geschnittener Droge wird mit etwa 150 ml heißem Wasser übergossen und nach etwa 10 Minuten durch ein Teesieb gegeben; soweit nichts anderes verordnet, wird mehrmals täglich eine Tasse frisch bereiteten Tees getrunken).

Außerdem wird Thymian als Flüssig- oder Trockenextrakt in vielen Spezialitäten – oft zusammen mit weiteren »Hustendrogen« – angeboten. In der Roten Liste 1992 sind thymianhaltige Arzneimittel unter den Rubriken »23. Antitussiva/Expektorantia und andere Mittel zur Behandlung von Atemwegserkrankungen« und »27. Broncholytika/Antiasthmatika«, in der Pharmindex-Liste unter »R5C-Expektorantien, Mycolytika und Sekretolytika« zu finden. Bei der Dosierung der Thymian-Spezialitäten sollte man sich – nach den Erfahrungen praktischer Ärzte – normalerweise an die obere Grenze der von den Firmen angegebenen Werte halten.

F.-C. CZYGAN, Würzburg

Traubensilberkerze

Cimicifuga racemosa (Traubensilberkerze)

Droge und Inhaltsstoffe

Stammpflanze ist Actaea racemosa (Cimicifuga racemosa, Wanzenkraut oder Traubensilberkerze), eine in Nordamerika heimische Staude aus der Familie der Hahnenfußgewächse.

Arzneilich genutzt werden der getrocknete Wurzelstock mit anhängenden Nebenwurzeln.

Nachgewiesene Inhaltsstoffe des Cimicifugawurzelstocks sind Triterpenglykoside vom Cycloartenoltyp, darunter Actaein und Cimicifugosid. Spezifische Wirkstoffe sind derzeit nicht bekannt (4).

Klinische Wirkungen und Wirksamkeit

Cimicifuga racemosa hat eine lange Tradition als Arzneipflanze in der indianischen Medizin Nordamerikas (3, 5, 7). In Europa wird sie seit Beginn des vorigen Jahrhunderts untersucht und dementsprechend medizinisch verwendet (5). Seitdem wird berichtet, sie wirke sich »günstig« auf den Menstruationszyklus aus und lindere die mit dessen Störung zusammenhängenden Symptome. Die derzeitige Anwendung des Cimicifuga-Wurzelstockes und seiner Zubereitungen bezieht sich auf klimakterische und präklimakterische Beschwerden, prä- und gegebenenfalls auch auf postmenstruelle neurovegetative und psychische Störungen sowie auf juvenile Regelstörungen und prämenstruelle Beschwerden junger Frauen und Mädchen (3–7, 11).

Für die Anwendung bei Frauen mit klimakterischen Beschwerden liegen neben klinischen Erfahrungsberichten auch z. T. umfangreiche Anwendungsbeobachtungen über Behandlungszeiträume von meist 8–12 Wochen vor (s. 4, 5, 10). Dabei wird z. T. auch über Behandlungen bei Frauen berichtet, die eine Behandlung mit Östrogenen abgelehnt hatten bzw. bei denen eine Kontraindikation für die Östrogenanwendung bestand (s. 10). Allerdings läßt sich aufgrund solcher Anwendungsbeobachtungen derzeit nicht entscheiden, ob Cimicifuga racemosa tatsächlich bei Frauen mit einer Kontraindikation für Östrogene eine sichere Alternative darstellen könnte.

Neben den Anwendungsbeobachtungen wurden mittlerweile auch erste kontrollierte Vergleichsuntersuchungen durchgeführt (0,625 mg konjugierte Östrogene, 2 mg Diazepam/d bzw. Plazebo) (10). Anhand von Fremd- und Eigenbeurteilungen und daraus abgeleiteten Scores scheint die Behandlung mit Cimicifuga racemosa den Vergleichsbehandlungen ebenbürtig bzw. Plazebo überlegen zu sein. Allerdings weisen diese Studien in der Dokumentation einige Mängel auf. Untersuchungen des Vaginalepithels (Proliferationsgrad) deuten anhand des Verlaufes unter Behandlung mit Cimicifuga racemosa-Wurzelstock auf mögliche östrogenartige Wirkungen hin (9).

Die Wirkungen von Cimicifuga racemosa werden mit bestimmten Triterpenglykosid-Inhaltsstoffen in Verbindung gebracht (s. 4, 11). Einige Ergebnisse bisheriger experimenteller Untersuchungen könnten als Hinweis gedeutet werden, daß Zubereitungen von Cimicifuga racemosa möglicherweise östrogenartige Wirkungen besitzen und LH-Spiegel zu senken vermögen (s. 2, 4, 6, 11). Allerdings sind die bislang vorliegenden Untersuchungen noch nicht ausreichend, um einen eindeutigen Wirkungsmechanismus zu formulieren. Hinreichende Untersuchungen bei behandelten Patientinnen liegen derzeit nicht vor.

Die bisher vorliegenden Verlaufsbeobachtungen und klinischen Studien zeigen, daß mit einer gewissen Wirksamkeit in der Regel erst nach einer 4wöchigen Behandlung gerechnet werden kann (s. 4, 10). Die Wirkungen nahmen jedoch im weiteren Beobachtungszeitraum (bis 12 Wochen) noch deutlich zu.

Unerwünschte Wirkungen

Bei bestimmungsgemäßem Gebrauch sind bislang keine bedeutsamen unerwünschten Wirkungen berichtet worden. Es ist auch nicht geklärt, ob Cimicifuga racemosa und seine Zubereitungen das Wachstum östrogenabhängiger Tumore beeinflussen (s. 8). Desgleichen ist vorerst unklar, ob diese Präparate bei einer Langzeitanwendung, vor allem in einem höheren Dosisbereich, möglicherweise östrogenartige unerwünschte Wirkungen besitzen.

Wechselwirkungen

Zur Zeit liegen keine Angaben über mögliche Wechselwirkungen mit anderen Arzneimitteln vor.

Schwangerschaft und Stillperiode

Klinische Angaben über eine Anwendung während Schwangerschaft und Stillperiode liegen derzeit nicht vor.

Anwendung

In der Monographie der Kommission E des Bundesgesundheitsamtes (s. 1) sind folgende Anwendungsgebiete genannt: Präklimakterische oder klimakterische Beschwerden. Prä- und postmenstruell zum psychischen Ausgleich. Juvenile Regelstörungen.

Derzeit besteht eine Anwendungsbeschränkung für maximal 6 Monate (Fehlen von Langzeitstudien) (s. 4).

Es ist bislang noch nicht hinreichend geklärt, ob Cimicifuga racemosa eine wirksame und vor allem sichere Behandlungsalternative für Frauen darstellt, bei denen eine Kontraindikation für die Anwendung von Östrogenen besteht.

Dosierungen

Die Dosisfindung für Cimicifuga racemosa und deren Zubereitungen kann noch nicht als abgeschlossen betrachtet werden. Klinische Untersuchungen über Dosis-Wirkungs-Beziehungen liegen derzeit nicht vor. Zur Zeit bestehen eine Reihe z. T. sehr unterschiedlicher Dosierungsempfehlungen.

In der Monographie der Kommission E des Bundesgesundheitsamtes (s. 1) finden sich folgende Angaben zur Dosierung:

Mittlere Tagesdosis 3 g Droge, Zubereitungen entsprechend:

Tee: 2mal täglich.
Tee-Aufguß: 1 Teelöffel (etwa 1,5 g) Traubensilberkerzenwurzelstock auf eine Tasse Wasser heiß aufgießen, 10 Minuten ziehen lassen, abseihen.
Tinktur (1:10): 3mal täglich 10 Tropfen.

Daneben finden sich auch andere Dosierungsangaben (s. 2, 4, 11):

Dekokt: 0,3–2 g als Tagesdosis.
Tinktur (1:10): in 60%igem Alkohol (entsprechend Extraktivstoffen aus 200–400 mg Droge) 2–4 ml.
Droge- bzw. Fluidextrakt 1 g als Einzeldosis.
Pulverisierte Droge 1 g 1–3mal täglich.

Auf einen Flüssigextrakt berechnet, betragen die mit Fertigarzneimitteln empfohlenen Dosen z. B. 45–90 mg. Auf Triterpenglykoside bezogen, z. B. etwa 4 mg Triterpenglykoside pro Tag.

Gegenanzeigen

Überempfindlichkeit auf Cimicifuga racemosa-Wurzelstock und seine Inhaltsstoffe.

Aufgrund der bislang noch nicht abschließend geklärten Wirkungen kann die Sicherheit einer Behandlung mit Cimicifuga racemosa bei Patientinnen mit östrogenabhängigen Tumoren noch nicht hinreichend beurteilt werden.

Literatur

1. FINTELMANN, V., H. G. MENSSEN u. C. P. SIEGERS: Phytotherapie Manual. Hippokrates, Stuttgart 1989.
2. HAAS, H.: Arzneipflanzenkunde. Wissenschaftsverlag, Mannheim-Wien-Zürich 1991.
3. HAHN, G.: Bewährte Arzneipflanzen in der Frauenheilkunde. Erfahrungsheilkunde 9, 484–490 (1990).
4. HÄNSEL, R.: Phytopharmaka. Grundlagen und Praxis. 2. Aufl. Springer, Berlin-Heidelberg-New York 1991.
5. HARNISCHFEGER, G. u. H. STOLZE: Traubensilberkerze. notabene medici 10, 446–450 (1980).
6. LAURITZEN, C.: Stellungnahme zum Präparat Mulimen-Tropfen. gynäkol. prax. 13, 683–687 (1989).
7. MADAUS, G.: Lehrbuch der biologischen Heilmittel. Nachdruck der Ausgabe Leipzig 1938. Olms, Hildesheim-New York 1979.
8. NESSELHUT, T. u. Mitarb.: Untersuchungen zur proliferativen Potenz von Phytopharmaka mit östrogenähnlicher Wirkung bei Mammakarzinomzellen. 49. Kongreß der deutschen Gesellschaft für Gynäkologie und Geburtshilfe. Abstrakt F2.28.01 (1992).
9. STOLL, W.: Phytotherapeutikum beeinflußt atrophisches Vaginalepithel. therapeutikon 1, 23–31 (1987).
10. WARNECKE, G.: Beeinflussung klimakterischer Beschwerden durch ein Phytotherapeutikum. Erfolgreiche Therapie mit Cimicifuga-Monoextrakt. Med. Welt 36, 871–874 (1987).
11. WREN, R. C.: Potter's new encyclopaedia of botanical drugs and preparations. Daniel Company, Saffron Walden 1988.

R. SALLER und CORINNA VOGT-HELL, Frankfurt am Main

Weißdorn

Crataegus (Weißdorn)

Arzneidroge und Inhaltsstoffe

Für weißdornhaltige Präparate werden verschiedene Drogen verwendet (13a):

1. Crataegi folium cum flore (Weißdornblätter mit Blüten DAB 9) bestehen aus dunkelbraunen, holzigen etwa 1–2 mm dicken Stengelstücken mit den Laubblättern und den weißen Blüten. Die Droge weist einen schwachen, eigenartigen Geruch sowie einen leicht bitteren bis adstringierenden Geschmack auf (13a).

2. Crataegi fructus (Weißdornfrüchte) sind die beerenartigen, weinroten bis gelbbraunen Scheinfrüchte. Der Geschmack ist süßlich schleimig.

3. Bei Crataegi folium handelt es sich um Weißdornblätter.

Zwischen Blättern, Blüten und Scheinfrüchten bestehen hinsichtlich der Inhaltsstoffe qualitative und quantitative Unterschiede:

Weißdornblätter mit Blüten (Crataegus laevigata und monogyna) enthalten 1–3% oligomere Proanthocyanidine (im Durchschnitt 2,48%), Weißdornfrüchte etwa 0,43%. Proanthocyanidine sind Bipolymere mit Catechinen als monomeren Bausteinen (13a). Oligomere Proanthocyanidine (OPC, Procyanidine) sind Gemische aus Molekülen bis zu einem Polymerisationsgrad von n = 6.

Weitere Inhaltsstoffe der verschiedenen Weißdorndrogen sind Flavonoide wie z. B. Hyperosid, Rutin, Vitexin, Vitexin-Rhamnosid; berechnet als Hyperosid (Quercetin-3-Galactosid) und Vitexin, enthalten Blätter mit Blüten ca. 1,1%, Blüten 1,1% und Früchte 0,1% (mit jeweils unterschiedlichem Mischungsverhältnis) (13a).

Zudem sind u.a. enthalten Katechine, aromatische Karbonsäuren (u. a. Chlorogensäure, Kaffeesäure), pentazyklische Triterpene sowie eine große Anzahl anderer Stoffe in geringen Konzentrationen (u. a. Cholin, Acetylcholin, Alkylamine, Polyamine; Xanthinverbindungen wie Adenin, Adenosin, Harnsäure sowie Mineralien) (13a).

Zur Gehaltsbestimmung werden nach DAB 9 Flavonole und Flavonolglykoside erfaßt (d.h. hauptsächlich Hyperosid und Quercetin), in der industriellen Kontrolle häufig Proanthocyanidine und/oder Flavonglykoside (13a).

Die verschiedenen Weißdorndrogen lassen sich zu einer Vielzahl von Arzneiformen verarbeiten, deren chemische Zusammensetzung sich, u.a. auch in Abhängigkeit von Extraktionsverfahren und entsprechendem Lösungsmittel (z. B. Wasser, Mischungen Wasser-Äthanol, Methanol für Trockenextrakte), vermutlich erheblich unterscheiden können (s. auch 13a, 30). Mit Wasser werden relativ leicht die (di- bis hexameren oligomeren) Proanthocyanidine extrahiert, mit hochprozentigem Äthanol die polymeren Proanthocyanidine sowie Triterpensäuren (30).

Auch in botanischer Hinsicht (Drogenherkunft) können sich Weißdornpräparate unterscheiden. Ursprünglich wurden Crataegus monogyna und Crataegus laevigata (oxyacantha) verwendet (30). Nach DAB 9 kommen für Weißdornblätter mit Blüten auch noch Crataegus azarolus (östliches Mittelmeer, Süditalien), Crataegus nigra (Ungarn, Jugoslawien) und Crataegus pentagyna (östliches Mittelmeer, Balkan, Südukraine) in Betracht (30).

Diese botanischen und pharmazeutischen »Möglichkeiten« lassen es verständlich erscheinen, daß phytotherapeutische Verordnungen mitunter sehr herstellergebunden erfolgen.

Traditionelle Anwendung

In der volkstümlichen Medizin wird Crataegus als Herz- und Gefäßmittel angewendet, vor allem als allgemeines Herztonikum und Blutdruckregulans bei zu hohem, aber auch zu niedrigem Blutdruck, außerdem als »Beruhigungsmittel für Herz und Seele« (12, 14, 17, 20, 21, 23, 31–33). Die sedierenden Eigenschaften sind umstritten; trotzdem findet sich Weißdorn in zahlreichen Kombinationspräparaten mit anderen pflanzlichen Sedativa. Die berichteten entwässernden Eigenschaften könnten mit den kardialen Wirkungen zusammenhängen (33). Die Anwendung zur Prävention und Behandlung der Arteriosklerose sind vermutlich im Zusammenhang mit den hypotensiven Wirkungen zu sehen.

Crataegus wird in zahlreichen Kombinationen mit anderen Drogen angeboten (z. B. Hopfen, Baldrian, Mistel, Arnica). Bei diesen Präparaten wird eine additive Wirksamkeit mit Crataegus geltend gemacht (z. B. Sedierung mit Hopfen und Baldrian, Myokardwirkungen mit Mistel, Gefäßwirkungen mit Arnica). Außerdem wird Crataegus mit verschiedenen herzwirksamen Glykosiden, aber auch anderen Monosubstanzen (z. B. Spartein, Coffein, Adenosin) kombiniert angeboten.

Klinische Wirkungen und Wirksamkeit

Die Studien zur therapeutischen Wirksamkeit von Crataeguspräparaten wurden mit unterschiedlichen Fertigarzneimitteln (Extrakte aus Blättern, Blüten, Früchten) und unterschiedlich dosierten Therapieregimen durchgeführt (z. B. 1,5–18fache Mindest-Tagesdosis an Gesamtflavonoiden bzw. oligomeren Procyanidinen bei den hier referierten klinischen Studien). Daher ergeben sich naturgemäß gewisse Schwierigkeiten bei der Vergleichbarkeit der Untersuchungsergebnisse. Da in den verschiedenen Untersuchungen die Stadieneinteilung der Herzinsuffizienz entsprechend der New York Heart Association (NYHA) eine große Rolle spielt, sind diese Stadien mit der entsprechenden Symptomatologie in Tab. 24 wiedergegeben.

Stadium I:

Herzerkrankung ohne Einschränkung der körperlichen Belastbarkeit; normale körperliche Tätigkeit bewirkt keine übermäßige Müdigkeit, Palpitationen, Atemnot oder Angina pectoris

Stadium II:

Patienten mit kardialen Erkrankungen und leichten Einschränkungen der körperlichen Aktivität; keine Beschwerden in Ruhe; normale körperliche Aktivität verursacht Müdigkeit, Palpitationen, Atemnot oder Angina pectoris

Stadium III:

Patienten mit kardialen Erkrankungen mit deutlicher Einschränkung der körperlichen Belastbarkeit; Wohlbefinden in Ruhe; weniger als normale körperliche Tätigkeit, bewirkt Müdigkeit, Palpitationen, Atemnot oder Angina pectoris

Stadium IV:

Bei Patienten mit kardialen Erkrankungen ist keine körperliche Aktivität ohne erhebliche Beschwerden möglich; Symptome der Herzinsuffizienz oder Angina pectoris sind bereits in Ruhe vorhanden; bei jeder körperlichen Betätigung nehmen die Beschwerden zu

Tab. 24
Funktionelle Klassifizierung der Herzinsuffizienz nach der New York Heart Association (NYHA)

Klinische Studien zur Herz-Kreislauf-Wirksamkeit

In einer zweiteiligen unkontrollierten Studie bei Patienten mit »latenter« bzw. »leichter« Herzinsuffizienz (möglicherweise Stadium I–II NYHA) wurde sowohl nach akuter Gabe wie auch nach einer chronischen Behandlung mit *Crataegutt* i.v. ein Anstieg von Schlagvolumen und Herzzeitvolumen sowie eine Senkung des peripheren Widerstandes beobachtet (19).

Ebenfalls unkontrolliert wurde bei Patienten mit unterschiedlichen Herz-Kreislauf-Erkrankungen (funktionelle Herzbeschwerden bis vereinzelt Herzinsuffizienz NYHA III) der Einfluß von *Crataegutt* (3 x 2 Drgs./d) auf eine Reihe von Parametern für die »Herztätigkeit« untersucht (22). Die Autoren deuten die unterschiedlich ausgeprägten Wirkungen auf z. B. klinischen Zustand, Blutdruck, systolische Zeitintervalle, echokardiografische Befunde, Verhältnis von Pulsschlag zu Atemfrequenz und arterielle Grundschwingung als Hinweise auf Angriffspunkte an der glatten Gefäßmuskulatur und insgesamt als »Harmonisierung von Herztätigkeit und Gefäßperipherie«.

Auch in einer weiteren unkontrollierten ambulanten Studie *(Esbericard* 3 x 2 Drgs. bzw. 3 x 20 Trpf.) wird bei Patienten mit NYHA I–II über günstige Wirkungen berichtet (4).

In einer gut definierten Patientengruppe mit Herzinsuffizienz NYHA II wurden nach vierwöchiger Behandlung mit *Crataegutt forte* (3 x 2 Drgs.) ein signifikanter Anstieg der linksventrikulären Ejektionsfraktion von 40,2% auf 43,5% in Ruhe sowie von 41,5% auf 46,6% unter Belastung gefunden (Radionukleidventrikulografie), desgleichen eine geringfügige Blutdrucksenkung in Ruhe und eine Senkung des ergometrischen systolischen Belastungsdruckes von 188 mmHg auf 177 mmHg. Ruhe und Belastungsfrequenz blieben unverändert (11). Allerdings wurde die statistische Prüfung der Unterschiede in dieser Vorher-Nachher-Untersuchung nur einseitig vorgenommen, so daß auch aus diesem Grund die Aussagekraft der Studie eingeschränkt ist.

In einer Untersuchung (2 x 25 Trpf. *Crataegutt)* mit einer nicht näher definierten

Kontrollgruppe fanden sich ein verbesserter »Erholungsquotient« und eine Abnahme des Sauerstoffverbrauchs in Ruhe und unter Belastung (6).

In einer kleinen offen, jedoch kontrollierten Studie mit allerdings nicht eindeutig charakterisierten Patienten nahm unter *Crataegutt Tropfen* (3 x 2 ml) das systolische Druck-Frequenz-Produkt ab, stieg in Ruhe der Sauerstoffpartialdruck im Blut von 76,6 auf 80,6 mmHg an und nahm unter Ruhe bzw. Belastung der Laktatgehalt ab (28).

Ein signifikanter Anstieg der Belastungstoleranz fand sich in einer randomisierten Doppelblindstudie bei Patienten mit koronarer Herzkrankheit der NYHA-Stadien I und II *(Crataegutt novo* 3 x 1 Filmtabl.) (13).

In einer umfangreichen kontrollierten Studie (80 ausgewertete Patienten) mit *Crataegutt* (3 x 2 Drgs.) über 6 Wochen ergaben sich bei herzinsuffizienten Patienten im Stadium NYHA II, jedoch kaum im Stadium III, statistisch signifikante Verbesserungen einer Reihe von klinischen Parametern und vor allem Symptomen: u. a. Druck-Frequenzprodukt in Ruhe, Selbst- und Fremdeinschätzung der Schwere der Symptome (18).

In 2 plazebokontrollierten Cross-over-Doppelblindstudien mit *Crataegutt novo* (3 x 1 Filmtabl.) an multimorbiden älteren Patienten wurden eine Reihe von Herz-Kreislauf-Befunden in Ruhe und unter Ergometer-Belastung sowie Befindlichkeit und mentale Leistungen untersucht (25, 26):

In der ersten Untersuchung (Patienten mit »nachlassender Leistungsfähigkeit des Herzens« entsprechend NYHA-Stadium I und II) nahmen unter Belastung Herzfrequenz, systolischer Blutdruck und dementsprechend auch das systolische Druck-Frequenz-Produkt signifikant ab (25).

In der Folgestudie (herzinsuffiziente Patienten im NYHA-Stadium I und II) wurden unter Belastung und in der Erholungsphase ebenfalls Herzfrequenz, systolischer Blutdruck und systolisches Druck-Frequenz-Produkt signifikant gesenkt (26). Ebenfalls signifikant gebessert wurden in beiden Studien Befindlichkeit und mentale Leistungen.

Klinische Untersuchungen zum Wirkungsmechanismus der Herz-Kreislauf-Wirksamkeit

In einer randomisierten, plazebokontrollierten Doppelblindstudie mit *Kneipp Pflanzen-Dragees Weissdorn* (3 x 3 Drgs.) an Probanden (16) fand sich im Gegensatz zu Plazebo eine Abnahme von Herzfrequenz, systolischem und diastolischem Blutdruck während ansteigender Ergotriebelastung von 50–150 Watt. Das systolische Druck-Frequenz-Produkt als Ausdruck des myokardialen Sauerstoffverbrauchs und der Herzarbeit nahm, ermittelt über die gesamte Belastung, signifikant um 10% ab. Gleichzeitig wurden die Wirkdosen des α-Sympathomimetikums Noradrenalin (ED_{PM110}) und des β-Sympathomimetikums Isoprenalin (ED_{20}) ermittelt, die für eine definierte Erhöhung des mittleren Blutdrucks auf 110 mmHg bzw. der Herzfrequenz um 20/Min. erforderlich sind. Da beide Wirkdosen durch die Behandlungsperiode nicht beeinflußt wurden, d. h. die Reaktionslage auf exogene Katecholamine unverändert blieb, wirkt Crataegus vermutlich nicht als einfacher peripherer α- bzw. β-Agonist.

Der Wirkungsmechanismus von Crataeguspräparaten ist derzeit allerdings nicht abschließend geklärt.

Die verschiedenen klinischen Studien weisen auf eine leichte blutdrucksenkende Wirkung (z. B. durch Nachlastsenkung) hin (siehe z. B. 17, 31–33); sie ermöglichen derzeit aber keine eindeutige, therapeutische Charakterisierung der experimentell gefundenen Wirkungen auf den Herzrhythmus.

Für die weiteren Weißdornpräparaten zugesprochenen Wirkungen (siehe traditionelle Anwendung) liegen derzeit keine kontrolliert erhobenen Daten vor.

Pharmakokinetik

Untersuchungen beim Menschen über Resorption, Verteilung, Metabolismus und Elimination von Crataeguspräparaten und der in ihnen vorkommenden oligomeren Procyanidinen und Flavonoiden liegen nicht vor.

An Mäusen wurden orientierende Untersuchungen mit ^{14}C markierten Catechinen, trimeren und oligomeren Procyanidinen und einer OCP-Gesamtfraktion durchgeführt (15). Gemessen wurde die Radioaktivität, die allerdings nicht einzelnen Inhaltsstoffen oder Metaboliten zugeordnet werden kann. Dabei ließ sich eine enterale Resorption (vermutlich 20–30% oder mehr) nachweisen. Nennenswerte Mengen erscheinen im Körper bereits innerhalb von 1 Stunde, die Resorption scheint sich insgesamt über mehrere Stunden zu erstrecken. Bestandteile der OPC-Fraktion binden sich an Plasma- und Gewebsproteine und werden im Körper weit verteilt, einschließlich des Gehirns. Nach siebentägiger Fütterung waren die Organkonzentrationen durchschnittlich 2–3mal höher als nach i.v. Einmalgabe. Eine gewisse Anreicherung erfolgt u.a. im Myokard. Die Ausscheidung bei chronischer Fütterung findet überwiegend in die Faeces statt.

Angaben über einen evtl. Einfluß von Alter und Krankheiten (z. B. Nieren-, Lebererkrankungen) liegen nicht vor. Aufgrund von therapeutischen Erfahrungen über eine »große therapeutische Breite« wird ein hohes Lebensalter nicht als Einschränkung für die Anwendung von Weißdornpräparaten angesehen (s. 17, 24).

Anwendungsgebiete

Entsprechend der Monographie der Kommission E des Bundesgesundheitsamtes (8):

Nachlassende Leistungsfähigkeit des Herzens entsprechend der Stadien I–II der NYHA.

Noch nicht digitalisbedürftiges Altersherz.

Druck- und Beklemmungsgefühl in der Herzgegend.

Leichte Formen von bradykarden Herzrhythmusstörungen.

Unter »Altersherz« wird häufig eine Herzerkrankung entsprechend NYHA I und II in der 2. Lebenshälfte verstanden. Bei Patienten mit Druck- und Beklemmungsgefühl in der Herzgegend muß eine anderweitig behandlungsbedürftige koronare Herzkrankheit ausgeschlossen sein. Für das Anwendungsgebiet »leichte bradykarde Herzrhythmusstörungen« liegen weder ausreichend dokumentiertes Erfahrungsmaterial noch klinische Studien vor (s. auch 13a).

Dosierung

Nach der Monographie der Kommission E des Bundesgesundheitsamtes beträgt die Mindest-Tagesdosis 5 mg Flavonoide (berechnet als Hyperosid nach DAB 9) oder 10 mg Gesamtflavonoide (bestimmt als Gesamtphenole, berechnet als Hyperosid) oder 5 mg oligomere Procyanidine (berechnet als Epicatechin) (8).

Crataegi folium cum flore:
Droge (als Infus): Einzeldosis 1,0 g,
  Tagesdosis 3–4 g.

Crataegi folium cum flore:
Fluidextrakt (1:1): Einzeldosis 1,0 g,
  Tagesdosis 3–4 g.
Extrakt (4:1): Einzeldosis 0,25 g,
  Tagesdosis 0,75–1,0 g.
Extrakt (5:1): Einzeldosis 0,2 g,
  Tagesdosis 0,6–0,8 g.

Die Dosisfindung zur therapeutischen Anwendung kann derzeit nicht als abgeschlossen angesehen werden (s. auch 24). Die Mindest-Tagesdosis nach der Monographie ist für die zugelassenen Anwendungen in der Regel deutlich zu niedrig. Auch ist derzeit der Dosierungsbereich noch unbekannt, bei dessen Überschreitung die erwünschte therapeutische Wirksamkeit nicht mehr zunimmt (Plateau der Dosis-Wirkungs-Kurve).

Unerwünschte Wirkungen

Gravierende unerwünschte Wirkungen wurden bislang nicht beschrieben bzw. beobachtet. Sehr selten wurden von einzelnen Patienten in den verschiedenen klinischen Studien vorübergehende Übelkeit, Bauchschmerzen, Kopfschmerzen und Schwindel berichtet (18, 26).

Eine Beeinflussung des Reaktionsvermögens durch Crataeguspräparate ist bislang nicht bekannt.

Hinweise auf physische und/oder psychische Abhängigkeit liegen nicht vor.

Das Sensibilisierungspotential von Crataegus scheint sehr gering zu sein (auch bei Hautkontakt).

Toxikologie

Crataeguspräparate sind bislang bei kurzfristiger oder chronischer Anwendung mit keiner sicheren klinischen Toxizität in Erscheinung getreten (1–3, 10, 17).

Behandlung bei Überdosierung

Berichte über akute oder chronische Überdosierungen bzw. Vergiftungen mit Crataegus liegen nicht vor und dementsprechend auch keine Behandlungsvorschläge für solche Situationen. Sollte absichtlich oder versehentlich die Einnahme hoher, d. h. weit über dem therapeutischen Bereich liegender Dosen vorkommen, so scheint es sinnvoll, die Herz-Kreislauffunktionen zu überwachen (u. a. Ekg, Blutdruck, Puls) und gegebenenfalls symptomatische Maßnahmen zu ergreifen. Bei exzessiven Dosen kann eine primäre Elimination sinnvoll sein (z. B. induziertes Erbrechen, Magenspülung), möglicherweise auch die wiederholte Gabe von Aktivkohle zusammen mit salinischen Abführmitteln.

Mutagene und gentoxische Eigenschaften

Eine Mutagenität von Crataeguspräparaten ist bislang nicht bekannt (5, 7, 9, 10, 27, 29).

Für das Flavonoid Quercetin, das außer in Crataegus ubiquitär in zahlreichen Pflanzen, Genußmitteln und Nahrungsbestandteilen vorkommt, wurden im Ames-Test sowie bei Bakterien, Pilzen und Insekten mutagene Wirkungen (Punktmutationen) gefunden (29). Außerdem wurden sowohl comutagene wie auch antimutagene Wirkungen beschrieben (siehe 29). Die Bedeutung der verwendeten Testmodelle wie auch der darauf basierenden Ergebnisse für den Menschen ist unklar und wird kontrovers diskutiert. Die Untersuchungen mit Quercetin in Säugetierzellkulturen fielen widersprüchlich aus (z. B. negative Ergebnisse an der Ratte) (29). Neben einem gentoxischen Wirkungsmechanismus spielt für die klinische Bedeutung einer möglichen Gentoxizität die Metabolisierung im entsprechenden Organismus eine entscheidende Rolle. Quercetin wird im menschlichen Stoffwechsel entgiftet: Es wird im Darm in kleinere Bausteine zerlegt, die gentoxisch inaktiv sind (29).

Abgesehen von der Frage einer möglichen Gentoxizität von Quercetin ist es derzeit nicht geklärt, inwieweit es sinnvoll und aussagekräftig ist, von Untersuchungen eines isolierten Wirkstoffes auf einen Pflanzenextrakt bzw. die Gesamtpflanze und ihre verschiedenen Zubereitungen zu schließen (s. 29).

Quercetin ist in der üblichen (mitteleuropäischen) Nahrung mit etwa 50 mg/d enthalten.

Karzinogene Eigenschaften

Eine Karzinogenität von Crataeguspräparaten ist bislang nicht bekannt (9, 10, 17).

Nicht jede gentoxische Substanz besitzt auch ein kanzerogenes Potential (s. 29). Für den potentiell gentoxischen Inhaltsstoff Quercetin (s. oben), der außer in Weißdorn, ubiquitär in zahlreichen Pflanzen, Genußmitteln und Nahrungsbestandteilen vorkommt, fielen die bisherigen Kanzerogenitätsstudien fast ausschließlich negativ aus (Langzeitversuche an Maus, Ratte, Hamster) (29). Allerdings würden die Ergebnisse eines positiven Kanzerogenitätstests an Mäusen, Ratten oder auch anderen Versuchstieren sich nicht uneingeschränkt auf den Menschen übertragen lassen (29).

Wechselwirkungen

Berichte über Wechselwirkungen mit anderen Arzneimitteln bzw. Therapien sind derzeit nicht bekannt.

Anwendung während Schwangerschaft und Stillperiode

Angaben über Plazentagängigkeit und übertritt in die Muttermilch liegen nicht vor. Erkenntnisse über die Anwendung von Crataeguspräparaten während Schwangerschaft oder Stillperiode sind derzeit nicht vorhanden. Der ubiquitär vorkommende Weißdorn-Inhaltsstoff Quercetin (s. auch unten) wurde an der Ratte auf evtl. teratogene Eigenschaften untersucht. Die Ergebnisse waren negativ (29).

Gegenanzeigen

Überempfindlichkeit auf Crataegus bzw. seine Inhaltsstoffe. Weitere Gegenanzeigen sind derzeit nicht bekannt.

Handelspräparate

Die verschiedenen Weißdorn-Arzneidrogen und ihre Zubereitungen (z. B. Extrakte) sind in zahlreichen phytotherapeutischen Mono- und Kombinationspräparaten enthalten. Nach der derzeitigen Kenntnislage sind sie nicht zwanglos untereinander austauschbar. Für eine Reihe der zur Zeit angebotenen Präparate liegen keine kontrolliert erhobenen klinischen Daten vor.

Literatur

1. AMMON, H. P. T. u. M. HÄNDEL: Crataegus, Toxikologie und Pharmakologie. Teil I: Toxizität. Planta Med. **43**, 105–120 (1981).
2. AMMON, H. P. T. u. M. HÄNDEL: Crataegus, Toxikologie und Pharmakologie. Teil II: Pharmakodynamik. Planta Med. **43**, 209–239 (1981).
3. AMMON, H. P. T. u. M. HÄNDEL: Crataegus, Toxikologie und Pharmakologie. Teil III: Pharmakodynamik und Pharmakokinetik. Planta Med. **43**, 313–322 (1981).
4. BERCKER, R.: Therapie der nicht-glykosidbedürftigen Herzinsuffizienz. medwelt 35, 1567–1569 (1984)
5. BJELDANES, L. F. u. G. W. CHANG: Mutagenic activity of quercetin and related compounds. Science **197**, 577–578 (1977).
6. BÖHLAU, V. u. E. BÖHLAU: Objektive Prüfung der Crataegus-Wirkung. Beiheft Fortschritte der Therapie **15**, 1–5 (1968). Fortschr. Med. **86**, 669–673 (1968).
7. BROWN, J. P.: A review of the genetic effects of naturally occurring flavonoids, anthraquinones and related compounds. Mutat. Res. **75**, 243–277 (1980).
8. Bundesgesundheitsamt: Monographie: Crataegus (Weißdorn). B. Anz. Nr. 1 vom 3. 1. 1984.
9. de SMET, P. A. G. M. u. A. G. VULTO: Drugs used in non-orthodoxic medicine. In: DUKES, M. N. G. u. L. Beely (Hrsg.): Side effects of drugs. Annual 12. S. 403–415. Elsevier, Amsterdam-New York-Oxford 1988.
10. DUKE, J. A.: Crataegus Oxyacantha L. CRC Handbook of Medicinal Herbs. S. 146–147. CRC Press, Boca Raton 1986.
11. EICHSTÄDT, H. u. Mitarb.: Crataegus hilft dem Patienten mit NYHA II-Herzinsuffizienz. Therapiewoche **39**, 3288–3296 (1989).
12. GESSNER, O. u. G. ORZECHOWSKI: Gift- und Arzneipflanzen von Mitteleuropa. 3. Aufl. Winter Universitätsverlag, Heidelberg 1974.

13. HANAK, T. u. M. H. BRÜCKEL: Behandlung von leichten stabilen Formen der Angina pectoris mit Crataegutt novo. Therapiewoche **33,** 4331–4333 (1983).
13a. HÄNSEL, R.: Phytopharmaka. Grundlagen und Praxis. 2., völlig überarb. Aufl. Springer, Berlin-Heidelberg-New York 1991.
14. HARNISCHFEGER, G. u. H. STOLZE: Weissdorn. notabene medici **11,** 18–24 (1981).
15. HECKER-NIEDIEK, Ae.: Untersuchung zur Biogenese, Markierung und Pharmakokinetik der Procyanidine aus Crataegus-Species. Inaugural-Dissertation, Marburg 1983.
16. HELLENBRECHT, D. u. Mitarb.: Randomized placebo-controlled study with crataegus on exercise tests and challenge by catcholamines in healthy subjects. Eur. J. Pharmacol. **183,** 525–526 (1990).
17. HOBBS, C. u. S. FOSTER: Hawthorn. A literature review. Herbal Gram. **22,** 20–33 (1990).
18. IWAMOTO, M. T. ISHIZAKI u. T. SATO: Klinische Wirkung von Crataegutt bei Herzerkrankungen ischämischer und/oder hypertensiver Genese. Planta medica **42,** 1–16 (1981).
19. KOPPERMANN, E.: Klinisch-experimentelle Studien über die Wirkung eines injizierbaren Crataegus-Extraktes. Ärztl. Forsch. **10/I,** 585–592 (1956).
20. KOSCH, A: Handbuch der Arzneipflanzen. S. 146–149. Julius Springer, Berlin 1939.
21. KROEBER, L: Das neuzeitliche Kräuterbuch. Band I. S. 395–440. Hippokrates, Stuttgart 1948.
22. KÜMMELL, H. C., K. SCHREIBER u. J. KOENEN: Untersuchungen zur Therapie mit Crataegus. Herzmedizin **5,** 157–165 (1982).
23. MADAUS, G: Lehrbuch der biologischen Heilmittel. Band II, S. 1113–1121. Thieme, Leipzig 1938.
24. MEIER, B.: Pflanzliche versus synthetische Arzneimittel. Z. Phytother. **10,** 182–189 (1989).
25. O'CONNOLLY, M., G. BERNHÖFT u. G. BARTSCH: Behandlung älterer, multimorbider Patienten mit stenocardischen Beschwerden. Therapiewoche **37,** 3587–3600 (1987).
26. O'CONNOLLY, M. u. Mitarb.: Behandlung der nachlassenden Herzleistung. Fortschr. Med. **104,** 805–808 (1986).
27. OGAWA, S. u. Mitarb.: Mutagenicity modulating effect of quercetin on aromatic amines and acetamides. Mutat. Res. **92,** 37–46 (1987).
28. POZENEL, H.: Nachlassende Leistungsfähigkeit des Herzens. Z. Allgemeinmed. **62,** 526–530 (1986).
29. SCHIMMER, O.: Substanzen mit gentoxischer, kanzerogener und teratogener Potenz in Pflanzen und pflanzlichen Arzneimitteln. internist. prax. **32,** 609–619 (1992).
30. STEINEGGER, E. u. R. HÄNSEL: Lehrbuch der Pharmakognosie und Phytotherapie. 4. Aufl., S. 581–584. Springer, Berlin-Heidelberg-New York-London-Paris-Tokyo 1988.
31. TRUNZLER, G.: Phytotherapeutische Möglichkeiten bei Herz- und arteriellen Gefäßerkrankungen. Z. Phytother. **10,** 147–156 (1989).
32. WEISS, R. F.: Lehrbuch der Phytotherapie. 6. Aufl., S. 206–214. Hippokrates, Stuttgart 1985.
33. WREN, R. C.: Überarbeitet von E. M. WILLIAMSON u. F. J. EVANS: Potter's new cyclopaedia of botanical drugs and preparations. S. 138–139. The CW Daniel Company Limited, Saffron Walden 1988.

R. SALLER und D. HELLENBRECHT, Frankfurt am Main

Wermut

Artemisia absinthium (Absinth)

Der Wermut oder Absinth, Artemisia absinthium, gehört zu den Körbchenblütlern mit kleinen gelben Blütenkörbchen. Als Arzneidroge wird das oberirdische Kraut mit Blüten, Blättern und Stengeln verwendet (Absinthii herba). Inhaltsstoffe sind stark bitter schmeckende Substanzen (Sesquiterpenlaktone) und ein ätherisches Öl, das neben anderen Terpenen vor allem Thujon enthält. Aufgrund dieser Wirkstoffkombination wird Wermut seit langem als Amarum aromaticum eingesetzt.

In der Aufbereitungsmonographie der Kommission E des BGA werden als Anwendungsgebiete genannt: Appetitlosigkeit, dyspeptische Beschwerden und Dyskinesien der Gallenwege, wobei allerdings auch darauf hingewiesen wird, daß »verwertbare experimentelle pharmakologische Daten aus neuerer Zeit nicht vorliegen«. Als beliebte Arzneidroge der Erfahrungsmedizin sind Wermutkraut und Extrakte der Droge in zahlreichen Kombinationspräparaten enthalten: lt. Pharm. Stoffliste z. Zt. über 100 Fertigarzneimittel aus den Bereichen Magen-Darmmittel, Roborantia, Cholagoga u. a.

Für die Herstellung von Teeaufgüssen gelten 2–3 g Droge als mittlere Tagesdosis. Für einen Teeaufguß werden 1,5 g (= 1 Teelöffel) Droge mit 150 ml (= 1 Tasse) heißem Wasser übergossen; 10 Minuten ziehen lassen, dann abseihen. Zur Anregung der Magensaftsekretion vor dem Essen, als Cholagogum nach dem Essen trinken. Unerwünschte Wirkungen sind bei bestimmungsgemäßem Gebrauch nicht zu erwarten. Allerdings ist bei disponierten Personen auch mit allergischen Reaktionen gegenüber Wermut (bei Überempfindlichkeit gegenüber anderen Körbchenblütlern mit Kreuzreaktionen) zu rechnen. Für die nicht seltenen Allergien gegenüber Körbchenblütlern sind die in der Familie verbreiteten Sesquiterpenlaktone verantwortlich.

In höherer Dosierung (oder auch über einen längeren Zeitraum eingenommen) kann Wermut zu Intoxikationserscheinungen führen, die im wesentlichen auf das ätherische Öl mit der Hauptkomponente Thujon zurückzuführen sind. Erbrechen, Durchfälle, Benommenheit und Krämpfe werden in älteren Arbeiten beschrieben. Die Verwendung reinen ätherischen Wermutöls zur Herstellung des Absinthschnapses ist seit langem verboten. Ob die bei chronischem Genuß aufgetretenen Symptome des »Absinthismus« – zerebrale Störungen, epileptiforme Krämpfe, Halluzinationen – tatsächlich Wirkungen des Thujons oder aber Wirkungen des hohen Alkoholkonsums waren, wird kontrovers beurteilt.

D. Frohne, Kiel

Zwiebel

Zwiebelölmazerat
(z. B. *Alligerol*)

Frage

Alligerol, ein 275 mg Zwiebelölmazerat enthaltendes Präparat, wird zur »Verbesserung des Gedächtnisses« und für ein »Nachlassen des Schwindelgefühls« angeboten. Das Zwiebelöl soll »Alkyl-Oligosulfide« und »wirkintensive Allicin-Folgeprodukte« enthalten. 60 Kapseln kosten DM 19,65. Wirksam? Evtl. als bewußt verordnetes Plazebo zu verwenden?

Antwort

Mit *Alligerol* liegt ein standardisiertes Zwiebelpräparat in Kapselform vor, das 10 der pharmakologisch als wirksame Hauptbestandteile angesehenen organischen S-Oxyd-Verbindungen (sog. Alkyl-Oligosulfide) in bekannter Menge und festem Mischverhältnis enthält. Für die klinische Anwendung ist damit erstmalig eine genaue und reproduzierbare Dosierung der Wirkstoffe aus Allium cepa möglich und damit auch die Voraussetzung gegeben, die Vielfalt ihrer pharmakologischen Effekte klinisch zu definieren und auf klinische Bedeutung in Therapievergleichen zu überprüfen.

Pharmakologische Untersuchungen haben als Wirkung verschiedener Zwiebelbestandteile u. a. auch Blutdrucksenkung, Hemmung der Thrombozytenagglutination, Steigerung der Fibrinolyse sowie Senkung von Cholesterin, Triglyzeriden und freien Fettsäuren nachgewiesen. Dies läßt einen vorbeugenden Effekt auf arteriosklerotische Gefäßveränderungen erwarten; jedoch stehen Langzeitversuche zur Bestätigung dieser Erwartung aus.

Nicht bekannt ist, ob diese Wirkungen – oder andere Effekte aus der pharmakologischen Fundgrube Allium cepa – klinischen Wert für Gedächtnisstörung oder Schwindelgefühl haben. Eine Indikationsstellung für diese Symptome ist daher z. Zt. nicht gegeben. Als gesichert darf jedoch gelten, daß *Alligerol* pharmakologisch aktiv und somit a l s P l a z e b o u n g e e i g n e t ist.

Erschienen in:
internist. prax. **32**, 201 (1992)
© 1992, Marseille Verlag, München

B. R. VOLLHARDT, Bonn

KAPITEL 4

Ausgewählte toxikologische Fragen bei Pflanzen und Phytotherapeutika

Merkblatt für Eltern: Pflanzen, eine Gefahr für Kinder?

Kinder stecken vieles in den Mund. Dazu gehören auch Pflanzen oder Pflanzenteile. Nur wenige Pflanzen sind in unseren Breiten so giftig, daß ihr Verzehr lebensbedrohliche Folgen hat; aber auch rohe Teile eßbarer Pflanzen können – in unterschiedlich großen Mengen genossen – Durchfälle und/oder Bauchschmerzen auslösen.

Wie können Sie vorbeugen?

Sie können natürlich nicht alle Pflanzen kennen, aber Sie sollten Kenntnisse über die Pflanzen in Ihrem Wohnbereich haben; und Sie sollten wissen, welche Pflanzen in der näheren Umgebung am Kindergarten oder auf dem Schulweg Ihrer Kinder wachsen.

Deshalb:

1. Lassen Sie sich beim Kauf von Pflanzen den Namen nennen.

2. Fragen Sie einen Gärtner oder einen anderen Kundigen.

3. Haben Sie eine oder mehrere giftige Pflanzen erkannt, entfernen Sie diese möglichst aus dem Zugriffsbereich von Kleinkindern bzw. zeigen Sie die Pflanzen verständigen Kindern und erläutern Sie die Gefahren.

Was können Sie im Notfall tun?

1. Bewahren Sie Ruhe.

2. Versuchen Sie zu ermitteln:

a) um welche Pflanzen handelt es sich? Gärtner, Apotheker, Botaniker können hierbei evtl. helfen;

b) welche Teile der Pflanze wurden gegessen? Gesundheitsschädigende Inhaltsstoffe sind oft in verschiedenen Pflanzenteilen in unterschiedlicher Konzentration enthalten;

c) wurde nur gekaut und/oder ausgespuckt? Wieviel wurde verschluckt?

3. Rufen Sie eine Giftberatungsstelle an (Rufnummer notieren und an auffälliger Stelle anbringen!) und geben Sie an, wer, wovon, wo, wann und welche Menge gegessen hat. Wenn Sie die Pflanze nicht kennen, beschreiben Sie sie dem Berater so genau wie möglich.

4. Muß auf Rat der Beratungsstelle das Kind zum Arzt oder ins Krankenhaus, nehmen Sie zur Identifizierung der Pflanze einen Zweig oder Blütenstand mit (nicht nur Einzelteile wie z. B. Blatt, Blüte, Frucht!)

Erschienen in:
pädiat. prax. **43**, 203–205 (1992)
© 1992, Marseille Verlag, München

▷

Tab. 25
Welche Pflanzen sind ungiftig, gering giftig oder giftig?
(siehe umseitig)

Tab. 25

Ungiftige Pflanzen

Früchte:
Berberitze, Blutpflaume, Felsenbirne, Feuerdorn, Fuchsie, Hartriegel-Arten, Judenkirsche, Kornelkirsche, Mahonie, Rotdorn, Weißdorn, Zierapfel, Zierkirsche, Zierquitte.

Blätter/Blüten:
Deutzie, Flieder, Forsythie, Gänseblümchen, Grünlilie, Hibiskus, Pfeifenstrauch/Falscher Jasmin, Rosen, Veilchen.

Pflanzen bei denen nach Einnahme größerer Mengen Magen/Darmsymptome (Erbrechen, Bauchschmerzen, Durchfall) zu erwarten sind

Früchte:
Eberesche/Vogelbeerbaum, Edelwicke, Eicheln, Geißblatt-Arten, Heckenkirsche, Liguster, Schneeball-Arten, Schneebeere, Staudenwicke, Stechpalme, Roßkastanie, Traubenholunder, Zwergmispel.

Pflanzen mit hautreizenden Stoffen, die Brennen, Rötung, Schwellung, Blasenbildung, Schmerzen auf der Haut verursachen können

Wiesenbärenklau, Dieffenbachie (Zimmerpflanze). Merke: Bei folgenden Zimmerpflanzen können sich durch Kultivierung hautreizende Stoffe abgebaut haben: Flamingoblume (Anthurium), Efeutute, Fensterblatt (Monstera), Philodendron, Zimmerkalla (Zantedeschia).

Wollen Sie wissen, ob es sich um eine Pflanze mit hautreizenden Stoffen handelt, berühren Sie vorsichtig mit der Zunge den austretenden Saft eines geknickten Blattes oder Stengels. Innerhalb von 10 Minuten tritt bei einer »reizenden Art« eine lokale Rötung mit Brennen, u. U. Schwellung der Zunge auf.
Achtung: Der Pflanzensaft darf nicht in die Augen geraten!

Giftige Pflanzen

Aronstab, Efeu, Eibe (ausgenommen das süß-schleimige rote Fruchtfleisch; zerbissene Samen schmecken sehr bitter; unzerbissene Samen werden unverändert ausgeschieden; die Nadeln sind giftig). Fingerhut (besonders Blätter, Samen); Goldregen (besonders Schoten/Samen); Lebensbaum; Nachtschatten; Schwarze Nieswurz/Christrose; Oleander; Pfaffenhütchen; Rhododendron-Arten; rohe Gartenbohnen; Sadebaum; Wolfsmilch-Arten.

Sehr giftige Pflanzen, die häufig in Gärten zu finden sind

Eisenhut-Arten (Aconitum), Engelstrompete (Datura), Herbstzeitlose (Colchicum), Seidelbast-Arten (Daphne), Wunderbaum/Palma Christi (Ricinus).

Zu der Gruppe sehr giftiger Pflanzen gehören auch folgende in der freien Natur vorkommenden Pflanzen

Bilsenkraut (Hyoscyamus niger), Gefleckter Schierling (Conium maculatum), Stechapfel (Datura stramonium), Tollkirsche (Atropa belladonna), Wasserschierling (Cicuta virosa).

Alle giftigen Pflanzen sollten im Wohnbereich für Kinder zumindest bis zum Schulalter nicht erreichbar sein!

Giftige Pflanzen im Zimmer

H. J. Pfänder und D. Frohne

Institut für Pharmazeutische Biologie der Christian-Albrechts-Universität Kiel

Einleitung

Nach Arzneimitteln und Haushaltschemikalien nehmen Pflanzen als Ursache möglicher Intoxikationen in den Statistiken der Giftinformationszentralen die 3. Stelle ein. Während Erwachsene dabei nur eine geringe Rolle spielen, sind es überwiegend Kinder, die bei mangelnder Aufsicht mit Pflanzen oder Pflanzenteilen in Berührung kommen, sie in ihrem Bemühen, die Umwelt zu erkunden, zu erfahren und zu »begreifen« in den Mund stecken oder verzehren. Zum Glück bleibt es häufig bei einer Ingestion, d. h. einer »Aufnahme von nicht auf dem Speiseplan stehenden Pflanzenteilen« mit lediglich geringer Symptomatik (Unwohlsein, Erbrechen, leichte Schleimhautreizungen).

Bei einer Reihe von Pflanzen sind jedoch auch schwere Intoxikationen nicht auszuschließen, wobei verschiedenartige Umstände – Alter des Kindes, Menge des aufgenommenen Pflanzenmaterials, Entwicklungszustand der Pflanze u. a. m. – eine geringere oder größere Gefahr heraufbeschwören können. Dies gilt nicht nur für diejenigen Pflanzen unserer Umwelt, denen wir an ihren natürlichen Standorten begegnen oder die wir als Zierpflanzen im Garten, in Parkanlagen oder an den vielzitierten Kinderspielplätzen antreffen. Potentielle Gefahren bestehen auch im Lebensraum Haus-Wohnung-Zimmer, wo Kinder mit Pflanzen oder Pflanzenteilen in Berührung kommen können.

Durch die Möglichkeiten der modernen Frachtbeförderung (z. B. Luftfracht exotischer Pflanzen aus den Tropen) sind in den letzten Jahren in zunehmendem Maße bisher unbekannte Zierpflanzen auf den Markt gekommen; gleiches gilt ja auch für exotische Früchte, deren Import früher wegen ihrer leichten Verderblichkeit gar nicht möglich war (Mango, Kiwi, Litschi, Papaya u. a.; vgl. dazu [17]).

Nachstehend werden in zwangloser Reihung einige Pflanzen nach Familien geordnet vorgestellt, die als Zimmerpflanzen eine Rolle spielen oder in Sträußen oder Trockengestecken zu finden sind.

Liliengewächse

Die Familie der Liliengewächse ist seit langem Lieferant beliebter Schnittblumen und Zimmerpflanzen: Tulpen, Hyazinthen, Maiglöckchen, aber auch Kaiserkrone und Türkenbundlilie seien genannt.

Sehr attraktiv ist auch die Hakenlilie oder Ruhmesblume, *Gloriosa*-Arten, die im tropischen Asien und Afrika beheimatet und jetzt auch bei uns als Zimmerpflanze zu finden ist. Die Pflanze enthält Colchicin und ähnliche Verbindungen und ist daher hinsichtlich ihrer Toxizität wie die Herbstzeitlose, *Colchicum autumnale,* einzustufen. Erst kürzlich wurde über eine letale Intoxikation durch Verzehr einer Suppe, die Herbstzeitlosenblätter enthielt (Verwechslung beim Sammeln von Bärlauchblättern), berichtet (32).

Für die Hakenlilie gilt zwar, daß vor allem in den Knollen der Gehalt an stark toxischen Alkaloiden hoch ist – über tödliche Vergiftungen nach ihrer Einnahme berichtete NAGARATNAM (30) –, jedoch ist auch gegenüber den oberirdischen Organen wie Blüten und Blättern Vorsicht angebracht.

Zunehmend Beachtung findet im Blumenhandel die Inkalilie, *Alstroemeria*, aus der den Liliaceen nahestehenden Familie der Alstroemeriaceen. In ihr sind Tulipalin A und ähnliche Methylenbutyrolactone nachgewiesen worden, die in der Gattung *Tulipa*, insbesondere in den Tulpenzwiebeln vorkommen und bei Hautkontakt zum Krankheitsbild der »Tulpenkrätze« (»tulip finger«) führen können. In der letzten Zeit ist nun auch über Kontaktallergien gegenüber der Inkalilie berichtet worden (16, 37), so daß zur Vorsicht gegenüber diesen attraktiven Blüten geraten werden muß.

Als Schnittblume immer noch beliebt ist das Maiglöckchen, *Convallaria majalis*, dessen herzwirksame Glykoside in zahlreichen Arzneifertigpräparaten auch therapeutisch genutzt werden. Daß diese schwer wasserlöslichen Verbindungen – Convallatoxin, Convallosid, Convallatoxol, Lokundjosid – beim Stehen von Maiglöckchen in der Vase ins Blumenwasser übergehen und auf diese Weise zu schweren Vergiftungen führen sollen, ist eine immer wieder aufgestellte Behauptung, die allerdings jeder Grundlage entbehrt (40).

Ein Vertreter der Familie mit stark wirksamen Steroidalkaloiden ist der Germer *(Veratrum album* oder *nigrum)*. Er spielt zwar als Zimmerpflanze keine Rolle, die gepulverten unterirdischen Organe – Wurzelstock und Wurzel – haben jedoch als Bestandteil von inzwischen nicht mehr zugelassenen Niespulvern in der letzten Zeit zu Vergiftungen von Kindern geführt; darüber ist in dieser Zeitschrift berichtet worden (38); ferner auch von anderen Autoren (4, 11, 36).

Amaryllisgewächse

Den Liliengewächsen nahe verwandt sind die Amaryllisgewächse (Amaryllidaceen) mit einer Reihe von Zier- und Zimmerpflanzen. Schneeglöckchen, Märzenbecher und Osterglocken sind bekannte Frühblüher, die auch als Schnittblumen von Bedeutung sind. Als dekorative Zimmerpflanzen seien die Klivie oder Riemenblatt *(Clivia miniata)*, das Elefantenohr *(Haemanthus)*, die Jakobslilie *(Sprekelia)* oder die als »Amaryllis« bezeichnete *Hippeastrum hortorum* (Hybriden) genannt.

In dieser Familie kommen verbreitet Alkaloide vor, die als Phenanthridinabkömmlinge anzusehen sind. Da derartige Verbindungen bisher nur innerhalb dieser Familie gefunden worden sind, werden sie auch als »Amaryllidaceen-Alkaloide« bezeichnet. Das sehr häufig vorkommende Lycorin erregt Speichelfluß, Erbrechen und Diarrhö, in höherer Dosierung auch zentrale Lähmungen und Kollaps. Arzneilich genutzt wird (z. T. in Osteuropa) das Galanthamin, ein Cholinesterasehemmer. Einige Alkaloide besitzen antivirale Eigenschaften (19).

Werden auch die Amaryllisgewächse aufgrund des Alkaloidvorkommens als toxisch angesehen (über »Toxische Amaryllidaceen« vgl. [20]), so ist doch nach den Auskünften der Toxikologischen Informationszentralen bei der Ingestion von Pflanzenteilen allenfalls mit leichteren Vergiftungssymptomen – Erbrechen, Diarrhö, Schweißausbrüchen – zu rechnen. Über eine Intoxikation infolge der Verwechslung von Küchenzwiebeln mit Narzissenzwiebeln berichteten Litovitz u. Fahey (27). Trotzdem sind, vor allem bei kleineren Kindern, primäre Giftentfernung und symptomatische Maßnahmen angebracht.

Aronstab- und Ananasgewächse

Zu den einkeimblättrigen Pflanzen gehören auch die Aronstabgewächse (Araceen) und die Ananasgewächse (Bromeliaceen), auf die noch kurz hingewiesen werden soll.

Daß die meisten Aronstabgewächse zu Reizungen der Haut und Schleimhäute führen können, ist allgemein bekannt. Der Aronstab, dessen Fruchtkolben mit den leuchtend gelbroten Beeren auch im Blumenhandel zur Verzierung von Gestecken Verwendung finden, und die Dieffenbachie als attraktive Zimmerpflanze seien als Beispiele genannt.

Vor allem diese aus den Tropen stammende Pflanze führt immer wieder zu Intoxikationen, wenn Kinder aus Neugier an den Blättern oder Stengeln kauen. Unter brennendem Schmerz kommt es zu Schleimhautrötungen und Schwellungen im Rachenraum, die bis zu Behinderungen im Sprechen führen können.

Mindestens ebenso unangenehm sind die Folgen, wenn frischer Pflanzensaft ins Auge gelangt (2, 8, 33, 34). Neben vermehrtem Tränenfluß und hügeligen Veränderungen der Hornhautoberfläche kann es dem Patienten u. U. durch Lidkrampf und -schwellungen unmöglich werden, das versehrte Auge zu öffnen. In der Regel heilen diese Augenverletzungen nach 3–4 Wochen spontan ab, so daß nur symptomatische Maßnahmen zur Behandlung notwendig sind.

Über die Natur der toxischen Araceen-Inhaltsstoffe besteht eine umfangreiche und kontroverse Literatur (vgl. dazu [12]). Ohne auf Einzelheiten einzugehen, sei an dieser Stelle nur gesagt, daß unzweifelhaft die z. T. in sog. »Schießzellen« lokalisierten nadelförmigen Kalziumoxalatkristalle durch eine mechanische Schädigung der Schleimhäute an der Giftwirkung beteiligt sind. Möglicherweise werden dadurch freie Oxalsäure oder andere toxische Substanzen »injiziert«.

Für die *Ananasgewächse* (Bromeliaceen), von denen *Aechmea fasciata* häufig als Zimmerpflanze zu finden ist, gilt das gleiche, was über die Araceen gesagt worden ist: Sie zeichnen sich durch nadelförmige Kalziumoxalatkristalle aus; ob darüber hinaus lösliche Giftstoffe (proteolytische Enzyme?) vorkommen, wird unterschiedlich beurteilt.

Begoniaceen

Bei den Begoniaceen, von denen *Begonia tuberhybrida* (Knollenbegonie) häufig als Zierpflanze dient, ist neben Oxalsäure (in gebundener und freier Form) zumindest in den Knollen auch noch das Triterpen Cucurbitacin B als stark wirksamer Inhaltsstoff nachgewiesen (6), so daß die Knollenbegonie als nicht harmlos angesehen werden muß. In den Statistiken der Vergiftungszentralen spielen allerdings Vertreter der beiden letztgenannten Familien keine Rolle.

Wolfsmilchgewächse

Inhaltsstoffe ganz anderer chemischer Natur, die ebenfalls starke Reizwirkungen auf die Haut und empfindliche Schleimhäute ausüben können, werden in der Familie der Wolfsmilchgewächse (Euphorbiaceen) angetroffen. Es sind im Milchsaft enthaltene toxische Diterpene, in der Gattung *Euphorbia* vor allem Ester des Ingenols. Diese Verbindungen mit hautreizenden und kokarzinogenen Wirkungen (9, 28) kommen auch in solchen Euphorbiaceen vor, die wegen auffällig gefärbter Blätter und Blütenstände oder wegen ihres sukkulenten Habitus beliebte Zimmerpflanzen sind. Wir nennen *Codiaeum,* die »Krotonpflanze«, ferner kommen *Euphorbia milii,* Christusdorn und *Acalypha hispida,* der Katzenschwanz in Betracht.

Der Milchsaft dieser Pflanzen kann zu Hautirritationen führen; bei oraler Aufnahme kommt es zu gastrointestinalen Reizerscheinungen. Besonders unangenehm sind Entzündungen, die nach (oftmals unbemerktem) Einbringen des Milchsaftes in das Auge entstehen (26).

Eine Anmerkung muß zu der besonders beliebten Poinsettie, dem Weihnachtsstern *(Euphorbia pulcherrima),* gemacht werden: In einer umfangreichen Studie konnten für diese Wolfsmilchart keine hautreizenden Diterpene nachgewiesen werden (24). Andererseits liegen vereinzelt Berichte über Intoxikationen vor (1, 21). Möglicherweise ist durch Züchtungsmaßnahmen, die den Weihnachtsstern zu einer in Massenkultur oroduzierten Zimmerpflanze gemacht haben, der Gehalt an toxischen Diterpenen so reduziert worden, daß bei den zahlreichen Ingestionen, die amerikanische und deutsche Vergiftungszentren registrieren, nur sehr vereinzelt leichte Symptome wie Unwohlsein und Erbrechen beobachtet worden sind.

Schmetterlingsblütler

Die Familie der Schmetterlingsblütler (Fabaceen) bringt dem Menschen in vielfältiger Weise Nutzen: Nahrungs- und Futterpflanzen sind ebenso vertreten wie Farbstoff- und Gerbstofflieferanten oder Arzneipflanzen. Zierpflanzen, die aufgrund ihrer Inhaltsstoffe zu Vergiftungen führen können, sind – um nur einige Beispiele zu nennen – Goldregen, Besenginster, Wicke oder Blauregen. Verantwortlich für mögliche Giftwirkungen können so unterschiedliche Verbindungen wie Chinolizidin- oder Pyrrolizidinalkaloide, nichtproteinogene Aminosäuren, Saponine oder Isoflavonoide sein.

Paternostererbse

Aus gegebenem Anlaß soll hier eine Pflanze besonders erwähnt werden, deren Samen eine potentielle Gefahr darstellen. *Abrus precatorius,* die Paternostererbse, ist eine mit Blattranken klimmende Pflanze mit pantropischer Verbreitung. In ihren Hülsen enthält sie in der Regel 6–8 rotschwarz gesprenkelte Samen mit glänzender Oberfläche. Paternostererbsen (Name!) spielten früher zur Herstellung von Rosenkränzen eine Rolle. In einigen Gegenden der Schweiz werden sie auch heute noch dafür benutzt (pers. Mitteilung).

Als Semen Jequiriti wurden sie einige Zeit in der Heilkunde genutzt: Extrakte dienten zur Erzeugung von Entzündungen und spielten vor allem in der Augenheilkunde eine Rolle. Zurückzuführen ist diese Wirkung auf das in den Samen enthaltene Gemisch toxischer Lektine, früher als einheitlicher Eiweißkörper »Abrin« aufgefaßt.

Abrin ist nach neueren Erkenntnissen (25) ein Gemisch verschiedener Lektine, die sich elektrophoretisch auftrennen lassen.

Ähnlich wie bei den *Ricinus*-Samen können wir zwischen einem *Abrus*-Agglutinin und den für die systemische Toxizität verantwortlichen Abrinen a bis d unterscheiden. Das Agglutinin bewirkt eine komplette Hämolyse der Erythrozyten aller Blutgruppen, ist jedoch nicht resorbierbar, so daß lediglich die hämorrhagische Gastroenteritis auf diese Komponente zurückgeführt werden kann.

Die systemische Toxizität geht vor allem von den Abrinen a bis d aus, die aus 2 Peptidketten, verbunden durch eine Disulfidbrücke, aufgebaut sind. Das wirksamste Abrin a besitzt eine LD_{50} von etwa 0,1 µg/kg (Kaninchen). Es gehört damit zu den stärksten pflanzlichen Giften, die wir kennen. Angriffspunkt ist die 60 S Untereinheit der Ribosomen, wo es den Elongationsfaktor EF 2 blockiert und damit die Proteinsynthese hemmt.

Bemerkenswert ist, daß die Abrine trotz ihrer Eiweißnatur auch peroral zur Wirkung kommen (möglicherweise nach Schädigung der Schleimhäute durch das Abrus-Agglutinin?). Gleiches gilt übrigens auch für das Phasin der Gartenbohne, das für Vergiftungserscheinungen nach dem Verzehr roher Bohnen verantwortlich ist.

Die Vergiftung durch »Abrin« (Phasin scheint insgesamt von etwas geringerer Toxizität zu sein) äußert sich in heftigem Erbrechen, dem Auftreten einer schweren hämorrhagischen Enteritis mit Durchfällen und Krämpfen; es folgen Pankreatitis (plus Diabetes mellitus), Lähmungserscheinungen, Krampfanfälle und Koma, wie kürzlich bei einer schweren Erkrankung beschrieben (13, 35). Berichte über Todesfälle von Kindern nach dem Kauen von 1–2 Paternostererbsen sind daher nicht überraschend (5, 10, 15).

Zu berücksichtigen ist allerdings, daß derartige Erkrankungen in tropisch-subtropischen Gegenden vorgekommen sind, wo die Möglichkeit besteht, Hülsen von der Pflanze direkt zu »ernten«. und dabei auch unreife Samen zu kauen, deren Samenschale noch relativ weich ist. Die reifen Samen besitzen demgegenüber eine äußerst harte Samenschale. Werden die Samen unzerkaut geschluckt, so ist die Ingestion harmlos.

Trotzdem bedeuten in letzter Zeit aufgetauchte Dekorationsstücke des Blumenhandels eine Gefahr, auf die aufmerksam gemacht werden muß. Bei den aus Indien importierten Produkten handelt es sich um künstliche, aus Paternostererbsen bestehende und auf einen Stab gesteckte Kugeln (fuegobola, Feuerball?) oder um Palmfruchtstengel, auf die Paternostererbsen geklebt sind (red stone).

Diese Gebilde werden als schmückender Zusatz zu Trockengestecken oder Adventsgebinden verwendet. Gefährlicher als diese unversehrten Samen waren die vor einigen Jahren als Bestandteile von exotischen Schmuckketten gefundenen Paternostererbsen (22), da hier die Samenschale durchbohrt ist und beim Lutschen Abrin aus dem Inneren des Samens herausgesaugt werden kann. Während gegen den Vertrieb derartiger Schmuckketten, die unmittelbar mit der Haut in Berührung kommen, eingeschritten werden konnte, bestehen offensichtlich gegen die Verwendung der Paternostererbsen als Floristen-Dekorationsmaterial keine rechtlichen Möglichkeiten.

Papaver somniferum, Mohn

Gleiches gilt auch für ein anderes Pflanzenorgan, das in ähnlicher Weise bei der Herstellung von Ziergestecken und Gebinden gebraucht wird: die Fruchtkapseln des Schlafmohns, *Papaver somniferum* (Papaveraceen).

Während die Verwendung der getrockneten unreifen Mohnkapseln zur Bereitung eines »Schlaftrunks« für Kinder der Vergangenheit angehört – über Vergiftungen mit einer solchen Zubereitung wurde berichtet (7, 39) –, versuchen heute Jugendliche, sich mit einem aus Mohnkapseln bereiteten Absud »high« zu machen. Ein derartiger Aufguß wird als »O-Tee« (O für Opium) bezeichnet. Da sich die Opiumalkaloide, darunter Morphin, Codein, Papaverin und Narkotin, als Bestandteile des Milchsaftes der Mohnpflanze in der Fruchtwand befinden, kann bei einer wäßrigen Extraktion durchaus mit nennenswerten Alkaloidmengen im »Tee« gerechnet werden. Bei einer tödlichen Intoxikation betrug der Gehalt an Morphinbase im Absud 15 mg (31).

Gelegentlich werden auch Mohnkapseln mit den für die Opiumgewinnung typischen Anritzungen im Handel angetroffen. Um wieviel sich der Alkaloidgehalt dadurch verringert hat, ist unseres Wissens nicht untersucht.

Eine andere, als Zierpflanze bekannte Mohnart ist *Papaver orientale*, ein ausdauernder Gartenmohn, der zwar kein Morphin, statt dessen jedoch Thebain sowie die übrigen Mohnalkaloide im Milchsaft führt. Er ist auf Beschluß der WHO Suchtkommission neuerdings wie auch der Schlafmohn nicht zur Anpflanzung zugelassen.

Hundsgiftgewächse

Die Hundsgiftgewächse (Apocynaceen) sind eine Pflanzenfamilie mit überwiegend (sub)tropischen Vertretern. Eine bei uns beliebte Zierpflanze, häufig als Kübelpflanze zu finden, die im Sommer auch im Freien stehen kann, ist der Oleander, *Nerium oleander*. Er enthält in allen Organen herzwirksame Glykoside (Digitaloide), die auch therapeutisch genutzt werden.

Obwohl der Oleander bereits seit der Antike als Giftpflanze für Mensch und Tier bekannt ist, spielt er in den Statistiken der mitteleuropäischen Giftinformationszentralen nur eine untergeordnete Rolle. Daß ernstere Vergiftungen nach dem Ver-

Tab. 26

Deutscher Name	Lateinischer Name und Pflanzenfamilie	Giftiger Pflanzenteil	Giftstoff
Alpenveilchen	Cyclamen spec. (Primulaceae)	vor allem die Knolle	Cyclamin u. ä. Saponine
»Amaryllis«	Hippeastrum spec. (Amaryllidaceae)	insbesondere die Zwiebeln	Amaryllidaceen-Alkaloide
Azalee	Rhododendron spec. (Ericaceae)	Blätter und Blüten	Acetylandromedol
Becherprimel	Primula obconica (Primulaceae)	ganze Pflanze	Benzochinonderivat Primin
Christusdorn	Euphorbia milii (Euphorbiaceae)	ganze Pflanze	tox. Diterpene im Milchsaft
Elefantenohr	Haemanthus spec. (Amaryllidaceae)	insbesondere die Zwiebeln	Amaryllidaceen-Alkaloide
Engelstrompete	Datura suaveolens (Solanaceae)	ganze Pflanze	Tropanalkaloide; Atropin
Flamingoblume	Anthurium spec. (Araceae)	vor allem die Blätter	Oxalsäure und Kristallnadeln
Giftaron	Dieffenbachia spec. (Araceae)	Blätter und Stengel	Oxalsäure und Kristallnadeln; Reizstoffe unbekannter Natur?
Giftprimel	siehe Becherprimel		
Hyazinthe	Hyacinthus spec. (Liliaceae)	vor allem die Zwiebeln	Saponine
Inkalilie	Alstroemeria spec. (Alstroemeriaceae)	ganze Pflanze	hautreizende Tuliposide
Jakobslilie	Sprekelia formosissima (Amaryllidaceae)	vor allem die Zwiebeln	Amaryllidaceen-Alkaloide
Katzenschwanz	Acalypha hispida (Euphorbiaceae)	ganze Pflanze	tox. Stoffe im Milchsaft
Klivie	Clivia spec. (Amaryllidaceae)	ganze Pflanze	Amaryllidaceen-Alkaloide
Knollenbegonie	Begonia tuberhybrida (Begoniaceae)	die Knolle	Oxalsäure und Cucurbitacine
Korallenbäumchen Korallenkirsche	Solanum pseudocapsicum (Solanaceae)	vor allem die (unreifen) Früchte	Steroidalkaloide (Solanocapsin)
»Kroton«-Pflanze	Codiaeum variegatum (Euphorbiaceae)	ganze Pflanze	noch unbekannte tox. Stoffe im Milchsaft

Deutscher Name	Lateinischer Name und Pflanzenfamilie	Giftiger Pflanzenteil	Giftstoff
Lanzenrosette	Aechmea fasciata (Bromeliaceae)	vor allem die Blätter	Calciumoxalat und evtl. proteolytische Enzyme
Maiglöckchen	Convallaria majalis (Liliaceae)	ganze Pflanze, insbesondere die Blüten	herzwirksame Glykoside und Saponine
Narzisse, Osterglocke	Narcissus spec. (Amaryllidaceae)	insbesondere die Zwiebeln	Amaryllidaceen-Alkaloide
Oleander	Nerium oleander (Apocynaceae)	Blätter und Blüten	herzwirksame Glykoside
Paternostererbse	Abrus precatorius (Fabaceae)	die Samen	hochtoxische Lectine (Abrine)
Philodendron	Philodendron spec. (Aracea)	die Blätter	Oxalsäure und Kristallnadeln
Prachtlilie	Gloriosa spec. (Liliaceae)	insbesondere die Knollen	Colchicin u. ä. Verbindungen
Riemenblatt	siehe Klivie		
Ruhmesblume	siehe Prachtlilie		
Schweigrohr	siehe Giftaron		
Tulpe	Tulipa spec. (Liliaceae)	vor allem die Zwiebeln	hautreizende Tuliposide
Zimmerkalla	Zantedeschia spec. (Araceae)	die Blätter	Oxalsäure und Kristallnadeln

Tab. 26
Giftige Zimmerpflanzen

zehr von Blättern oder Blüten selten sind, hat 2 Gründe: Zum einen hält der stark bittere Geschmack der Digitaloide sicherlich vom »Genuß« größerer Mengen an Pflanzenmaterial ab, zum anderen kommt es meist infolge einer Reizwirkung auf die Magenschleimhaut zu spontanem Erbrechen und damit zu einer primären Giftentfernung, bevor toxische Glykosidmengen resorbiert werden. Trotzdem sind beim Verdacht auf eine Ingestion mit Oleander eine sorgfältige Beobachtung und gegebenenfalls Maßnahmen wie bei einer Digitalisüberdosierung erforderlich.

Nachtschattengewächse

Eine Familie, in der sich viele Pflanzen mit starkwirkenden Inhaltsstoffen finden, sind die Nachtschattengewächse (Solanaceen). Die bekanntesten Giftpflanzen – Tollkirsche, Bilsenkraut und Stechapfel – spielen als Zier- und Zimmerpflanzen jedoch keine Rolle, sieht man einmal von großblütigen *Datura*-Arten ab, deren Blüten sich z. T. durch einen hohen Skopolamingehalt im Alkaloidgemisch auszeichnen. Nicht selten sind dagegen Ingestionen mit den Früchten des Korallenbäumchens, *Solanum pseudocapsicum*, das als dekorative Zimmerpflanze häufig zu finden ist.

Die 1–2 cm großen, kugeligen, im Reifezustand korallenrot glänzenden Beeren mit zahlreichen weißlichen Samen üben auf Kinder einen starken Reiz zum Probieren aus.

Die Gattung *Solanum*, zu der neben dem schwarzen und dem bittersüßen Nachtschatten ja auch die Kartoffel gehört, enthält basische Inhaltsstoffe, die als Steroidalkaloidglykoside bezeichnet werden können. Diese Verbindungen, von denen das Solanin ein bekannter Vertreter ist, können Erbrechen, Leibschmerzen und Durchfälle hervorrufen, sind im ganzen gesehen jedoch weniger toxisch als die schon genannten Tropanesteralkaloide.

Hauptalkaloid des Korallenbäumchens ist das Solanocapsin, das in toxischen Dosen außer den schon erwähnten Symptomen auch Sinusarrhythmien hervorrufen soll (14). Während nach älteren Angaben (3) bereits wenige Beeren zu Vergiftungserscheinungen führen sollen, scheinen nach den Berichten verschiedener Giftinformationszentralen ernsthaftere Intoxikationen in der Bundesrepublik in der letzten Zeit nicht vorgekommen zu sein.

Allerdings wurde kürzlich aus Mexiko über einen Todesfall nach Verzehr von Beeren des Korallenbäumchens (»manzanita del amor«) berichtet (29). Die Vergiftungssymptome entsprachen weitgehend jenen in der älteren Literatur beschriebenen. Beginnend mit einer allgemeinen Somnolenz des 5jährigen Patienten wurden neben Leibschmerzen und Erbrechen auch Schmerzen in den Beinen, schwankender Gang, zunehmende Muskelschwäche und Atemlähmung, Hyperthermie und Herzkammerflimmern beobachtet. Schließlich trat 60 Stunden nach Aufnahme der Früchte der Tod durch Herzstillstand ein. Es fehlen allerdings in der Arbeit sowohl ein einwandfreier Nachweis der Früchte im Magen des Verstorbenen als auch konkrete Angaben über die Zahl der aufgenommenen Früchte. Unter Berücksichtigung dieser schweren Intoxikation wäre also nach Verzehr weniger Beeren neben primärer Giftentfernung und symptomatischen Maßnahmen immer eine sorgfältige Beobachtung des Patienten über mehrere Tage hinweg anzuraten.

Demgegenüber sind Vergiftungen durch Früchte der Judenkirsche, *Physalis alkekengi*, die in der älteren Literatur meist auch als giftig bezeichnet werden, weniger zu befürchten. Reife Früchte sollen sogar genießbar sein und angenehm säuerlich schmecken, solange sie nicht mit den Haaren der Kelchblätter in Berührung gekommen sind. Diese Haare sezernieren nämlich Bitterstoffe (Steroidlactone) und übertragen sie nach Kontakt auf die Fruchtwand.

Primelgewächse

Abschließend sei noch auf die Familie der Primelgewächse (Primulaceen) eingegangen, die mit der Becherprimel und dem Alpenveilchen 2 Vertreter stellt, die nicht selten als Zimmerpflanzen zu finden sind. In der ganzen Familie sind Triterpen-Saponine verbreitet, die z. B. eine Verwendung der Wurzeln von *Primula veris* als expektorierende Droge bedingen. Während die Toxizität von Saponinen (z. B. ausgeprägte hämolytische Wirkungen) bei peroraler Applikation wegen mangelnder Resorption gering ist, werden in Ausnahmefällen Saponine auch als Ursache von Giftwirkungen angesehen. Dies gilt u. a. für das Alpenveilchen, *Cy-*

clamen, das in allen Organen, vor allem aber in den Knollen derartige (offenbar besser resorbierbare?) Saponine enthält.

Die starken Hautaffektionen (»Primel-Dermatitis«), die nach Kontakt mit der Becher- oder Giftprimel auftreten können, sind dagegen auf Benzochinonderivate vom Typ des Primins zurückzuführen, die im klebrigen Exkret der Drüsenhaare lokalisiert sind.

In Tab. 26 sind die wichtigsten giftigen Zimmerpflanzen nochmals übersichtlich zusammengestellt.

Literatur

1. D'ARCY, W. G.: Severe contact dermatitis from Poinsettia – status of Poinsettia as a toxic agent. Arch. Derm. **109**, 909–910 (1974).
2. BRODERSEN, H.-P. u. Mitarb.: Dieffenbachia – eine schön(e) giftige Zierpflanze. Dt. Apoth. Ztg. **119**, 1617–1620 (1979).
3. BRUGSCH, H. u. O. R. KLIMMER: Vergiftungen im Kindesalter, 2. Aufl. Enke, Stuttgart 1966.
4. CARLIER, P. u. Mitarb.: Poisoning with Veratrumcontaining sneezing powders. Human. Toxicol. **2**, 321–325 (1983).
5. DAVIS, J. H.: Abrus precatorius (Rosary Pea), the most common letal plant poison. J. Fla med. Ass. **65**, 189–191 (1978).
6. DOSKOTSCH, R. W., M. Y. MALIK u. J. L. BEAL: Cucurbitacin B., the cytotoxic principle of Begonia tuberhybrida var. alba. J. Nat. Prod. (Lloydia) **32**, 115–122 (1969).
7. ECKARDT, F.: Über Vergiftungen im Säuglingsalter. Kinderärztl. Prax. **20**, 488–492 (1952).
8. EGERER, I.: Augenaffektion durch den Saft der Zierpflanze Dieffenbachia. Klin. Mbl. Augenheilk. **170**, 128–130 (1977).
9. EVANS, F. J. u. C. J. SOPER: The tigliane, daphnane and ingenane diterpenes, their chemistry, distribution and biological activities. A review. J. Nat. Prod. (Lloydia) **41**, 193–233 (1978).
10. FAWCETT, N. P.: Pediatric facets of poisonous plants. J. Fla med. Ass. **65**, 199–204 (1978).
11. FOGH, A., P. KULLING u. E. WICKSTROM: Veratrum alkaloids in sneezing powders, a potential danger. J. Toxicol. Clin. Toxicol. **20**, 175–179 (1983).
12. FROHNE, D. u. H. J. PFÄNDER: Giftpflanzen, ein Handbuch für Apotheker, Ärzte, Toxikologen und Biologen. Wiss. Verlagsgesellschaft, Stuttgart 1983.
13. FROHNE, D., A. SCHMOLDT u. H. J. PFÄNDER: Die Paternostererbse – keineswegs harmlos. Dt. Apoth. Ztg. **124**, (43), 2109–2113 (1984).
14. Hagers Handbuch der Pharmazeutischen Praxis, Bd. 8/4. Aufl.: In: LIST, P. H. u. L. HÖRHAMMER (Hrsg.): Springer, Berlin-Heidelberg-NewYork 1967–1980.
15. HART, M.: Hazards to health, Jequirity-bean poisoning. New Engl. J. Med. **268**, 885–886 (1963).
16. HEGNAUER, R.: Bedeutung der Chemotaxonomie für die Pharmazeutische Biologie. In: CZYGAN, F.-C. (Hrsg.): Biogene Arzneistoffe. Vieweg, Braunschweig-Wiesbaden 1984.
17. HERRMANN, K.: Exotische Lebensmittel. Springer, Berlin-Heidelberg-New York 1982.
18. IEVEN, M., D. A. van den BERGHE u. A. J. VLIETINCK: Plant antiviral agents. Influence of Lycorine on growth pattern of three animal viruses. Planta Med. **49**, 109–114 (1983).
19. IEVEN, M. u. Mitarb.: Antiviral activity of some Amaryllidaceae alkaloids. Planta Med. **33**, 284 (1978).
20. JASPERSEN-SCHIB, R.: Toxische Amaryllidaceen. Pharm. Acta Helv. **45**, 424–433 (1970).
21. JASPERSEN-SCHIB, R.: Pflanzenvergiftungen während 10 Jahren. Schweiz. Apoth. Ztg. **114**, 265–267 (1976).
22. JASPERSEN-SCHIB, R.: Exotische Halsketten aus toxischen Samen und Früchten. Schweiz. Apoth. Ztg. **114**, 391–393 (1976).
23. JASPERSEN-SCHIB, R.: Unsere toxischen Garten- und Zimmerpflanzen. Schweiz. Apoth. Ztg. **117**, 398 (1979).
24. KINGHORN, A. D. u. F. J. EVANS: A biological screen of selected species of the genus Euphorbia for skin irritant effects. Planta Med. **28**, 325–335 (1975).
25. LIN, J.-Y. u. Mitarb.: Isolation of four isotoxicproteins and one agglutinin from Jequiriti bean (Abrus precatorius). Toxicon **19**, 41–51 (1981).
26. LISCH, K.: DieWirkung des Milchsaftes von Euphorbiaceen auf das Auge. Klin. Mbl. Augenheilk. **176**, 469–471 (1980).
27. LITOVITZ, T. L. u. B. A. FAHEY: Please don't eat the daffodils. New Engl. J. Med. **306**, 547 (1982).
28. MARSTON, A. u. H. HECKER: On the active principles of the Euphorbiaceae (Euphorbia milii). Planta Med. **47**, 141–147 (1983).
29. MONTOYA, C. M. A., G. L. MARTIN u. S. R. RODRIGUEZ: Intoxicación por Solanum pseudocapsicum (»manzanita del amor«). Rev. Med. JMSS (Mex.) **21**, 224–227 (1983).

30. NAGARATNAM, N., D. P. K. M. DeSILVA u. N. DeSILVA: Colchicin poisoning following ingestion of Gloriosa superba tubers. Trop. Geograph. Med. **25**, 15–17 (1973).
31. NAGARATNAM, N.: Tod durch »O-Tee«. Pharm. Ztg. **125**, 1307 (1980).
32. NAGARATNAM, N.: Mann starb an Giftsuppe. Münchner tz vom 5. 4. 1984.
33. RIEDE, B.: Augenverletzung mit dem Saft der Pflanze »Dieffenbachia seguine«. Dt. GesundhWes. **26**, 73–76 (1971).
34. ROGGENKÄMPER, P.: Keratopathie, hervorgerufen durch Pflanzensaft. Klin. Mbl. Augenheilk. **164**, 421–423 (1974).
35. SCHMOLDT, A. u. Mitarb.: 15. Arbeitstagung Norddt. Rechtsmed., Münster 1984.
36. SIEBEN, P., A. M. RØRDAM u. E. S. THOMSEN: Forgiftning med nysepulver. Ugeskr. Laeg. **144**, 1780 (1982).
37. SLOB, A.: Tulip allergens in Alstroemeria and some other Liliiflorae. Phytochemistry **12**, 811–815 (1973).
38. TETZNER, M. u. U. OBERDISSE: Intoxikation nach Schnupfen von Niespulver. tägl. prax. **25**, 283–284 (1984).
39. VIRAGOS-KIS, E.: Tod eines dreijährigen Kindes nach dem Genuß von unreifen Mohnkapseln. Zacchia **5**, 604–610 (1969).
40. WIRTH, W. u. Ch. GLOXHUBER: Toxikologie – für Ärzte, Naturwissenschaftler und Apotheker, 4. Aufl. Thieme, Stuttgart-New York 1984.

Erschienen in:
tägl. prax. **27**, 289–305 (1986)
© 1986, Marseille Verlag, München

H. J. Pfänder und D. Frohne, Kiel

Immer mehr Pflanzen in der Wohnung – immer mehr Allergien?

Daß Allergien zunehmen, können wir alle täglich beobachten. Daß vieles, was wir bisher als Virusinfekt oder bakterielle Superinfektion angesehen haben, in Wirklichkeit auf einer allergischen Reaktion beruht, möchte ich einmal als kühne Behauptung in den Raum stellen.

Vor 30 Jahren war der Heuschnupfen allgemein, besonders aber bei Kindern, eine Rarität, seit 1965 nahmen die Erkrankungen immer mehr zu, gleichzeitig wurden die betroffenen Kinder immer jünger. 1983 schließlich beobachtete ich schon 12 Babies, das jüngste 4 Wochen alt, die eine rezidivierende allergische Konjunktivitis, Rhinitis und obstruktive Bronchitis hatten. Nach den Ursachen fragend, stellte ich fest, daß vereinzelt Tierkontakt bestand oder feuchte Wände mit Schimmelbildung beobachtet werden konnten, daß aber fast alle in Wohnungen mit sehr vielen blühenden oder nicht blühenden Pflanzen, Trockensträußen und Frischblumen lebten. Nicht selten werden auch die Schlafräume damit verschönert, sogar die Badezimmer, so daß rund um die Uhr Kontakt besteht.

Nach Namen der Pflanzen befragt, tauchte immer wieder der Ficus Benjamina (Birkenfeige) auf, aber auch Gewächse mit haarigen Blättern wie Usambara-Veilchen, Alpenveilchen, Begonien, Buntnesseln und haarige Kakteen.

Ich stelle mir vor, daß bei entsprechender Veranlagung die Schleimhaut in einen mehr oder weniger starken Schwellungszustand gerät, und trifft auf diese schon geschwollene Schleimhaut ein weiterer Reiz (ein zusätzlicher Frischblumenstrauß, Birkenpollen, Gräser- oder Getreidepollen usw.), kommt es zu allergischen Erscheinungen.

Dies würde auch erklären, warum Türken und Italiener vor 10–12 Jahren nie Heuschnupfen hatten. Entsprechend der Tradition ihrer Heimatländer, aber auch aus Platz- und Geldmangel fand man damals nie Pflanzen in deren Wohnungen. Seit einigen Jahren wird unsere Mode übernommen, und entsprechend sehe ich auch allergische Erkrankungen.

Wenn sich die Eltern überzeugen lassen und möglichst alle Pflanzen, Trockensträuße und Frischblumen entfernen, klingen alle Erscheinungen innerhalb kurzer Zeit ab, treten aber bei erneutem Kontakt sofort wieder auf. Es muß sich dabei um eine Reaktion auf die Pflanzen gehandelt haben, da ich verschiedentlich Töpfe mit feuchter Erde in der Wohnung belassen habe, danach konnten aber keinerlei Symptome beobachtet werden. Bei Schulkindern muß man daran denken, daß unter Umständen auch in Klassenräumen zahlreiche Gewächse stehen, die zu Beschwerden führen können. Auch das neurodermitische Ekzem bessert sich signifikant, wenn die Pflanzen entfernt werden.

Dieses sind meine Praxisbeobachtungen.

BARBARA WEBER, Solingen

Stellungnahmen zu vorstehendem Beitrag

WEBER geht in ihrem Beitrag von einigen Behauptungen aus, für die es nach meiner Kenntnis keine präzisen Zahlen gibt:

1. Die Zunahme von allergischen Erkrankungen im Kindesalter wird immer wieder behauptet, entsprechendes Zahlenmaterial liegt aber nicht vor.

2. Mir ist nicht bekannt, daß vor 30 Jahren der Heuschnupfen allgemein, besonders aber bei Kindern eine Rarität gewesen sei und daß seit 1965 diese allergische Erkrankung zugenommen habe.

3. WEBER führt diese vermutete Zunahme u. a. auf zunehmende Allergene im Wohnbereich der Kinder zurück, insbesondere auf Topfpflanzen und Trockensträuße. Ich kenne keine Untersuchungen, die eine Änderung des Verhaltens unserer Bevölkerung diesbezüglich in den letzten 20–30 Jahren bestätigt.

4. WEBER untermauert die Vermutung mit der Beobachtung, daß Türken und Italiener vor 10–12 Jahren nie Heuschnupfen hatten. Unsere Mode würde jetzt übernommen, und damit würden auch mehr allergische Erkrankungen beobachtet werden. Auch diese Aussage halte ich für eine Behauptung, die in keiner Weise durch präzises Zahlenmaterial bewiesen ist.

Die Disposition zu allergischen Erkrankungen ist genetisch fixiert, wobei in der jungen Säuglingsphase exogene Faktoren die Entwicklung allergischer Erkrankungen weiter begünstigen können, wie Virusinfektionen (besonders mit RS-Viren) und der frühzeitige Kontakt mit Kuhmilch. Schwedische Langzeituntersuchungen haben gezeigt, daß bei disponierten Kindern später dann häufiger asthmatische Symptome auftraten, wenn felltragende Haustiere im Wohnbereich des Kindes lebten. Schimmelpilze stellen neben Hausstaubmilbe wichtige Antigene dar, die besonders in feuchten Wohnungen eine Rolle spielen könnten.

Im wesentlichen sind sich Fachleute darin einig, daß nichtallergene unspezifische Reize zu einer Schädigung der Schleimhäute auch im Säuglings- und Kleinkindesalter führen können, wobei möglicherweise die Bereitschaft zur Sensibilisierung bei vorgeschädigter Schleimhaut höher ist.

In dieser Situation sollten alle Anstrengungen unternommen werden, vor allem die nichtallergenen Reize im Wohnbereich eines Kindes (besonders Säuglings) unbedingt auszuschalten. An erster Stelle steht hier der Tabakrauch, und es ist deprimierend zu wissen, daß das Rauchen bei Frauen (Müttern?) eher zunimmt. Wenn auch kaum meßbar, so könnte ich mir eine Schleimhautreizung bei Säuglingen und

Kindern durch trockene Zentralheizungsluft in den Herbst- und Wintermonaten eher vorstellen als durch Allergene, die von Topfpflanzen ausgehen. Tatsächlich hat sich das Heizverhalten der Bevölkerung nach dem Kriege zunehmend geändert hin zur Zentralheizung. Zentralgeheizte Räume sind sehr viel trockener als Räume, die mit einem Kohlenofen beheizt werden.

Im Wohnbereich von Säuglingen und Kleinkindern sind noch zahlreiche andere nichtallergene Reizstoffe zu beachten, die sicher vor 30 Jahren in gleicher Weise nicht Verwendung gefunden haben. Mit Recht wird von Fachleuten darauf hingewiesen, daß wir bei Untersuchungen zum Einfluß von Schadstoffen auf die Erkrankungen der Atmungsorgane im Kindesalter nicht nur die Industrieschadstoffe außerhalb des Wohnraumes beachten sollten, sondern auch die Schadstoffe innerhalb des Wohnraumes (sog. indoor pollution).

WEBER ist zuzustimmen, daß bei disponierten Kindern (frühzeitig atopische Dermatitis, frühzeitig asthmatische Symptome, diesbezügliche familiäre Belastung) auf eine sorgfältige Allergen- und Staubsanierung im Wohnbereich des Kindes geachtet werden soll. Eine generelle Empfehlung, in Kinderzimmern Topfpflanzen und Trockensträuße zu vermeiden, kann ich nicht unterstützen. Generell empfohlen werden sollte vielmehr, die nichtallergenen Schadstoffe im Wohnbereich zu vermindern, hier insbesondere den Tabakrauch.

H. VON DER HARDT, Hannover

Obwohl die von WEBER mitgeteilte Beobachtung, daß allergische Erkrankungen zunehmen, häufig geäußert wird, fehlt es an gesicherten epidemiologischen Unterlagen über die Häufigkeit von allergischen Erkrankungen in der Bundesrepublik Deutschland. Es wird jedoch mit 5–20% Allergikern gerechnet. Es ist bekannt, daß die Manifestation allergischer Symptome z. T. von der Dauer sowie Intensität einer Allergenexposition abhängt und z. T. durch eine erhebliche Belastung prädisponiert ist.

Bei dem letzten Kongreß der Europäischen Akademie für Allergologie und klinische Immunologie, im Juni 1985 in Stockholm, hat T. FOUCARD (Univ.-Kinderklinik Uppsala in Schweden) mitgeteilt, daß 1935 1% der schwedischen Einwohner unter Pollinosis litten. Die heutige Prävalenz wird mit 5% angegeben. Auch aus den Entwicklungsländern werden ansteigende Allergikerzahlen berichtet: In Kuwait war vor 30 Jahren das Asthma bronchiale so gut wie unbekannt, heute leiden 18% der Bevölkerung unter dieser Erkrankung.

Es stellt sich aber die berechtigte Frage, inwieweit unsere Umweltbedingungen und nicht nur die verbesserte Diagnostik an der Zunahme von allergischen Erkrankungen beteiligt sind. Um die Wirksamkeit von Präventivmaßnahmen genau beurteilen zu können, müssen unter vergleichbaren Umweltbedingungen Personen mit hereditärer Belastung den erblich nicht disponierten Probanden bezüglich ihrer klinischen Reaktion auf inhalative und nutritive Allergene gegenübergestellt werden. Erst nach Auswertung dieser Daten wird eine objektive Antwort auf die Frage über Zunahme und Prävention von allergischen Erkrankungen möglich sein.

Dennoch ist es sinnvoll, bei allergisch disponierten Personen bekannte inhalative Allergene soweit wie möglich zu meiden. Haustiere wie Hund, Katze, Meerschweinchen und allergisierende Pflanzen, wie z. B. die erwähnte Birkenfeige, haben in den Wohnungen von Allergikern bzw. von allergisch disponierten Personen nichts zu suchen.

Erschienen in:
pädiat. prax. **33**, 335–338 (1986)
© 1986, Marseille Verlag, München

R. URBANEK, Wien

Giftpflanzen als Weihnachtsschmuck

R. JASPERSEN-SCHIB

Schweizerisches Toxikologisches
Informationszentrum, Zürich

Einleitung

Die typischen Weihnachtspflanzen sind nicht nur sehr schön, sondern oft auch giftig. Sie sind zur Zeit hochaktuell, weil sie überall zum Ausschmücken der Wohnungen herumstehen. Arrangements und Trockengestecke enthalten neben harmlosen Pflanzen häufig auch Giftpflanzen. Dieser pflanzliche Weihnachtsschmuck kann für Kleinkinder und Haustiere bei ungenügenden Vorsichtsmaßnahmen eine gewisse Gefahr sein.

In diesem Beitrag werden die häufigsten giftigen Weihnachtspflanzen besprochen. Die reichhaltigen Erfahrungen des Schweizerischen Toxikologischen Informationszentrums erlauben es, die Gefährdung durch diese Pflanzen immer besser abzuschätzen. Zudem werden einige Vergiftungsfälle aus der Literatur zitiert.

Mistel

Viscum album (Loranthaceae)

Die Mistel spielt seit der Antike eine große Rolle als Kult-, Zauber- und Heilpflanze. Als immergrüne, im Winter fruchtende Pflanze galt sie bei den alten Germanen als Symbol für die Wintersonnenwende, aber auch als todbringende Zauberwaffe. Die grünen gabelästigen Zweige der Mistel mit ihren vielen weißen kugeligen Scheinbeeren sind ein schöner Schmuck, doch auch recht verlockend für kleine Kinder. Ihre toxischen Inhaltsstoffe sind vor allem in den Blättern und Stengeln enthalten; die wichtigsten sind die sogenannten Viskotoxine, ein Gemisch von basischen Proteinen, welche kardiotoxisch und zytotoxisch wirken. Außerdem sind sie stark hautreizend und in höheren Dosen nekrotisierend. Diese toxischen Wirkungen treten jedoch vor allem bei parenteraler Applikation auf, sehr wahrscheinlich unter Beteiligung der ebenfalls vorhandenen giftigen Lektine (23). Die viel geringere Toxizität der Mistel bei oraler Aufnahme dürfte durch die schlechte Resorption der Viskotoxine sowie durch die leichte Angreifbarkeit der Lektine durch Proteinasen des Magen-Darm-Traktes bedingt sein.

Die Angaben über die Toxizität der weißen Mistelbeeren sind in der Literatur sehr widersprüchlich; es ist bis heute nicht sicher, ob die Früchte auch Viskotoxine enthalten; sicher ist aber ihre Toxizität nur gering. Es ist trotzdem besser, wenn die Mistelzweige aufgehängt und nicht auf Kleinkinderhöhe eingestellt werden.

Stechpalme

Ilex aquifolium (Aquifoliaceae)

Stechpalmenzweige mit ihren glänzenden, immergrünen, dornigen Blättern und den leuchtend roten beerenartigen Steinfrüchten sind ein häufiger Weihnachtsschmuck.

Die toxischen Inhaltsstoffe der Früchte sind bis heute noch nicht vollständig erforscht. Nachgewiesen wurden terpenoide Verbindungen, vor allem Triterpene (24) sowie ein Bisnormonoterpen, das sogenannte Ilex-Lacton (25). WILLEMS (28) isolierte aus den reifen Früchten, Stengeln und Blättern ein zyanogenes Glykosid, allerdings in sehr geringer Menge.

Ingestionen von Ilexfrüchten durch Kleinkinder sind relativ häufig. In der

Kasuistik des Toxzentrums gibt es keine schweren Erkrankungen. Bei Einnahme von zahlreichen Früchten (10 und mehr) wurde dekontaminiert (Ipecac-Emesis oder Magenspülung). Bei 10 nicht dekontaminierten Patienten traten gastrointestinale Symptome (Erbrechen, Durchfall und Bauchkrämpfe) auf; die Kinder hatten jeweils ein bis mehrere Ilexfrüchte gegessen.

Gemeine Winterbeere

Ilex verticillata (Aquifoliaceae)

Ilex-verticillata-Zweige werden zur Zeit in Blumengeschäften verkauft. Die langen verholzten, stark verästelten Zweige tragen jetzt keine Blätter mehr, doch zahlreiche rote, etwa erbsengroße, kugelige, beerenartige Früchte, welche in Knäueln an den Zweigen sitzen. Meistens werden diese Zweige in Bodenvasen eingestellt, also gerade gut erreichbar für kleine Kinder und Haustiere. Auch diese Ilexfrüchte sind leicht toxisch und enthalten dieselben Inhaltsstoffe wie Ilex aquifolium.

Christrose

Helleborus niger (Ranunculaceae)

Die Christrose ist eine sehr alte Heil- und Giftpflanze. Sie wird auch Weihnachts- oder Schneerose genannt. Christrosen in kleinen Sträußchen oder in Arrangements schmücken manchen Weihnachtstisch.

In vielen älteren Arbeiten wurde Helleborus niger als sehr toxische Herzglykosidpflanze mit Hellebrin beschrieben. KATING (15, 30) teilte in verschiedenen Publikationen mit einwandfrei bestimmtem Pflanzenmaterial mit, daß Helleborus niger keine herzwirksamen Glykoside enthält, also auch kein Hellebrin. Als toxische Inhaltsstoffe von Helleborus niger sind Steroidsaponine (15) in allen Pflanzenteilen sowie Protoanemonin (18) in den oberirdischen Pflanzenteilen enthalten. Durch diese Stoffe kann es zu Durchfall, Erbrechen, Haut- und Schleimhautreizungen kommen. Klinisch verwertbare Beobachtungen von Helleborus niger sind am Toxzentrum nicht registriert worden.

Weihnachtsstern, Poinsettia

Euphorbia pulcherrima (Euphorbiaceae)

Ab Anfang Dezember sieht man überall Weihnachtssterne, meist als Topfpflanzen, aber auch als Schnittblumen.

Die Literaturangaben über die Toxizität dieser Pflanze sind sehr widersprüchlich. Nachdem der Todesfall (1919) eines 2jährigen Kindes nach Weihnachtssterneinnahme jahrzehntelang überall zitiert wurde, galt Euphorbia pulcherrima als sehr toxisch. WINEK (29) beschrieb dann nach seinen toxikologischen Versuchen mit Ratten den Weihnachtsstern als eine harmlose Pflanze. Möglicherweise gibt es wirklich harmlose Zuchtformen, doch kann, wie bei allen hochgezüchteten Pflanzen, nie garantiert werden, daß es sich wirklich um eine harmlose Pflanze handelt.

Toxische Diterpenester mit karzinominduzierender Potenz, wie sie in vielen anderen Euphorbia-Arten vorkommen, konnte KINGHORN (16) im Milchsaft von E. pulcherrima nicht nachweisen.

Ob die im Milchsaft vorhandenen Triterpene (2) toxisch sind oder ob es sich noch um weitere unbekannte toxische Stoffe handelt, werden zukünftige Forschungen zeigen. Im Toxzentrum sind 2 tödliche Tiervergiftungen registriert worden. Ein Hund und eine Katze starben, nachdem sie einige Weihnachtssternblätter gefressen hatten. Bei einigen Kindern und Erwachsenen traten nach Weihnachtssternaufnahmen gastrointestinale Symptome sowie Hautreizungen mit Rötung, Schwellungen und Brennen im Mund auf.

Nach den Erfahrungen des Toxzentrums muß der Weihnachtsstern zu den Giftpflanzen gezählt werden. Morphologisch lassen sich untoxische Zuchtformen nicht von toxischen unterscheiden.

Amaryllis, Ritterstern

Hippeastrum vittatum (Amaryllidaceae)

Die Zwiebeln der Amaryllis werden im November gekauft, oft schon in Töpfen angetrieben, so daß sich dann zur Weihnachtszeit ihr großer doldenartiger, meist roter Blütenstand entfaltet. Die ganze Pflanze enthält Tazettin, Lycorin, Hippagin, Pancracin (1) und andere Amaryllidaceenalkaloide; der giftigste Pflanzenteil ist die Zwiebel. Kinder essen jedoch meistens nur oberirdische Pflanzenteile.

Im Toxzentrum sind 3 Kleinkinder mit gastrointestinalen Symptomen nach peroraler Aufnahme von Amaryllis-Blattstückchen registriert worden.

Tazette

Narcissus tazetta (Amaryllidaceae)

Die Weihnachtstazette, auch Weihnachtsnarzisse genannt, hat ein sehr ähnliches Alkaloidspektrum wie Hippeastrum und die anderen Narzissenarten. Wiederum enthält die Zwiebel am meisten Alkaloide. Wie alle anderen Narzissen können auch die Weihnachtstazetten bei Einnahme Gastroenteritis sowie beim Berühren Dermatitis verursachen. Für die Dermatitis sind sowohl eine mechanische Reizung durch zahlreiche nadelförmige Oxalatkristalle, als auch 2 Kontaktallergene verantwortlich (10).

Eibe

Taxus baccata (Taxaceae)

Eibenzweige findet man in Weihnachtsarrangements mit Blumen und Kerzen zusammen. Sie werden sicher oft wegen ihrer Ähnlichkeit mit Tannenzweigen verwendet, und zudem haben sie schönere dunkelgrüne, glänzende Nadeln und sind viel länger haltbar.

Die hohe Toxizität der Eibe ist sicher allgemein bekannt. Die meisten Vergiftungen gibt es im Herbst, wenn Kinder die roten »Schnuderbeeri« der Eiben zusammen mit den toxischen Samen essen. Am giftigsten sind die Nadeln, die im Winter bis 2% Taxine enthalten. Taxine sind kardiotoxisch wirkende Pseudoalkaloide. Bei einer schweren Eibenvergiftung treten die folgenden typischen Symptome auf: Schwindel, Übelkeit, Leibschmerzen, Bewußtlosigkeit, Mydriasis, oberflächliche Atmung, Tachykardie, gefolgt von Bradykardie, Tod durch Atemlähmung und Herzstillstand (6, 7, 23).

Der Wirkungsmechanismus der Taxine auf das Herz wurde von TEKOL (22) am Meerschweinchen elektrophysiologisch untersucht. Aus diesen Untersuchungen geht hervor, daß die Wirkung der Taxine auf das Herz sowohl durch Hemmung auf den Natriumstrom als auch auf den Kalziumstrom zustande kommt. Taxine besitzen hinsichtlich dieser Wirkungen die Eigenschaften von Antiarrhythmika, welche schnelle und langsame Einströme blockieren.

In der Literatur werden verschiedene Todesfälle mit Taxusnadeln (meist Suizide) beschrieben (7, 23). 50–100 g Eibennadeln sind für einen Erwachsenen tödlich.

Für Kinder sind Eibennadeln nicht sehr attraktiv, so daß höchstens kleine Mengen eingenommen werden. Im Toxzentrum sind nur einige leichtere Vergiftungsfälle von Kindern mit gastrointestinalen Reizsymptomen aufgezeichnet. Bei einem 3jährigen Kind kam es nach der Einnahme von 10–15 Taxusbeeren (Aufnahme von Samen fraglich) zu Apathie, Blässe, Tachykardie und kaltem Schweiß.

Mit Eibennadeln gab es in der Schweiz auch mehrere tödliche Tiervergiftungen (ein Esel sowie einige Schafe). Hunde- und Katzenhalter sollten auf Dekorationen mit Eibenzweigen besser verzichten.

Buchsbaum

Buxus sempervirens (Buxaceae)

Buchszweige werden in Adventkränzen und vielen Blumengebinden angetroffen. Ihre ledrigen, glänzenden Blätter enthalten 1,1–2,4% toxische Alkaloide, aber auch alle anderen Pflanzenteile sind toxisch. Buxusalkaloide sind Steroidalkaloide. Die wichtigsten sind die Cyclobuxine, welche zuerst erregend, später lähmend auf das ZNS wirken. Buchsblätter schmecken sehr bitter und werden von Kindern daher höchstens in sehr kleinen Mengen gegessen.

Auch von Haustieren sollten Buchszweige möglichst ferngehalten werden. Die letale Dosis für einen Hund ist etwa 5 g Buchsblätterl/kg KG. In der Literatur sind schwere und tödliche Vergiftungen praktisch von allen Haustieren beschrieben (4). Vergiftungssymptome bei Tieren sind Erbrechen, Durchfall, Kolik, zentralnervöse Erregung mit klonischen Krämpfen, dann Lähmungen, Tod durch Atemlähmung (8).

Efeu

Hedera helix (Araliaceae)

Efeuzweige sollten, besonders wenn sie Beeren tragen, nur außer Reichweite von kleinen Kindern eingestellt werden. In allen Pflanzenteilen von Efeu kommen toxische Triterpensaponine vor; am giftigsten sind die Früchte (21). Hederasaponine werden jedoch bei peroraler Aufnahme höchstens in sehr geringem Ausmaße resorbiert, so daß keine Hämolyse der roten Blutkörperchen zu befürchten ist.

Im Toxzentrum sind bei 4 kleinen Kindern nach Einnahme von 2–3 Efeubeeren die folgenden Symptome aufgezeichnet worden: Bauchkrämpfe, Erbrechen und Gesichtsrötung. 2 Kinder waren somnolent, und es wurde eine Ipecac-Emesis durchgeführt. Efeufrüchte sind sehr bitter, und daher wurde oft nur ganz wenig eingenommen, so daß keine Symptome auftraten.

Mäusedorn

Ruscus aculeatus (Liliaceae)

Die sehr dekorativen Zweige von Ruscus aculeatus und anderen Ruscus-Arten werden zur Zeit in Blumengeschäften verkauft.

Ein sehr beliebter Weihnachtsschmuck ist in Spanien ein beerentragender Ruscuszweig, der in einem Korkeichenstück steckt; auch bei uns wird dieser hübsche Schmuck immer mehr angetroffen.

Die roten, verlockenden Beeren enthalten Saponine, vor allem Ruscogenin. Kindervergiftungen mit gastrointestinalen Symptomen und zum Teil mit Somnolenz sind besonders in französischen Toxzentren immer wieder registriert (20, 27). In der Schweiz wurde nach Einnahme von 10 Mäusedornfrüchten durch ein 3jähriges Kind vorsichtshalber eine Dekontamination (Ipecac-Emesis) durchgeführt, wonach keine Symptome mehr auftraten. Bei einer Katze kam es, nachdem sie 4–5 Ruscusbeeren gefressen hatte, zu wiederholtem Erbrechen, Durchfall und Apathie.

Schlafmohn

Papaver somniferum (Papaveraceae)

Die getrockneten Kapseln von Papaver somniferum und anderen Mohnarten wie z. B. Papaver orientale, werden häufig in Trockengestecken sowie auf Kränzen gesehen. Nach BRENNEISEN (3) sollten Schlafmohnkapseln des Blumenhandels durch oxidative Zerstörung des Morphins entgiftet sein. Es kann nicht garantiert werden, daß sich nicht doch morphinhaltige Kapseln im Blumenhandel befinden. Zierarten von Papaver somniferum, welche auch Morphin enthalten, sind in Gärten verbreitet und werden dann auch für Trockengestecke benützt, ebenso die kleineren Kapseln des oft angepflanzten, thebainhaltigen Papaver orientale.

Vorsichtshalber sollten Trockengestecke mit Mohnkapseln nur an für Kinder und Haustiere unerreichbaren Orten aufgestellt werden.

Lampionblume, Blasenkirsche

Physalis alkekengi (Solanaceae)

Die Lampionblumen mit ihren orangefarbenen Laternchen beleben manches Trockengesteck. Die derben Kelchblätter von Physalis schließen sich zur Reifezeit zu einer blasig-glockigen orange »Kapsel« (Laternchen) zusammen, welche eine kirschengroße, scharlachrote Beerenfrucht enthält. Alkaloide sind nur in den Rhizomen vorhanden. Die rote, säuerlich schmeckende Beere dürfte, wenn sie reif ist, ziemlich h a r m l o s sein. Allerdings sind im Toxzentrum neben vielen symptomlosen Physalisberatungen auch 3 Kleinkinder mit Durchfall, Übelkeit und Bauchkrämpfen registriert worden. Ob es sich um unreife Physalisfrüchte gehandelt hat, ist unklar.

Unreife Physalisfrüchte enthalten, wie alle anderen oberirdischen Pflanzenteile, Bitterstoffe, sogenannte Physaline. Physaline sind C_{28}-13,14-seco-Steroide und biogenetisch den zum Teil toxischen Withanoliden sehr ähnlich. Inwieweit die Physaline für die immer wieder beschriebene geringe Toxizität der unreifen Früchte und der anderen oberirdischen Pflanzenteile verantwortlich sind, ist bis heute nicht völlig geklärt (7, 23).

Paternostererbse

Abrus precatorius (Fabaceae)

Die Giftigkeit der Samen von Abrus precatorius wurde schon beschrieben (12). Da diese h o c h t o x i s c h e n S a m e n aber auch ab und zu in Trockengestecken zu sehen sind, müssen sie hier nochmals kurz besprochen werden.

Die Paternostererbsen sind eiförmig bis ellipsoid und 5–9 mm lang; etwa ¾ der schönen, glänzenden Samenoberfläche sind blutrot und etwa ¼ ist schwarz. Verantwortlich für ihre hohe Toxizität sind L e k t i n e, die sogenannten A b r i n e, welche zu den stärksten biogenen Giften gehören. In Florida starben Kinder, welche 1–2 Paternostererbsen zerkaut hatten (7). Diese tödlichen Vergiftungen ereigneten sich allerdings mit f r i s c h e n S a m e n; die getrockneten harten Samen in den Trockengestecken sind viel schwerer zu zerkauen.

Bei schweren Vergiftungen werden die f o l g e n d e n S y m p t o m e beschrieben: Erbrechen, hämorrhagische Enteritis, Durchfall, Nierenschäden, Krampfanfälle, Lähmungserscheinungen, Koma, Tod durch Atemlähmung.

Von der Verwendung der Paternostererbsen in Trockengestecken ist dringend abzuraten.

Toxische Beerenarrangements

Die eigentliche Beerensaison ist zwar vorbei, doch soll daran erinnert werden, daß die verschiedenen toxischen Beeren noch lange Zeit, oder sogar über den ganzen Winter, an den Sträuchern hängen bleiben. Diese Beeren dienen auch zum Ausschmücken von Arrangements und Adventkränzen. Erst nach Einnahme von g r ö ß e r e n M e n g e n dieser Beerenfrüchte kam es bei Kindern zu Gastroenteritis (14). Die weißen, kugeligen Früchte der Schneebeere (Symphoricarpos albus) können Haut- und Schleimhautreizungen verursachen.

Schlußfolgerungen

Toxische Weihnachtspflanzen führen jedes Jahr zu Zwischenfällen bei Kindern und Haustieren. Aus den Kasuistiken des Schweiz. Toxzentrums geht hervor, daß es sich bei Kindern nie um schwere Vergiftungen gehandelt hat. Daraus darf nicht geschlossen werden, daß solche Vorfälle immer harmlos sind, wurde doch häufig nach Aufnahme größerer Giftpflanzenmengen prophylaktisch dekontaminiert (Ipecac-Emesis). Tödliche Tiervergiftungen mit diesen Pflanzen sind am Toxzentrum mehrmals registriert worden; eine gewisse Vorsicht mit toxischen Weihnachtspflanzen ist also angezeigt. Die besten Vorbeugungsmaßnahmen zur Vermeidung von Vergiftungen sind gute Pflanzenkenntnisse und das Fernhalten der giftigen Pflanzen von kleinen Kindern und Haustieren.

Literatur

1. ALI, A. A. u. Mitarb.: Planta Med. **50**, 189 (1984).
2. BAAS, W. M.: Planta Med. **32**, 1 (1977).
3. BRENNEISEN, R. u. S. BORNER: Pharm. Acta Helv. **60**, 301 (1985).
4. COOPER, M. R. u. A. W. JOHNSON: Poisonous Plants in Britain. Her Majesty's Stationery Office, London 1984.
5. CRONIN, E.: Contact Dermatitis. Churchill Livingstone, Edinburgh-London-New York 1980.
6. v. DACH, B. u. R. A. STREULI: Schweiz. med. Wschr. **118**, 1113 (1988).
7. FROHNE, D. u. H. J. PFÄNDER: Giftpflanzen, 3. Aufl. Wiss. Verlagsgesellschaft mbH, Stuttgart 1987.
8. HAPKE, H.-J.: Toxikologie für Veterinärmediziner, 2. Aufl. Enke, Stuttgart 1988.
9. HAUSEN, B. M. u. Mitarb.: Contact Dermatit. **17**, 1 (1987).
10. HAUSEN, B. M.: Allergiepflanzen – Pflanzenallergene. ecomed, Landsberg 1988.
11. HOSTETTMANN, K.: Helv. chim. Acta **63**, 606 (1980).
12. JASPERSEN-SCHIB, R.: Schweiz. Apoth. Ztg. **114**, 391 (1976).
13. JASPERSEN-SCHIB, R.: Pharm. Acta Helv. **45**, 424 (1970).
14. JASPERSEN-SCHIB, R.: Dt. Apoth.-Ztg. **124**, 2321 (1984).
15. KATING, H. u. W. WISSNER: Pharm. Ztg. **119**, 1985 (1974).
16. KINGHORN, A. D. u. F. J. EVANS: Planta Med. **28**, 325 (1975).
17. KRIENKE, E. G.: Vergiftungen im Kindesalter. 2. Aufl. Enke, Stuttgart 1986.
18. MARTINEK, A.: Planta Med. **36**, 237 (1979).
19. MASSMAN, A. u. Mitarb.: Contact Dermatit. **18**, 24 (1987).
20. MASSOT, R.: Les baies toxiques, étude epidemiologique et toxicologique. Thèse no 150 Univ. Sabatier, Toulouse 1983.
21. STENTOFT, A. u. Mitarb.: Z. Rechtsmed. **101**, 197 (1988).
22. TEKOL, Y. u. M. KAMEYAMA: Arzneimittel-Forsch. **37**, 428 (1987).
23. TEUSCHER, E. u. U. LINDEQUIST: Biogene Gifte. Fischer, Stuttgart 1987.
24. THOMAS, H. u. H. BUDZIKIEWICZ: Phytochemistry **19**, 1866 (1980).
25. THOMAS, H. u. H. BUDZIKIEWICZ: Z. Pflanzenphysiologie **99**, 271 (1980).
26. VELVART, J.: Toxikologie der Haushaltprodukte. 2. Aufl. Huber, Bern 1989.
27. VERMONT, J.: Toxicologie des plantes à baies. These no 185, Université Claude Bernard, Lyon 1977.
28. WILLEMS, M.: Phytochemistry **27**, 1852 (1988).
29. WINEK, Ch. L. u. S. P. SHANOR: Toxicol. Annu. **3**, 27 (1979).
30. WISSNER, W. u. H. KATING: Planta Med. **20**, 344 (1971) u. **26**, 288 u. 364 (1974).
31. WYSE, D. M. u. Mitarb.: Can. med. Ass. J. **103**, 1272 (1970).

Erschienen in:
Dt. Apoth.-Z. **130**, 2766–2772 (1990).
Autorin und Verlag danken für die Nachdruckgenehmigung.

Rita Jaspersen-Schib, Zürich

Aspiration von ätherischen Ölen (Inhalationen, Lokaltherapien)

Frage

Ist es möglich, daß durch Inhalation von Erkältungsbalsam ölhaltige Substanzen in die Lunge kommen? Ist es denkbar, daß nach längerer Zeit die Bronchialschleimhaut durch den Ölfilm geschädigt wird?

Antwort

Wenn unter »Inhalation« das Einatmen von jenen ätherischen Stoffen gemeint ist, welche in der Zubereitungsform einer Salbe oder eines »Balsams« auf die Haut aufgetragen werden, dann sei die gestellte Frage verneint.

Ganz anders ist die Situation, wenn ölhaltige »Erkältungsbalsame« durch ein entsprechendes Gerät in Tröpfchenform regelrecht inhaliert oder wenn Zubereitungen »ätherischer Öle« als Nasentropfen oder zu Rachenpinselungen verwendet werden. Dann kann eine sog. Lipoidpneumonie entstehen. Es handelt sich dabei um chronisch-granulierende Entzündungsprozesse im Lungen-Alveolarbereich und in den Bronchiolen; sie können zu Dauerschäden mit fibrosierenden Narben und Schrumpfungen im Lungengewebe führen. Sie werden ausgelöst sowohl durch den Fremdkörperreiz der inhalierten Fettpartikel oder/und durch zusätzliche Gewebsreize, welche von manchen der in solchen Präparaten verwendeten Lipoiden ausgelöst werden. In gleichem Sinne können die in den Alveolar-Bronchiolenbereich mit eingeschleusten ätherischen Substanzen wirksam werden.

Vielfältige Beobachtungen von schweren, teils tödlich verlaufenen »Lipoidpneumonien« sind vor allem nach häufiger Applikation fetthaltiger Arzneimittel in den Nasen-Rachenraum in den 20er Jahren dieses Jahrhunderts beschrieben worden.

Überwiegend sind solche Schäden bei Säuglingen und Kleinkindern festgestellt worden. Von derartigen Medikationen rate ich deshalb ab.

Erschienen in:
pädiat. prax. **34**, 631–632 (1987)
© 1987, Marseille Verlag, München

R. GÄDEKE, Staufen im Breisgau

Unfallgefahren bei häuslichen Dampfinhalationen im Kindesalter

C. SANDER

Kinderklinik der Stadtklinik Baden-Baden
(Chefarzt: Priv.-Doz. Dr. C. SANDER)

Innerhalb eines Zeitraumes von nur 3 Wochen mußten wir kürzlich 2 Kleinkinder wegen tiefer Verbrühungen der Füße stationär aufnehmen, die bei Kamillendampfinhalationen auftraten. Beide Male wurden die Inhalationen zur Behandlung akuter Atemwegsinfektionen zu Hause eingesetzt, indem Schüsseln neben den Betten aufgestellt wurden. Bei einem weiteren Patienten verursachte die Verwendung eines einfachen käuflichen Plastik-Dampfhalators schwere Verbrühungen im Oberschenkel- und Genitalbereich.

Beobachtung 1

2 10/12jähriges Mädchen; Sectiogeburt, normale Entwicklung. Neigung zu Atemwegsinfekten mit rezidivierendem »Pseudokrupp«, deshalb vorbeugende Kamillendampf-Inhalationen. Auch am Abend des Aufnahmetages wurde ein Topf mit kochend heißem Kamillensud neben das Bett gestellt. Beim Aufstehen nach 20 Uhr trat das Kind mit dem linken Fuß in diesen Topf: Verbrennung 2.-3. Grades an Fußsohle und Fußrücken sowie im Zehenbereich. Verbrennungen 2. Grades auch am rechten Unterschenkel und an der linken Hand (insgesamt 8–10%). Typische Verbrennungsbehandlung mit Infusion (anfängliche Nahrungsverweigerung). Lokalbehandlung mit *Flammazine* und *Branolind;* am Fuß chirurgische Abtragung nekrotischer Haut in Narkose. Gute Epithelisierung und Abheilung nach 3wöchiger Behandlungsdauer.

Beobachtung 2

6jähriges Mädchen. Geburt durch Vakuumextraktion, normale Entwicklung. Bei akutem Atemwegsinfekt wurde eine Schüssel heißen Wassers zur Dampfinhalation neben das Bett gestellt. Als das Kind etwa um 19 Uhr aufstehen wollte, trat es mit dem rechten Fuß in diese Schüssel: Verbrennung 2. Grades des gesamten Fußes bis über das Sprunggelenk. Zunächst Versuch ambulanter Behandlung, bei starker Zunahme der Blasenbildung am Folgetag stationäre Aufnahme. Typische chirurgische Lokalbehandlung mit 2maliger Blasenabtragung und *Flammazine*-Verbände. Gute Epithelisierung der Wundbereiche mit gutem kosmetischem Ergebnis. Behandlungsdauer: 4 Wochen.

Beobachtung 3

4½jähriger Junge, Frühgeburt (2300 g), regelrechte Entwicklung. Bei akutem Atemwegsinfekt mit Tonsillopharyngitis am Abend des Aufnahmetages zu Hause Dampfinhalation mit einem Plastik-Inhalator *(Tetesept-Inhalator)* unter Zusatz ätherischer Öle. Beim Inhalieren löste sich das Unterteil des Inhalators, und das heiße Wasser ergoß sich über Oberschenkel und Genitalbereich. Stationäre Aufnahme wegen Verbrühung 1. und 2. Grades (etwa 10% der Körperoberfläche). Eine 3wöchige stationäre Behandlung war erforderlich: Infusionsbehandlung über 4 Tage, Blasenkatheter über 3 Tage bei lokaler Verschwellung; *Flammazine*-Lokaltherapie, später Bäderbehandlung und Krankengymnastik.

Diskussion

Bei der Behandlung akuter Atemwegsinfekte werden Luftbefeuchtung oder Feucht-Inhalationen empfohlen (1, 5). In der Klinik steht hierbei heute die Kaltvernebelung, besonders als Ultraschallvernebelung im Vordergrund. In der häuslichen Krankenpflege werden häufig Dampfinhalationen, besonders in Form des weit verbreiteten Kamillen-Dampfbades angewandt (4, 5). Welche Gefahren sich hierbei bei unüberlegter Anwendung, etwa bei einer Schüssel-Verdampfung in Bettnähe, ergeben, sollen die geschilderten Unfälle belegen. Verbrühungen machen bekanntlich einen hohen Prozentsatz der Verbrennungen im Kleinkindesalter aus, um so schlimmer, wenn sie in der Behandlung anderer Erkrankungen entstehen (3, 4).

Eine solche Verdampfung ist bei Kindern nur bei sicherer Aufstellung und Verankerung sowie unter ständiger Überwachung zu verantworten. Problematisch ist ein im Handel erhältlicher Dampfinhalator *(Tetesept-Inhalator)* mit unsicherem Verschlußmechanismus, der bei unserem kleinen Patienten zu schweren Verbrennungen geführt hat. Die möglichen Vorteile der Luftbefeuchtung in Dampfform, etwa die gegenüber der Kaltvernebelung bestehende bakteriologische Sicherheit, sollen hier nicht diskutiert werden (2).

Kein Zweifel besteht über die große Verbreitung der Dampfinhalation in der häuslichen Krankenpflege. In Zeiten der Hinwendung zu naturheilkundlichen Therapieformen nimmt ihre Bedeutung sicher zu (4, 5).

Um so wichtiger sind die Kenntnis der Gefahren bei falscher und leichtsinniger Anwendung und die dringende Mahnung zu genauer Überwachung und sicherer Aufstellung.

Zusammenfassung

Es wird über Verbrühungen bei häuslichen Dampfinhalationen berichtet, mehrwöchige stationäre Behandlung war notwendig. Werden diese in der häuslichen Krankenpflege weitverbreiteten Inhalationen bei Kindern eingesetzt, sind sichere Aufstellung und ständige strikte Überwachung zu fordern.

Literatur

1. BETKE, K. u. W. KÜNZER: In: KELLER-WISKOTT (Hrsg.): Lehrbuch der Kinderheilkunde, 5. Aufl. Thieme, New York 1984.
2. BRANDIS, H. u. H. J. OTTE: Lehrbuch der Medizinischen Mikrobiologie, 5. Aufl. Fischer, Stuttgart-New York 1984.
3. BUTENANDT, I. u. I. COERDT: Verbrennungen im Kindesalter. Enke, Stuttgart 1979.
4. SAUER, H.: Das verletzte Kind: Lehrbuch der Kindertraumatologie. Thieme, Stuttgart-New York 1984.
5. STELLMANN, H. M.: Kinderkrankheiten natürlich behandeln. Gräfe u. Unzer, München 1987.

Erschienen in:
tägl. prax. **30,** 79–80 (1989)
© 1989, Marseille Verlag, München

C. SANDER, Baden-Baden

Dermatitis bullosa pratensis

Photosensibilisierende, furanokumarinhaltige Pflanzen

TH. ZIMMERMANN

Universitäts-Kinderklinik Erlangen
(Leiter: Prof. Dr. K. STEHR)

Eigene Beobachtung

Im Juli 1985 wurde uns ein 8 Jahre alter Knabe mit der Verdachtsdiagnose LYELL-Syndrom zugewiesen. Es wurde u. a. berichtet, daß der kleine Patient am Tage vor Auftreten der Beschwerden nachmittags während intensiver Sonneneinstrahlung aus Unkräutern »Salat« gemacht habe. Am Abend und am darauffolgenden Tag seien Blasen an der rechten Hand mit randständiger Rötung, ebenso an der linken Hand, an beiden Unterarmen und an beiden Beinen aufgetreten. Die Hauterscheinungen waren teilweise streifen- oder strichförmig bizarr erythematobullös konfiguriert. Unauffälliges rotes und weißes Blutbild, IgG,A,M,E im Altersnormbereich.

Auf gezielte Befragung hin wurde mitgeteilt, daß der kleine Patient mit Bärenklau gespielt habe. Nachdem anhand anamnestischer Angaben und aufgrund der typischen Effloreszenzen die Diagnose gestellt wurde, haben wir lokal mit *Fenistil-Gel* behandelt. Nach einer Woche waren die Effloreszenzen bis auf eine geringe Pigmentierung weitgehend abgeheilt.

Ätiologie, Pathogenese

Furanokumarine, besonders *Bergapten* und *Xanthotoxin*, entfalten starke photosensibilisierende Eigenschaften, wenn sie auf die Haut aufgebracht und diese Stellen dem Sonnenlicht ausgesetzt werden. Furanokumarine können durch Adsorption des Wellenbereiches 315–440 nm (UV-A) in einen angeregten Singulett- oder Triplettzustand übergehen und sich mit ihren Pyron-Doppelbindungen z. B. an das Thymin der DNA unter Bildung eines C-3/C-4Cyclomonoadditions-Produktes anlagern. Bei weiterer Energieeinstrahlung reagiert auch noch die Doppelbindung des Furananteiles mit der DNA. Durch die Bindung des Photosensibilisators an die DNA wird die Replikation und Transkription der DNA unmöglich gemacht. In diesem Stadium, etwa 7–12 Stunden nach einstündiger Sonneneinstrahlung, kommt es auf der Haut zu einer Erythem- und Blasenbildung. Diese Erscheinung beobachtet man auch, wenn die Haut vor Sonnenbestrahlung mit *Kölnisch Wasser*, *Sellerieblättern* oder *Wiesenpflanzen* in Berührung kam. Beschwerdeauslösende Substanzen sind Bergapten oder andere Furanokumarine.

Als unmittelbare Folge dieser Störung setzt nach 1–2 Tagen eine starke Pigmentierung ein.

Histologie

In der Epidermis finden sich phototoxisch geschädigte Zellen, weiterhin zeigt sich eine intra- und subepitheliale Blasenbildung; die Basalzellregion ist hyperpigmentiert – Pigmentinkontinenz.

Therapie

Meiden aller photosensibilisierenden Pflanzen! Symptomatisch äußerliche Behandlung mit Glukokortikoidcreme, Lotio cincii; bei großflächigen Blasen erfolgt die Therapie wie bei Verbrennungen 2. Grades.

Pflanzen mit photosensibilisierenden Substanzen

1. Die *Knorpelmöhre (Ammi majus)* ist im Mittelmeergebiet u. a. im Nildelta heimisch; der Anbau erfolgt in Argentinien und Australien. In Mitteleuropa findet man die Knorpelmöhre nur vereinzelt. Die Pflanze enthält Furanokumarine, z. B. Xanthotoxin (0,5%), Imperatorin (0,3%), Bergapten (0,04%). Die gepulverte Droge und Auszüge von A. majus werden oral und extern bei Leukodermien angewendet. Eine Verwechslungsmöglichkeit besteht mit Ammi visnaga.

2. Das *Herkuleskraut (Wiesen-Bärenklau – Heracleum sphondylium, Riesenbärenklau – Heracleum mantegazzianum* und Subspezies) gehört wie die Knorpelmöhre zu der Familie der Apiaceae. Die Pflanze enthält die bereits bei der Knorpelmöhre genannten Furanokumarine, insbesondere in den Rhizomen.

3. Das *Schierlingskraut (Conium macalatum)* gehört ebenfalls zur Familie der Apiaceae. In den Blättern finden sich Spuren von Furanokumarinen. In den Früchten kommen stark giftige Alkaloide (Coniin, Conicein, Conhydrin u. a.) vor. Eine Dosis von 0,5–1,0 g führt durch zentrale Atemlähmung zum Tod.

4. *Feigenbaum (Ficus carica);* diese Pflanzen kommen überwiegend in den wärmeren Klimazonen vor. Es sind insgesamt 700 verschiedene Arten von Ficus bekannt. Bei uns werden Feigenbäume gelegentlich als Zierpflanzen gehalten. Der Wirkmechanismus einer Photosensibilisierung der Haut entspricht den bereits genannten Pflanzen.

Differentialdiagnose

Der *Gift-Sumach (Rhus toxicodendron)* gehört zur Familie der Anarcadiaceae; er enthält im Holz stark sensibilisierende Substanzen, u. a. Catechole wie Rhengol und Urishiol. Die bei uns sehr seltene, in Nordamerika häufig anzutreffende Pflanze löst bei Berührung mit der Haut eine erhebliche photoallergische Kontaktdermatitis aus, die typischerweise über die durch direkten Hautkontakt betroffenen Stellen hinaus Effloreszenzen auslöst.

Zusammenfassung

Die Dermatitis bullosa pratensis (OPPENHEIM 1917) ist eine bei Kindern und Erwachsenen gleichermaßen in den Sommermonaten auftretende phototoxische Hautreaktion. Photosensibilisierende Substanzen wie Furanokumarine werden in Pflanzen aus der Familie Apiaceae (Knorpelmöhre, Herkuleskraut, Schierlingskraut) und in Feigenbäumen gefunden. Der Hautkontakt mit Furanokumarinen und die gleichzeitige Bestrahlung mit UV-A führt zu einer phototoxischen Reaktion mit intra- und subepithelialer Blasenbildung. Selten kann in unseren Bereichen eine photoallergische Reaktion z. B. durch Berühren von Gift-Sumach auftreten. Die Therapie der phototoxischen Dermatitis erfolgt lokal z. B. durch Glukokortikoidcremes, Lotio cincii und bei großflächigen Blasen wie bei Verbrennungen 2. Grades.

Literatur beim Verfasser

Erschienen in:
pädiat. prax. **33**, 447–450 (1986)
© 1986, Marseille Verlag, München

TH. ZIMMERMANN, Erlangen

Proscillaridinintoxikation mit *Miroton Dragees* bei 2 Kleinkindern (phytotherapeutisches Kombinationspräparat)

J. MÖLLER und B. GOTTWALD

Klinik für Kinderheilkunde der Medizinischen Universität Lübeck
(Direktor: Prof. Dr. H. G. HANSEN)

Intoxikationen mit Naturheilmitteln bzw. Pflanzenextrakten, die eine nebenwirkungsfreie Therapie versprechen, sind bei Kindern häufig beschrieben worden (10, 12). Nachstehend berichten wir über 2 Geschwister, die akzidentell dem Vater verschriebene »Herztabletten« *(Miroton Dragees)* verschluckt haben. Dabei handelt es sich um ein Präparat, das in der »Roten Liste« unter »Kardiaka« geführt wird. Es enthält: Extr. Bulb. Scillae var. alb. sicc. 25 MSE – entsprechend etwa 0,1 mg Proscillaridin (7) – pro Dragee, neben Glykosidextrakten aus *Oleander, Adonis* und *Maiglöckchen* (Tab. 27).

Eigene Beobachtung

Zwei 3jährige Zwillingsschwestern hatten beim Spielen zusammen maximal 20 Dragees des dem Vater verordneten Präparates zu sich genommen; das entspricht ungefähr 2 mg reinem Proscillaridin, einer Menge, die als Reinsubstanz einem Erwachsenen pro Tag verordnet wird.

Nach Entdeckung durch die Eltern sofortiger Transport in die Klinik. Beide Mädchen hatten bis auf postpartale Anpassungsstörungen eine unauffällige Anamnese.

Maßnahmen: Primäre Giftentfernung mit Ipecacuanha-Sirup, Ekg-Monitoring, parenterale Flüssigkeitszufuhr.

Bei beiden Kindern besteht anhaltendes Erbrechen über 12 Stunden, das wir nicht allein auf das Emetikum zurückführen. Nach 8 Stunden massive Diarrhoen. Bereits 2 Stunden post ingestionem und bei Kontrolle auch nach 8 Stunden deutlich nachweisbare Digoxin- und Digitoxinspiegel. Keine Elektrolytverschiebungen, unauffällige PQ-Zeit im Ekg (Tab. 28).

Entlassung der Kinder in klinisch unauffälligem Status 72 Stunden post ingestionem bei nicht mehr nachweisbaren Glykosidspiegeln.

Im hier wirksamen Glykosidextrakt sind durchaus wirksame Glykoside enthalten (11, 15). Außer Proscillaridin werden die übrigen Glykoside aber nicht in nennenswerter Menge resorbiert (u. a. Convallatoxin und Cymarin).

Intoxikationen mit Proscillaridin (Abb. 8) als Reinsubstanz oder dem besser resorbierbaren Meproscillarenin sind selten. Auch Proscillaridin, ein Bufadienolid, wird noch erheblich schlechter resorbiert als die Lanataglykoside Digoxin und Digitoxin. Die Resorptionsrate liegt bei 18–35% (2, 4). In einem first-pass-Effekt werden schon erhebliche Mengen zu unwirksamen Metaboliten verstoffwechselt, die Halbwertszeit liegt zwischen der von Digoxin und Digitoxin (4, 5, 13). 1,7 mg/d oral oder 1 mg/d i.v. sind beim Erwachsenen therapeutische Dosierungen, die zu einem deutlich positiv inotropen Effekt führen; bei Kindern ist das Medikament ungebräuchlich (4, 6, 16, 18). Im Gegensatz zu den Lanataglykosiden kommt es seltener zu zentralnervösen Nebenwirkungen (Farbensehen, Erbrechen). Bradykardien sowie AV-Blockierungen sind im Vergleich zu den Lanataglykosiden selten (2, 6, 14). Plötzliche Todesfälle durch AV-Blockierungen sind aus der Veterinärmedizin bekannt.

Beim Menschen zeichnen sich Vergiftungen infolge der geringen Resorptionsrate und eines erheblichen enterohepatischen Kreislaufs (Exkretion und Resorption in der Leber metabolisierter und ausgeschiedener Substanzen) durch Diarrhoen, erhöhte Defäkationsneigung, Übelkeit, Flatulenz und Koliken aus. Daneben wurden Kopfschmerzen, Lethargie und Appetitlosigkeit beschrieben (8, 9, 12).

Im Plasma ist der Nachweis von Scillaglykosiden über einen biologischen Assay möglich, der allerdings nicht von anderen Glykosiden trennt, wobei die Aufnahme von Rb^{86} als Kaliumanalogon in die Erythrozyten durch das Glykosid gehemmt wird. Andererseits wird Proscillaridin in den Assays für Digoxin und Digitoxin mit geringer Spezifität gemessen (3, 6, 17). Proscillaridin wird nicht in Digoxin oder Digitoxin verstoffwechselt.

Mit der massiven Diarrhoe fanden wir bei beiden Kindern die bekannten gastrointestinalen Intoxikationssymptome einer Proscillaridinvergiftung. Bei normalen Serumelektrolyten und einem über 72 Stunden unauffälligen Ekg konnten kardiale Intoxikationssymptome weitgehend ausgeschlossen werden. Interessanterweise wurden Blutspiegel mit für Digoxin und Digitoxin spezifischen Assays gefunden, die für diese Medikamente im therapeutischen Bereich lagen. Diese Tests reagieren auch auf das chemisch doch verwandte Proscillaridin, jedoch mit geringer Spe-

> Extr. Bulb. Scillae var. alb. sicc. 25 MSE
>
> Extr. Fol. Convallariae sicc. 15 MSE
>
> Extr. Fol. Oleandri sicc. 25 MSE
>
> Extr. Herb. Adonis sicc. 25 MSE

Tab. 27
Inhaltsstoffe von *Miroton Dragees*
(lt. Rote Liste)

▽

Tab. 28
Glykosidspiegel nach akzidenteller Ingestion von *Miroton Dragees*

	Digoxin	**Digitoxin**	**K⁺**	**PQ-Zeit (Sek.)**
1. Patientin				
nach 2 Std.	0,4 nmol/l	3 nmol/l	3,9 mmol/l	0,11
nach 6 Std.	0,6 nmol/l	3 nmol/l	4,0 mmol/l	0,11
nach 48 Std.	nicht mehr nachweisbar			0,10
2. Patientin				
nach 2 Std.	1,2 nmol/l	6 nmol/l	3,7 mmol/l	0,12
nach 6 Std.	0,9 nmol/l	8 nmol/l	3,6 mmol/l	0,12
nach 48 Std.	nicht mehr nachweisbar			0,12

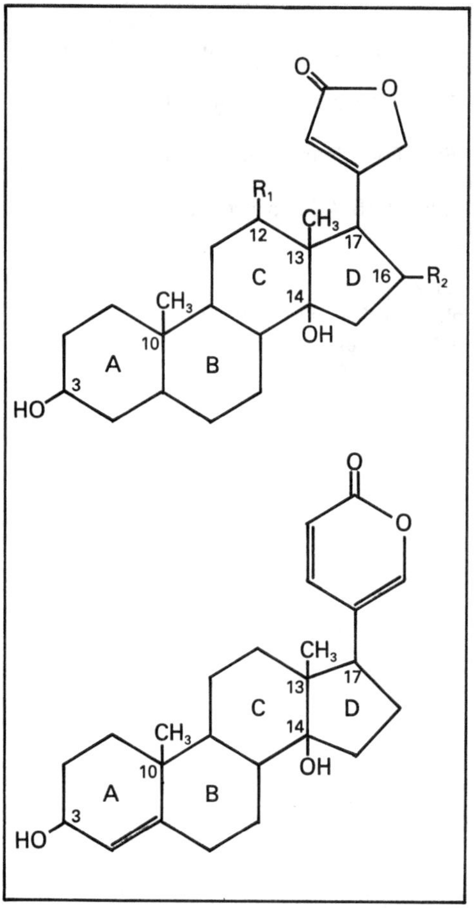

Abb. 8
Genin von Digoxin sowie Digitoxin (oben) und von Proscillaridin sowie Meproscillarenin (unten)

zifität. Bedenkt man dann noch die geringe Resorptionsrate, kann eine erhebliche Ingestionsmenge bei großer resorbierter Menge angenommen werden. Ein Mitnachweis der anderen im *Miroton* enthaltenen Glykoside ist wegen der oben erwähnten minimalen Resorption unwahrscheinlich.

Bei den Kindern ist es glücklicherweise nicht zu kardialen Intoxikationssymptomen gekommen; trotzdem ist *Miroton* für Kinder doch als ein Medikament mit toxikologischer Bedeutung zu werten, obwohl es als Naturheilmittel bzw. nebenwirkungsfreies pflanzliches Pharmakon angepriesen wird. Bei indirekt nachgewiesener (der Rb^{86}-Aufnahmetest wurde uns erst im nachhinein bekannt) deutlicher Glykosidresorption bei Ingestion von *Miroton* dürfte das Auftreten kardialer Nebenwirkungen schließlich nur ein Dosisproblem sein.

Zusammenfassung

Es wird über die Intoxikation zweier Kleinkinder mit dem Präparat *Miroton* berichtet, einem Glykosidextraktgemisch mit erheblichem Gehalt an Proscillaridin. Die Firma gibt an, das Präparat als pflanzliches Extrakt sei nebenwirkungsfrei. Intoxikationssymptome waren anhaltendes Erbrechen und erhebliche Diarrhoen. Im unspezifisch auf Proscillaridin reagierenden Digoxin/Digitoxin-Assay konnten deutliche Blutspiegel festgestellt werden. Zu kardialen Symptomen kam es nicht.

Wie vielen anderen pflanzlichen Heilmitteln, die eine nebenwirkungsfreie Therapie versprechen, kommt auch *Miroton* eine toxikologische Bedeutung zu.

Literatur

1. ANDERSON, L. A. P. u Mitarb.: Krimpsiekte and acute cardiac glycoside poisoning in sheep caused by bufadienolides from the plant Kalanchoe lanceolata. Forsk, Onderstepoort. J. Vet. Res. **50**, 295–300 (1983).

2. BECKMANN, H. u. Mitarb.: Meproscillarin bei gleichzeitiger Nieren- und Herzinsuffizienz. Med. Klin. **74**, 1761–1766 (1979).
3. BELZ, G. G. u. Mitarb.: The Effect of Various Cardenolides and Bufadienolides with Different Cardiac Activity on the Rb^{86} Uptake of Human Erythrocytes. Naunyn-Schmiedebergs Arch. Pharmak. **280**, 353–362 (1973).
4. BELZ, G. G. u. Mitarb.: Wirkungen und Plasmaspiegel von Methylproscillaridin und Beta-Acetyldigoxin nach Daueranwendung am Menschen. Verh. dt. Ges. Kreisl. Forsch. **41**, 315–319 (1975).
5. BELZ, G. G. u. Mitarb.: Plasma Concentrations during Repeated Intravenous and Oral Methyl-proscillaridin Application in Man. Arzneimittel-Forsch. **26**, 277–278 (1975).
6. BERGDAHL, B.: Disposition Rate of Proscillaridin A in Man after Multiple Oral Doses. Arzneimittel-Forsch. **29**, 343–345 (1979).
7. BOLTZ, H. R.: Untersuchungen zur biologischen Wertbestimmung einer galenischen Zubereitung aus herzglykosidhaltigen Drogen (Miroton) am inotropen Effekt beim Herzgesunden. Inauguraldissertation, Universität Köln 1974.
8. BROOKS, J. E. u. PE THAN HTUN: Laboratory evaluation of scilliroside used as rodenticide against the lesser bandicoot rat. J. Hyg. **85**, 227–234 (1980).
9. BURKERT, K. u. H. BECKMANN: Plasmakonzentration und Eliminationsverhalten des Herzglykosids Meproscillarin bei Patienten mit Leberzirrhose. Z. Gastroent. **21**, 34–40 (1983).
10. GÄDEKE, R.: Carminativtropfen. tägl. prax. **24**, 260 (1983).
11. IVANCIC, R. u. I. CZIKES: Untersuchungen über die inotrope Wirkung eines glykosidhaltigen Extraktes. Therapiewoche **36**, 2934–2941 (1985).
12. KEHR, S.: Lebensbedrohliche Nebenwirkungen durch Hustenzäpfchen bei Säuglingen. tägl. prax. **25**, 159–161 (1984).
13. KRÄMER, K. D. u. H. HOCHREIN: Enterale Verfügbarkeit und therapeutische Wirksamkeit von Proscillaridin-4'-Methyläther. Arzneimittel-Forsch. **26**, 579–583 (1976).
14. KUBINYI, H.: Meproscillarin, ein neues halbsynthetisches Herzglykosid. Arzneimittel-Forsch. **28**, 493–495 (1978).
15. LEHMANN, H. D.: Zur Wirkung pflanzlicher Glykoside auf Widerstandsgefäße und Kapazitätsgefäße. Arzneimittel-Forsch. **34**, 423–429 (1984).
16. LINDNER, E. u. Mitarb.: Das 14,15,beta-Oxido-Allaloge des Proscillaridin. Arzneimittel-Forsch. **29**, 221–226 (1979).
17. RIETBROCK, N.: Pharmacokinetics and Metabolism of Repetitive Methyl Proscillaridin Administration in Man. Naunyn-Schmiedebergs Arch. Pharmak. **285**, R 4 (1974).
18. STAUD, R.: Pharmacokinetics and Metabolism of 4'-Methylproscillaridin in Man. Naunyn-Schmiedebergs Arch. Pharmak. **282**, R 95 (1974).

Erschienen in:
tägl. prax. **28**, 669–672 (1987)
© 1987, Marseille Verlag, München

J. MÖLLER, Lübeck

Schwere Glykosidvergiftung nach Ingestion des Venenmittels *Ditaven*

J. LEMKE

Kinderkrankenhaus Wilhelmstift, Hamburg
(Chefarzt: Priv.-Doz. Dr. H.-D. FRANK)

Einleitung

Akzidentelle Vergiftungen mit Digitalis kommen relativ oft vor, da Herzglykoside häufig verschrieben werden. Bei Unfällen im Kleinkindesalter handelt es sich hauptsächlich um Digitalistropfen (3). In der Literatur finden sich auch Beschreibungen von Vergiftungen mit letalem Ausgang (1, 2).

Wir behandelten ein Kind mit Vergiftungserscheinungen nach Trinken von *Ditaven Lotio,* die zur lokalen Therapie von Funktionsstörungen oberflächlicher Venen eingesetzt wird. Die Flüssigkeit enthält 0,3 mg Digitoxin pro Milliliter. Das Präparat ist lediglich apothekenpflichtig, die Verpackung hat keinen kindersicheren Verschluß. Die Flasche trägt einen Warnhinweis, den Inhalt nicht zu trinken, und zwar in Form einer Zeichnung.

Eigene Beobachtung

Ein 2jähriges Mädchen trank eine geringe Menge *Ditaven Lotio.* Nach 3 Stunden waren keine Vergiftungserscheinungen aufgetreten, das Ekg war normal. Eine Magenentleerung oder -spülung unterblieb, man gab Aktivkohle und Colestyramin. Erst nach 8 Stunden erbrach das Kind mehrfach. Gegenüber dem Vor-Ekg war die AV-Überleitungszeit verlängert, das QT-Intervall verkürzt. Rhythmusstörungen traten erst mit einer Latenz von 30 Stunden auf. Es wurden Schrittmacherwechsel bei Ausfall der Sinusknotenerregung, ventrikuläre Extrasystolen und zeitweise Bigeminus ohne hämodynamische Auswirkung beobachtet. Nach weiteren 12 Stunden waren keine Rhythmusstörungen mehr nachweisbar. Eine antiarrhythmische Therapie wurde nicht eingeleitet.

Der höchste Digitoxinspiegel von 91,8 ng/ml wurde nach 20 Stunden gemessen. Zu diesem Zeitpunkt lag noch keine Rhythmusstörung vor. Die Grenze zum toxischen Konzentrationsbereich liegt bei 30 ng/ml.

Das Ekg war nach 100 Stunden wieder normal, zu diesem Zeitpunkt wurde immerhin noch ein Digitoxinspiegel von 50,9 ng/ml gemessen. Noch nach 13 Tagen fand sich im Serum eine Konzentration von 11,0 ng/ml. Das Mädchen konnte nach 6 Tagen erscheinungsfrei nach Hause entlassen werden.

Diskussion

Digitoxin ist gegenüber Digoxin stärker lipophil. Dies bedingt die nahezu vollständige Resorption und die weitaus größere Latenz des Wirkungseintritts bzw. der Vergiftungssymptomatik, wie unsere Beobachtung zeigt. Die Halbwertszeit wird für Erwachsene mit 6–7 Tagen angegeben. Wegen des größeren Verteilungsraumes bezogen auf das Körpergewicht ist die Halbwertszeit beim kleinen Kind kürzer. Bei unserer Patientin war die Serumkonzentration nach 5½ Tagen auf mehr als die Hälfte abgefallen. Allerdings muß berücksichtigt werden, daß zur Unterbrechung des enterohepatischen Kreislaufes nach enteraler Resorption Colestyramin gegeben wurde. Diese therapeutische Maßnahme ist wegen der Lipophilie des Digitoxins von Bedeutung. Eine letale Konzentration wird bei Erwachsenen bei Serumspiegelwerten von 80 ng/ml erreicht. Bei unserer Patientin lag der höchste Wert deutlich über dieser Grenze. Zusammen mit dem relativ milden Vergiftungsbild ist dies als Indiz dafür zu werten, daß das kindliche Herz auf Glykoside weniger empfindlich reagiert.

Wie unsere Beobachtung belegt, sollte bereits der Verdacht einer Digitaliseinnahme zur Vornahme einer Magenspülung bzw. -entleerung führen. Das apothekenpflichtige Präparat *Ditaven* ist zur lokalen Applikation als Venotonikum vorgesehen. Eine solche Digitaliswirkung erscheint zweifelhaft.

Dringend und umgehend ist der kindersichere Verschluß der Flasche zu fordern. Angesichts der Gefährlichkeit einer Glykosidvergiftung ist der auf der Flasche zeichnerisch dargestellte Warnhinweis sicher nicht ausreichend.

Zusammenfassung

Bericht über eine akzidentelle Digitoxinvergiftung eines 2jährigen Kindes. Es handelte sich um das lediglich apothekenpflichtige Venenmittel *Ditaven Lotio*. Ein kindersicherer Verschluß der Flasche wird gefordert.

Literatur

1. FOWLER, R. S., L. RATHI u. J. D. KEITH: Accidental digitalis intoxication in children. J. Pediat. **64**, 188–200 (1964).
2. JOON, H. A. u. J. L. JOHNSON: Digitalis intoxication in infancy and childhood. Pediatrics, Springfield **20**, 866–876 (1957).
3. SMOLARZ, A. u. U. ABSHAGEN: Immunopharmakologische Behandlung von 9 Digitalisvergiftungen bei Kindern mit Schaf-Antidigoxin Fab. Mschr. Kinderheilk. **133**, 682–687 (1985).

Erschienen in:
tägl. prax. **29**, 65–67 (1988)
© 1988, Marseille Verlag, München

J. LEMKE, Hamburg

Erdbeerallergie

Frage

Was macht Erdbeeren – im Vergleich zu anderen Beeren – zu so starken Allergieverursachern?

Antwort

Nutritiv ausgelöste sog. »Erdbeerallergien« treten öfter im Kindes- als im Erwachsenenalter auf; Häufigkeit und Schwere derartiger Reaktionen werden aber im allgemeinen überschätzt. Das klinische Erscheinungsbild gleicht meist mehr einem nicht juckenden Exanthem, und nur selten findet man eine Urtikaria oder ein QUINCKE-Ödem. »Allergische« Manifestationen nach Aufnahme anderer Beerensorten werden ebenfalls selten beobachtet. Wegen der bekannten Kreuzreaktivität zu Baumpollen – speziell Birkenpollen – kommen allergische Reaktionen nach Genuß verschiedener Kern- und Steinobstsorten (wie z. B. Äpfel) und Nüssen bei Baum- und Sträucherpollenallergikern wesentlich häufiger vor (bis zu 70%?).

Der den »allergischen« Symptomen nach Erdbeergenuß zugrundeliegende Immunmechanismus ist bislang noch nicht exakt identifiziert worden. Er entspricht im allgemeinen offenbar nicht dem einer Typ I-Allergie. Im Hauttest (Prick-, Scratch, Reib- und Intrakutantest, u. a. eigene Erfahrungen mit Erdbeerkernen und -fruchtfleisch) fanden sich trotz vielfältiger Bemühungen in der ganzen Welt bisher nur sehr selten positive Reaktionen. In letzter Zeit konnten mittels RAST spezifische IgE-Antikörper gegen Erdbeeren in Einzelfällen nachgewiesen werden. Auch wir sahen solche Befunde. Zu diskutieren ist aber in den meisten Fällen eine direkte Liberation von Mediatoren (Histamin und andere) ohne IgE-Vermittlung aus Mastzellen und Basophilen. Über die Ursachen der Mastzelldegranulation durch den Genuß von Erdbeeren und über die biochemische Struktur der auslösenden Substanz liegen noch keine ausreichenden Untersuchungen vor.

Auch die Frage, ob der Salicylatgehalt der Erdbeeren bei disponierten Menschen Reaktionen hervorruft, ist u. W. noch nicht genügend überprüft. Bedeutsam scheint ferner, daß die individuelle Empfindlichkeit gegen Erdbeeren von Jahr zu Jahr graduellen Schwankungen unterworfen ist und sich auch völlig zurückbilden kann, so daß Erdbeeren – auch in größeren Mengen – wieder vertragen werden.

Die Therapie entspricht den allgemeinen Grundsätzen zur Behandlung allergischer und pseudo-allergischer Reaktionen, d. h. Karenz und Expositionsprophylaxe sowie Verabreichung von Antihistaminika und gegebenenfalls Kortikosteroiden.

Literatur

1. BUCKLEY, R. H. u. D. METCALFE: Nahrungsmittelallergie. J. Am. med. Ass. **11**, 453–458 (1983).
2. CASTELAIN, P. Y.: Urticaria and diet. Méd. Nutr. **15/5**, 333–337 (1979).
3. FAHRLÄNDER, H.: Die Pathophysiologie der Überempfindlichkeitsreaktion auf Nahrungsmittel. Allergologie **5**, 169–176 (1983).
4. WALKER-SMITH, J. A.: Gastrointestinal Allergy. Practitioner **220**, 562–573 (1978).
5. WÜTHRICH, B.: Orale Provokationsproben bei Nahrungsmittel- und Begleitstoffallergien und Intoleranzen (»Pseudo-allergische Reaktionen«). In: WERNER, M. u. V. RUPPERT (Hrsg.): Praktische Allergiediagnostik. 4. Aufl., S. 160. Thieme, Stuttgart 1985.

Erschienen in:
tägl. prax. **27**, 165 (1986)
© 1986, Marseille Verlag, München

A. HARTJEN, Hamburg, und E. FUCHS, Wiesbaden

Lorbeerallergie

Ursache, Wirkung und Folgen der äußerlichen Anwendung eines sogenannten Naturheilmittels

Der Artikel eines Apothekers in einer Krankenkassenzeitschrift über die »heilende« Wirkung von »alten Hausmitteln« veranlaßte 2 Frauen, ihre rheumatischen Beschwerden im Oberarm bzw. Lipome im Oberschenkel mit Lorbeeröl (Oleum Lauri expressum) zu behandeln. Diese Selbsttherapie mittels täglicher Einreibung bewirkte nach 2 Wochen statt einer Heilung eine schwere Kontaktdermatitis mit Streuherden und Schwellungen, die weit über die Applikationsstellen hinausgingen. Beide mußten für mehrere Wochen stationär behandelt werden. Als Ursache der induzierten Kontaktallergie erwiesen sich im Epikutantest die Inhaltsstoffe des Lorbeeröls *(Laurus nobilis)* Costunolid, Dehydrocostuslakton und Eremanthin, die zur Gruppe der als Sensibilisatoren bekannten Sesquiterpenlaktone gehören.

An Meerschweinchen konnte die hohe Sensibilisierungspotenz des Lorbeeröls bestätigt werden; die Tiere reagierten auch auf die gleichen Inhaltsstoffe. Da sich die erworbene spezifische Überempfindlichkeit vom Ekzemtyp (Kontaktallergie) bei den Sesquiterpenlaktonen primär gegen die α-Methylengruppe des Laktons richtet, wurden erwartungsgemäß Kreuzreaktionen auf andere Sesquiterpenlaktone sowie auf eine Reihe anderer Pflanzen erhalten, die Inhaltsstoffe der gleichen Substanzklasse aufweisen. Unter diesen waren besonders die Reaktionen auf Mutterkraut *(Chrysanthemum parthenium)*, Rainfarn *(Tanacetum vulgare)*, Echte Kamille *(Chamomilla recutita)* und Benediktenkraut *(Cnicus benedictus)* auffällig. Mit diesen Pflanzen hatte vorher kein Kontakt bestanden. Den Patientinnen wurde empfohlen, nicht nur Lorbeer (auch als Gewürz), sondern alle kräuterhaltigen Kosmetika, Hygieneartikel, bestimmte medizinische Präparate, die Pflanzenextrakte enthalten, und kräuterhaltige Getränke (Tees aus Komposten, Kräuterschnäpse, *Martini, Cynar* etc.) zu meiden, in denen mit Sesquiterpenlaktonen zu rechnen ist. Dies gilt besonders für alle Arten aus der Familie der Kompositen (Korbblütler). Dennoch kam es bei der einen Patientin mehrfach zu Rezidiven, als deren Ursache retrospektiv der unbewußte Umgang (versteckter Kontakt) mit kräuterhaltigen Externa erkannt wurde. So reagierte sie z. B. auf ein kamillehaltiges Suppositorium und auf ein costunolidhaltiges Parfum.

Im ätherischen Öl des Lorbeeröls (2,5% des Gesamtöls) ließen sich 46% Dehydrocostuslakton/Eremanthin und 26% Costunolid nachweisen. Mitteilungen über Lorbeeröl-Kontaktdermatitiden waren früher häufig, als das Öl noch als Appretur für Hut- und Stirnbänder benutzt wurde. Vor 25 Jahren betrug die Häufigkeit von Lorbeerallergikern im dermatologischen Krankengut 3,1–3,6%. Seitdem Lorbeeröl aus Abszeßsalben verschwand und in der Hutappretur durch andere Glättungsmittel ersetzt wurde, ging die Lorbeerallergie so stark zurück, daß eine routinemäßige Testung in der Standardreihe überflüssig wurde.

Der gegenwärtige Trend »Zurück zur Natur« hat auch dem Lorbeeröl, dessen Nebenwirkungen seit 1902 bekannt sind (!), wieder zu erheblicher Popularität verholfen. Seit Erscheinen des Artikels wurden dem Verfasser weitere 19 z. T. ebenso schwere allergische Kontaktdermatitiden von Kollegen mitgeteilt.

Erschienen in:
internist. prax. **26**, 179–180 (1986)
© 1986, Marseille Verlag, München

B. M. HAUSEN, Hamburg

BGA ordnet Einschränkungen bei Arzneimitteln an, die Pyrrolizidinalkaloide enthalten

Das Bundesgesundheitsamt in Berlin hat mit Bescheid vom 5. Juni 1992, veröffentlicht im Bundesanzeiger vom 17. Juni 1992, einschränkende Maßnahmen für Arzneimittel mit bestimmten Pyrrolizidinalkaloiden (PA) in unterschiedlichen Gehalten angeordnet. Mit den Maßnahmen des Bundesgesundheitsamtes soll erreicht werden, daß die Patienten mit den Arzneimitteln nicht medizinisch unvertretbar hohe Mengen der schädlichen Arzneimittel-Inhaltsstoffe zu sich nehmen.

Diese PA können bei hohen Stoffmengen und langer Anwendung vereinzelt akute und chronische Schäden, z. B. Unverträglichkeitsreaktionen und Leberschäden, verursachen, wie aus Tierversuchen und aus Beobachtungen an Menschen bekannt ist. Wie sich an Tierexperimenten gezeigt hat, haben die Stoffe ein kanzerogenes Risiko.

Das Risiko der PA-haltigen Arzneimittel ist sehr gering, wenn der Patient nur geringe Stoffmengen einnimmt. Daher hat das Bundesgesundheitsamt mit seinen Maßnahmen Grenzwerte für diese PA in Arzneimitteln vorgesehen, die als medizinisch vertretbar angesehen werden können, wenn der therapeutische Nutzen der Arzneimittel hinreichend belegt erscheint.

Von den Maßnahmen des Bundesgesundheitsamtes sind etwa 600 PA-haltige Arzneimittel betroffen, die folgende Pflanzen oder deren Teile enthalten: Beinwell, Boretsch, Brachyglottis, Cineraria, Färberkraut, Feuerkraut, Huflattich, Hundszunge, Kreuzkraut, Kunigundenkraut, Ochsenzunge, Pestwurz, Sonnenwendkraut und Steinsame.

Für etwa 50 dieser Arzneimittel haben die zuständigen Aufbereitungskommissionen des Bundesgesundheitsamtes nach gründlicher Diskussion in der Fachwelt die von den Herstellern beanspruchten Anwendungsgebiete nicht bestätigt. Für diese Arzneimittel hat das Bundesgesundheitsamt den Widerruf der Zulassung angeordnet. Dies bedeutet einen Vertriebsstopp mit Wirkung vom 2. Juli 1992.

Für die übrigen etwa 550 PA-haltigen Arzneimittel gilt, daß bestimmte Höchstgehalte der PA im Arzneimittel nicht überschritten werden dürfen: Berechnet auf der Grundlage der in der Packungsbeilage angegebenen Dosierung, dürfen täglich nicht mehr als 1 Mikrogramm PA eingenommen werden. Bei Salben hat das Bundesgesundheitsamt eine vielfach höhere Höchstmenge vorgesehen, weil bei diesem Anwendungsweg die Substanzen schlechter resorbiert werden. Für Huflattichblätter zur Herstellung von Teeaufgüssen gelten gleichfalls höhere Höchstmengen.

Zu diesen 550 Arzneimitteln zählen solche mit Anwendungsgebieten, für die die Aufbereitungskommission des Bundesgesundheitsamtes positiv Stellung genommen hat, wie Husten, Prellungen und eine Reihe von Funktionsstörungen.

Bei Arzneimitteln, die mehr als 0,1 Mikrogramm PA enthalten, ist darüber hinaus eine maximale Anwendungsdauer von 6 Wochen pro Jahr vorgesehen. Als Gegenanzeigen müssen in diesen Fällen Schwangerschaft und Stillzeit in der Packungsbeilage angegeben werden.

Die pharmazeutischen Unternehmer hatten ausführlich Gelegenheit, zu den vom Bundesgesundheitsamt in Aussicht genommenen Maßnahmen Stellung zu nehmen. Sie hatten insbesondere eingewandt, daß eine ausreichende Analytik der Stoffe nicht möglich sei. Nach den inzwischen dem Bundesgesundheitsamt vorliegenden Unterlagen sind hier Fortschritte erzielt worden, die sich in Zukunft in der Überwachungspraxis bewähren müssen.

KAPITEL 5

Ausgewählte Pflanzen und Ernährung

»Ölkur« (Olivenöl) bei Gallensteinen

Frage

Was ist von der sog. »Ölkur« bei Gallensteinen zu halten? 2 Patienten berichteten mir unabhängig voneinander, daß man bei Gallensteinen etwa ¼–½ l reines Olivenöl innerhalb kürzerer Zeit trinken muß. Nach zum Teil als heftig angegebenen Bauchschmerzen hätten beide bis taubeneigroße »Steine« von etwa wachsharter Konsistenz mit den Faeces abgesetzt. Leider konnte ich die Steine selbst nicht sehen. Davon unabhängig, daß ich bei der Größe der Steine nicht annehme, daß sie über den natürlichen Weg abgegangen sein können, hatte ich bei beiden Patienten leider keine Ausgangssonographie, die mir die tatsächliche Existenz der Steine gezeigt hätte. Sind bei einer solch intensiven Ölbelastung Reaktionen im Intestinum zu erwarten?

Antwort

Olivenöl ist ebenso wie andere Pflanzenöle bereits in erheblich geringeren als den in der Fragestellung angegebenen Mengen als »Reizmahlzeit« für die Gallenblase anzusehen und ist im Rahmen von Studien zur Stimulation der Gallenblasenkontraktion eingesetzt worden (10). 15 Minuten nach Verabreichung von 30 g Olivenöl konnte im Plasma ein auf das Doppelte der Ausgangswerte erhöhter Cholecystokininspiegel nachgewiesen werden (2). Cholecystokinin führt zu einer Kontraktion der Gallenblase, zu einer Erschlaffung des Sphincter Oddi (1) und erhöht dosisabhängig die Motilität in Jejunum, Ileum und Kolon (6).

In der Literatur finden sich nur wenige Kasuistiken, die einen Spontanabgang von Gallensteinen nach der Einnahme von Olivenöl beschreiben (7); ansonsten gibt es keine kontrollierten Untersuchungen über die Wirkung einer »Ölkur« bei Cholecystolithiasis.

Aufgrund der Freisetzung von Cholecystokinin unter Olivenölgabe kann die nachfolgende Gallenblasenkontraktion und Relaxation des Sphincter Oddi durchaus zur Austreibung eines Gallenblasenkonkrementes durch Zystikus und Papille führen; die von den Patienten angegebenen Bauchschmerzen entsprächen in diesem Falle Gallenkoliken.

Die Bauchschmerzen können jedoch ebenso durch Spasmen der Gallenblase und -wege, eine Irritation der Darmschleimhaut oder eine cholecystokininvermittelte Motilitätsstörung des Darms erklärt werden. Nähere Angaben über eine Toxizität oder gastrointestinale Nebenwirkungen größerer Mengen von Olivenöl finden sich in der Literatur nicht.

Über Häufigkeit, Größe und Komplikationen von spontan abgehenden Gallensteinen gibt es einige Studien und Berichte (3–5, 8, 9, 11). In einer prospektiven sonographischen Untersuchung verschwanden innerhalb von 5 Jahren bei 7 von 167 Patienten (4,5%) die Gallensteine spontan (5). Nach den Ergebnissen einer amerikanischen Multicenterstudie (11) sind 6 Monate nach extrakorporaler Stoßwellenlithotripsie (ESWL) bis zu 35% der Patienten steinfrei. Etwa 73% der Patienten dieser Studie berichteten über mindestens eine Episode biliär verursachter Schmerzen nach der ESWL, stärkere Schmerzen traten bei 1,5% der Patienten auf. 6 von 600 Patienten (1%) entwickelten eine akute Cholecystitis, 9 Patienten (1,5%) eine akute Pankreatitis.

In einer neueren Untersuchung (3) wurde der innerhalb von 3 Tagen nach einer ESWL abgesetzte Stuhl auf Gallensteinfragmente untersucht; dabei konnten bei 21 Patienten insgesamt 555 Fragmente mit einem Durchmesser von 0,5–8 mm gefunden werden. Die 3 größten Fragmente mit einem Durchmesser von 7–8 mm verließen Gallenblase und -gang, ohne Beschwerden zu verursachen.

In einer anderen Untersuchung (12) wurde die Größe von endoskopisch ohne Papillotomie extrahierbaren Gallengangssteinen gemessen; der Sphincter Oddi wurde dabei mit Glyceroltrinitrat medikamentös dilatiert. Die insgesamt 32 mittels Dormiakörbchen extrahierten Steine hatten einen Durchmesser von 6–12 mm, im Durchschnitt 8,7 mm. Ein Abgang von Konkrementen dieser Größe ist also durchaus möglich.

Die Anwendung einer »Ölkur« bei Cholecystolithiasis halten wir jedoch für obsolet: Abgesehen von der zweifelhaften Effektivität droht ein Zystikusverschluß oder die Umwandlung eines Gallenblasen- in einen Gallengangsstein mit Einklemmung, Verschlußikterus oder biliärer Pankreatitis. In Anbetracht der neuen konservativen und operativen Gallensteintherapie dürften sich Verfahren wie eine »Ölkur« erübrigen.

G. Lock und A. Holstege, Regensburg

Literatur

1. ALLESCHER, H. D.: Papilla of Vater: structure and function. Endoscopy **21** (Suppl. 1), 324–329 (1989).
2. BEARDSHALL, K. u. Mitarb.: Saturation of fat and cholecystokinin release: implications for pancreatic carcinogenesis. Lancet **1989/II**, 1008–1010.
3. GREINER, L. u. Mitarb.: Gallbladder stone fragments in feces after biliary extracorporeal shock-wave lithotripsy. Gastroenterology **98**, 1620–1624 (1990).
4. GREINER, L. u. J. WINTER: Gallenstein – Ileus. Dt. med. Wschr. **108**, 1006 (1983).
5. JENSEN, K. H. u. T. JORGENSEN: Incidence of gallstones in a Danish population. Gastroenterology **100**, 790–794 (1991).
6. KELLOW, J. E. u. Mitarb.: Sensitivities of human jejunum, ileum, proximal colon, and gallbladder to cholecystokinin octapeptide. Am. J. Physiol. **252** (3 Pt 1), G345–356 (1987).
7. KOH, D.: Spontaneous passage of gallstones after ingestion of olive oil: a case report. Singapore Med. J. **27**, 533–536 (1986).
8. KUNTZ, E.: Erkrankungen der Gallenblase und der Gallenwege. Lehmann, München 1974.
9. MARTIN, J.: Large number of gallstones passed without pain or inconvenience. Med. Press **43**, 242 (1987).
10. MARZIO, L. u. Mitarb.: Effects of cimetropium bromide on gallbladder contraction in response to oral and intraduodenal olive oil. Eur. J. clin. Pharmacol. **39**, 369–372 (1990).
11. SCHOENFIELD, L. J. u. Mitarb.: The effect of ursodiol on the efficacy and safety of extracorporeal shockwave lithotripsy of gallstones. New Engl. J. Med. **323**, 1239–1245 (1990).
12. STARITZ, M. u. Mitarb.: Endoscopic removal of common bile duct stones through the intact papilla after medical sphincter dilatation. Gastroenterology **88**, 1807–1811 (1985).

Karottensaft im Säuglingsalter – Risiko einer Hypervitaminose A?

Frage

Welchen Sinn hat heute noch der von vielen Kinderärzten verordnete Karottensaft, wenn ein Säugling mit einem Fertigmilchpräparat, das alle notwendigen Vitamine in ausreichender Dosierung enthält, ernährt wird? Besteht bei diesen Säuglingen, die zusätzlich Karottensaft erhalten, die Gefahr der Vitamin A-Überdosierung?

Antwort

Die deutschen und angloamerikanischen pädiatrischen Ernährungsexperten sind sich darin einig, daß bei einem Säugling, welcher ein adaptiertes bzw. teiladaptiertes Kuhmilchpräparat erhält, in den ersten 3 Lebensmonaten eine Zufütterung eines Gemüse- oder Obstsaftes nicht unbedingt erforderlich ist, da die Grundnahrungen alle Vitamine in ausreichender Menge enthalten. Vom Blickpunkt der Spurenelementzufuhr ist sie jedoch wahrscheinlich sinnvoll.

Bei selbst hergestellten Milchnahrungen sind ab der 6. Lebenswoche Vitamin A- und -C-haltige Säfte (etwa 50 ml/d) zuzuführen und auch bald Gemüsebrei zu verabreichen. Die Gefahr einer Hypervitaminose A durch Verabreichen von Karottensaft besteht überhaupt nicht. Der Gehalt von Saft aus rohen Karotten an Karotin plus Vitamin A liegt bei 4000 IE/l. Davon ist der allergrößte Teil *β-Karotin*. Dieses muß erst durch die Karotinase zu *Vitamin A* gespalten werden. Das Ferment wird durch einen sog. Feedback-Mechanismus (Rückkoppelungsprozeß = Endprodukthemmung) in seiner Aktivität gesteuert.

Bei hoher Zufuhr von Karotten, Spinat o. ä. resultiert der jedem Kinderarzt bekannte Karotinikterus, da der Farbstoff hauptsächlich im Unterhautfettgewebe abgelagert wird. Diese *Xanthodermie* ist völlig unschädlich.

Eine Hypervitaminose A tritt erst bei einer täglichen Zufuhr von 20000 IE in wäßriger Suspension und 75000 IE in Öl gelöst auf (z. B. Fomon). Viel gefährlicher als Vitamin A selbst sind die verschiedenen Retinoide, besonders wenn sie graviden Müttern (wegen Dermatosen) verordnet werden. Retinoinsäure z. B. führt bei bis zu 50% der Behandelten zu Embryopathien (Mißbildungen). Wenig bekannt ist, daß in 100 g Hühnerleber bis zu 30000 IE Vitamin A enthalten sind.

Erschienen in:
pädiat. prax. **35**, 504 (1987)
© 1987, Marseille Verlag, München

K. SCHREIER, Fürth/Stadeln

Pflanzen, Vitamin K und orale Antikoagulation

Frage

Kann der Genuß der nachstehend aufgeführten Gemüse eine *Marcumar*-Therapie beeinflussen: Mangold, Kohlrabi, Löwenzahn, Brennessel, Steckrüben, Rettich, Radieschen, Rote Beete, Artischoken, Avocados, Paprika?

Tab. 29
Vitamin K-Gehalt von Nahrungsmitteln (μg/100 g) (Für die anderen in der Frage erwähnten Pflanzen war der Vitamin K-Gehalt nicht festzustellen)

Sojabohnen	180
Grüne Bohnen	92
Kohl	400
Rosenkohl	1000
Spinat	3000
Tomaten (reif)	400
Tomaten (grün)	800
Erbsen	100–250
Kartoffeln	100
Brennesselblätter	3000
frische Luzerne	1600–3200
Kastanienblätter	6400
Erdbeeren	120
Hagebutten	80
Weizenkleie	80
Brokkoli	130
Gurken	5
Knollensellerie	100
Kopfsalat	200
Möhren	80
Sauerkraut	1500
Spargel	40
Avocado	8
Kohlrabi	570

Antwort

Orale Antikoagulanzien vom Kumarintyp wie *Marcumar* (Phenprocoumon) wirken aufgrund ihrer Strukturähnlichkeit mit Vitamin K, das für die Synthese der Faktoren des Prothrombinkomplexes (II, VII, IX, X) in der Leber wichtig ist. Kumarinderivate hemmen kompetitiv die K-Vitamine bei der Bildung von Prothrombin aus einer inaktiven Vorstufe. Somit besteht bei einer Überdosierung von oralen Antikoagulanzien Blutungsgefahr; eine zu niedrige Dosis bzw. eine vermehrte Vitamin K-Aufnahme führt zum Wirkungsverlust.

Vitamin K kommt in 4 Formen vor: als Vitamin K_1 (Phytomenadion) in grünen Pflanzen, vorwiegend in grünen Blattgemüsen wie Kohl, Spinat und Salat, auch in Brennnesseln, Luzerne, Kartoffeln, Tomaten, Erdbeeren, Hagebutten usw. (s. auch Tab. 29), als Vitamin K_2 (Menachinon) in Bakterien und tierischen Lebewesen, als Vitamin K_3 (Menadion) und als Vitamin K_4 (Menadiol).

Der menschliche Organismus bezieht natürlich vorkommendes fettlösliches Vitamin K in erster Linie aus der Nahrung und zum geringeren Teil aus der Darmflora. Die Resorption von natürlichem Vitamin K_1 hängt von einer intakten Fettresorption ab, d. h. sie ist bei Gallenabflußstörungen sowie bei Malabsorption vermindert. Oral zugeführtes Vitamin K_1 wird im Jejunum, bakteriell produziertes in Ileum und Kolon in unveränderter Form resorbiert. Die Effizienz der Vitamin K-Resorption schwankt zwischen 10–70%. Im Plasma wird es besonders an Chylomikronen, weniger an Lipoproteine gebunden.

Die höchste Plasmakonzentration ist 2–4 Stunden nach Einnahme erreicht, die Vitamin K-Speicherfähigkeit des menschlichen Organismus ist nur sehr gering. Geschätzte ausreichende Vitamin K-Aufnahme des Erwachsenen beträgt zwischen 70–140 μg/d, die von Kindern je nach Alter zwischen 15–100 μg/d.

Der Vitamin K-Gehalt einer landesüblichen gemischten Kost liegt bei 300-600 μg/d.

Dieser durchschnittliche Vitamin K-Gehalt der Nahrung wird bei einem Patienten, der mit *Marcumar* behandelt wird, vorausgesetzt. Ein höherer Vitamin K-Gehalt führt nachweislich zu Wirkungsverlusten, d. h. thromboembolische Erkrankungen können durch eine *Marcumar*-Therapie nicht mehr verhindert werden. Solche Wirkungsverluste der Antikoagulationsbehandlung werden durch eine Erhöhung des *Quick*wertes (Prothrombinzeit-Bestimmung) angezeigt.

Literatur

1. Deutsche Gesellschaft für Ernährung e.V.: Vitamin-K-Gehalt in Lebensmitteln, 1986.
2. GLATZEL, H.: »Vitamanie« – eine moderne Sucht (6). PAIS **6**, 190–192 (1986).
3. SEILER, K.: Entgleisung der oralen Antikoagulation. Schweiz. med. Wschr. **102**, 1415–1423 (1972).

Erschienen in:
internist. prax. **27**, 665–666 (1987)
© 1987, Marseille Verlag, München

G. WIEDEMANN, Lübeck

Risiko von Benzoesäureestern in Pflanzen und Industrieprodukten

Benzoesäureester – z. B. Methyl-4-hydrosybenzoat und Propyl-4-hydrosybenzoat (Parabene) – kommen in der Natur in Harzen, Früchten (z. B. Heidelbeeren, Preiselbeeren) und Blumen (z. B. Hyazinthen, Narzissen) vor. Sie sind überdies als Konservierungsmittel, Weichmacher, Parfümzusätze, in Balsamen und UV-Absorbern u. a. m. weit verbreitet. Sie werden in der Leber zu Hippursäure oder/und zu Benzoylglucuronid metabolisiert/konjugiert und über die Niere ausgeschieden.

Lokale schwache Reizwirkungen wurden bei Applikation größerer Mengen (über längere Zeit) beschrieben; systemische Wirkungen sind nicht bekannt. Eine geringfügige Allergenwirkung steht (wenn überhaupt erwiesen) in diametralem Gegensatz zu der weiten Verbreitung. Eine zusammenfassende Beurteilung ist einem Bericht der »American societies for experimental biology (FASEB)« NITS; PB. 223837, 1973, GRAS-Report Nr. 7) zu entnehmen. Für eine weitergehende detaillierte Literatursuche verweise ich auf Anforderungen bei dem Deutschen Institut für medizinische Dokumentation und Information/Köln, Weißhausstraße.

Erschienen in:
GÄDEKE, R. (Hrsg.): 212 neue, noch unveröffentlichte Fragen und Antworten aus der pädiatrischen Praxis. Band 3, S. 314.
© 1991, Marseille Verlag, München

R. GÄDEKE, Staufen im Breisgau

Mineralien- und Fluoridzufuhr durch Hirse und andere Getreide

Frage

In einem Kochbuch wird behauptet, Hirse enthalte neben Kalzium, Magnesium, Eisen usw. auch nennenswerte Mengen Fluor. Die Pflanze könne Fluor auch aus fluorarmen Böden anreichern. Was stimmt an dieser Behauptung?

Antwort

Fluor ist ein giftiges, stechend riechendes Gas, das infolge seiner außergewöhnlich starken Reaktionsfähigkeit in der Natur nur in Verbindungen, den Fluoriden, vorkommt. In den letzten Jahren wurde die Analysenmethodik für Fluorid zunehmend genauer und zuverlässiger. Dabei stellte sich heraus, daß die Fluoridgehalte von Lebensmitteln bisher oft um ein Vielfaches überschätzt worden waren (2).

Als fluoridreich werden hauptsächlich kleine Seefische, die mit Gräten verzehrt werden, Muskelfleisch, das nach dem Entbeinen Knochenmehlreste enthält, Trinkwasser aus Gebieten mit fluoridreichen Böden und manche Sorten schwarzer Tee bezeichnet. Alle anderen Lebensmittel sind mit Gehalten unter 100 µg/100 g relativ fluoridarm. Tierische Lebensmittel, mit Ausnahme der genannten Sonderfälle, sowie Gemüse und Obst enthalten nur 10–30 µg Fluorid/100 g (2), in Getreide sind die Fluoridgehalte (Tab. 30) um das 2–5fache höher.

Befunde, die auf eine Konzentrierung von Fluorid in Hirse deuten, sind uns **nicht** bekannt. Die niedrigen Fluoridgehalte in

Tab. 30
Mittelwerte ($\bar{x}$) und Bereiche von Mineralstoff- und Spurenelementgehalten (pro 100 g Getreide) in verschiedenen Getreidearten (4)
*(3)

	Fluorid (µg)		Kalzium (mg)		Magnesium (mg)		Eisen (mg)	
	$\bar{x}$	Bereich	$\bar{x}$	Bereich	$\bar{x}$	Bereich	$\bar{x}$	Bereich
Roggen	150	40–710	64	38–115	120	100–140	4,6	3,5–10,0
Hafer	95	25–300	80	25–107	129	87–176	5,8	4,5– 7,0
Weizen	90	10–400	43	39– 48	147	119–175	3,3	3,1– 3,5
Reis	50	44– 61	23	12– 39	157	148–166	2,6	2,0– 3,1
Hirse	50	20– 80*	?	0– 50	170	? ?	9,0	? ?

Hirse im Vergleich mit anderen Getreidearten (Tab. 30) sprechen gegen eine derartige Behauptung.

Die Deutsche Gesellschaft für Ernährung empfiehlt zur Kariesprophylaxe für Kinder von 0–6 Jahren je nach Alter zwischen 0,25 und 0,75 mg Fluorid/d und für Kinder ab 6 Jahren sowie für Erwachsene 1 mg Fluorid/d (1). Da durchschnittlich 70% des Nahrungsfluorids resorbiert werden (1, 2), würde selbst eine große Portion roher Hirse von 100 g (gekocht etwa 250 g) nur 3,5% der Zufuhrempfehlung von 1 mg/d decken.

Die Kalziumgehalte von Hirse sind mit 0–50 mg/100 g niedriger als in den anderen gängigen Getreidearten (Tab. 30). Kalzium aus Getreide ist durch das im Getreide enthaltene Phytat schlechter verfügbar als aus Milch. Die weitaus beste Kalziumquelle ist deshalb Milch mit 120 mg Kalzium/100 g (4). Milch kann als Kalziumlieferant durch keine Getreideart ersetzt werden.

In bezug auf Magnesium und Eisen scheint Hirse andere gängige Getreidearten zu übertreffen (Tab. 30). Beachtet werden muß aber, daß von Hirse relativ wenige Analysenwerte vorliegen und keine Bereiche der Gehalte angegeben werden. Mit einem angenommenen Gehalt von 9 mg Eisen/100 g (4) wäre Hirse eine relativ eisenreiche Getreideart. Die schlechte Resorbierbarkeit von Eisen aus pflanzlichen Lebensmitteln kann durch Vitamin C-Zugaben etwa verdoppelt werden. In Kombination mit Vitamin C-haltigem Obst oder Gemüse könnte Hirse gut zur Deckung des Eisenbedarfs beitragen und sollte deshalb häufiger als bisher üblich auf den Tisch kommen.

Literatur

1. Deutsche Gesellschaft für Ernährung: Empfehlungen für die Nährstoffzufuhr. 4. erweiterte Überarbeitung, 2. (korrigierter) Nachdruck. Umschau-Verlag, Frankfurt 1989.

2. SCHRAITLE, R. u. G. SIEBERT: Neubewertung der Fluoridzufuhr mit der Nahrung. Ernährungs-Umschau **33,** 153–155 (1986).

3. SOUCI, S. W., W. FACHMANN u. H. KRAUT: Die Zusammensetzung der Lebensmittel, Nährwert-Tabellen 1986/87. 3. revidierte und ergänzte Aufl. Wissenschaftliche Verlagsgesellschaft, Stuttgart 1986.

4. SOUCI, S. W., W. FACHMANN u. H. KRAUT: Nährwert-Tabellen. 4. Aufl. 1989/90. Wissenschaftliche Verlagsgesellschaft, Stuttgart 1989.

Erschienen in:
pädiat. prax. **42,** 487–488 (1991)
© 1991, Marseille Verlag, München

MATHILDE KERSTING, Dortmund

Kalziumzufuhr durch pflanzliche Nahrungsmittel

Frage

Einjähriges Kind, bekannte Kuhmilcheiweißallergie, bis zuletzt teilgestillt, verweigert *Humana SL* und ähnliches. Wie ist die Kalziumzufuhr zu sichern? In welchen Nahrungsmitteln, außer Milchprodukten, ist reichlich Kalzium enthalten? Sollte Kalzium substituiert werden? In voller Höhe des Tagesbedarfs? Oder besteht dann die Gefahr der Überdosierung bei zusätzlicher Aufnahme kalziumhaltiger Lebensmittel? Sollte Vitamin D weitergegeben werden? Wie lange?

Antwort

Kuhmilch, Milchprodukte und Käse sind bei unserer heutigen Ernährungsform mit etwa 60% der Zufuhr (3) die Hauptlieferanten für Kalzium. Einen gleichwertigen Ersatz für diese Lebensmittel zu finden, ist schwierig, da bis auf einige Ausnahmen die meisten anderen Lebensmittel nur geringe Kalziummengen enthalten.

Am besten kann Kuhmilch durch Spezialmilchnahrungen auf der Basis von Sojaprotein oder hochgradigen Proteinhydrolysaten ersetzt werden (Tab. 31). Dagegen sind die zur Prophylaxe der Kuhmilchallergie geeigneten hypoallergenen Nahrungen, z. B. *Aletemil H.A.*, *Beba H.A.*, wie Kuhmilch bei manifester Kuhmilchallergie kontraindiziert.

Toleriert ein Kind derartige Spezialmilchnahrungen (Tab. 31) wegen des recht bitteren Geschmacks als Getränk nicht, sollte zuerst versucht werden, die angerührte Spezialmilchnahrung bei der Speisenzubereitung zu »verstecken«, z. B. als Ersatz für Kuhmilch in Rezepten von Puddings, Soßen, Suppen und Aufläufen.

Toleriert das Kind Spezialmilchnahrungen auch in dieser Form nicht, bleibt nur eine

Tab. 31
Kalziumreiche Lebensmittel
(4, Herstellerinformation)

Lebensmittelgruppe	durchschn. Ca-Gehalt (mg/100 g)	Spanne (mg/100 g)	Produkte
Milch/Milchprodukte	120	110–120	
Käse	471	77–1020	Hart-, Schnittkäse
Milchnahrung auf Sojabasis	70	50–105	*Milupa SOM, Humana SL, Lactopriv, Sojagen Plus*
Milchnahrung auf Hydrolysatbasis	59	51–65	*Pregomin, Alfaré, Nutramigen, Pregestimil*

Lebensmittel-gruppe	durchschn. Ca-Gehalt (mg/100 g)	Spanne der Ca-Gehalte (mg/100 g)	Lebensmittel mit hohen Gehalten	Lebensmittel mit niedrigen Gehalten
Obst	26	7–46	schwarze Johannisbeere, Orange, Himbeere/Brombeere	Apfel, Pfirsich Banane, Birne
Gemüse	50	6–212	Grünkohl, Löwenzahn, Spinat, Fenchel, Broccoli, Mangold, Porree, Bleichsellerie	Zuckermais, Pilze, Paprika, Tomate, Gurke, Spargel, Blumenkohl, Erbsen
stärkehaltige Produkte	20	10–80	Hafer(flocken), Vollkornweizen(mehl), Vollkornbrot, Knäckebrot	Kartoffel, Gerste, Mais, Buchweizen, polierter Reis, Weiß-, Mischbrot
Kräuter (frisch)	192	129–245	alle Sorten	
Ölsaaten/Nüsse	190	20–783	Mohn, Sesam, Haselnuß, Mandel, Soja	Kokosnuß, Cashewnuß, Erdnuß
Fleisch	12	2–26		alle Sorten
Fisch	29	5–89	Scholle, Hering, Sardine, Sardelle, Brasse, Garnele	Makrele, Kabeljau, Seelachs, Lachs, Forelle
Mineralwasser	ca. 20	ca. 1–50	regional verschieden	regional verschieden

Tab. 32
Kalziumgehalte von Lebensmitteln (4)

gezielte Lebensmittel- und Getränkeauswahl. Damit lassen sich theoretisch Kalziumzufuhrwerte erreichen, die den Empfehlungen der Deutschen Gesellschaft für Ernährung (2) entsprechen.

Bei einem täglichen Verzehr von kalziumreichen pflanzlichen Lebensmitteln (Tab. 32) ließe sich etwa die Hälfte der empfohlenen Kalziumzufuhr erreichen. Als Ergänzung müßte z. B. ein 1jähriges Kind zusätzlich pro Tag noch 0,75 Liter eines kalziumreichen (auf Sulfatarmut achten!) Mineralwassers von etwa 40–50 mg Kalzium/100 ml trinken.

Ein Problem der Kalziumzufuhr über pflanzliche Lebensmittel ergibt sich dadurch, daß manche Gemüse- und Getreidearten zwar relativ große Mengen Kalzium, aber auch Ballaststoffe (Uronsäure), Phytin und Phosphate enthalten, die Kalzium in festen Komplexen binden. Es ist heute noch nicht genau bekannt, in welchem Ausmaß Kalzium aus pflanzlichen Lebensmitteln für den Körper verfügbar ist bzw. inwieweit Komplexbildner Kalzium aus anderen Nahrungsquellen binden können (1). Außerdem ist eine Ernährung auf Basis der in Tab. 28 aufgeführten Lebensmittel eintönig und nicht kindgerecht. Gerade die für Kinder besonders geeigneten pflanzlichen Lebensmittel (z. B. Kartoffel, Blumenkohl, Gemüsepaprika, Tomate) sind kalziumarm und müßten bei milchfreier Ernährung weitgehend aus dem Speiseplan gestrichen werden.

Deshalb ist es sicherer, bei Verzicht auf Kuhmilch und Kuhmilchersatznahrungen regelmäßig **Kalzium als Präparat** zu geben. Es sollte aber nicht die gesamte als Tageszufuhr empfohlene Kalziummenge (z. B. bei einem 1jährigen Kind 600 mg/d [2]) als Präparat verabreicht werden. Bei prädisponierten Kindern besteht sonst die Gefahr einer Überdosierung (Kalziurie), da zusätzlich eine nicht abschätzbare Kalziummenge aus der milchfreien Kost geliefert wird.

Sinnvoll wäre z. B. eine Substitution in Höhe des von der FAO/WHO angegebenen Mindestbedarfs von 200 mg Kalzium/d (5). Die wünschenswerte Gesamtzufuhr an Kalzium (2) könnte durch die zusätzliche Gabe von kalziumreichen Mineralwasser (zum Trinken, Teekochen) und einer sonst normalen gemischten Kost erreicht werden. Eine Überdosierung wäre in diesem Fall nicht zu erwarten.

Für die Vitamin D-Prophylaxe bei kuhmilchfreier Ernährung gelten dieselben Richtlinien wie bei Verzehr von Kuhmilch. Die Gabe von Vitamin D sollte nach dem 2. Winter des Kindes beendet werden.

Literatur

1. ALLEN, L. H.: Calcium bioavailability and absorption: a review. Am. J. clin. Nutr. **35**, 783–808 (1982).
2. Deutsche Gesellschaft für Ernährung: Empfehlungen für die Nährstoffzufuhr. 5. erw. Überarbeitung. Umschau, Frankfurt/M. 1991.
3. Deutsche Gesellschaft für Ernährung: Ernährungsbericht 1988. Deutsche Gesellschaft für Ernährung, Frankfurt/M. 1988.
4. SOUCI, S. W., W. FACHMANN u. H. KRAUT: Die Zusammensetzung der Lebensmittel; Nährwert-Tabellen 1989/90. Wissenschaftl. Verlagsges. mbH, Stuttgart 1989.
5. FAO/WHO Expert Group: Calcium Requirements. FAO Nutrition Meetings Report Series No. 30/WHO Technical Report Series No. 230 (1962).

Erschienen in:
GÄDEKE, R. (Hrsg.): 212 neue, noch unveröffentlichte Fragen und Antworten aus der pädiatrischen Praxis. Band 3, S. 33–35.
© 1991, Marseille Verlag, München

G. SCHÖCH und SABINE STARK, Dortmund

Pflanzliche Nahrungsmittel bei Kindern und Jugendlichen mit Neurodermitis

Frage

Bei Kindern mit Neurodermitis soll man für längere Zeit Milch und Milchprodukte weglassen. Wie soll man den Kalziumbedarf gerade bei den heranwachsenden Jugendlichen decken?

Antwort

Die Kalziumversorgung von Kindern und Jugendlichen unter Verzicht auf Milch und Milchprodukte ist ohne diese wertvollen Quellen erschwert, aber mit bewußter Lebensmittelwahl durchaus möglich. Die wichtigsten Kalziumlieferanten (außer Milch) sind Vollkornprodukte, besonders Hafer (Haferflocken), Trockenfrüchte (z. B. Feigen, Korinthen), verschiedene Nußarten und Ölsaaten (besonders Sesam) sowie Hülsenfrüchte, vor allem Sojabohnen. Von den Gemüsen enthalten Lauch, Fenchel und Grünkohl erhebliche Mengen an Kalzium. Auch Schnittlauch, Petersilie und Kresse sind kalziumreich, können aber mengenmäßig nicht sehr viel beitragen; trotzdem sollten sie regelmäßig verwendet werden.

Insgesamt werden die genannten kalziumhaltigen Lebensmittel in der Vollwerternährung eingesetzt. Deshalb ist diese Kostform bei Neurodermitis empfehlenswert.

Erschienen in:
GÄDEKE, R. (Hrsg.): Fragen aus der pädiatrischen Praxis – Antworten von Experten. Band 2, S. 61.
© 1990, Marseille Verlag, München

C. LEITZMANN, Gießen

Verträglichkeit von Aromastoffen (natürlich, naturidentisch, künstlich)

Frage

Wie sind sog. »naturidentische Aromastoffe« in Nahrungsmitteln zu bewerten? Mit welchen Rückständen der Extraktionsverfahren und gegebenenfalls Emulgatoren ist zu rechnen? Sind diese Stoffe für Säuglingsnahrungen geeignet?

Antwort

Kleinkinder- und Säuglingsnahrungen fallen grundsätzlich unter die Bestimmungen der Diätverordnung.

Aromastoffe für Lebensmittel werden als »natürlich« bezeichnet, wenn sie aus natürlichen Ausgangsstoffen nur durch enzymatische (fermentative) oder physikalische Verfahren gewonnen werden. Unter »naturidentischen« Aromastoffen versteht man solche, die natürlichen Geruchs- und Geschmacksstoffen chemisch gleich sind. Als »künstlich« bezeichnet man Aromastoffe, wenn sie weder natürlich noch naturidentisch sind (n. § 1 [3] Nr. 1–3 »Begriffsbestimmungen der Aromen-Verordnung«).

Diätetische Lebensmittel für Säuglinge oder Kleinkinder sind von der Zulassungsmöglichkeit für Zusatzstoffe weitgehend ausgenommen bzw. strengen Regelungen unterworfen. Diese lassen die Verwendung von künstlichen Aromastoffen zu Kleinkinder- und Säuglingsnahrung nicht zu.

Grundlage der lebensmittelrechtlichen Vorschriften, z. B. der Diät- und der Aromen-Verordnung, der Zusatzstoff- und Kennzeichnungsregelungen, ist das Lebensmittel- und Bedarfsgegenständegesetz (LMBG). Dieses nimmt aber in § 2 (1) die Geruchs- und Geschmacksstoffe, welche natürlicher Herkunft oder den natürlichen Aromen chemisch gleich sind (d. h. die naturidentischen Aromastoffe), von den Zusatzstoffen aus. Beide Arten von Aromastoffen (natürlich, naturidentisch) können deshalb in den betr. Diäterzeugnissen einschließlich Säuglingsnahrung vorkommen, sofern sie nicht zu den verbotenen Naturstoffen unter den Aromen zählen, wie z. B. Bittermandelöl mit einem Gehalt an freier und gebundener Blausäure, an Cumarin oder an Wermutöl (siehe: »verbotene Stoffe« n. Anl. 1 zu § 2 der Aromen-Verordnung).

Für Zusatzstoffe, die nach der Diät-VO (§ 6 [3] und Anlage 1 Liste B dazu) für diätetische Lebensmittel für Säuglinge und Kleinkinder zulässig sind, wurden Höchstwerte und – speziell bei den unter EWG-Nummern geführten Zusatzstoffen – Reinheitsanforderungen festgelegt. Sie sind in Liste B n. § 6 (3) Diät-VO nach Art und Menge der Stoffe aufgeführt und sehen z. B. an Lecithin (E 322) als Höchstmenge bis zu 5 g/kg verzehrsfertigem Erzeugnis vor. Sind Lecithine als Lösungsmittel für Aromen zugleich Zutat eines Aromas, dann entfällt ihre Angabe im Zutatenverzeichnis, wie es auch in § 5 (2) Nr. 4 der Lebensmittelkennzeichnungsverordnung und in § 3 (3) der Aromen-VO geregelt ist.

Die spezielle Eignung und die Rückstandsarmut der für Säuglings- und Kleinkindernahrung (-diäten) zugelassenen Zusatzstoffe sowie ihre technische Notwendigkeit und Unschädlichkeit bei bestimmungsgemäßem Gebrauch können unter den Gesichtspunkten der deutschen Lebensmittelgesetzgebung und -kontrolle als erwiesen gelten. Eine Zulassung wird nur erteilt, wenn keine gesundheitlichen Bedenken gegen den Stoff und seine Anwendung bestehen.

Erschienen in:
pädiat. prax. **40**, 64 (1990)
© 1990, Marseille Verlag, München

F. Jekat, Bochum

Futterstoffbestandteile in der Kuhmilch (Silage-Geschmack, Gerüche aus Pflanzen)

Frage

Silage-Futter aus Gärtürmen (Mais usw.) führt zu beklagenswerten Geschmacksveränderungen der Kuhmilch für Milchdirektbezieher. Ist diese Tatsache bekannt und untersucht, und führt dies auch zu Veränderungen der Milchzusammensetzung und Beeinträchtigung der Säuglingsernährung? Stimmt es, daß Käsereien diese Milch ablehnen und Extraverträge mit Erzeugern anderer Fütterungsart abschließen?

Antworten

H. Hagemeister, Kiel:

Durch Gärung gewonnene Silage ist eines der wichtigsten Rauhfutter für unsere Kühe. Bei der mikrobiellen Umsetzung von leicht löslichen Zuckern des Gärmaterials entstehen organische Säuren. Diese Säuren, besonders Milch-, Essig- und Buttersäure, wirken als natürliches Konservierungsmittel der Silage. Solche Säuren entstehen auch bei den mikrobiellen Umsetzungen in den Vormägen der Kühe und können daher nicht für Geschmacksfehler der Milch verantwortlich gemacht werden.

Bei ungünstigen Bedingungen des Gärprozesses – wie unzureichender Luftabschluß im Gärbehälter, zu hoher Wassergehalt des Futters, zu niedriger Zuckergehalt bzw. zu hoher Eiweißgehalt des Futters und zu hohe Temperaturen im Futter – kann es jedoch zu Fehlgärungen kommen. Dabei können flüchtige Aromastoffe entstehen, die zu Geschmacksfehlern der Milch führen. Sie gelangen über die Atemluft oder über das Verdauungssystem ins Blut und damit in die Milch. Da sich die Vormagengase mit der Atemluft der Kuh vermischen, vollzieht sich der Übertritt der Stoffe sehr rasch. Verhindert man über 2–4 Stunden vor dem Melken den Zugang der Kühe zur Silage, läßt sich ein Fehlgeschmack meistens vermeiden.

Es handelt sich beim Problem Silagegeschmack also mehr um eine unsachgemäße Befüllung der Silage-Behälter, verbunden mit Fehlern in der Entnahme und Lagerung des Futters, als um ein Problem der Silagefütterung selbst.

Diese Problematik sei anhand von 2 Beispielen verdeutlicht: Wegen des hohen Zuckergehaltes von Mais ist die Gefahr von Fehlgärungen und entsprechenden Geschmacksfehlern der Milch bei Maissilagefütterung wesentlich geringer als bei Grassilagefütterung, wenn nicht große Sorgfalt bei der Silagebereitung aufgewandt wird. Eine im Allgäu durchgeführte Untersuchung zeigte, daß ungefähr ⅓ der Betriebe mit Silagefütterung Milch gleicher oder besserer Milchqualität erzeugte als Betriebe, die keine Silage fütterten. Dabei galt die Anzahl buttersäurebildender Bakterien in der frisch ermolkenen Milch als Indiz für die Fehlgärungen. Wird Milch mit buttersäurebildenden Bakterien unpasteurisiert für die Käseherstellung eingesetzt, so kommt es zu sogenannten Spätblähungen der Käse und zum Verlust der Charge. Aus diesem Grunde war die Verfütterung von Silagen in einigen Gebieten des Allgäus nicht erlaubt. Heute ist man dazu übergegangen, die Milchqualität vor der Käseherstellung zu überprüfen und einen optimalen Ablauf der Silagebereitung anzustreben.

Bezüglich der Milchzusammensetzung bei der Verwendung der Milch in der Säuglingsernährung gibt es keine Hinweise auf nachteilige Auswirkungen der Silagefütterung. In vielen Ländern wird der Gehalt der Milch an geschmacksbeeinträchtigenden Aromastoffen durch Entgasung auf eine nicht mehr wahrnehmbare Menge herabgesetzt.

Geschmackskomponenten, die mit der Art des zu silierenden Futters, z. B. Rübenblatt und Weizensilage, zusammenhängen, wurden in dieser Stellungnahme nicht berücksichtigt. Hier gibt es einen fischartigen Geschmack durch die Freisetzung von Trimethylamin aus dem Betain in den Vormägen. Der Gehalt an diesem Geschmacksträger ist bei Verfütterung von Silagen aber niedriger als bei Verfütterung der Ausgangsprodukte.

Erschienen in:
pädiat. prax. **41,** 44–45 (1990/91)
© 1990/91, Marseille Verlag, München

H. HAGEMEISTER, Kiel

F. JEKAT, Bochum:

Die mehr oder weniger nachteilige Beeinflussung der sensorischen Qualität der Milch durch Fehler in der Fütterung der Milchkühe ist seit langem bekannt. Das Problem stellt sich besonders im Herbst und nicht nur als Folge von Silage-Futter, sondern auch nach Verfütterung von Lauchgewächsen oder sog. Stoppelrüben. Milch neigt ohnehin dazu, Gerüche leicht anzunehmen, die im Fett fixiert werden.

In der Mitteilung X der Kommission der Deutschen Forschungsgemeinschaft (DFG) zur Prüfung von Rückständen in Lebensmitteln (Vlg. Chemie, Weinheim 1983, S. 50 ff.) wird ausgeführt: »Unter den Futtermitteln für Kühe ist in Silage in Abhängigkeit von deren Trockengehalt die Entstehung von Nitrosaminen möglich und auch nachgewiesen.« ... »Unter praktischen Bedingungen waren Nitrosamine in Kuhmilch nicht nachweisbar. Diese Aussage gilt auch bei regelmäßiger Verfütterung von Silage.«

Auf eine Anfrage wurde von einem Fachmann aus einem namhaften Milchverarbeitungsbetrieb in der Sache mitgeteilt: Zur Sicherung der Milchqualität, insbesondere zur Vermeidung von Stall- oder Rübengeruch und -geschmack, wird einer regelmäßigen Information und Anleitung der Lieferanten der Vorzug vor speziellen Lieferungsklauseln gegeben. Dabei wird Wert auf eine ausgewogene, nicht einseitige Fütterung gelegt.

Erschienen in:
pädiat. prax. **41**, 44–46 (1990/91)
© 1990/91, Marseille Verlag, München

F. JEKAT, Bochum

Steinobst, Flüssigkeitsaufnahme und Bauchschmerzen

Frage

Immer wieder höre ich, daß Eltern ihren Kindern verbieten, nach dem Genuß von Steinobst Wasser zu trinken, mit der Begründung, dies verursache Bauchschmerzen. Was ist davon zu halten?

Antwort

Das Verbot der Eltern, nach Genuß größerer Mengen Steinobst Wasser zu trinken, ist nicht neu. Auch meine Eltern und Großeltern kannten die möglichen Folgen und wußten, daß auch manche Erwachsene nach reichlicher Zufuhr von Kirschen bzw. Pflaumen (z. B. beim Pflücken) Bauchschmerzen bekamen, wenn sie anschließend Kaffee bzw. noch ausgeprägter, wenn sie Bier tranken.

Angaben zur Biopathogenese der Quellungen bzw. Blähungen konnte ich weder in der deutschen, noch in der angloamerikanischen Literatur trotz recht sorgfältiger Fahndung finden. Befragte Experten, z. B. DROESE, konnten auch nicht helfen.

Am wahrscheinlichsten ist wohl, daß es sich um eine Quellung der Früchte handelt, welche durch Gelbildung der Pektine in saurem Milieu hervorgerufen wird. Eine gewisse Rolle könnten dabei auch der hohe Kaliumgehalt der Früchte spielen (Pflaumen 167 mg%, Kirschen 260 mg%, Magensaft 50 mg%), sowie der bis 15% betragende Zuckergehalt.

Allgemein bekannt ist ja, daß Rohkost – vor allem wenn sie schlecht gekaut wird – recht ausgeprägte Blähungszustände hervorrufen kann.

Erschienen in:
pädiat. prax. **35**, 68 (1987)
© 1987, Marseille Verlag, München

K. SCHREIER, Fürth/Stadeln

KAPITEL 6

Probleme bei der Bewertung klinischer Studien

Wie beurteilt man die Qualität einer Therapiestudie?

Das Beispiel *Esberitox*

1. Leitfaden

H. IMMICH

Einleitung

Gesetzt, Sie wollen sich wegen eines speziellen Patienten mit der Wirkung von Interferon beschäftigen. Auf Anforderung erhalten Sie ein gutes Dutzend Sonderdrucke. Sie gehören nicht zu den Ärzten, die unbesehen alles glauben, was schwarz auf weiß gedruckt steht. Daher wollen Sie die Sonderdrucke kritisch lesen. Aber wie?

Die Qualität von Therapiestudien richtet sich nach 3 Kriterien:

Transparenz: Eine Therapiestudie muß so klar und durchsichtig beschrieben sein, daß Sie als Leser jeden Schritt, jeden Gedanken, jede Begründung nachvollziehen können. Wenn Sie erst Detektivmethoden anwenden müssen, um zu rekonstruieren, wie die Studie zu ihren Ergebnissen gekommen ist, dann ist die Veröffentlichung nicht mehr transparent.

Widerspruchsfreiheit: Die Ergebnisse der Studie dürfen nur eine einzige, eindeutige Schlußfolgerung zulassen. Es darf kein Widerspruch zwischen Ergebnissen und Schlußfolgerung klaffen.

Reproduzierbarkeit: Die Ergebnisse müssen reproduzierbar sein. Jeder Nachuntersucher muß unter sonst vergleichbaren Bedingungen zu denselben Ergebnissen kommen.

Selbst wenn Sie besonders kritisch lesen, werden Sie auf Anhieb kaum beurteilen können, ob diese Kriterien erfüllt sind.

Sie brauchen also Hilfen. Sie müssen Ihre Sonderdrucke unter besonderen Gesichtspunkten lesen, u. U. mehrfach.

Nun gibt es eine Menge solcher Gesichtspunkte. Eine Untermenge gilt für alle medizinischen Originalarbeiten. Weitere nicht notwendig disjunkte Untermengen richten sich nach dem Schwerpunkt der Veröffentlichung. So werden Sie bei epidemiologischen Studien eine andere Untermenge benötigen als bei Therapiestudien, bei Arbeiten mit statistischem Schwerpunkt wieder eine andere Untermenge.

Üblicherweise sollte sich eine Therapiestudie heute gliedern nach:

1. Titel,
2. Einleitung,
3. Material und Methoden,
4. Ergebnisse,
5. Diskussion.

Gleich, welche Untermenge von Gesichtspunkten wir benutzen: Die Reihenfolge der Gesichtspunkte muß sich dieser Gliederung anpassen. Nur so können wir kritisch und rational lesen.

Titel

Aus dem Titel sollte eigentlich die Studienart hervorgehen. Daher beschäftigen wir uns als erstes mit den Studienarten.

1. Studienarten

Man kann die Studienarten nach dem Grad der Reproduzierbarkeit ihrer Ergebnisse in eine Reihenfolge bringen. In gewisser Weise zeichnet diese Reihenfolge auch die historische Entwicklung nach. Die Studienarten schließen sich gegenseitig nicht immer aus.

Beobachtungsstudie-Erfahrungsbericht

Die Beobachtungsstudie ist die ursprünglichste Form der Therapiestudie. Ein Arzt beobachtet die unerwartete Wirkung einer Heilmethode und beschließt, sich Notizen über die Wirkung der Methode bei weiteren Patienten zu machen. So sammelt er prospektiv Beobachtungen und veröffentlicht sie in einem Erfahrungsbericht.

Erfahrungsberichte hängen ab von der kritischen Beobachtungsgabe des Arztes und von den besonderen Bedingungen seiner Klinik oder Praxis. Wir müssen daher besonders hohe Forderungen an ihre Transparenz stellen. Weist ein Erfahrungsbericht die Wirkung einer Heilmethode nach, so weiß man nie, ist die Wirkung praeter hoc oder propter hoc eingetreten. Daher sind die Ergebnisse aus Erfahrungsberichten nur dann reproduzierbar, wenn es sich um Heilmethoden für Krankheiten handelt, die bisher unbeeinflußbar zum Tode geführt haben.

In den operativen Fächern und in der Krebstherapie muß man sich allerdings häufig auf Erfahrungsberichte beschränken, weil ein Vergleich ärztlich nicht mehr zu vertreten ist. Das gilt besonders, wenn eine neue, bessere Operationsmethode eine alte verdrängt, wie z. B. die blutige Frakturbehandlung den Gipsverband.

Auch Pilot- oder Phase-I-Studien gehören zu den Erfahrungsberichten.

Verlaufsstudien

Diese kombinieren sich besonders gern mit anderen Studienarten. Bei Verlaufsstudien beobachtet man den Patienten noch (weit) über den Abschluß der aktuellen Behandlung hinaus in der Hoffnung, weitere Informationen und damit reproduzierbare Ergebnisse zu erhalten. Bei Katamnesestudien hat man nur einen Endpunkt für das Schicksal des Patienten, gleich, ob man ihn einbestellt und nachuntersucht oder ob man Nachrichten über ihn einzieht. Bei Follow-up-Studien untersucht man die Patienten zu mehreren (gleichabständigen) Zeitpunkten nach. Dazu gehören auch telefonische Nachbeobachtungen oder Nachinterviews. Follow-up-Studien sind meist für einen längeren Zeitraum offen für neu hinzukommende Patienten. Die Kohortenstudie ist dagegen eine Follow-up-Studie, die zu einem definierten Zeitpunkt zusammengestellt wird und in die dann keine weiteren Patienten mehr aufgenommen werden.

Vergleichsstudien

Sie sind für Therapiestudien die Studien der Wahl. Nur durch einen Vergleich kann man feststellen, ob die Wirkung einer Heilmethode praeter hoc oder propter hoc eingetreten ist. Vergleichsstudien führen aber nur dann zu reproduzierbaren Ergebnissen, wenn die Vergleichsgruppen in jeder Hinsicht vergleichbar sind und sich ausschließlich nur in der Therapie unterscheiden. Da es in der Praxis häufig an dieser Vergleichbarkeit gemangelt hat, hat man kontrollierte Studien eingeführt.

Kontrollierte Studien

Im Englischen bedeutet »to control« soviel wie »beherrschen« oder »steuern«. Daher sollte man kontrollierte Studien im Deutschen besser gesteuerte Studien nennen. Kontrollierte Studien sind gekennzeichnet durch die Randomisation, den Vergleich und hinreichend große (am besten balancierte) Stichprobenumfänge. Die Randomisation hat das Ziel, vollständige Vergleichbarkeit zu erreichen.

Es gibt kontrollierte klinische Studien und kontrollierte Tierexperimente.

Laien verwenden häufig die Bezeichnung »prospektive randomisierte« Studie für kontrollierte Studien.

Kontrollierte Studien haben, wenn sie sauber durchgeführt sind, die größte Wahrscheinlichkeit, zu reproduzierbaren Ergebnissen zu kommen. Es gibt aber noch Verfeinerungen:

Blockstudien

Um die Variabilität zwischen Versuchseinheiten (Patienten, Versuchstieren) zu verkleinern, bildet man Blöcke von unter sich möglichst homogenen Versuchseinheiten. Bei Versuchstieren gibt es heute reingezüchtete Rassen ohne wirkliche Variabilität. Man bildet dann z. B. einen Block aus Wistar-, den anderen aus Sprague-Dawley-Ratten. Bei Patienten kann man Blöcke aus Altersdekaden innerhalb eines Geschlechts oder nach Krankheitsstadien bilden. Solche Blöcke nennt man häufig auch S c h i c h t e n oder S t r a t a. Ergebnisse aus solchen kontrollierten Blockstudien sind, saubere Durchführung vorausgesetzt, reproduzierbar.

Die ursprüngliche Idee mit Blöcken von mehreren Versuchseinheiten hat sich inzwischen zum »Individuum als Block« verengt. Ein Individuum als seine eigene Kontrolle hat zwar eine vernachlässigbar kleine Variabilität; die unter jeder Therapie neu erhobenen Meßwerte sind jedoch untereinander korreliert. Will man außerdem mehrere Therapien nacheinander an demselben Individuum prüfen, kann ein Zeittrend Therapieeffekte vortäuschen oder verschleiern. Solche Studien müssen also t r e n d f r e i sein. »C r o s s - o v e r - S t u d i e n« als typische Vertreter dieser Art Blockstudien führen daher nur selten zu reproduzierbaren Ergebnissen.

Kontrollierte Doppelblindstudien

Sie sind eine weitere Verfeinerung. Da weder Arzt noch Patient weiß, wer welche Therapie erhält, führen kontrollierte Doppelblindstudien gerade dann zu reproduzierbaren Ergebnissen, wenn die Kriterien für den Effekt der Therapien vom subjektiven Ermessen des Arztes abhängen.

Die Durchführung von Doppelblindstudien ist erfahrungsgemäß äußerst schwierig. Sie können sich nur dann darauf verlassen, daß eine Studie tatsächlich doppelblind gelaufen ist, wenn die Ärzte vor Ende der Studie haben raten müssen, welcher Patient welche Therapie bekommen hat. Wird der Code nach Studienende geöffnet und zeigt sich, daß die Ärzte richtig geraten haben, dann ist die Studie nicht doppelblind gelaufen.

Multizenterstudien sind keine Verfeinerung. Man benutzt sie, wenn man allein und in vertretbarer Zeit nicht genügend Patienten mit derselben (seltenen) Krankheit zusammenbekommt.

Multizenterstudien können sich mit allen anderen Studienarten kombinieren. So sind Feldstudien nichts anderes als Erfahrungsberichte auf Multizenterbasis.

Organisation und Koordination können bei Multizenterstudien zu erheblichen Problemen führen. Zudem besteht bei allen Multizenterstudien die Gefahr, daß eine Klinik oder Praxis dominiert, also mehr als ⅓ aller Patienten in die Studie einbringt.

Die erste Frage, die Sie beantworten müssen, lautet also: Welche Studienart liegt vor?

Von der Antwort hängen einige weitere Gesichtspunkte ab. So ist es z. B. wenig sinnvoll, bei Erfahrungsberichten zu prüfen, ob die Randomisation funktioniert hat. Häufig können Sie die Studienart allerdings erst festlegen, nachdem Sie die Veröffentlichung bis zu Ende gelesen haben. Denn manche Studie, die in ihrem Titel eine randomisierte Doppelblindstudie ankündigt, ist weder randomisiert noch doppelblind.

Einleitung

Die Einleitung brauchen Sie nur von hinten zu lesen. Denn dort finden Sie die Fragestellung, oder Sie sollten sie wenigstens dort finden.

2. Frage

Bei Therapiestudien sind die Fragen weitgehend festgelegt:

1. Wirkt die Therapie überhaupt?
2. Wirkt die Therapie im Vergleich zu vergleichbaren Therapien besser, gleich oder schlechter?

Ähnliche Fragen können Sie für die Nebenwirkungen formulieren. Wir müßten daher in Therapiestudien eine lähmende Eintönigkeit bei den Fragen erwarten. Das Gegenteil ist der Fall. Sammeln Sie einmal auslesefrei die Fragen in Therapiestudien: Sie werden eine Auslese von Stilblüten erhalten, aber keine Fragen, die man mit ja oder nein beantworten kann.

Noch seltener finden Sie eine Analyse der Fragen. Welcher Autor setzt sich schon mit Störfaktoren auseinander, welche die Wirkung einer Therapie vortäuschen oder verschleiern können! Den Zeittrend haben wir erwähnt. Vorgegeben sind die Störfaktoren Geschlecht, Alter, Krankheiten in der Vorgeschichte usw.; wirken sie sich vorhersehbar auf die Therapieeffekte aus, muß der Autor sie als Faktoren (Abschnitt 4) übernehmen. Behandlungsdauer, Dosis und Dosierungsmodus kann und muß der Autor konstant halten. Selbst bei reinrassigen Versuchstieren kann das Alter Störfaktor sein. Daher achten Sie darauf, ob das Körpergewicht der Versuchstiere nur in erlaubten Grenzen schwankt.

Material und Methoden

Diesen Gliederungsabschnitt haben wir unter mehreren Gesichtspunkten zu betrachten. Daher lesen sie ihn besonders sorgfältig.

3. Grundgesamtheit

Aus welcher Grundgesamtheit hat der Autor seine Patienten (Versuchstiere) ausgewählt? Klinik, Praxis, Behörde, Fabrik?

Vergessen Sie nicht: Die Ergebnisse einer Therapiestudie lassen sich immer nur auf die Auswahlgrundgesamtheit verallgemeinern. Sind alle Patienten auslesefrei und nacheinander in die Studie aufgenommen worden? Gibt es Einschluß- und/ oder Ausschlußkriterien? Bedingen die Ausschlußkriterien eine Selektion der Auswahlgrundgesamtheit zur günstigen Seite, etwa in Richtung auf leichtere Verläufe? Oder ist die Auswahlgrundgesamtheit nach anderen Aspekten selektiert, etwa durch Patienten-Selbst-Selektion?

4. Verfahren

Ab jetzt bezeichnen wir die Therapien, die Gegenstand der Studie sind, nach internationaler Übung als Verfahren. Wir kennzeichnen sie mit A(1), A(2), A(3) usw.

Schreiben Sie genau ab, was der Autor über seine Verfahren veröffentlicht hat, z. B.:

A(1): 14 Tage lang 3mal täglich 1 Tablette Novum zu 0,1.

A(2): 14 Tage lang 3mal täglich 1 Tablette Standard zu 0,2.

A(3): 14 Tage lang 3mal täglich 1 Tablette Plazebo.

In diesem Beispiel sind die Angaben über Plazebo, wie so häufig, äußerst lückenhaft. Forschen Sie daher besonders bei Doppelblindstudien nach der Plazebosubstanz, nach ihrer Galenik, nach Farbe, Form, Geschmack. Prüfen Sie weiter, ob die verschiedenen Dosen wie in A(1) und A(2) auf Dosiswirkungskurven beruhen oder ob der Autor Gründe angibt, warum er verschiedene Dosen gewählt hat. Sind die verschiedenen Dosen äquieffektiv?

In Therapiestudien finden Sie ungewöhnlich häufig die Zeit als Faktor. Schreiben Sie sich die Zeitpunkte auf und kennzeichnen Sie diese mit B(1), B(2) usw. Also z. B. B(1): vor, B(2): nach. Oder: B(1): vor, B(2) nach 2, B(3): nach 4 Tagen. Die Zeit als Faktor bringt immer Probleme, weil die zu den Meßzeitpunkten erhobenen Daten e i n e s Patienten immer korreliert sind.

Bei guter Planung gehen z. B. Alter und K r a n k h e i t s s t a d i u m als weitere Faktoren in die Studie ein. Auch diese Faktoren schreiben Sie sich auf und kennzeichnen sie mit C(1), C(2) und D(1), D(2) usw. Für unser Beispiel also: C(1): 40–49, C(2): 50–59 Jahre usw.; D(1): Stadium 1, D(2): Stadium II usw.

Mehr als 3 Faktoren in einer Studie mitzuführen, ist wenig sinnvoll, weil eine vernünftige Auswertung nicht möglich ist.

Achten Sie auch darauf, ob Z u s a t z - oder gar B a s i s t h e r a p i e n vorgesehen sind. Ist der Arzt frei in der Wahl dieser Therapien oder sind sie nach Medikament und Dosis genau vorgeschrieben?

Schließlich sollten Sie hier noch fragen, ob der Autor Vergleichsgruppen geplant hat? Gelegentlich entpuppt sich ein Erfahrungsbericht an dieser Stelle als Vergleichsstudie.

5. Zuteilung/Auswahl

Bei der streng zufälligen Zuteilung oder R a n d o m i s a t i o n hat jedes Mitglied der Auswahlgrundgesamtheit dieselbe Chance, einem der Verfahren zugeteilt zu werden oder nicht. Damit vermeidet man jede Einseitigkeit bei der Zuteilung. Außerdem erreicht es die Randomisation, alle Störfaktoren gleichmäßig auf die Verfahren zu verteilen. Dasselbe gilt auch für die streng zufällige Auswahl.

Bei C r o s s - o v e r - S t u d i e n teilt man die Verfahren den Individuen streng zufällig zu. Bei mehrfaktoriellen Plänen muß man gegebenenfalls mehrstufig auswählen und/ oder zuteilen.

Bei vielen Studien brauchen Sie eigentlich nur zu fragen: Warum hat der Autor nicht streng zufällig zugeteilt oder ausgewählt?

Es gibt Standardausreden, auf die Sie immer wieder treffen werden. Die häufigste Ausrede: Ich kann meinem Personal die Randomisation nicht zumuten.

F ü r S i e s t e h t f e s t : Ergebnisse einer Therapiestudie, in der man nicht randomisiert hat, sind nicht reproduzierbar.

6. Kriterien

Der Idealfall ist ein einziges Kriterium für den Effekt der Verfahren, das zudem bei jedem Patienten nur einmal nach Abschluß der Behandlung erhoben wird. Leider läßt sich dieser Idealfall nur selten realisieren. Doch sollte man stets mit so wenig Kriterien auskommen wie möglich.

Wie bei Verfahren und Faktoren schreiben Sie die Kriterien auf und kennzeichnen Sie mit K(1), K(2) usw., z. B. K(1): Fieber, K(2): Husten, K(3): Auswurf. Eigentlich sollte sich der Autor Gedanken über die Relevanz und Reproduzierbarkeit dieser Kriterien machen, aber in der Regel enttäuscht er uns. Also müssen Sie darüber nachdenken. Die obigen Kriterien sind beispielsweise für eine Bronchopneumonie relevant. Reproduzierbar sind sie nur, wenn der Autor sie genau definiert hat. Diese Kriterien sind aber sicher nicht unabhängig. Damit ergeben sich Auswertungsprobleme (Abschnitt 7).

Auf die Reproduzierbarkeit der Kriterien müssen Sie besonders achten. Das gilt nicht nur für Fragebogenkriterien. Es gilt besonders für die Beurteilung von qualitativen Kriterien wie Röntgenbildern, Ekg-Streifen, histologischen Präparaten, Blutbildausstrichen usw.

In einer Doppelblindstudie über zwei Vitamin-D-Präparate sollte ein Radiologe aus dem Grad der Epiphysenverknöcherung auf das Lebensalter der Kinder schließen. Es gelang ihm vortrefflich. Nachträglich stellte sich heraus: Man hatte vergessen, das Geburtsdatum der Kinder auf den Röntgenbildern zu überkleben.

Forschen Sie also danach, ob man qualitative Kriterien wirklich blind, also ohne Kenntnis der Verfahren, beurteilt hat.

7. Statistische Methoden

Bei Erfahrungsberichten und bei reinen Verlaufsstudien sind statistische Methoden überflüssig; sie tragen zur Reproduzierbarkeit der Ergebnisse nichts bei. Das gilt auch für die Aktuarsmethode. Bei anderen Studienarten gehen nicht wenige Autoren auf statistische Methoden in diesem Gliederungsabschnitt gar nicht ein. Bei wieder anderen Autoren finden Sie nur lapidare Einzelsätze wie: »Die statistische Signifikanzberechnung erfolgte mit dem t-Test nach STUDENT«. Bei diesen Äußerungen wissen Sie nie, ob der Autor verstanden hat, was er mit seinem Test eigentlich berechnet.

Achten Sie besonders darauf, ob der Autor zwischen Tests für u n a b h ä n g i g e und Tests für a b h ä n g i g e Daten unterscheiden kann. Bei Block- und Cross-over-Studien, bei Studien mit dem Faktor Zeit und bei abhängigen Kriterien sind nur Tests für abhängige Daten zulässig. Entscheiden Sie also, ob der Autor Tests ausgewählt hat, die bei seinem Versuchsplan angezeigt und richtig sind.

In der Regel finden Sie keine Antwort auf folgende Fragen: Hat der Autor Null- und Alternativhypothesen formuliert? Ist die Alternativhypothese ein- oder zweiseitig? Hat der Autor die Stufe der Irrtumswahrscheinlichkeit Alpha vorher festgelegt?

Ergebnisse

Zwar folgt dieser Gliederungsabschnitt gleich auf Material und Methoden; er deckt tatsächlich aber ab: Realisation des Studien- oder Versuchsplans, Verlauf der Studie und Auswertung. Hierbei kommt es besonders auf Transparenz an; daher benötigen wir hier die meisten Gesichtspunkte.

8. Stichproben

Stichproben sind Untermengen aus der Auswahlgrundgesamtheit, an denen wir die Effekte der Verfahren prüfen. Bei Erfahrungsberichten und reinen Verlaufsstudien sind Stichproben und Auswahlgrundgesamtheit(en) oft identisch. Achten Sie in Verbindung mit Abschnitt 5 darauf, ob der Autor die Stichproben aus der Auswahlgrundgesamtheit herausselektiert hat. Den tatsächlichen Stichprobenumfang zu Beginn der Studie notieren Sie wie folgt: A(1): n = 30, A(2): n = 46. Sind die Stichprobenumfänge nach Ihrer Ansicht zu klein oder zu groß?

Ein gutes Maß für die Transparenz ist die Art und Weise, mit welcher der Autor seine Stichproben beschreibt. Völlig unzureichend sind Lapidarsätze wie: »34 Patienten, 21 Männer, 13 Frauen im Alter von 54,3 plus/minus 7,6 Jahren (30–77 Jahre) erhielten…«. Wir wollen die genaue Altersverteilung innerhalb der Geschlechter mindestens in gleich breiten 10-Jahresaltersklassen wissen. Außerdem sind Angaben über den Gesundheitszustand zu Beginn der Studie oder über wesentliche Krankheiten in der Vorgeschichte an dieser Stelle höchst erwünscht.

9. Vergleichbarkeit

Wie schon betont, ist die Vergleichbarkeit der Stichproben die grundlegende Voraussetzung für Therapiestudien.

Bei Erfahrungsberichten und reinen Verlaufsstudien finden Sie häufig Vergleiche mit Literaturangaben oder dem Gesundheitszustand der Allgemeinbevölkerung. Dabei ist der Grundsatz der Vergleichbarkeit genausowenig erfüllt wie bei historischen Vergleichen.

Noch schlimmer sind, nicht nur in Therapiestudien, Post-hoc-Vergleiche.

In einer Katamnesestudie untersucht ein Angiologe 390 Patienten nach, die wegen arterieller

Durchblutungsstörungen der Beine operiert worden sind. Bei 44 von ihnen haben sich neue Stenosen mit einer Einengung des Lumens von mehr als 50% gebildet. Der Angiologe erkundet post hoc, daß 282 Patienten Cumarin erhalten haben, 108 nicht. Von den Cumarinpatienten haben 30 eine neue Stenose, von den unbehandelten Patienten 14. Mit einem Chi^2-Test kann der Angiologe keinen Unterschied in der Stenosehäufigkeit zwischen beiden Stichproben nachweisen. Der Angiologe schließt daraus: Cumarin kann die Neubildung von Stenosen nicht verhindern.

Das ist ein typischer Post-hoc-Vergleich, wie er bei jeder »Case-control-study« in der Epidemiologie auch gezogen wird. Im Beispiel ist Vergleichbarkeit nicht sichergestellt bei mindestens folgenden Störfaktoren: Alter, Geschlecht, Verschlußstadium vor Beginn der Cumarintherapie, Zeitraum zwischen Operation und Nachuntersuchung. Man kann die Unvergleichbarkeit auch nicht nachträglich mit Kovarianzanalysen oder log-linearen Modellen beseitigen. Denn diese Modelle erfassen bestenfalls die bekannten, nicht jedoch die wirksamen, aber unbekannten Störfaktoren.

Häufig stellen Autoren Post-hoc-Vergleiche aus der Sucht heraus an, nachträglich noch mehr zu »beweisen«.

Sobald Sie auf Post-hoc-Vergleiche treffen, notieren Sie jeden unter der Kennzeichnung PHV(1), PHV(2) usw. Kontrollieren Sie jeden dieser Vergleiche auf Störfaktoren und Vergleichbarkeit. Bis zum eindeutigen Beweis des Gegenteils müssen Sie Unvergleichbarkeit bei Post-hoc-Vergleichen unterstellen.

Auch in kontrollierten Studien müssen Sie prüfen, ob Vergleichbarkeit besteht, mindestens hinsichtlich Störfaktoren, Stichprobenumfängen, Dosenäquivalenz (Äquieffektivität), Dosierungsmodus, Behandlungs- und Nachbeobachtungsdauer, Untersuchungstechniken, Grad der ärztlichen Zuwendung zu den Patienten.

10. Auswertungseinheiten

Was wertet der Autor in seiner Therapiestudie eigentlich aus? Nicht selten finden Sie z. B. als Auswahlgrundgesamtheit Patienten mit Übergewicht angegeben; der Autor wertet dann aber Triglyzeride in gepoolten Seren aus.

In Hinblick auf die Abschnitte 7 und 17 müssen Sie sich über die Unabhängigkeit der Auswertungseinheiten klar werden. Lautet das Kriterium: »Systolischer Blutdruck nach 3 Wochen Therapie, morgens um 9 Uhr nach einer halben Stunde Liegen am re. Oberarm gemessen«, dann ist der Patient die unabhängige Auswertungseinheit, weil er mit nur einer einzigen Messung in die Studie eingeht.

Wird der systolische Blutdruck dagegen vor Beginn und nach Ende der Therapie gemessen, dann sind beide Werte abhängig, weil korreliert. Bildet man aber die Differenz »Systolischer Blutdruck nach minus systolischer Blutdruck vor«, dann haben wir wieder nur eine Differenz pro Patient; diese Differenzen sind unabhängig.

11. Vollzug der Randomisation

Sie werden sich immer wieder wundern, wie penibel Meßmethoden in Therapiestudien beschrieben werden, z. B.: »Die enzymatischen Messungen wurden mit einem *Zeiss-Spektralphotometer PM6* durchgeführt und mit einem Kompensationsschreiber *(Servogor S, Metrawatt AG) aufgezeichnet.*« Über die Randomisation finden Sie dagegen so gut wie nichts. So scheint der Name dessen, der für die Randomisation verantwortlich ist, eins der bestgehüteten Geheimnisse in Therapiestudien zu sein. Extrem selten finden Sie den Hinweis, daß die Krankenhausapotheke randomisiert hat, wodurch über die Qualität bereits alles ausgesagt ist. Die Randomisation darf nur jemand vornehmen, der an der Durchführung der Therapiestudie unbeteiligt ist.

Weiter müssen wir wissen, wie randomisiert worden ist. Es gibt verschiedene Methoden. Nur solche sind brauchbar, welche die Chancengleichheit durch Gleichwahrscheinlichkeit gewährleisten. Von den Angelsachsen ausgehend, hat es sich inzwischen eingebürgert, die Randomisation dadurch einzuschränken, daß man in Blöcken von 10 oder gar 4 Patienten randomisiert. Wenn man sich schon aus Sorge um zu viele Drop outs entschließt, die Randomisation zu beschränken, dann soll man Blöcke von mindestens 60 Patienten wählen.

Zur Behandlung femoro-poplitealer Verschlüsse setzt eine angiologische Klinik die Operationsmethoden C(1) oder C(2) nach ärztlichem Ermessen ein. Gleich nach der Operation erhält jeder Patient für 14 Tage Cumarin. Ab dann teilt man die Patienten streng zufällig den Verfahren Acetylsalicylsäure oder Cumarin zu. Aus der Studie ergibt sich: C(1) und Cumarin wirken prophylaktisch ebensogut wie C(2) und Acetylsalicylsäure.

In dieser Studie hat man zu spät randomisiert. Man hätte zweistufig randomisieren müssen:

1. Stufe: Zu C(1) oder C(2),
2. Stufe: Zu Cumarin oder zu Acetylsalicylsäure.

Es ist eben außerordentlich wichtig, zu erfahren, wann man randomisiert hat. Aber ich warne Sie noch einmal: Über alle diese wesentlichen Einzelheiten werden Sie in Therapiestudien fast nie etwas finden.

Die Randomisation muß 4 **Funktionen** erfüllen, wenn sie wirksam ist:

1. Patienten kommen alles andere als »zufällig« ins Krankenhaus oder in die Praxis; es herrscht vielmehr ein Trend, der an die Wochentage gebunden ist. Die Randomisation muß diesen Trend unterbrechen.

2. Die Randomisation soll dafür sorgen, daß ein Patient, der z. B. A(1) zugeteilt ist, tatsächlich auch A(1) erhält. Ob die Funktionen 1 und 2 erfüllt sind, kann man leicht in einer Tabelle zeigen. Nur finden Sie diese Tabelle fast nie, vermutlich, weil kein Autor diese Funktionen jemals überprüft. Geringere Zuteilungsfehler werden daher bei kleinen Stichprobenumfängen nicht entdeckt. Bei kontrollierten multizentrischen Studien mit großen Stichprobenumfängen erhalten Patienten nicht selten A(2), obwohl sie A(1) zugeteilt sind. Dann entstehen 4 Gruppen:

A(1) zugeteilt, A(1) erhalten,
A(1) zugeteilt, A(2) erhalten,
A(2) zugeteilt, A(1) erhalten,
A(2) zugeteilt, A(2) erhalten.

Damit sind diese Studien gescheitert, weil keine Vergleichbarkeit mehr besteht. Man kann ihre Ergebnisse nur noch wie die aus 4 Erfahrungsberichten veröffentlichen.

3. Die Verteilungen der Meßwerte (Blutdruck, Gewicht, Transaminasen usw.) vor Beginn der Behandlung dürfen sich zwischen den Stichproben nur durch Zufall unterscheiden. Ob diese Funktion erfüllt ist, kann jeder Autor leicht in einer Tabelle zeigen.

4. Schließlich muß der Autor die Verteilung erkennbarer Störfaktoren auf die Stichproben nachprüfbar veröffentlichen, also mit O r i g i n a l z a h l e n. Das geschieht auch noch am häufigsten. Die meisten Autoren machen dabei den Fehler, die Geschlechts- und die Altersverteilung getrennt aufzulisten. Wie schon in Abschnitt 8 ausgeführt, muß der Leser aber die Altersverteilung i n n e r h a l b der Geschlechter erkennen können, schon, um etwaige Wechselwirkungen zwischen Alter und Geschlecht nicht zu übersehen.

Überprüfen Sie also mit aller Tatkraft, ob die Randomisation funktioniert hat. **Es** wird nicht leicht sein.

12. Verlauf

Die Transparenz erfordert, Tag, Monat und Jahr des Studienbeginns und des Studienendes zu veröffentlichen.

Sie müssen wissen: Die Randomisation gewährleistet Vergleichbarkeit nur für den Beginn und die ersten 3 Wochen der Behandlungsdauer. Bei länger dauernden, vor allem bei kontrollierten Verlaufsstudien, geht die Vergleichbarkeit der Stichproben bald verloren. Das äußert sich beispielsweise in unterschiedlichen Absterberaten.

Auch die äußeren Studienbedingungen sind gegen Zeiteinflüsse nicht gefeit. Gelegentlich ändert der Autor seine Fragestellung oder er schiebt eine neue Frage nach. Typisches Kennzeichen: »Ein Teil der Patienten wurde auch nach den Rauchgewohnheiten befragt.« Ein Oberarztwechsel oder der Wechsel einer Operationstechnik kann den Studienverlauf entscheidend beeinflussen. Noch schlimmer ist es mit Labormethoden: Transaminasen werden plötzlich optimiert, Cholesterin wird nach einer neuen Methode bestimmt. Auch der Skalenwechsel von mg/dl zu µmol/l kann die Auswertung aufs höchste gefährden.

Der Patientenschwund ist eines der Hauptprobleme bei Therapiestudien. Häufig verkleinert der Autor seine Stichproben bewußt durch Selektion. So veröffentlicht er von 24 Patienten nur die Daten von drei Patienten, weil er deren Daten für »typisch« hält.

Häufiger tritt ein Schwund ein aus nicht beeinflußbaren Gründen. Man muß Patienten aus vitalen oder anderen ärztlichen Gründen aus der Studie nehmen (medizinischer Studienabbruch). Unerwarteter Wechsel des Wohnsitzes sorgt ebenfalls für Patientenschwund (technischer Studienabbruch). Bei Follow-up-Studien fühlen sich Patienten so gesund, daß sie keine Lust mehr haben, zu Nachuntersuchungen zu gehen. Das besonders, wenn die Nachuntersuchungen mit lästigen Eingriffen verbunden sind. Alle diese vorzeitigen Studienabbrüche bezeichnet man heute mit Drop outs. Versuchen Sie, notfalls mit Detektivmethoden, herauszubekommen, wie viele Drop outs in der Studie aufgetreten sind.

Viele Autoren schließen Drop outs einfach von der Auswertung aus. Das ist eine besonders verwerfliche Art der Selektion. Von den Drop outs liegt irgendein Untersuchungsbefund immer vor, und sei es nur der, welcher vor Beginn der Behandlung erhoben worden ist. Die Regel muß heißen: Jeder Drop out geht mit dem letzten bei ihm erhobenen Befund in die Auswertung ein.

Treten unter einem Verfahren in kontrollierten Studien deutlich häufiger medizinische Drop outs auf als unter anderen Verfahren, dann haben Sie ein »hartes« Kriterium gefunden.

Selbstverständlich darf man in kontrollierten offenen Studien keine neuen Patienten für Drop outs nachschieben, weil die Vergleichbarkeit dann nicht mehr sichergestellt ist. Notieren Sie sich schließlich alle Nebenwirkungen, gerade auch solche, die der Autor ursächlich nicht auf ein bestimmtes Verfahren zurückführt.

13. Originalzahlen

Die Transparenz erfordert, alle Originalzahlen zu veröffentlichen. Wir haben verschiedentlich schon darauf hingewiesen. Dazu gehören auch errechnete t- oder Chi^2-Werte.

Viele Autoren verwenden die Ausrede: »Die Schriftleitung hat meine Arbeit so gekürzt, daß ich die Einzelheiten nicht bringen kann.« Diese Ausrede greift nicht. Jede Veröffentlichung kann mit dem Satz schließen: »Auf Anforderung liefere ich alle aus Platzmangel nicht aufgeführten Originalzahlen nach.«

14. Maßzahlen

Maßzahlen sind: Mittelwert, Median, Modus, Standardabweichung, Standardfehler des Mittelwerts, relative Häufigkeit, Prozent, Regressionskoeffizient, Korrelationskoeffizient. Dabei ist der **Mittelwert** die mit Abstand beliebteste Maßzahl, obwohl er in Therapiestudien wenig aussagt. Für einen Patienten mit Hypertonie ist es gleichgültig, ob ein Antihypertonikum den Blutdruck im Mittel um 30 mmHg senkt. Er will nur wissen, ob das Antihypertonikum seinen eigenen Blutdruck um 30 mmHg senkt. Daher sind relative Häufigkeiten (oder Prozente) in Therapiestudien viel aussagekräftiger.

Wenn irgend möglich, sollten Sie die Maßzahlen selbst berechnen und mit denen des Autors vergleichen. Es gibt keinen kürzeren Weg, um die Sorgfalt des Autors zu prüfen.

Die meisten Rechenfehler werden Sie bei Prozent- und Mittelwerten finden. 2 von 3 Patienten sind eben nicht 81%. Erinnern Sie sich bei **Mittelwerten** immer an: $n\bar{x} = \Sigma x$ (gelesen: Stichprobenumfang mal Mittelwert ist gleich der Summe aller Meßwerte).

Ein Autor veroffentlicht 12 Mittelwerte aus jeweils 6 Einzelmessungen bis auf eine Stelle nach dem Komma. Alle diese Stellen nach dem Komma sind jedoch gerade Zahlen einschließlich Null. Nach obiger Formel können diese Mittelwerte nur aus jeweils 5 Einzelmessungen stammen.

Das ist ein einfaches Beispiel für Detektivarbeit. Der Autor muß also Einzelmessungen weggelassen haben, weil sie nicht »ins Konzept« gepaßt haben. Die Unsitte, Einzelmessungen wegzuselektieren **nach** Einblick in die Daten, aber **vor** Berechnung der Maßzahlen, ist weit verbreitet. Man erhebt aber nicht Daten, oft unter großen Mühen, um sie nach eingehender Betrachtung einfach wegzuwerfen.

Bei in vitro-Studien gibt es eine ähnliche Unsitte: Man gießt Seren verschiedener Versuchstiere zusammen und arbeitet mit diesem Pool weiter. Dadurch geht jede biologische Variabilität verloren.

15. Tabellen

Der Leser muß den Tabelleninhalt anhand der Legende verstehen können; der Verweis auf den Text genügt nicht.

Viele Autoren veröffentlichen bei Zähltabellen keine Randsummen. Es fehlen die Zeilensumme rechts, die Spaltensumme unten und die Gesamtsumme am Schnittpunkt der Zeilen- und Spaltensumme. Wenn Sie auf solche Tabellen treffen, bilden Sie selbst die fehlenden Summen. Denn: Sind in einer Arbeit mehrere Zähltabellen ohne Randsummen veröffentlicht, dann finden Sie durch eigene Summenbildung schnell heraus, daß die Gesamtsumme der Patienten von Tabelle zu Tabelle schwankt. Ein sicheres Zeichen für Drop outs oder bewußte Selektion.

16. Abbildungen

Abbildungen sollen transparent sein und einen Tatbestand verdeutlichen. Abbildungen in Therapiestudien haben dagegen meist Werbecharakter.

Ebenso wie Tabellen sollen Abbildungen aus ihrer Legende heraus zu verstehen sein.

Achten Sie besonders darauf, ob der Autor die Meßskalen angegeben und sie proportional exakt auf Ordinaten- und Abszissenachse abgetragen hat. Durch geschicktes Verlängern oder Verkürzen besonders der Ordinatenachse ist schon manches Medikament in den Geruch der Wirksamkeit gelangt.

17. Tests

In Abschnitt 7 haben wir die Methoden betrachtet, die der Autor **geplant** hat; jetzt betrachten wir die Tests, die der Autor tatsächlich **gerechnet** hat.

Bei der gleichförmigen Frage in Therapiestudien kommt man im Grunde mit Vierfeldertafeln und dem Chi^2- oder *Fishers* exaktem Test oder mit dem *Wilcoxon*-Rangsummen-, gegebenenfalls auch mit dem t-Test für unabhängige Stichproben aus. Dabei ist es kein Zeichen von wissenschaftlicher Genauigkeit, den Rechenwert beispielsweise der Chi^2-Prüfgröße bis in die 8. Stelle nach dem Komma exakt anzugeben.

In kontrollierten Studien sind Vor-nach-Differenzentests immer falsch. Denn die Meßwerte vor Beginn der Behandlung dienen nur der Kontrolle, ob die Randomisation funktioniert hat, wie in Abschnitt 11 ausgeführt. In Therapiestudien lautet die entscheidende Frage: Wie sehen die Meßwerte unter den Verfahren nach Abschluß der Behandlung aus?

Viele Autoren verweisen unter Namensnennung auf eine Person, die ihnen die Tests dankenswerterweise ausgerechnet hat. Aus diesem Verweis erkennen Sie: Die Ergebnisse liegen vor; sie müssen nur noch »statistisch abgesichert« werden. Der Statistiker gehört jedoch an den Anfang, nicht an das Ende einer Therapiestudie! Kommen aber in einer Veröffentlichung Tests vor, die erhebliches statistisches Können voraussetzen, ohne daß der Autor auf einen Namen verweist, dann seien Sie äußerst skeptisch. Ebenso wie bei der Randomisation müssen wir wissen, wer ausgewertet hat.

18. Ergebnisse

Notieren Sie sich die (wesentlichen) Ergebnisse der Therapiestudie unter den Kennzeichen E(1), E(2) usw.

In einer kontrollierten Doppelblindstudie tritt unter Verum ein Heileffekt bei 87%, unter Plazebo bei 13% der Patienten ein. In einer anderen kontrollierten Doppelblindstudie tritt unter Verum ein Heileffekt bei 100%, unter Plazebo bei 35% der Patienten ein. In derselben Studie betragen die Mittelwerte der GPT nach Abschluß der Behandlung 22 U/l unter Verum, 58 U/l unter Plazebo. Die Standardabweichung ist mit 9,8 U/l angegeben.

Solche Ergebnisse sind zu gut! Seien Sie daher besonders wachsam bei Unterschieden in den Heilungsraten von über 50%; seien Sie ebenso wachsam, wenn die Differenzen zwischen den Mittelwerten größer sind als 3 Standardabweichungen (Standardabweichungen, nicht etwa Standardfehler des Mittelwerts!).

In dem alten Streit um die beste Therapie des Brustkrebses veröffentlicht eine chirurgische Klinik folgende Verfahren und Zahlen:

A(1): 264 Frauen, nur operiert,
A(2): 215 Frauen, operiert und nachbestrahlt,
A(3): 307 Frauen, operiert, nachbestrahlt, zusätzlich Zytostatika.

Die Frauen unter A(1) haben die längste Überlebenszeit. Die Chirurgen schließen daraus: Zusätzliche Strahlen- und Zytostatikabehandlung verlängern die Überlebenszeit nicht. Glücklicherweise hat diese Klinik das Krebsstadium vor Beginn der Behandlung notiert. Eine Nachanalyse ergibt: Dem Krebsstadium I gehören an unter:

A(1): 169 Frauen (64,0%),
A(2): 77 Frauen (35,8%),
A(3): 31 Frauen (10,1%).

In diesem Post-hoc-Vergleich ist der Effekt des Krebsstadiums vermengt mit dem Effekt der Therapie. Die Chirurgen haben sich bei der Wahl des Verfahrens von der Prognose der einzelnen Patientin leiten lassen.

Solche **vermengten Effekte** finden sich in Therapiestudien häufig. Sie treten besonders dann auf, wenn die Forderungen nach Vergleichbarkeit des Abschnitts 9 nicht erfüllt sind. Die häufigste Ursache vermengter Effekte sind variable Behandlungsdauern. Werden 40 von 60 Patienten unter Verum, aber nur 18 von 60 Patienten unter Plazebo 3 Wochen lang stationär mit Bettruhe behandelt, alle anderen Patienten kürzer, und tritt unter Verum eine Heilungsrate von 67% ein, dann haben wir

Tab. 33

01	**Studienart**	095	Dosenäquivalenz (Äquieffektivität)?
011	Beobachtungsstudie (Erfahrungsbericht)?	096	Vergleichbar hinsichtlich Dosierungsmodus?
012	Verlaufsstudie?	097	Vergleichbar hinsichtlich Behandlungs-(Nachbeobachtungs-)dauer?
013	Vergleichsstudie?		
014	Kontrollierte Studie?	098	In jeder anderen Hinsicht vergleichbar?
015	Blockstudie?	**10**	**Auswertungseinheiten**
016	Doppelblindstudie?	101	Sind sie unabhängig?
017	Multizenterstudie?	**11**	**Vollzug der Randomisation**
02	**Frage**	111	Wer hat randomisiert?
021	Hat Autor eine Frage gestellt?	112	Wie ist randomisiert worden?
022	Hat sich Autor mit Störfaktoren auseinandergesetzt?	113	Wann ist randomisiert worden?
		114	Hat die Randomisation nachprüfbar funktioniert?
03	**Grundgesamtheit**		
031	Auswahlgrundgesamtheit?	**12**	**Verlauf**
032	Ausschlußkriterien?	121	Studiendauer von _____ bis _____
033	Einschlußkriterien?	122	Ist die Vergleichbarkeit über den Verlauf erhalten geblieben?
034	Selektion der Auswahlgrundgesamtheit?		
		123	Haben sich Studienbedingungen geändert?
04	**Verfahren**		
041	Vergleichsgruppen geplant?	124	Wurden Stichprobenumfänge bewußt verkleinert (selektiert)?
042	Haben Dosiswirkungskurven vorgelegen?		
		125	Drop outs?
043	Verfahren?	126	Drop outs von Auswertung ausgeschlossen?
044	Zeit als Faktor?		
045	Weitere Faktoren?	127	Neue Versuchseinheiten für Drop outs nachgeschoben?
046	Basis- oder Zusatztherapie?		
05	**Zuteilung/Auswahl**	128	Nebenwirkungen aufgetreten?
051	Zuteilung (Auswahl) durch Randomisation?	**13**	**Originalzahlen**
		131	Sind sie alle veröffentlicht?
052	Andere Arten der Zuteilung (Auswahl)?	**14**	**Maßzahlen**
		141	Sind die Maßzahlen richtig berechnet?
06	**Kriterien**	142	Sind aus selektierten Daten Maßzahlen berechnet?
061	Kriterien für den Effekt der Therapie?		
062	Kriterienzahl?	143	Sind aus gepoolten Daten Maßzahlen berechnet?
063	Relevanz der Kriterien?		
064	Reproduzierbarkeit der Kriterien?	**15**	**Tabellen**
065	Unabhängigkeit der Kriterien?	151	Bemerkungen dazu?
066	Fragebogenkriterien?	152	Sind Randsummen veröffentlicht?
07	**Statistische Methoden**	**16**	**Abbildungen**
071	Welche?	161	Bemerkungen dazu?
072	Hypothesen?	**17**	**Tests**
073	Ist Alpha vorher festgelegt?	171	Welche?
08	**Stichproben**	172	Wer hat die Tests gerechnet?
081	Stichproben und Auswahlgrundgesamtheit(en) identisch?	**18**	**Ergebnisse**
		181	Welche?
082	Selektion der Stichprobe(n)?	182	Sind sie zu gut?
083	Stichprobenumfang?	183	Stecken in den Ergebnissen vermengte Effekte?
084	Stichproben vollständig beschrieben?		
09	**Vergleichbarkeit**	**19**	**Autor**
091	Vergleich mit Literaturangaben (historischer Vergleich)?	191	Was will der Autor?
		192	Wie ist sein Schreibstil?
092	Post-hoc-Vergleich?	**20**	**Beurteilung der Qualität**
093	Vergleichbar hinsichtlich Störfaktoren?	201	Transparenz?
094	Vergleichbar hinsichtlich Stichprobenumfängen?	202	Widerspruchsfreiheit?
		203	Reproduzierbarkeit?

Tab. 33
Leitfaden zur Beurteilung von
Therapiestudien

◁

vermengte Effekte. Denn niemand kann entscheiden: Ist die Heilungsrate auf das Verum oder auf die 3 Wochen lange stationäre Behandlung zurückzuführen?

Diskussion

In Therapiestudien ist die Diskussion zwar häufig lang, sie bringt aber nur selten noch zusätzliche Information. Statt seine eigenen Methoden noch einmal kritisch zu besprechen, vergleicht der Autor seine Ergebnisse mit denen in anderen Therapiestudien, Studien, deren Qualität offenbar niemand anzweifelt. Dennoch gibt uns die Diskussion Gelegenheit, uns erneut mit dem Autor zu beschäftigen.

19. Autor

Bisher haben wir immer vom Autor in Einzahl gesprochen. Für zahlreiche Therapiestudien zeichnen jedoch mehrere Autoren. Diese hängen sich erfahrungsgemäß frei nach Dienstgrad an den Erstautor an. Selbst wenn aber 2 oder 3 Autoren wirklich gemeinsam an einer Therapiestudie gearbeitet haben, nach altem Brauch ist der Erstautor verantwortlich für die Veröffentlichung. Daher werden wir beim Autor in Einzahl bleiben.

Was will der Autor? Diese Frage müssen Sie sich beantworten. Vielfach erkennen Sie schon aus dem Duktus der Diskussion, was der Autor will. Sonst müssen Sie ihn einordnen zwischen den Polen: Der eine Autor tritt völlig hinter seinen Daten zurück und bringt nur seine Argumente; der andere Autor will einen Werbeprospekt schreiben, in dem Fakten eine nebensächliche Rolle spielen.

Diese Einordnung kann am Schreibstil des Autors scheitern. Gemeint sind nicht Ketten deutscher Hauptwörter, die mühselig durch die Passivform irgendeines blassen Verbs zusammengekleistert werden. Gemeint sind keine Neubildungen wie »Pollakisuri« oder »der Leukozyte«. Gemeint ist vielmehr die fehlende Fähigkeit eines Autors, sich knapp, klar und verständlich auszudrücken, sich mindestens so auszudrücken, daß wir erkennen, was er will.

An der Häufigkeit, mit der »signifikant« in allen seinen Versionen in einer Therapiestudie auftaucht, erkennen Sie den unerschütterlichen Glauben des Autors an die wissenschaftliche Beweiskraft der »Wichtigkeit«.

20. Beurteilung der Qualität

Zum Schluß schreiben Sie die Antwort auf folgende Fragen hin: Ist die Studie transparent? Sind die Ergebnisse eindeutig und widerspruchsfrei? Sind die Ergebnisse reproduzierbar?

Ausblick

Sie haben den Eindruck: Diese Liste der Gesichtspunkte ist redundant. Das soll sie auch sein. Die Liste soll Ihre Gedanken, Ihre Aufmerksamkeit und Ihre Kritik wecken; sie soll verhindern, daß Sie über Wesentliches hinweglesen.

Sie verzweifeln: Niemand kann das alles im Kopf behalten. Sie haben recht. Daher formen wir unsere Gesichtspunkte um zu Stichworten und kurzen Sätzen. Daraus bilden wir dann einen Leitfaden (Tab. 33). Wir haben nahezu überall Fragezeichen in den Leitfaden gesetzt. Dennoch ist der Leitfaden schon deshalb kein Fragebogen, weil sie hinter die meisten Fragezeichen »keine Angabe« oder »entfällt« schreiben müßten. Oder Sie müssen sich Ihre eigenen Gedanken hinter den Fragezeichen notieren.

Der Leitfaden hat viele Vorteile: Mit ihm können Sie sich in der Analyse von Therapiestudien üben. Sie können ihn auch aufgrund eigener Erfahrung erweitern oder ergänzen. Wenn Sie eine Therapiestudie nach diesem Leitfaden beurteilt haben, legen Sie die Beurteilung zusammen mit dem Sonderdruck in Ihr Archiv. Oder Sie speichern alle Therapiestudien, in denen über Nebenwirkungen berichtet wird, unter 128 in Ihrem Heimcomputer ab. Medizinische Informatiker werden aus dem Leitfaden ein Expertsystem für einen Bildschirmdialog entwickeln. Vielleicht erfüllt sich sogar die Hoffnung, daß der Autor einerTherapiestudie seine Veröffentlichung nach diesem Leitfaden gliedert.

Aber macht die Anwendung des Leitfadens denn nicht viel zuviel Arbeit? Sie haben erneut recht. Aber niemand zwingt Sie, den Leitfaden bei jeder Therapiestudie bis zu Ende auszufüllen. Der Formalismus des Leitfadens gestattet es Ihnen, die Analyse an jeder Stelle abzubrechen. Mancher besonders kritische Arzt wird schon abbrechen bei 011. Weitere häufige Abbruchstichworte finden sich bei 022, 034, 046 und 052.

Umgekehrt: Wenn Sie bei der Analyse einer Therapiestudie keinen Grund finden, vorzeitig abzubrechen, dann kann das ein Kriterium für die Qualität dieser Therapiestudie sein.

Und nun üben Sie!

Teil 2 und Literatur siehe nachfolgende Arbeit.

Erschienen in:
internist. prax. **25**, 359–371 (1985)
© 1985, Marseille Verlag, München

H. IMMICH, Peter-Ording

Wie beurteilt man die Qualität einer Therapiestudie?

Das Beispiel *Esberitox*

2. Beurteilung von 12 Studien

H. Immich

Den im 1. Teil erarbeiteten Leitfaden wollen wir jetzt auf 12 Studien über *Esberitox*-Effekte anwenden.

»Die Reserve wird mobilisiert«

Unter dieser Überschrift malt Hildegard Finn das Porträt des Immunstimulans *Esberitox* (7).

Wie sie schreibt, soll man nach Gillissen (11) Substanzen oder Behandlungsformen zusätzlich einsetzen, die einem immunsuppressiven Effekt der Antibiotika entgegenwirken. Vermutlich denkt Hildegard Finn dabei an *Esberitox*. Nun zitiert Gillissen nur eine einzige eigene Untersuchung. An 44 weiteren fremden Untersuchungen versucht Gillissen zu zeigen: Für eine Optimierung der antimikrobiellen Chemotherapie sind nicht nur die Chemosensibilitäten der Erreger zu berücksichtigen, sondern auch die immunologischen Begleiteffekte der einzelnen Antibiotika.

Gillissen erwähnt Esberitox jedoch mit keinem Wort!

Hildegard Finn kommentiert nun die Ergebnisse der 12 Studien, die in Tab. 34 mit wesentlichen Einzelheiten zusammengestellt sind.

Dabei ergibt sich folgende **Gesamtbeurteilung** (die dreistelligen Zahlen beziehen sich jeweils auf die entsprechende Frage des Leitfadens lt. Tab. 33):

031 Die Grundgesamtheiten sind recht unterschiedlich.
094 Wenn überhaupt, wird der Effekt von *Esberitox* verglichen mit Substanzen von Plazebocharakter, nicht aber mit solchen, die das unspezifische Abwehrsystem des Körpers stimulieren, wie etwa Aristolochiasäure.
094 Die Stichprobenumfänge variieren von n = 4 bis n = 322.
097 Ebenso unterschiedlich sind die Behandlungsdauern.

Nachstehend werden die Aussagen von Hildegard Finn daraufhin überprüft, wieweit sie durch die entsprechenden Studien gestützt sind:

Fieberhafte Infektionen der oberen Atemwege

Aussage Finn: Dr. Gisela Helbig behandelte fieberhafte Infektionen der oberen Atemwege bei 97 Kindern im Alter von 1–3 Jahren zunächst nur mit *Esberitox*. Bei 90 Kindern klang die Erkältung erwartungsgemäß ab. Nur bei 7 der kleinen Patienten setzte Frau Helbig Antibiotika ein (12).

Beurteilung

021 Wenn sich nun Esberitox zur Infektionsprophylaxe schon gut bewährt hat, so lag es in unserem Interesse festzustellen, ob eine ähnlich günstige Beurteilung auch bei Anwendung in einer Kinderklinik zulässig sei.
022 Die biologische Ausgangssituation ist von Kind zu Kind sehr different.
031 Alle Kinder im Alter von 1–3 Jahren, die auf unserer internen Abt. zur Aufnahme kamen.
032 Keine Ausschlußkriterien.
041 Vergleich geplant.
043 A(1): *Esberitox* 3mal 20 Tropfen täglich als Dauermedikation vom 1. Tag des Klinikaufenthaltes bis zur Entlassung.
A(2): Keine Therapie.

046 Antibiotika oder Sulfonamide als Zusatztherapie zugelassen.
052 Zuteilung alternierend (Abbruch erwogen!).
061 K(1): Erwartungsgemäßes Abklingen des Infektes.
K(2): Häufigkeit von Rückfällen.
K(3): Zahl der interkurrenten Infekte und deren Schweregrad.
064 Kriterien nur bedingt reproduzierbar. »Erwartungsgemäß« und »Schweregrad« nicht definiert.
065 Kriterien schließen sich gegenseitig nicht aus.
083 A(1): n = 322; A(2): n = 322.
092 PHV (1): Gruppe I: Kinder, deren Klinikaufenthalt nicht länger als 14 Tage gedauert hat (n = 188).
Gruppe II: Diejenigen, die sich bis zu mehreren Wochen in der Klinik befunden haben (n = 456). Innerhalb des PHV(1) der PHV(2):
Gruppe 1: Schwere Infekte: 30 (Gr. 1), 111 (Gr. II);
Gruppe 2: Leichte Infekte: 113 (Gr. 1), 195 (Gr. II);
Gruppe 3: Ohne Infekte: 45 (Gr. 1), 150 (Gr. II); (erneut Abbruch erwogen!).
093 Hinsichtlich Störfaktoren (biologischer Ausgangssituation) unvergleichbar.
097 Behandlungsdauern unvergleichbar, vor allem in Gruppe II.
101 Unabhängige Kinder.
121 3 Jahre.
128 Keine Nebenwirkungen.
131 Nur Klassenbesetzungshäufigkeiten.
181 E(1): In Gruppe I zwischen A(1) und A(2) kein Unterschied.
183 Wenn unter A(1) ⅔ der Kinder bis zu 4 Wochen stationär gelegen haben, unter A(2) ⅔ der Kinder aber länger als 4 Wochen, dann entstehen dadurch vermengte Effekte zwischen der Dauer des stationären Aufenthalts und der Häufigkeit interkurrenter Infekte.
191 Frau HELBIG hält *Esberitox* für ein durchaus leistungsfähiges Medikament auch in der Klinik.
201 Genügend Transparenz.
202 Zwischen den Ergebnissen der Studie und der Schlußfolgerung besteht ein Widerspruch.
203 Die Ergebnisse sind wegen der alternierenden Zuteilung und der Post-hoc-Vergleiche nicht reproduzierbar.

Zur Aussage: Hat HILDEGARD FINN die Arbeit überhaupt gelesen oder hat sie nur schlecht recherchiert? Frau HELBIG hat in Gruppe I 96 Kinder mit Esberitox behandelt; von ihnen erhielten 14 zusätzlich Antibiotika oder Sulfonamide. Bei 70 Kindern klangen die Infekte erwartungsgemäß ab. Von den restlichen 548 Kindern erwähnt HILDEGARD FINN nichts.

Infektionsrate bei Heimkindern

Aussage FINN: Nach FREYER war die Infektionsrate bei Heimkindern nach *Esberitox*-Therapie im Vergleich zur Kontrollgruppe signifikant niedriger (9).

Beurteilung

021 Ziel der Untersuchung war jedoch in erster Linie die infektverhütende bzw. -mildernde Wirkung, nicht dagegen die therapeutische Wirksamkeit des *Esberitox*.
031 Knaben und Mädchen, die im Allgäuer Schulkinderheim Hubertushof 6 Wochen lang kuren.
041 Vergleich geplant.
043 A(1) Vom ersten bis zum letzten Kurtag täglich 3mal 20 Tropfen *Esberitox*. A(2): Keine Therapie.
052 Bei jeder Kur werden 18 Knaben und 18 Mädchen aufgenommen. Jeweils 1 Gruppe, von Kur zu Kur nach Geschlecht wechselnd, erhält A(1). Die andere Gruppe dient als Kontrollgruppe. (Abbruch erwogen!). Dieser Zuteilungsmodus sieht nach einer Blockbildung aus. Sie wäre nur sinnvoll, wenn zu erwarten ist oder nachgewiesen wird, daß beispielsweise die Mädchen weniger infektanfällig sind als die Knaben. Die Erfahrung widerspricht dieser Annahme. Daher ist diese Blockzuteilung noch schlechter als die alternierende.
061 K(1): »Erkrankt«.
063 Für die infektmildernde Wirkung nicht relevant.

Studie	Grund-gesamtheit	Studienart	Verfahren	Stichproben-umfang n	Behand-lungsdauer
Helbig (12)	Kinder 1–3 Jahre	013	E keines	322 322	variabel variabel
Gerhardt (10)	Kaninchen	013	keines Strahlen Strahlen + E E	4 5 5 5	? 17 Tage 40 Tage 40 Tage
Freyer (9)	Schulkinder	013, 015	E keines	140 146	6 Wochen 6 Wochen
Quadripur (13)	Hautkranke, Gesunde	013	keines keines	30 30	entfällt entfällt
Quadripur (14)	Hautinfektions-krankheiten	014, 016	E Plazebo	21 22	14 Tage 14 Tage
Beuscher (1)	SDR	014	E Alkohol	12 12	5 Tage 5 Tage
Beuscher (2)	SDR	014	E Alkohol Wasser	6 6 6	14 Tage 14 Tage 14 Tage
Beuscher (3)	NMRI-Mäuse	014	E-Lyophilisat NaCl	240 240	14 Tage 14 Tage
Forth (8)	Fabrikarbeiter	014	E E + Vit. C Vit. C	30 36 29	variabel variabel variabel
Beuscher (4)	NMRI-Mäuse	014	Thioglykolat E-Lyophilisat keines	60 60 60	3 Tage 3 Tage ohne
Bockhorst (6)	Herpes simplex	011, 012, 017	E	106	variabel
Blunck (5)	behinderte Kinder	011	E	60	2 Monate

Tab. 34
Übersicht über 12 Studien, die sich mit *Esberitox* befassen, nach Erscheinungsjahr geordnet

E = *Exberitox*
SDR = Sprague-Dawley-Ratten

064 Da »erkrankt« nicht definiert, kaum reproduzierbar.
083 A(1): n = 140; A(2): n = 146.
092 PHV(1): Zwischen gesund (n = 153) und bereits erkältet (n = 131) angereiste Kindern. PHV(2): Innerhalb der 117 Erkrankten zwischen Erkrankungen im Sommer (n = 55) und im Winter (n = 62).
098 Schulkinder empfinden es bereits als Mangel an ärztlicher Zuwendung, wenn ihr eigenes Geschlecht nichts, das andere täglich Tropfen erhält.
101 Kinder sind unabhängig.
121 29. 9. 1971 bis 22. 9. 1972.
125 2 Kinder in der Kontrollgruppe.
126 Sie sind ohne Begründung von der Auswertung ausgeschlossen.
128 Alle *Esberitox*-Kinder zeigen größeren Appetit (siehe 098).
131 Originalzahlen veröffentlicht.
152 Randsummen gebildet.
171 Ein einziger Chi^2-Test. Errechnete Prüfgröße nicht veröffentlicht, nur p < 0,001.
172 Frau Dr. Weinmann.
181 E(1): Von 140 *Esberitox*-Kindern erkranken 43, von 144 Kontrollkindern 74. E(2): Diese Infektionsrate ist unabhängig davon, ob die Kinder gesund oder bereits erkältet angereist sind. E(3): Im PHV(2) erkranken 28 von 43 *Esberitox*-Kindern im Winter, also fast ⅔. Von 74 Kontrollkindern erkranken im Winter nur 34.
182 E(1) ist zu gut. Ärzte, Pflege- und Küchenpersonal wissen bei dem alle 6 Wochen wechselnden Schema, ob Knaben oder Mädchen mit *Esberitox* »dran« sind. Dann läßt es sich kaum vermeiden, daß man in der *Esberitox*-Gruppe weniger Erkrankungen beobachtet (siehe 064).
191 Zusammenfassend feststellen: »Durch einen 1jährigen Alternativversuch an 286 Schulkindern in einem Kur- und Genesungsheim im Allgäu konnte die prophylaktische Wirkung von *Esberitox* auf banale Infekte gesichert werden.«
201 Genügend Transparenz.
202 Wie E(3) zeigt, sind Post-hoc-Vergleiche gegen Störfaktoren (biologische Ausgangssituation) besonders anfällig. Da man die Kinder dem Sommer oder Winter nicht streng zufällig zuteilen kann, k a n n die höhere Erkrankungsziffer im Winter durch *Esberitox* bedingt sein; sie kann genausogut durch andere Faktoren bedingt sein. Auf jeden Fall steht E(3) im Widerspruch mit 191.
203 Um zu reproduzierbaren Ergebnissen zu kommen, hätte die Studie randomisiert und doppelblind laufen müssen.

Z u r   A u s s a g e : Hildegard Finn hat die Schlußfolgerung in (9) übernommen, ohne sich mit den Einzelheiten der Studie näher zu beschäftigen.

Mäßige Phagozytoserate bei bakteriellen Hautinfektionen

A u s s a g e Finn: Quadripur bestimmt an 43 Patienten mit bakteriellen Infektionen der Haut eine mäßige Phagozytoserate zwischen 21 und 40% (13).

B e u r t e i l u n g

021 Keine Frage gestellt.
031 Patienten im Alter von 16–65 Jahren und Gesunde ohne Altersangaben.
041 Patienten mit schweren Staphylokokkeninfektionen der Haut versus Gesunde.
043 Keine Therapiestudie.
052 Art der Auswahl nicht angegeben (A b b r u c h   e r w o g e n !).
071 »Student-T-Test und Chi^2-Probe«.
082 Stichproben (aufs Geratewohl?) selektiert.
083 n(1) = 30; n(2) = 30.
092 PHV(1): Nachträgliche Einteilung der Phagozytoseraten in 3 Klassen verschiedener Breite.
093 Stichproben nach Alter unvergleichbar.
098 Stichproben in jeder anderen Hinsicht unvergleichbar. A b b r u c h !
191 Zeigen, daß die Phagozytosefunktion bei den Kranken schwächer ist als bei den Gesunden.
201 Keine Transparenz.
203 Nur wenn Kranke und Gesunde nach Alter, Geschlecht, Beruf, sozialer Stellung, Intensität der täglichen Körperpflege vergleichbar sind, kann man die Phagozytosefunktion in beiden Gruppen untersuchen. Ergeben sich dann noch Unterschiede, dann sind sie reproduzierbar.

Zur Aussage: HILDEGARD FINN hat schon wieder nicht sorgfältig genug recherchiert. Es handelt sich in (13) nicht um 43, sondern um 30 Patienten mit bakteriellen Hautinfektionen. Außerdem hat QUADRIPUR die Phagozytoserate allgemein bestimmt und nur bei 17 (57%) seiner Kranken eine mäßige Phagozytoserate von 21–40% gefunden.

Leukozytenzahl und Phagozytoseaktivität

Aussage FINN: Nach QUADRIPUR geht eine hohe Leukozytenzahl nicht immer mit einer hohen Phagozytoseaktivität konform (14).

Beurteilung

091 Diese Aussage stützt sich auf STANCOVIC, P.: »Die Bedeutung der Phagozytose der neutrophilen Leukozyten aus chirurgischer Sicht.« Habilitationsschrift, Göttingen 1973; QUADRIPUR hat dazu keine eigenen Untersuchungen angestellt.

Zur Aussage: Auch HILDEGARD FINN kann nicht verhindern, daß ein Autor vom anderen abschreibt.

Doppelblindversuch bei Hautkranken

Aussage FINN: QUADRIPUR behandelte in einem Doppelblindversuch nach randomisiertem Schema Hautkranke mit Plazebo oder *Esberitox*. Die Phagozytoserate war in der Plazebogruppe um 3,2% gesunken, im *Esberitox*-Kollektiv dagegen um 7,4% gestiegen. Der Unterschied ist statistisch hochsignifikant (14).

Beurteilung

021 Ziel dieser Arbeit war eine Prüfung der Frage in einem doppelten (!) Blindversuch, ob *Esberitox* die Phagozytoseaktivität der Leukozyten eindeutig anregt.
031 43 Patienten der Poliklinik mit bakteriellen
033 Infektionen der Haut und einer mäßigen Phagozytoserate zwischen 21 und 40%.
034 Auswahlgrundgesamtheit also selektiert.
043 A(1): *Esberitox*. A(2): Plazebo, nicht näher beschrieben. Beide Präparate: Vom 1.–5. Tag 3mal 50, vom 6.–14. Tag 3mal 20 Tropfen täglich.
044 B(1): Vor Beginn. B(2): Nach 2 Wochen.
051 »Aufgrund des Zufalls im doppelten (!) Blindversuch«.
061 K(1): Mittelwert der Differenzen der Phagozytoserate im Blutbildausstrich in %.
063 Nicht relevant; es kommt auf die Zahl der Patienten an, bei denen die Phagozytoserate steigt.
071 t-Test für verbundene Stichproben.
083 A(1): n = 21; A(2): n = 22.
096 Dosierungsmodus vergleichbar.
097 Behandlungsdauer vergleichbar.
101 Auswertungseinheiten sind unabhängige Differenzen zwischen B(1) und B(2).
114 Randomisation hat nachprüfbar nur funktioniert beim Geschlecht.
131 Keine einzige Originalzahl veröffentlicht, Abbruch!
191 QUADRIPUR lehnt es ab, nachprüfbare Ergebnisse vorzulegen.
201 Keine Transparenz.
203 Keine Reproduzierbarkeit.

Zur Aussage: Jetzt wissen wir wenigstens, wo HILDEGARD FINN die 43 Patienten mit bakteriellen Hautinfektionen aufgepickt hat.

Erkältungen

Aussage FINN: Nach FORTH u. BEUSCHER können die meisten Erkältungen durch eine Therapie mit *Esberitox* in kurzer Zeit überwunden werden (8).

Beurteilung

021 Es war die Frage von Interesse, ob *Esberitox* während der Wintermonate und der Übergangszeit, in welcher klimatische Faktoren das Auftreten von Infekten der oberen Atemwege besonders fördern, meßbare Erfolge bei Erkältungsinfekten erzielt.

031 Mitarbeiter der Firma *Hoesch* in Hamm.
034 Teilnahme war freiwillig, also Probandenselbstselektion.
043 A(1): 3mal tägl. 25 Tropfen *Esberitox liquidum*. A(2): 3mal tägl. 1 Tabl. *Esberitox* mit 0,02 Vit. C. A(3): 3mal tägl. 1 Tabl. zu 0,02 Vit. C.
044 Vier aufeinanderfolgende Perioden: B(1): 14 Tage. B(2): 4 Wochen. B(3): 6 Wochen. B(4): 4 Wochen.
051 Zuteilung randomisiert.
061 K(1): Schnupfen. K(x): Andere nicht näher beschriebene Erkältungssymptome.
062 Kriterienzahl nicht veröffentlicht.
066 Probanden sollten jeweils am Ende einer Periode in einem Fragebogen ihre Erkältungssymptome klassifizieren nach nicht vorhanden, leicht, mittelstark, stark. Ärztliche Untersuchungen waren nicht vorgesehen (A b b r u c h   e r w o g e n !).
073 $\alpha = 5\%$.
095 0,5 ml *Esberitox liquidum* entsprechen 1 Tabl. *Esberitox* mit 0,02 Vit. C.
097 Behandlungsdauer nicht vergleichbar.
112 Anhand einer Zufallszahlenfolge randomisiert.
113 Vor Beginn randomisiert.
114 Nachprüfung unmöglich, da dazu keine Originalzahlen veröffentlicht (erneut A b b r u c h   e r w o g e n !).
121 November 1980 bis Februar 1981.
124 »Von der zu Beginn der Untersuchung größeren Zahl der Interessenten konnten nur diejenigen in die Auswertung genommen werden, die sich konsequent und regelmäßig beteiligt hatten.« Dies waren 95 Teilnehmer, von denen mindestens ein ausgefüllter Fragebogen vorlag. A b b r u c h !
191 Zeigen, daß sich die prophylaktische Anwendung von *Esberitox* bei virusbedingten Infekten als wirksam erwiesen hat.
201 Unzureichende Transparenz.
203 Man erhebt nicht Daten, um sie nach Einsicht in die Fragebogen als ungeeignet zu verwerfen. Was besagt es, wenn ein Teilnehmer seinen einzigen ausgefüllten Fragebogen in der Periode B(4) abgegeben hat?

Z u r   A u s s a g e : Was HILDEGARD FINN aus (8) herausgelesen hat, steht nun wirklich nicht in dieser Veröffentlichung.

Herpes simplex labialis

A u s s a g e FINN: Nach BOCKHORST u. Mitarb. dauerte der Heilungsprozeß beim Herpes simplex labialis bei 106 ambulanten Patienten im Mittel 6,8 Tage. Ohne therapeutische Hilfe heilen die Herpes-simplex-Herde in durchschnittlich 10–11 Tagen ab (6).

B e u r t e i l u n g

012 Verlaufsstudie bis maximal (!) 4 Monate nach Behandlungsabschluß.
017 Multizenterstudie in 7 Praxen.
021 In der vorliegenden Studie wurde der Versuch unternommen, mit einem Präparat zur Aktivierung der körpereigenen Abwehr, *Esberitox*, Verlauf und Rezidivneigung des Herpes simplex labialis zu therapieren.
031 74 Frauen und 32 Männer unter Praxisbedingungen.
034 Nach welchen Kriterien wurden gerade diese Patienten in die Studie aufgenommen?
041 Keine Vergleichsgruppe geplant.
043 A(1): 3mal tägl. 50 Tropfen *Esberitox*, bei 5 Patienten auf 5mal 50 Tropfen erhöht.
046 Bei 16 Patienten Antibiotika nach freier Wahl des Arztes.
061 K(1): Heilungsdauer in Tagen. K(2): Juckreiz. K(3): Spannungsgefühl. K(4): Schmerzen.
063 Nur K(1) relevant.
065 K(2) bis K(4) abhängig.
081 Stichproben und Auswahlgrundgesamtheit identisch.
091 Nach Literaturangaben Ausheilzeiten von 10 bis 11 Tagen ohne therapeutische Hilfe. A b b r u c h !
191 Folgendes aussagen: »Aus der Vielzahl der therapeutischen Möglichkeiten erscheint die hier verwendete Therapie ausgewogen zwischen therapeutischer Wirksamkeit und Nebenwirkungsrisiko.«
201 Ungenügende Transparenz.
203 Hier hätte nur eine kontrollierte Studie zu reproduzierbaren Ergebnissen geführt.

Z u r   A u s s a g e : HILDEGARD FINN hat schon wieder ungenau recherchiert. In (6) fehlt das Wort »durchschnittlich« vor den

10–11 Tagen. Das »durchschnittlich« verändert den Sinn des Satzes. Es läßt vermuten, daß es beim Herpes labialis ohne Therapie noch viel längere Ausheilzeiten gibt. In (6) dauert die Ausheilzeit bei 7 Patienten 12 bis höchstens 15 Tage.

Infektionsfreiheit bei behinderten Kindern

Aussage FINN: Nach BLUNK blieben 43 (77%) von 56 behinderten und mit *Esberitox* behandelten Kindern während der kritischen Wintermonate Dezember und Januar infektionsfrei (5).

Beurteilung

- 021 »Ziel dieser Untersuchungen war es, zu prüfen, ob durch den Einsatz eines wirksamen Immuntherapeutikums und damit Therapie der Infektanfälligkeit und Abwehrschwäche bereits vor einem möglicherweise notwendigen Einsatz eines Chemotherapeutikums die Infektrate herabgesetzt werden konnte.«
- 031 140 Säuglinge, Kinder, Jugendliche und junge Erwachsene mit vorwiegend schwerer geistiger und körperlicher Behinderung im *Don-Bosco-Haus* in Mölln.
- 041 Eine kontrollierte Untersuchung und eine größere Anzahl als 60 Patienten waren aufgrund der Belastung des Personals nicht möglich. A b b r u c h !
- 203 Wenn die Belastung des Personals eine kontrollierte Studie nicht zuläßt, dann soll man überhaupt keine Studie durchführen.

Zur Aussage: HILDEGARD FINN hat uns schon wieder 4 Patienten unterschlagen.

Ionisierende Strahlen bei Kaninchen

Aussage FINN: Nach GERHARDT war bei den mit *Esberitox* behandelten Kaninchen die Leukozytendepression deutlich schwächer ausgeprägt als bei den nur bestrahlten. Außerdem waren die Aktivitäten von Schlüsselenzymen des Leukozytenstoffwechsels erhöht (10).

Beurteilung

- 021 Mit diesen Untersuchungen sollte geprüft werden, ob die bekannte vermehrte Ausschwemmung von Leukozyten durch *Esberitox* auch mit einer Steigerung der Aktivitäten der glykolytischen Fermente G-6-PDH und 6-P-GDH einhergeht.
- 031 Kaninchen ohne nähere Angaben.
- 043 A(1): Keine Behandlung. A(2): Bestrahlung an 5 Tagen in der Woche mit Ganzkörper-Tagesdosen von 50 R bis zu einer Gesamtdosis von 500 R. A(3): Wie A(2), zusätzlich Esberitox-Injektionen von einem Tag vor der ersten Bestrahlung bis 2 Wochen nach dem Ende der Bestrahlungsserie. Dosis: 0,22 ml einer 10%igen Ampullenlösung pro kg Kaninchengewicht, unbekannt, ob i.m. oder i.v. A(4): Wie A(3), jedoch ohne Bestrahlung.
- 044 Beobachtungsdauer: B(1): über 5 Wochen für A(1); B(2): 55 Tage für A(2); B(3): 40 Tage für A(3) und A(4).
- 052 Art der Zuteilung unbekannt (A b b r u c h e r w o g e n !).
- 061 K(1): Leukozytenzahl, 5 Tage in jeder Woche. K(2): Granulozytenzahl, 5 Tage in jeder Woche. K(3): Lymphozytenzahl, 5 Tage in jeder Woche. K(4): G-6-PDH, alle 10 Tage. K(5): 6-P-GDH, alle 10 Tage.
- 065 K(2) und K(3) ebenso abhängig wie K(4) und K(5).
- 083 A(1): n = 4; A(2) bis A(4): n = 5. Alle Umfänge viel zu klein.
- 094 Hinsichtlich Stichprobenumfängen nicht vergleichbar.
- 094 Hinsichtlich Beobachtungsdauer nicht vergleichbar.
- 101 Verlaufskurven mit Meßwerten, welche für jedes Kaninchen serienkorreliert und damit abhängig sind. Die Verlaufskurven sind untereinander unabhängig.
- 124 Nur die Verlaufskurven unter A(2) und A(3) sind veröffentlicht. Von den Kaninchen unter A(4) sind nur die Verlaufskurven eines Kaninchens, von den Verlaufskurven unter A(1) ist keine einzige veröffentlicht (erneut A b b r u c h e r w o g e n !).
- 125 Offenbar hat es Drop outs gegeben, denn
- 127 Kaninchen 21 und 26 sind nachgeschoben (erneut A b b r u c h e r w o g e n !).
- 128 Ohrenentzündungen wegen der ständigen Venenpunktionen.

131 Keine Originalzahlen veröffentlicht.
161 Nur Scharen von Verlaufskurven veröffentlicht, die kein Mensch mit- und untereinander vergleichen kann. A b b r u c h !
191 Mit allen Mitteln etwas beweisen.
192 Der Stil ist weitschweifig und unklar.
201 Nachträgliche Datenselektion und unzureichende Transparenz.
203 Ohne Verlaufskurventests sind reproduzierbare Ergebnisse unmöglich.

Zur Aussage: HILDEGARD FINN hat nur die letzten Sätze aus der Zusammenfassung abgeschrieben, ohne sich mit dem Inhalt der 10 Seiten langen Veröffentlichung auseinanderzusetzen.

Phagozytose

Aussage FINN: Nach BEUSCHER u. Mitarb. können Granulozyten und Monozyten via Phagozytose Keime eliminieren. Diese Vorgänge werden durch *Esberitox* aktiviert (1, 2). Nach 30 Minuten hatten die Leukozyten der vorbehandelten Tiere 3mal mehr Staphylococcus aureus phagozytiert als die der Kontrolltiere (2).

Beurteilung von (1)

021 In der vorliegenden Arbeit sollte geprüft werden, ob durch die Behandlung mit *Esberitox* eine Veränderung der Untersuchungsparameter Stoffwechsel, Phagozytose und Bakterizidie im in vitro-Test erfolgte.
031 44 ausgewachsene männliche Han-Sprague-Dawley-Ratten (360–400 g).
043 A(1): 5 Tage lang tägl. 3,1 ml/kg *Esberitox* in alkoholischer Lösung. A(2): 5 Tage lang tägl. 3,1 ml/kg 28%iger Alkohol. Wie appliziert?
044 B(1): 5, B(2): 10, B(3): 15, B(4): 20, B(5): 25, B(6): 30 Minuten.
051 Die Zuteilung in Versuchs- und Kontrollgruppe erfolgte streng zufällig.
061 Zahl der Leukozyten aus 100, die nach 30 Minuten 10 oder mehr Staphylokokken enthalten. Die Leukozyten wurden, mäanderförmig vom Rand
064 beginnend, ausgezählt. B l i n d ?

071 Wilcoxon-Vorzeichen-Test.
072 Null-Hypothese: In Versuchs- und Kontrollgruppe treten mit gleicher Wahrscheinlichkeit 10 oder mehr Staphylokokken pro Leukozyt (!) auf.
082 Bei wirklicher Randomisation müßte jede Stichprobe den Umfang n = 22 haben. Die Stichprobenumfänge betragen aber n = 9 für
083 A(1) und A(2). Nach welchem Modus sind die Stichproben ausgewählt? Oder sind sie erst nach Einsicht in die Daten selektiert? (A b b r u c h   e r w o g e n !).
101 Unabhängige Leukozytenausstriche aus unabhängigen Peritonealexsudaten.
131 Originalzahlen nur unter B(6) veröffentlicht.
142 »Die mikroskopische Auswertung von Ausstrichen dieser Ansätze ergab, daß nach 30 Min. bei dem gewählten Bakterien/Leukozyten-Verhältnis der Phagozytosevorgang weitgehend abgeschlossen war.« Diese Aussage hätten wir gern an den Originalwerten zu den Zeitpunkten B(1) bis B(5) nachgeprüft. Sind hier wieder Daten nach Einsicht selektiert worden? (Erneut A b b r u c h   e r w o g e n !)
171 Da alle Leukozytenausstriche voneinander unabhängig sind, ist der Wilcoxon-Vorzeichen-Test der falsche Test. Rechnet man mit dem allein indizierten Wilcoxon-Rangsummentest, dann kann man mit c = −1,37 die Null-Hypothese nicht verwerfen.
181 E(1): Hinsichtlich der Phagozytoseaktivität läßt sich zwischen Versuchs- und Kontrollgruppe kein Unterschied nachweisen.
191 Mit allen Mitteln beweisen, daß die Phagozytoseaktivität unter *Esberitox* steigt.
192 Der Schreibstil ist in weiten Bereichen unverständlich.
201 Unzureichende Transparenz.
203 Bei den kleinen Stichprobenumfängen ist E(1) nicht reproduzierbar. Die veröffentlichten Originaldaten lassen Zweifel offen, ob Stichprobenumfänge von n = 22 ausreichen, die Null-Hypothese zu verwerfen.

Beurteilung von (2)

021 Hierbei sollte der Frage nachgegangen werden, ob durch die massive Belastung des hämatopoetischen Systems, verbunden mit der Ausschwemmung größerer Zell-

zahlen, möglicherweise antibakteriell leistungsschwächere Leukozyten auftraten. Weiterhin war zu prüfen, ob eine eventuelle Schwächung durch eine Behandlung mit *Esberitox* gebessert werden kann.

031 18 ausgewachsene männliche Han-Sprague-Dawley-Ratten mit einem Gewicht von 410 plus/minus 30 g.
043 A(1): 3,1 ml/kg *Esberitox liquidum*. A(2): 3,1 ml/kg 28%igen Alkohols. A(3): 3,1 ml/kg Wasser. Alle Verfahren werden 2 Wochen lang täglich per Schlundsonde oral appliziert.
044 B(1): 1., B(2): 2., B(3): 3., B(4): 4., B(5): 5. Tag. An jedem Tag wird den Ratten Kaseinat ins Peritoneum injiziert.
051 Die Ratten werden randomisiert in Versuchs- und Kontrollgruppen aufgeteilt.
061 Wie in (1).
064 Blind ausgezählt?
071 Split Plot-Plan.
082 Bei 3 Verfahren und 18 Ratten müßte jede Stichprobe 6 Ratten umfassen.
083 Die Stichprobenumfänge betragen n = 5 für A(1) bis A(3). Sie sind viel zu klein. Wie sind sie selektiert? Etwa nach Einsicht in die Daten? (A b b r u c h e r w o g e n !)
142 »Um die im primär induzierten Exsudat beobachtete individuell stark streuende Leukozytenausschüttung nicht über eine Erhöhung des Versuchsfehlers als Störfaktor in die Auswertung zu bekommen, wurden nur die Meßwerte ab dem 2. bis zum 5. Versuchstag berücksichtigt.« Hier steht es also sonnenklar: Die Daten sind nach Einsicht selektiert. Auch bei der Phagozytoseaktivität sind nur der 2. bis 5. Tag im Split-Plot-Plan berücksichtigt! A b b r u c h !
191 Wie in (1).
192 Wie in (1).
201 Entwaffnende Offenheit.
203 Wären die Originalwerte des 1. Versuchstages mit in die Auswertung gekommen, hätte man keine Unterschiede zwischen den Verfahren und den Versuchstagen nachweisen können.

Zur Aussage: Fast hätten wir HILDEGARD FINN vergessen. Aber auch sie muß mangels Fakten ihrem Glauben abschwören, *Esberitox* stimuliere die Phagozytoseaktivität.

Proteinmangelernährung

A u s s a g e FINN: Bereits nach 1 Woche Proteinmangelernährung verloren die Tiere bei BEUSCHER deutlich an Gewicht. Auf einen Immunmangelzustand wiesen erniedrigte Serumprotein- und Leukozytenwerte hin. Nach Antigenstimulation wanderten wesentlich weniger weiße Blutkörperchen in den Bauchraum ein als bei den normal gefütterten Mäusen. Mit einer einzigen intraperitonealen *Esberitox*gabe, 24 Stunden vor der Infektion appliziert, ließ sich die Mobilisation der Leukozyten im Vergleich zu den Kontrolltieren signifikant steigern (3).

B e u r t e i l u n g

021 Bei Ratten konnte nachgewiesen werden, daß ein Proteinmangelzustand zu einer drastischen Abnahme der chemotaktisch aktiven humoralen Faktoren in der Peritonealflüssigkeit führt. Da davon auszugehen war, daß die Verhältnisse bei der Maus wahrscheinlich ähnlich sein würden, erfolgte an diesem Modell eine Prüfung des Naturstoffpräparates *Esberitox* auf die Beeinflussung des Parameters Leukozytenmobilisation.
031 490 männliche Han-NMRI-Mäuse (18–22 g).
043 A(1): 24 Std. vor Versuchsbeginn 400 mg/kg *Esberitox-Lyophilisat* i.p., das vom Alkohol befreit worden war. A(2): 24 Std. vor Versuchsbeginn 400 ml/kg physiologischer Kochsalzlösung.
044 BEUSCHER hat den Faktor Zeit nicht berücksichtigt. Man kann aber nicht an einem Tag 480 Mäusen das Peritoneum eröffnen und sie dann noch aus der Vena cava entbluten. Nach Erfahrung kann man pro Tag 8 Mäuse operieren. Das wären insgesamt 60 Versuchstage. Die Freiheitsgrade der F-Tests geben einen Anhalt, daß diese Zahl stimmen muß.
Wir haben also noch B(1) bis B(60) zu berücksichtigen.
045 Faktor C: Diät mit C(1): Standarddiät, C(2): Eiweißarme Sonderdiät mit einem Rohproteingehalt unter 1%. Faktor D: Entzündungsreiz zur Leukozytenmobilisation mit D(1): 0,5 ml 1% Glykogen mit

A: Verfahren	C: Diät	D: Reiz	gestorben Ja	Nein	Summe
01	Standard	Gl+Staph	6	54	60
02	Standard	Gl	15	45	60
03		Sa	21	99	120
04 Esberitox		Gl+Staph	11	49	60
05	EW-arm	Gl	21	39	60
06		Sa	32	88	120
07 Esberitox	gesamt		53	187	240
08	Standard	Gl+Staph	5	55	60
09	Standard	Gl	15	45	60
10		Sa	20	100	120
11 Kontrolle		Gl+Staph	8	52	60
12	EW-arm	Gl	17	43	60
13		Sa	25	95	120
14 Kontrolle	gesamt		45	195	240
15	Standard gesamt		41	199	240
16	EW-arm gesamt		57	183	240
17	Gl+Staph gesamt		30	210	240
18	Gl gesamt		68	172	240
19 gesamt			98	382	480

Tab. 35
480 männliche NMRI-Mäuse nach
Faktoren und Versuchsausgang (Abb. 1 aus [3])

EW-arm = proteinarm
Gl = Glykogen
Gl+Staph = Glykogen + Staphylococcus aureus
Sa = Summe

Staphylococcus aureus i.p. D(2): 0,5 ml 1% Glykogen i.p. Aus diesem im Grunde 4faktoriellen Versuch bildet BEUSCHER nun folgende Versuchsgruppen: I: A(1) versus A(2) unter C(1) und D(1). III: A(1) versus A(2) unter C(2) und D(1). III: A(1) versus A(2) unter C(1) und D(2). IV: A(1) versus A(2) unter C(2) und D(2).

051 Die Zuteilung in Versuchs- und Kontrollgruppen erfolgte für normal- und mangelernährte Tiere streng zufällig.
052 Die Zuteilung zur Normal- und Mangelernährung ist ebensowenig randomisiert wie die Zuteilung zu D(1) und D(2). Vor allem ist die Zuteilung zu B(1) bis B(60) nicht randomisiert. Es steht zu vermuten, daß die Versuchsgruppen nacheinander aufgearbeitet worden sind, beginnend mit I und endend mit IV (Abbruch erwogen!).
061 Leukozytenzahl im Peritonealexsudat.
071 Ein Rangtestverfahren, so unklar beschrieben, daß es selbst ein Statistiker nur mit Mühe versteht.
072 $H(o): F(1) = F(2); H(1): F(1) \neq F(2)$.
083 Stichprobenumfang nicht veröffentlicht.
101 Unabhängige Leukozytenzahlen in unabhängigen Peritonealexsudaten.

142 BEUSCHER hat nur je ein Densitogramm eines Normal- und eines Mangelserums veröffentlicht. Weiter schreibt er: »Als erschwerend für die statistische Auswertung erwies sich, daß während des Versuches unter der in jeder Versuchsgruppe unterschiedlichen Belastung Tiere starben. Es wurden daher nur die Tage ausgewertet, an denen innerhalb der betreffenden Gruppe weder unter A(1) noch unter A(2) ein Tier starb.« Also schon wieder Selektion! Abbruch!
191 Wie in (1).
192 Wie in (1).
201 Wie in (2).
203 Um bei einem Versuch mit so vielen Versuchstieren zu reproduzierbaren Ergebnissen zu kommen, muß man mehrstufig randomisieren: 1. Stufe: Man teilt die 480 Mäuse streng zufällig der Standard- oder der Mangelernährung zu. 2. Stufe: Man teilt die 240 standardernährten Mäuse streng zufällig den 60 Versuchstagen so zu, daß auf jeden Versuchstag 4 Mäuse kommen. Ebenso verfährt man mit den 240 mangelernährten Mäusen. 3. Stufe: Pro Versuchstag teilt man den 4 standardernährten Mäusen folgende Verfahrenskombinationen streng zufällig zu: A(1)D(1), A(1)D(2), A(2)D(1), A(2)D(2). Ebenso verfährt man mit den 4 mangelernährten Mäusen.

Zur Aussage: HILDEGARD FINN muß sich bei ihren erniedrigten Serumproteinwerten auf ein einziges Densitogramm verlassen! Nachdem man die Leukozytenzahlen der gestorbenen Mäuse nachträglich von der Auswertung ausgeschlossen hat, kann man sich auf die Leukozytenmobilisation nicht mehr verlassen.

Reserve hat Ruh

Wenn Mäuse wegen unterschiedlicher Belastung gestorben sind, dann müßten wir erwarten, daß unter dem Immunstimulans *Esberitox* wesentlich weniger Mäuse sterben als in der Kontrollgruppe. Aus der Abb. 1 in (3) rekonstruieren wir daher Tab. 35 unter der Annahme, daß jede Stichprobe den Umfang n = 60 gehabt hat (Tab. 35).

In ihr können wir den Einfluß der anderen Faktoren gleich mitüberprüfen.

Sie vergleichen schrittweise die Zeile 01 mit Zeile 08, 02 mit 09 und so fort. Wie Sie beim Vergleich der Zeile 07 mit Zeile 14 erkennen, sind unter *Esberitox* 53, in der Kontrollgruppe aber nur 45 Mäuse gestorben. Wir können uns auf dieses Ergebnis verlassen, da die streng zufällige Zuteilung zu A(1) oder A(2) als einziges in diesem Versuch funktioniert hat. Bei einem Chi^2-Wert von 0,821 läßt sich zwar hinsichtlich der Sterblichkeit zwischen *Esberitox* und Kontrollen kein Unterschied nachweisen. *Von einer Mobilisation der Reserven durch Esberitox kann aber keine Rede mehr sein!*

In den Zeilen 15 und 16 finden Sie den Einfluß des Faktors Diät. Mit einem Chi^2-Wert von 3,294 läßt sich auch hier kein Unterschied sichern. Da BEUSCHER alle 3 Wochen zwischen standard- und mangelernährten Mäusen gewechselt hat, läßt sich dieses Ergebnis vermutlich noch reproduzieren.

In den Zeilen 17 und 18 finden Sie den Einfluß des Reizfaktors. 68 Mäuse sind unter 0,5 ml 1% Glykogen gestorben! Dieses Ergebnis ist sicher »hochsignifikant«. Aber was besagt es? Ist Glykogen wirklich so giftig? Da BEUSCHER in den ersten 6 Wochen alle Mäuse mit D(1), in den letzten Wochen alle Mäuse mit D(2) provoziert hat, ist es viel wahrscheinlicher, daß sich die äußeren Versuchsbedingungen wie Wetter, Operationstechniken usw. kontinuierlich verschlechtert haben. Diese Studie ist eben alles andere als trendfrei.

Schlußfolgerungen

Es läuft eine Linie von Frau HELBIGS Ergebnissen in ihrer Gruppe I in (1) zu den Mäusen in (3): Unterschiede in der Wirkung lassen sich zwischen *Esberitox* und den Kontrollen nicht nachweisen. Daher erscheinen FREYERS Ergebnisse in (9) auch nach dem Ende unserer Analyse viel zu gut.

Wie wir gesehen haben, führen alle übrigen Studien zu mehrdeutigen Ergebnissen. Dabei sind wir in unserer Analyse noch weitherzig gewesen. Nahezu jede Beurteilung hätten wir weit früher abbrechen können, am häufigsten wegen der groben Mängel bei der Zuteilung zu den Verfahren.

HILDEGARD FINN hat zu (4) nichts bemerkt. Auch sonst hat sie recht oberflächlich recherchiert. Vielleicht hätte auch sie einen Leitfaden aufstellen sollen, bevor sie ihr Porträt zu malen begann.

Zusammenfassend können wir eine Wirksamkeit von *Esberitox* aus den vorliegenden Studien nicht nachweisen. Nebenwirkungen sind nicht veröffentlicht.

Erschienen in:
internist. prax. **25,** 589–600 (1985)
© 1985, Marseille Verlag, München

H. IMMICH, St. Peter-Ording

Literatur

1. BEUSCHER, N. u. Mitarb.: Über die medikamentöse Beeinflussung zellulärer und humoraler Resistenzmechanismen im Tierversuch. Arzneimittel-Forsch. **27,** 1655–1660 (1977).
2. BEUSCHER, N., H. BEUSCHER u. B. SCHÄFER: Über die medikamentöse Beeinflussung zellulärer Resistenzmechanismen im Tierversuch. Arzneimittel-Forsch. **28,** 2242–2246 (1978).
3. BEUSCHER, N.: Über die medikamentöse Beeinflussung zellulärer Resistenzmechanismen im Tierversuch. Arzneimittel-Forsch. **32,** 821–825 (1980).
4. BEUSCHER, N.: Über die medikamentöse Beeinflussung zellulärer Resistenzmechanismen im Tierversuch. Arzneimittel-Forsch. **32,** 134–138 (1982).
5. BLUNCK, K. D.: Infektanfälligkeit im Kinderheim. Kinderarzt **14,** 991 (1983).
6. BOCKHORST, H. u. Mitarb.: Therapie des Herpes simplex in der Praxis. ZFA **58,** 1795–1798 (1982).
7. FINN, H.: Die Reserve wird mobilisiert. Selecta **40,** 3406–3411 (1983).
8. FORTH, H. u. N. BEUSCHER: Beeinflussung der Häufigkeit banaler Erkältungsinfekte durch Esberitox. ZFA **57,** 2272–2275 (1981).
9. FREYER, H. U.: Häufigkeit banaler Infekte im Kindesalter und Möglichkeiten der Prophylaxe. Fortschr. Med. **92,** 165–168 (1974).
10. GERHARDT, P.: Über den Einfluß einer unspezifischen Reiztherapie mit Esberitox auf die Leukopoese bei der Anwendung ionisierender Strahlen. Strahlentherapie **143,** 549–558 (1972).
11. GILLISSEN, G.: Antibiotika und Immunantwort – Begleiteffekte der Chemotherapie. Immunität und Infektion **8,** 79–88 (1980).
12. HELBIG, G.: Unspezifische Reizkörpertherapie zur Infektprophylaxe. Med. Klin. **56,** 1512–1514 (1961).
13. QUADRIPUR, S.-A.: Untersuchungen über Phagozytose. Zeitschr. f. Ther. 281–286 (1974).
14. QUADRIPUR, S.-A: Medikamentöse Beeinflussung der Phagozytosefähigkeit der Granulozyten. Therapie Gegenw. **115,** 1072–1078 (1976).

Wirksamkeit von *Eleukokk* bewiesen?

Unkenntnis der Normalverteilung

**Stellungnahme zu der Arbeit von
B. Bohn, C. T. Nebe und C. Birr in
Arzneimittel-Forsch. 37 (II), 1193–1196
(1987)**

H. Immich

Es geht um das rezeptfreie Tonikum *Eleukokk*, welches in 10 g enthält: 1,96 g ethanolischen Extrakt aus Eleutherococcus-Wurzeln, 1,30 g Sorbit-Wasser und 6,74 g Südwein. Das Plazebo besteht aus 10 ml trockenen Weines. Mit diesen Weinpräparaten nehmen die Autoren eine Doppelblindstudie an 36 freiwilligen Versuchspersonen vor. Diese werden randomisiert ausgewählt und in 2 Gruppen aufgeteilt, wobei eine möglichst gleichmäßige Verteilung nach Alter, Geschlecht und Konstitution in beiden Gruppen erfolgt.

Zur Vermeidung von Fehlern wird dasselbe Präparat (Verum oder Plazebo) an Mitglieder desselben Haushalts ausgegeben. Die Anweisung lautet, täglich 3mal einen Eßlöffel des Präparates (etwa 10 ml) nach den Mahlzeiten einzunehmen. Der Versuch dauert 4 Wochen. Vor Beginn und nach Versuchsende wird den Freiwilligen Vollblut für die immunozytometrischen Untersuchungen abgenommen.

Hier legen Sie erst einmal eine Lesepause ein.

Woraus besteht die Grundgesamtheit? Diesmal offenbar nicht aus Studenten, sondern aus Haushalten. Was für Haushalte? Haushalte von Betriebsangehörigen der Firma? Sind das Haushalte mit Kindern oder nur mit Erwachsenen? Wie ist die Alters- und Geschlechtsverteilung in diesen Haushalten? Darüber erfahren Sie nichts.

Das Wichtigste erkennen Sie jedoch: Die Autoren vergleichen nicht etwa unabhängige Versuchspersonen, sondern Haushalte (in der Statistik nennt man sie Blöcke). Da der übliche Haushalt 3 Personen umfaßt, haben die Autoren vermutlich 6 Haushalten Verum und 6 Haushalten Pla-

Tab. 36
Prüfung auf Vorliegen von Normalverteilungen
SD = Standardabweichung

Kriterium	Mittelwert	SD	%
Lymphozyten gesamt	2819	1093	38,77
T-Zellen gesamt	2130	961	45,11
Helfer/Induktorzellen	1170	560	47,86
Suppressor/zytotoxische Zellen	717	370	51,60
natürliche Killerzellen	115	77	66,96
B-Lymphozyten	316	168	53,17
weiße Blutzellen gesamt	6300	1200	19,04

zebo gegeben. Die Haushaltsmitglieder sind aber nicht mehr unabhängig voneinander. Damit ist die erste Voraussetzung für eine Normalverteilung – die Unabhängigkeit der Versuchspersonen – nicht erfüllt.

Doppelblindheit bedeutet: Weder Arzt noch Patient wissen, welcher Proband Plazebo und welcher Proband Verum erhält. Da sich Südwein und trockener Wein in Farbe, Geruch und Geschmack deutlich unterscheiden, kann von irgendeiner Blindheit nicht die Rede sein.

Als Kriterien für den Effekt ihrer Weinpräparate benutzen die Autoren Zellzählungen von Lymphozyten, T-Zellen und so fort. Derartige Zählungen können niemals Werte mit negativem Vorzeichen einschließen. Damit ist die 2. Voraussetzung einer Normalverteilung nicht erfüllt.

In einer Normalverteilung sind Mittelwert und Standardabweichung (SD) voneinander unabhängig. Diese Bedingung gilt in der Praxis als erfüllt, wenn die Standardabweichung kleiner ist als 33% des Mittelwertes. Sehen Sie sich die Daten der Autoren unter diesem Gesichtspunkt an (Tab. 36).

Nur die »weißen Blutzellen gesamt« sind also normal verteilt. Die bewundernswerten p-Werte bei den übrigen Kriterien sind nur dadurch entstanden, daß der t-Test nicht indiziert gewesen ist. Die Autoren hätten verteilungsfrei testen müssen.

Noch besser wäre es gewesen, wenn die Autoren die Originalwerte aller Zählungen bei allen 36 Versuchspersonen veröffentlicht hätten.

Selbstverständlich sind »vor«-»nach«-Werte immer abhängig. Daher ist ein Test für den Vergleich von Mittelwerten zweier unabhängiger Stichproben hier erst recht nicht zu vertreten.

Wegen des falsch gewählten Tests läßt sich ein Unterschied in der immunmodulatorischen Wirkung zwischen Südwein und trockenem Wein nicht nachweisen.

Erschienen in:
internist. prax. **29**, 805–806 (1989)
© 1989, Marseille Verlag, München

H. IMMICH, St. Peter-Ording

Autorenverzeichnis

ALPERS, KATHARINA
Oberweg 52
6000 Frankfurt am Main 1

BACH, Prof. Dr. D.
Urologische Abteilung
St. Agnes-Hospital
Barloer Weg 125
4290 Bocholt

BAENKLER, Prof. Dr. H. W.
Medizinische Universitätsklinik III
Krankenhausstraße 12
8520 Erlangen

BERGER, Dr. TH.
Unterweg 24
6000 Frankfurt am Main 1

BESCHORNER, M.
Kreutstraße 20
6486 Brachttal

BODE, Prof. Dr. J. CH.
Robert-Bosch-Krankenhaus
Auerbachstraße
7000 Stuttgart 50

BODESHEIM, ULRIKE
Institut für Pharmazeutische Biologie
der Universität
Deutschhausstraße 17
3550 Marburg 1

BORK, Prof. Dr. K.
Universitäts-Hautklinik
Langenbeckstraße 1
6500 Mainz

BUNGE, Dr. Dr. ILSABE
Tannenhofallee 5
4400 Münster

CZYGAN, Prof. Dr. F.-C.
Institut für Botanik und
Pharmazeutische Biologie
der Universität
Mittlerer Dallenbergweg 64
8700 Würzburg

DREIKORN, Prof. Dr. K.
Urologische Klinik
Zentralkrankenhaus
St.-Jürgen-Straße
2800 Bremen 1

EFFENDY, Priv.-Doz. Dr. I.
Dermatologische Klinik
der Universität
Deutschhausstraße 9
3550 Marburg 1

FAUST, Prof. Dr. V.
Abteilung Psychiatrie I
Universitätsklinikum Ulm
Psychiatrisches Landeskrankenhaus
7980 Ravensburg-Weißenau

FERENCI, Prof. Dr. P.
I. Universitätsklinik für
Gastroenterologie und Hepatologie
Lazarettgasse 14
A-1090 Wien

FLEISCHMANN, Priv.-Doz. Dr. R.
Medizinische Klinik III
Klinikum Augsburg
Stenglinstraße
8900 Augsburg

FROHNE, Prof. Dr. D.
Institut für Pharmazeutische Biologie
der Universität
Gutenbergstraße 76-78
2300 Kiel 1

FUCHS, Prof. Dr. E.
Fachbereich Allergologie
Pfitzner Straße 5
6200 Wiesbaden

FUCHS, M.
Klinik für Pharmakologie
Zentralkrankenhaus
St.-Jürgen-Straße
2800 Bremen 1

FUCHS, Dr. TH.
Abteilung I der Universitäts-Hautklinik
von-Siebold-Straße 3
3400 Göttingen

GÄDEKE, Prof. Dr. R.
Bötzenstraße 41
7813 Staufen im Breisgau

GALEAZZI, Prof. Dr. R. L.
Medizinische Klinik A
Kantonsspital
CH-9007 St. Gallen

GLADTKE, Prof. Dr. E.
Wilhelm-Backhaus-Straße 7
5000 Köln 41

GOTTWALD, Dr. B.
Klinik für Kinderheilkunde
Medizinische Universität
Kahlhorststraße 31-35
2400 Lübeck 1

GÖTZ, Prof. Dr. M.
Universitäts-Kinderklinik
Währinger Gürtel 18-20
A-1097 Wien

HAGEMEISTER, Prof. Dr. H.
Bundesanstalt für Milchforschung
Postfach 6069
2300 Kiel 14

VON DER HARDT, Prof. Dr. H.
Kinderklinik der Medizinischen
Hochschule
Postfach 61 01 80
3000 Hannover 61

HARTJEN, Dr. A.
Fehlandtstraße 3
2000 Hamburg 36

HAUSEN, Prof. Dr. B. M.
Experimentelle Allergologie
Universitäts-Hautklinik
Martinistraße 52
2000 Hamburg 20

HEIMPEL, Prof. Dr. H.
Medizinische Klinik und Poliklinik
der Universität
Postfach 3880
7900 Ulm

HELLENBRECHT, Prof. Dr. D.
Zentrum der Pharmakologie
Universitätsklinikum
Theodor-Stern-Kai 7
6000 Frankfurt am Main 70

HELLSTERN, Priv.-Doz. Dr. A.
Abteilung Gastroenterologie
Klinik der Inneren Medizin
Universitätsklinikum
Theodor-Stern-Kai 7
6000 Frankfurt am Main 70

HÖFLER, Prof. Dr. W.
Tropeninstitut
Universitätsklinikum
Wilhelmstraße 31
7400 Tübingen

HOLSTEGE, Prof. Dr. A.
Klinik und Poliklinik für Innere Medizin I
Universitätsklinikum
Franz-Josef-Strauß-Allee 11
8400 Regensburg

HÖLZL, Prof. Dr. J.
Institut für Pharmazeutische Biologie
der Universität
Deutschhausstraße 17
3550 Marburg 1

IMMICH, Prof. Dr. H.
Sandkamp 9d
2252 St. Peter-Ording

IPPEN, Dipl. Chem. Prof. Dr. H.
Universitäts-Hautklinik
von-Siebold-Straße 3
3400 Göttingen

JACOB, Dr. B. G.
Medizinische Klinik II
Universitätsklinikum
Marchioninistraße 15
8000 München 70

JASPERSEN-SCHIB, Dr. RITA
Schweizerisches Toxikologisches
Informationszentrum
Klosbachstraße 107
CH-8030 Zürich

JEKAT, Prof. Dr. F.
Kastanienweg 11a
4630 Bochum 1

KARITZKY, Prof. Dr. D.
Kinderklinik
Städtisches Krankenhaus
Dhünnberg 60
5090 Leverkusen

KERSTING, Dr. MATHILDE
Forschungsinstitut für Kinderernährung
Heinstück 11
4600 Dortmund 50

VON KEUDELL, Dr. CH.
Medizinische Universitäts-Klinik I
Krankenhausstraße 12
8520 Erlangen

KLUG, Priv.-Doz. Dr. W.
Zentrale Hochschulpoliklinik
Medizinische Akademie "Carl Gustav
Carus"
O-8010 Dresden

KURUNCZI, Dr. S.
Universitäts-Kinderklinik
St. Josefs-Hospital
Alexandrinenstraße 5
4630 Bochum

LAMPERT, Prof. Dr. F.
Universitäts-Kinderpoliklinik
Feulgenstraße 12
6300 Gießen

LAURITZEN, Prof. Dr. C.
Universitäts-Frauenklinik
Prittwitzstraße 43
7900 Ulm

LEITZMANN, Prof. Dr. C.
Institut für Ernährungswissenschaft
Universitätsklinikum
Wilhelmstraße 20
6300 Gießen

LEMKE, Dr. J.
Krankenhaus Wilhelmstift
Liliencronstraße 130
2000 Hamburg 73

LINDEQUIST, Priv.-Doz. Dr. ULRIKE
Lehrstuhl Pharmazeutische Biologie
Fachrichtung Pharmazie
Universitätsklinikum
Jahnstraße 17
O-2200 Greifswald

LOCK, Dr. G.
Klinik und Poliklinik für Innere Medizin I
Universitätsklinikum
Franz-Josef-Strauß-Allee 11
8400 Regensburg

MADELEYN, Dr. R.
Kinderabteilung Filderklinik
Im Haberschlai 7
7024 Filderstadt-Bonlanden

MERFORT, Dr. IRMGARD
Institut für Pharmazeutische Biologie
Universitätsstraße 1
4000 Düsseldorf 1

MEYER, Dr. U. A.
Abteilung Pharmakologie
Biozentrum der Universität
Klingelbergstraße 70
CH-4056 Basel

MÖLLER, Dr. J.
Klinik für Kinderheilkunde
Medizinische Universität
Kahlhorststraße 31-35
2400 Lübeck 1

PAUSCH, Prof. Dr. J.
Medizinische Klinik
Städtische Kliniken
Mönchebergstraße 41/43
3500 Kassel

PFÄNDER, Dr. H. J.
Institut für Pharmazeutische Biologie
der Universität
Gutenbergstraße 76-78
2300 Kiel 1

REBMANN, Dr. H.
Universitäts-Kinderklinik
Rümelinstraße 21
7400 Tübingen

REUTER, Prof. Dr. H. D.
Siebengebirgsallee 24
5000 Köln 41

RUDOFSKY, Prof. Dr. G.
Klinik für Angiologie der Universität
Hufelandstraße 55
4300 Essen 1

SALLER, Priv.-Doz. Dr. R.
Leerbachstraße 71
6000 Frankfurt am Main 1

SANDER, Priv.-Doz. Dr. C.
Kinderklinik der Stadtklinik Baden-Baden
Balger Straße 50
7570 Baden-Baden

SCHÄRLI, Prof. Dr. A. F.
Kinderchirurgische Klinik
Kinderspital
CH-6004 Luzern 16

SCHEPPING, Dr. M.
Abteilung für Angiologie der Universität
Theodor-Stern-Kai 7
6000 Frankfurt am Main 70

SCHIMMER, Prof. Dr. O.
Institut für Botanik und
Pharmazeutische Biologie
der Universität
Staudtstraße 5
8520 Erlangen

SCHMELLER, Priv.-Doz. Dr. N.
Klinik und Poliklinik für Urologie
Medizinische Universität
Ratzeburger Allee 160
2400 Lübeck 1

SCHMIDT, Prof. Dr. E.
Universitäts-Kinderklinik
Moorenstraße 5
4000 Düsseldorf 1

SCHMIDT, Dr. M.
Lungenmedizinische Abteilung
Medizinische Universitäts-Klinik
Josef-Schneider-Straße 2
8700 Würzburg

SCHÖCH, Prof. Dr. G.
Forschungsinstitut für Kinderernährung
Heinstück 11
4600 Dortmund 50

SCHÖNHÖFER, Prof. Dr. P. S.
Klinik für Pharmakologie
Zentralkrankenhaus
St.-Jürgen-Straße
2800 Bremen 1

SCHREIER, Prof. Dr. K.
Wiesengrundstraße 7
8510 Fürth/Stadeln

SCHWANDT, Prof. Dr. P.
Medizinische Klinik II
Universitätsklinikum
Marchioninistraße 15
8000 München 70

SEVERIEN, Dr. C.
Universitäts-Kinderklinik
St. Josefs-Hospital
Alexandrinenstraße 5
4630 Bochum

SIEGERS, Prof. Dr. C.-P.
Institut für Toxikologie
Medizinische Universität
Ratzeburger Allee 160
2400 Lübeck 1

SPRECHER, Prof. Dr. E.
Abteilung Pharmakognosie
Institut für Angewandte Botanik
der Universität
Bundesstraße 43
2000 Hamburg 13

STARK, Dipl. oec. troph. SABINE
Forschungsinstitut für Kinderernährung
Heinstück 11
4600 Dortmund 50

STÖGMANN, Prof. Dr. W.
Gottfried von Preyer'sches Kinderspital
Schrankenberggasse 31
A-1100 Wien

TEUSCHER, Prof. Dr. E.
Lehrstuhl Pharmazeutische Biologie
Fachrichtung Pharmazie
Universitätsklinikum
Jahnstraße 17
O-2200 Greifswald

URBANEK, Prof. Dr. R.
Universitäts-Kinderklinik
Währinger Gürtel 18-20
A-1090 Wien

VOGT-HELL, Dr. CORINNA
Zentrum der Gynäkologie und
Geburtshilfe
Universitätsklinikum
Theodor-Stern-Kai 7
6000 Frankfurt am Main 70

VOLLHARDT, Dr. B. R.
Rheinische Landesklinik
Kaiser Karl Ring 20
5300 Bonn

WALDHERR, Dr. R.
Universitäts-Kinderklinik
St. Josefs-Hospital
Alexandrinenstraße 5
4630 Bochum

WEBER, Dr. BARBARA
Talstraße 71
5650 Solingen 11

WEISWEILER, Priv.-Doz. Dr. P.
Holzstraße 25
8000 München 5

WEITBRECHT, Priv.-Doz. Dr. W.-U.
Neurologische Klinik
Kreiskrankenhaus
Wilhelm-Breckow-Allee 20
5270 Gummersbach

WETTENGEL, Prof. Dr. R.
Karl-Hansen-Klinik
Postfach 1280
4792 Bad Lippspringe

WIEDEMANN, Dr. G.
Abteilung Hämatologie/Onkologie
Klinik für Innere Medizin
Medizinische Universität
Ratzeburger Allee 160
2400 Lübeck 1

WIENBECK, Prof. Dr. M.
Medizinische Klinik III
Klinikum Augsburg
Stenglinstraße
8900 Augsburg

WILDGRUBE, Priv.-Doz. Dr. H. J.
Institut für angewandte Diagnostik
Friedrich-Ebert-Anlage 11B
6450 Hanau 1

WILLE, Dr. H.-H.
Klinik für Pharmakologie
Zentralkrankenhaus
St.-Jürgen-Straße
2800 Bremen 1

WILLUHN, Prof. Dr. G.
Institut für Pharmazeutische Biologie
der Universität
Universitätsstraße 1
4000 Düsseldorf 1

WISKEMANN, Prof. Dr. A.
Gottorpstraße 5
2000 Hamburg 52

ZIMMERMANN, Priv.-Doz. Dr. TH.
Klinik mit Poliklinik für Kinder und
Jugendliche der Universität
Loschgestraße 15
8520 Erlangen

Sachverzeichnis

Abführmittel 44, 50
Abführtees 146
Abkochungen 16
Abrine 308, 321
Abrus precatorius 308, 321
Absinth 298
Acalypha hispida 307
Achemilla vulgarisa 102
Achillea millefolium 105
Aconitum napellus 46
Acrla 107
Actaea racemosa 288
Adlerfarn 61
Adonis 328
Adonis herba 155
Adonis vernalis 155ff
Adoniskraut 155
Adonispulver, eingestelltes 155
Adstringenzien 141
Aechmea fasciata 307
Agnus castus 104
AIDS, Hypericin 213
–, Johanniskraut 213
Aletris farinosa 105
Algen-Schlankheitssprays 110
Allergien, Pflanzen, Wohnung 314
Allergisierungen 30
Allicin 226
Aloe 50, 107
Aloeemodin 64
Alpenveilchen 310, 312
Alstroemeria 306
Altersherz 294
Amarum aromaticum 298
Amaryllis 306, 310, 319
Amaryllisgewächse 306
AMBORUM SPEZIAL F 55
Ames-Test 60
Ammi majus 327
Ananasgewächse 307
Angelica officinalis 100
Anis 82, 108, 219
Anisöl 85
Anthelminthika 43
Anthema cotula 215
Anthemis nobilis 219

Anthranoid-Drogen 50
Antidepressiva, Phytotherapie 207, 212
antigentoxisch 66
Antikoagulanzien, Nahrungsmittel, pflanzliche 342
Antimutagen 66
Apocynaceen 309
Araceen 306
Aristolochia clematitis 60
Aristolochiasäuren 52, 60f, 63f
Aromastoffe, natürliche 349
Aronstab 304, 307
Aronstabgewächse 307
Artemisia absinthium 50, 298
Artischocke 157
Artischockenblätterextrakt 157ff
Artischockenkraut 109
Arzneibaldrian 164
Arzneidrogen 16
–, analgetische 148
–, antiphlogistische 148
–, diuretische 148
–, harntreibende 146, 148
–, laxative 148
Arzneimittel, milde 27
–, pflanzliche 14
Arzneipflanzen, Tiere, Anwendung 151
Ascophyllum nodosum 109
Asthmazigaretten 45
Aufgüsse 16
Ausleitung 147
Avocado, kalifornische 142
Ayurveda 149
Azalee 310

Baldrian 94, 98, 100, 159ff, 164
–, indischer 164
–, Kinder, Anwendung 162
–, mexikanischer 164
Baldrianöl 160, 162
Baldrianwurzel 6, 159
Baldrianzubereitungen 160
Bärentraubenblätter 53
Baunscheidtsches Öl 44
Becherprimel 310, 312
Begleitstoffe 15, 19, 65

Begonia tuberhybrida 307
Beifuß 219
Beinwell 61, 69, 73f, 76, 335
–, Gemüse 75
–, Salat 75
Benzoesäure-Ester 343
Beobachtungsstudie 356
Berberin 165
Berberis vulgaris 165
Berberitze 165, 304
Berberitzenfrüchte 165
Berberitzenrinde 165
Berberitzenwurzel 165
Bergapten 326
Besenginster 308
β-Asaron 52
Betelnuß 64
Bilsenkraut 304
Bilsenkraut-Öl 166
Birkenblätter 148
Bitterstoffdrogen 176
Bitterstoffe 217
Bittersüßstengel 148
Blasenkirsche 321
Blasentang 53, 109
Blauregen 308
Blockstudie 357
Blumenwasser 306
Blütenpollen 149
Blutpflaume 304
Blutreinigungstees 146
Boldoblätter 49
Borago officinalis 70
Borretsch 70, 76, 252, 335
Brachyglottis 335
Brechnuß 104
Brennessel 276
Brennesselextrakt 167ff
Brennesselkraut 148
Bromeliaceen 307
Buchsbaum 320
Bush-tea 51
Buxus sempervirens 320

Calendula officinalis L. 264
Calendula-Salben 265
Calendulablüten 264f
Calendulaöl 265
Carisano 229
Case-control-study 361
Catha edulis 55
Cathin 55
Cecale cereale 276
Chamomilla recutita L. 215ff
Chamomillae flos 215
Chelidonium 104
Chinin 63
Chlorogensäure 64, 66
Cholagoga 108
Choleretika 157f
Cholesterinlösung 108
Christrose 304, 318
Christusdorn 307, 310
Chrysanthemen 219
Cimicifuga racemosa 100, 104, 288ff
Cineol 126ff, 172ff

Cineol, Dosierung 132
–, Indikationen 133, 137
–, Überdosierung, Therapie 131
Cineraria 335
Cinerarien 69
Clivia miniata 306
Codiaeum 307
Coeffektoren 15
Coffein 63
Colchicin 184ff, 305
Colchicum autumnale 46, 184ff, 305
Conium macalatum 327
Convallaria majalis 237ff, 306
Convallariae pulvis normatus, eingestelltes 239
Convallatoxin 237, 239
Cortex frangulae 102
Crataegi folium 290
Crataegi fructus 290
Crataegus 290ff
Crataegus azarolus 291
Crataegus laevigata 291
Crataegus nigra 291
Crataegus oxyacantha 291
Crataegus pentagyna 291
Cross-over-Studien 357, 359
Crotalaria-Arten 70, 73f
Crotonöl 44
Cucurbito pepo 276
Curcuma 108f
Curcuma xanthorrhiza 176f
Curcumae xanthorrhizae rhizoma 176
CVI (chronisch-venöse Insuffizienz) 266
Cyclamen 312
Cymarin 156
Cynara scolymus 157
Cynarin 157f
Cynoglossum officinale 51, 70

D-Norpseudoephedrin 55
Dampfinhalationen, Unfallgefahren 324
Decocta 16
Depressionen, Phasenprophylaxe, Johanniskraut 212
–, Therapie 93
Dermatitis bullosa pratensis 326
Deutzie 304
Didrovaltrat 164
Dieffenbachie 304, 307
Dionaea muscipula 53
Doppelblindstudien, kontrollierte 357
Dosierung 28
Dosis-Wirkungs-Beziehungen 26
Dosis-Wirkungs-Kurven 28
Drastika 44
Drogen, Bearbeitungsmöglichkeiten 17
–, pflanzliche 14
Drogenbegriff 14
Drogeninhaltsstoffe 14
Drop outs, Therapiestudien 363
Duftkissen 41
Dyskrasie 147

Eberesche 304
Echinacea angustifolia 124f, 284
Echinacea pallidum 124

Echinacea purpurea 124f, 276, 283ff
Edelwicke 304
Efeu 304, 320
Efeublätter 169f
Efeutute 304
Effektoren 15
EGb 761 177
Eibe 304, 319
Eibennadeln 319
Eicheln 304
Eichenrinde 171
Einreibemittel, Öle, ätherische 138, 173
Eisenhut 304
–, blauer 46
Eisenkraut 105
Elefantenohr 306, 310
Emmenagoga 106
Engelstrompete 304, 310
Engelwurz 100
Entfettungstees 53
Ephedrakraut 64
Equisetum 105
Erdbeerallergie 333
Erfahrungsberichte 356
Ernährung 31
–, Gallenblasensteine 108
Eucalyptol 138f, 172ff
Eucalyptus globulus 172ff
Eukalyptusarten 172
Eukalyptusblätter 172ff
Eukalyptusöl 126ff, 137, 172ff
–, Dosierung 132
–, Indikationen 133
–, Intoxikationen 173
–, Toxizität 129
Eukalyptuszubereitungen, Ausgangsmaterial 172
Euphorbia milii 307
Euphorbia pulcherrima 307, 318
Euphorbiaceen 307, 318
Extracta fluida 16
Extracta sicca 16
Extrakte 15
–, gereinigte 16
Extraktion 15ff
Extraktionsmittel 15f

Färberkraut 335
Faulbaumrinde 50, 102, 109, 148
Feigenbaum 327
Felsenbirne 304
Fenchel 83ff, 108
–, Ölgehalt, ätherischer 82
Fenchelöl 85
Fencheltee 83f
Fensterblatt 304
Feuerdorn 304
Feuerkraut 335
Ficus carica 327
Filterbeuteltees 16
Fingerhutblätter 45
Flamingoblume 304, 310
Flieder 304
Flohsamen 51
Fluidextrakte 16
Folia Myrtilli 54

Follow-up-Studie 356
Forsythie 304
Frauenmantel 102
Frischpflanzen 16
Fruchtsäure 88
Frühjahrskuren 146
Frühlings-Adonisröschen 155ff
Fuchsie 304
Fucus vesiculosus 53, 109
Furanokumarine 326
Furocumarine 61, 67, 209

Galanthamin 306
Gallenblasensteine, Ernährung 108
–, Phytotherapie 108
Gallensteine, Ölkur 339
Gallensteinlösung 108
γ-Linolensäure 248ff, 254f
Gänseblümchen 304
Gänsefingerkraut 107
Gartenbohnen 304
Gartenmohn 309
Gartensalbei 280
Geißblatt-Arten 304
Gelbwurz 108
–, javanische 176
Gelsemium sempervirens 44, 105
Gentoxizität 59
Gerbstoffe 141, 171, 206, 208
Germer 306
–, weißer 44
Gesundheitsmittel 20, 30
Getreide, Fluoridgehalt 344
–, Mineraliengehalt 344
–, verunreinigtes 73
Gewürze 107, 281
Gicht, Colchicin 188
Gift-Sumach 327
Giftaron 310
Giftprimel 310
Ginkgo biloba Extrakte 177ff
Ginseng 38, 48, 182f
Gloriosa-Arten 305
Glycyrrhiza glabra 38
Glycyrrhizin 88
Glycyrrhizinsäure 48, 88
Glykoside, herzwirksame **45**
Goitrine 110
Goldkolben 69
Goldregen 304, 308
Goldrutenkraut 148
Gottesgnadenkraut 107
Granulattee 82
Gratiola officinalis 107
Greiskraut 73, 76
Grundgesamtheit, Dosierung 358
–, Therapiestudien 358
Grünlilie 304
Grünöl 166
Guar 51
Gynäkologie, Phytotherapeutika 99

Haemanthus 306
Hagebutten 88ff, 165
Hakenlilie 305

Hamamelis 104
Hamamelis virginiana 184
Hartriegel 304
Hauhechelwurzel 148
Heckenkirsche 304
Hedera helix 320
Hederae herlicis folium 169
Heidekraut 100
Heidelbeerblätter 54
Heliotropium 70, 74
Helleborus niger 318
Heracleum mantegazzianum 327
Heracleum sphondylium 327
Herbstzeitlose 46, 184ff
Herkuleskraut 327
Herzinsuffizienz, Klassifizierung, funktionelle 292
Hibiscus 88ff, 304
Hippeastrum hortorum 306
Hippeastrum vittatum 319
HIV-Infektionen, Hypericin 213
–, Johanniskraut 213
Holunder, schwarzer 192ff
Holunderbeeren 193f
Holunderblätter 193f
Holunderblüten 192
Holunderfrüchte 193f
Holunderrinde 193
Holundersaft 198
Holunderwurzel 193
Honig 76
Hopfen 87ff, 94, 100
Hopfenzapfen 96
Huflattich 51f, 61, 69, 73f, 76, 335
–, großer 51
Hundsgiftgewächse 309
Hundszunge 51, 70, 335
Hyazinthe 310
Hypericin 208, 210, 213
Hypericum perforatum 52, 206ff
Hyperosid 290, 294
Hypoxis rooperi 276

Ignatia 104
Ilex aquifolium 317
Ilex verticillata 318
Immergrün, kleines 53
Immunstimulation 111ff
–, BCG 116
–, Betastin 116
–, Bordetella pertussis 116
–, Corynebacterium parvum 116
–, Echinacea pupurea 121
–, Eigenblut 117
–, Ernährung 117
–, Genitalkandidosen 121
–, Grenzen 118
–, Hyperthermie 117
–, Kindesalter 122
–, Lektine 116
–, Levamisol 116
–, Nachweis 118
–, pflanzliche 120, 283ff
–, Stoffe, pflanzliche 116
–, Substanzen, bakterielle 115
–, Tuberkulosebakterium 115

Immunstimulation, Vulvovaginalkandidosen 121
–, Zelltherapeutika 117
Infektanfälligkeit 123, 283
Infuse 16
Ingwer 199ff, 204f
Ingweröl 199
Ingwerwurzel 199
Inkalilie 306, 310
Instanttees 16, 82
–, Eiweißträger 90f
–, Kohlenhydratträger 90f
Insuffizienz, chronisch-venöse, Stadieneinteilung 267
Interferone 114
Interleukine 114

Jakobskreuzkraut 61
Jakobslilie 306, 310
Jasmin, falscher 304
–, gelber 105
Johannisbeere, schwarz 252
Johanniskraut 52, 94, 96, 206ff, 212f
Johanniskrautöl 208
Judenkirsche 304, 312
Juniperus sabina 107, 275

Kaliumzufuhr, Nahrungsmittel 346
–, Pflanzen 346
Kaltwasserauszüge 16
Kalziumzufuhr, Pflanzen 349
Kamille 86ff
–, Allergie 218
–, echte 215ff
–, Ölgehalt, ätherischer 82
–, römische 107
–, Wirkungsmechanismus, Hypothesen 217
Kamillenblüte 107, 215
Kamillenblütenextrakt 224
Kamillenextrakte 221
Kamillenpollenallergien 219
Kamillentee 221
Kamillenzubereitungen 216
Kampesterol 142
Kampfer 138f
Kanzerogenität 60ff
Karotinikterus 341
Karottensaft 341
Katamnesestudie 356
Katzenschwanz 307, 310
Kava-Extrakte 263
Kava-Pflanze 263
Kavapyrone 263
Keuschlamm 224ff
Khatstrauch 55
Kindertees 81
–, Bestandteile 83
–, Zubereitungsformen 81
Kleinkindertees 91
Klimakterium 99
Klivie 306, 310
Knoblauch 226ff, 229
–, frischer 227f
Knoblauchextrakte 226ff
Knoblauchpulver 226, 229

Knollenbegonie 307, 310
Knollenblätterpilzvergiftung 242
Knorpelmöhre 327
Knotentang 109
Kohl 110
Kohlkropf 110
Kohortenstudie 356
Kombinationspräparate 23, 97
Kompositenallergien 219
Konstitution 20
Konstitutionstherapie 147
Korallenbäumchen 310, 312
Korallenkirsche 310
Koriander 86ff
Kornelkirsche 304
Krankeitsbezeichnung, traditionelle 200
Kratschmer-Reflex 50, 129
Kräutertees 16
–, Allergisierungen 91
Kreuzkraut 51, 336
Krotonpflanze 307, 310
Kuhschelle 103
Kümmel 83ff, 86ff, 108f
Kümmeltee 83f
Kunigundenkraut 336
Kürbiskerne 276
Kutantherapie, Öle, ätherische 140

LAK-Zellen 114
Lakritze 48
Lampionblume 321
Lanzenrosette 311
Laurus nobilis 334
Läuseblumen 69
Lavendel 87ff
Laxanzien 50f
Lebendgerbung 141
Lebensbaum 304
Leberschutzpräparate 240
Leberzirrhose, Colchicin 191
Leinsamen 51
Lektine, toxische 308
LI 1370 177
Liguster 304
Lindenblätter 231
Lindenblüten 230ff
Lindenholzkohle 231
Lindenrindenblut 231
Lindenrindenblütenwasser 231
Liquiritiae radix 48
Lokaltherapeutika, gerbstoffhaltige 141
Lokaltherapie, Phytosterole 142, 144
Lorbeerallergie 334
Lorbeeröl 334
Löwenzahn 108f
Löwenzahnkraut 148
Löwenzahnwurzel 148
Lungenkraut 70
Lycopus 105, 110
Lycorin 306
Lymphödem, Insuffizienz, chronisch venöse 145

Macerata 16
Mahonie 304
Maiglöckchen 237ff, 306, 311, 328

Maiglöckchenkraut 237
–, eingestelltes 239
Maiglöckchenpulver, standardisiertes 237
Maisgriffel 148
Margerite 219
Mariendistel 241ff
Märzenbecher 306
Matricaria recutita, echte 215
Matricariae flos. 215
Mäusedorn 320
Medizin, ayurvedische 149
Meerzwiebel 244ff
Meerzwiebelpulver, eingestelltes 244
Melisse 87ff, 94, 100
Melissenblätter 96
Melissenöl 87
Menstruation 106
Menthol 86, 126ff, 138f
–, Dosierung 132
–, Indikationen 133
–, Toxizität 129
–, Überdosierung, Therapie 131
Merkblatt, Pflanzen 303
Methoden, statistische 360
Milch, Futterbestandteile 350
–, Pflanzengerüche 350
Miroton, Vergiftung 328
Mistel 317
Mite-Pharmaka 27
Mittelmeerfieber, familiäres, Colchicin 189f
Mohn 309
Mohnkapseln 46, 309, 320
Mönchspfeffer 104
Mukolyse, Untersuchungsmethoden 247
Mukoziliarclearance, Untersuchungsmethoden 247
Multizenterstudien 357
Muskatnüsse 49
Mutterkorn 46
Myosotis-Arten 70
Myrrhe 141
Myrte 246ff
Myrtol 246

Nachbeobachtungen 356
Nachtkerzenöl 248ff, 254f
Nachtschatten 304
–, bittersüßer 256
Nachtschattengewächse 312
Nahrungsmittel, Kaliumzufuhr 346
Narbencreme 166
Narcissus tazetta 319
Narzissen 311, 319
Narzissenzwiebeln 306
Nativextrakte 16
Natur-Diskussion 19
Naturheilkunde 19, 40
Naturheilmittel 38
–, gefälschte 78
Necine 70, 75
Negativmonographien 43
Nerium oleander 257ff, 309
Niespulver 44, 306
Nieswurz, weißer 44

393

O-Tee 46
Ochsenzunge 336
Oenothera biennis 248
Öle, ätherische 49f, 84f, 126ff
–, –, Aspiration 323
–, –, Cineol 127
–, –, Intoxikationen 173
–, –, Kutantherapie 140
–, –, Menthol 127
–, –, Nebenwirkungen 129
–, –, Überdosierung 130
–, Wirkungen 127
Oleander 257ff, 309, 311, 328
Oleanderblätter 257
Oleandri folium 257
Olium hyoscyami 166
Olivenöl, Gallensteine 339
Ölkur, Gallensteine 339
Opium 46
Osterglocken 306, 311
Osterluzei 60

Padma 28 37
Panax ginseng 182
Papaver orientale 309, 320
Papaver somniferum 309, 320
Parabene 343
Paraimmunität 116
Passiflora incarnata 105, 259ff
Passiflorae herba 259
Passionsblume 100, 105, 259ff
Passionsblumenkraut 96, 259
Paternostererbse 308, 311, 321
Patientenerwartung 22
Pestwurz 51, 69, 73f, 76, 336
Petersilienfrüchte 107
Pfaffenhütchen 304
Pfeffer 64
Pfefferminzarten 127
Pfefferminze 108, 130
–, Ölgehalt, ätherischer 82
Pfefferminzkampfer 138
Pfefferminzöl 261f
–, Dosierung 132
–, Indikationen 133
Pfeifenstrauch 304
Pflanzen, Bearbeitungsmöglichkeiten 17
–, giftige 304
–, hautreizende 304
–, Kaliumzufuhr 346
–, Kalziumzufuhr 349
–, Merkblatt 303
–, ungiftige 304
–, Vitamin K-Gehalt 342
Pflanzennamen 18
Pflaumenbaum, afrikanischer 276
Pharmakokinetik 28
Phase-I-Studie 356
Phenolquotient 85, 86
Philodendron 304, 311
Photosensibilisierung, Johanniskraut 208
–, Pflanzen 326
Phototoxizität, Pflanzen 327
Physalis alkekengi 312, 321
Phytogenerika 18
Phytopharmaka, Abhängigkeit 98

Phytopharmaka, Alkoholzusatz 98
–, Austauschbarkeit 97
–, Lebensalter 97
–, Wirkung, psychotrope 93
Phytopharmakum 14
Phytosterole 142, 144
Phytotherapeutika, Ausgangsmaterial 18
–, Austauschbarkeit 18
–, Evolution 19
–, Gynäkologie 99
–, Kindesalter 19
–, Schilddrüse 109
–, Schwangerschaft 19
–, Stillperiode 19
–, Vergleichbarkeit 18
–, Wirkungen, symbolische 18
–, –, unerwünschte 30f
–, Wirkungsspektrum 19
Phytotherapeutikum 14
Phytotherapie, Therapieziele 20
Pilotstudie 356
Piper methysticum 263
Plazebosubstanz 358
Poinsettia 318
Populus tremula 276
Post-hoc-Vergleiche 361
Potentilla tormentilla 141
Potenz, Pflanzenstoffe 60
Potenzgensäure, gentoxische 64
Prachtlilie 311
Prämutagene 64
Primel-Dermatitis 313
Primelgewächse 312
Primula veris 312
Primulaceen 312
Proanthocyanidine 290
Procyanidine, oligomere 294
Proscillaridin A 244
Proscillaridinintoxikation 328
Prostatahyperplasie 275ff
–, Stadieneinteilung 167
Pulmonaria officinalis 70
Pulsatilla 103
Pulvertee 82
Pygeum africanum 276
Pyrrolizidinalkaloid-Drogen 51
Pyrrolizidinalkaloide 61f, 68
–, Anwendungen, externe 75
–, –, innere 75
–, Einschränkungen, BGA 335
–, Greiskrautarten 68f
–, Heu 68
–, Honig 68, 75
–, Höchsttagesdosen 76
–, Lebertoxizität 72
–, Milch 75
–, Salat 73
–, Schwangerschaft 75
–, Senecioarten 68f
–, Silofutter 68
–, Stillzeit 75
–, Struktur 70
–, Toxikodynamik 71
–, Toxikokinetik 70
–, Toxizität, akute 72
–, Vergiftungen, chronische 73
–, Vorkommen 68

Quercetin 52, 60f, 63f, 66, 209, 295f
Quercus petraea 171
Quercus robur 171

Rainfarn 44, 219
Rainfarnblüten 49
Randomisation, Therapiestudien 363
Ratanhia 141
Rauwolfia 38, 47
Reserpin 38, 63
Retrorsin 74
Rhabarber 50
Rhaponticin 100
Rheum rhaponticum 100
Rheumatees 147
Rhododendron 304
Rhus toxicodendron 327
Riemenblatt 311
Riesenbärenklau 327
Ringelblumenblüten 264f
Ritterstern 319
Roboranzien 20
Roggenpollen 276
Römische Kamille 219
Rosen 304
Roßkastanie 304
Roßkastanienextrakt 145
Roßkastaniensamenextrakte 266
–, Insuffizienz, chronisch-venöse 266ff
Rotdorn 304
Rotöl 208
Rückstände 31
Ruhmesblume 305, 311
Ruscus aculeatus 320
Ruscusextrakt 145
Ruta graveolens 66

Sabal serrulatum 275ff
Sadebaum 107, 275
Safrol 52
Sägepalmen-Früchte-Extrakt 275ff
Salbei 280ff
–, griechischer 280
Salbeiblätter 280
Salbeiöl 281
Salvia officinalis 280ff
Salvia triloba, griechischer 280
Sambucus nigra 192ff, 198
Saponindrogen 146
Saponine 45, 265, 312
Sauerdorn 165
Säuglingstees 81, 91
Schachtelhalmkraut 148
Schafgarbe 105, 219
Scharfstoffe 199, 202
Schierling 304
Schierlingskraut 327
Schilddrüse, Phytotherapeutika 109
Schlafkissen 41
Schlafmohn 320
Schlangenwurzel 47

Schlankdragees 110
Schlankheitsmittel 53
Schlankheitstropfen 110
Schleimdrogen 232
Schleimstoffe 217
Schmuckdrogen 148, 265
Schneeball 304
Schneebeere 304, 321
Schneeglöckchen 306
Schnittdrogen 16
Schöllkraut 104, 47
Schweigrohr 311
Schwitzmittel 148
Scilla maritima 244ff
Secale cereale 276
Secale cornutum 46
Seidelbast 304
Sekretolyse, Untersuchungsmethoden 247
Selbstmedikation 39
Sellerie 219
Selleriefrüchte 148
Semen Jequiriti 308
Senecio spec. 51
Senecio-Arten 73f
Senfmehl 107
Senkirkin 72
–, Salat 73
Senna 107
Sennes 50, 64, 109
Sennesblätter, -früchte 148
Signaturenlehre 22
Silage-Geschmack 350
Silibinin 240ff
Silymarin 240ff
Sitosterol 142
Solanaceen 45, 312
Solanidinderivate 63
Solanum Dulcamarae 256
Solanum pseudocapsicum 312
Sommerlinde 230
Sonnenhut, roter 276
Sonnenwende 70
Sonnenwendkraut 336
Spezialextrakte 16
Sprekelia 306
Sprühtrockenextrakt 82
Standardisierung, Phytotherapeutika 26, 45
Staudenwicke 304
Stechapfel 304
Stechpalme 304, 317
Steinobstverzehr, Flüssigkeitsaufnahme 352
Steinsame 336
Stichproben, Therapiestudien 360
Stiefmütterchenkraut 146
Stieleiche 171
Stigmasterol 142
Stipites Dulcamarae 148, 256
Stomachikum 86
Studien, kontrollierte 356
Studienkriterien 25
Substanzen, bakterielle, Immunstimulation 115
Summitates Sabinae 275
Surrogat-Parameter 29
Süßholz 38, 88ff
Süßholzwurzel 48
Symphoricarpos albus 321
Symphytum 52, 69

Tabak 64
Tanacetum vulgare 44
Tang 109
Taubnesselblüten 107
Tausendgüldenkraut 105
Taxine 319
Taxus baccata 319
Tazette 319
Teefilterbeutel 82
Teepräparate 16
Tees, Wirkstoff-Freisetzung 82
Teratogenität 62ff
Tests, zytogenetische 60
Therapie, antidyskratische 147
Therapiestudien, Beurteilung 355
–, Effekte, vermengte 365
–, statistische, Testverfahren 365
Thujon 298
Thujonvergiftung 281
Thymi herba 287
Thymian 87ff
Thymianblätter 107
Thymiankraut 287
Thymol 87, 287
Thymomimetika 113
Thymus vulgaris 287
Thymus zygis 287
Thymusextrakte 113f
Thymushormone 113
Tilia cordata 230
Tilia grandifolia 230
Tilia platyphyllos 230
Tinkturen 16
Tollkirsche 304
Transferfaktor 115
Traubeneiche 171
Traubenholunder 304
Traubensilberkerzen 288ff
Trimethylhesperidinchalkon 145
Trockenextrakte 16
–, eingestellte 16
Tulip finger 306
Tulipa 306
Tulpe 311
Tulpenkrätze 306
Tulpenzwiebeln 306
Tumorpromotoren 62

Umstimmungsmittel 20
Urginea maritima 244
Urtica dioica 168
Urtica dioicaet urens 276

Vaccinium myrtillus 54
Valepotriate 52, 159, 161, 164
Valeriana edulis 160
Valeriana mexicana 164
Valeriana officinalis 159ff, 164
Valeriana Wallichii 160, 164
Valerianae radix 159
Valtrat 164
Veilchen 304
Venentonisierung 269
Veno-occlusive-Disease 51, 73f

Venusfliegenfalle 53
Veratrum album 306
–, Germer, weißer 44
–, Nieswurz, weißer 44
Veratrum nigrum 306
Verbena officinalis 105
Vergißmeinnicht-Arten 70
Vergleichsstudie 356
Verlaufsstudie 356
Vielstoffgemische 30, 65
Vinca minor 53
Vincamin 53
Viscum album 317
Vitamin K, Nahrungsmittel,
  pflanzliche 342
Vitex agnus-castus 224ff
VOD 51, 73f
Vorbeugemittel 20

Wacholderbeeren 49, 148
Wacholderöl 49
Wanzenkraut 288
Wasserdost 69
Wasserschierling 304
Wechselwirkungen 31
Weihnachtsnarzisse 319
Weihnachtsschmuck, Giftpflanzen 317
Weihnachtsstern 307, 318
Weihnachtstazette 319
Weißdorn 290ff, 304
Weißdornblätter, -blüten, -früchte 290
Weizenkleie 51
Wermut 108, 298
Wermutöl 298
Wicke 308
Wiesenbärenklau 304, 327
Winterbeere, gemeine 318
Winterlinde 230
Wirkstoffe 14
Wirkung, karminative 84
Wolfsmilch 304
Wolfsmilchgewächse 307
Wolfstrapp 105, 110
Wunderbaum 304
Wundermittel 55
Wurmmittel 43

Xanthodermie 341
Xanthotoxin 326

Zaubernuß, virginische 104
Zierapfel 304
Zierkirsche 304
Zierquitte 304
Zimmerkalla 304, 311
Zimmerpflanzen, giftige 305
Zingiber officinale 199ff
Zingiberis rhizoma 199
Zinnkraut 105
Zitterpappel 276
Zuteilung, Therapiestudien 359
Zwergmispel 304
Zwergsägepalme 275, 278
Zwiebelölmazerat 299